Handbuch der Differenzialdiagnosen – DSM-5®

Michael B. First

Deutsche Ausgabe
Winfried Rief
(Hrsg.)

Handbuch der Differenzialdiagnosen – DSM-5®

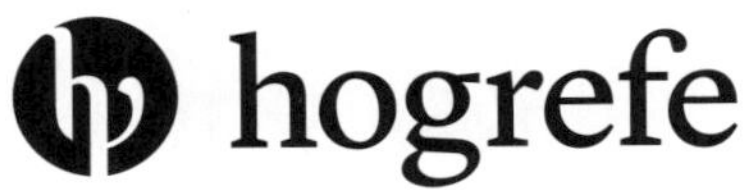

Michael B. First, M.D. Professor für Klinische Psychiatrie an der Columbia University, Research Psychiatrist in der Abteilung für Klinische Phänomenologie am New York State Psychiatric Institute.

Bibliografische Information der Deutschen Nationalbibliothek

Die Deutsche Nationalbibliothek verzeichnet diese Publikation in der Deutschen Nationalbibliografie; detaillierte bibliografische Daten sind im Internet über http://dnb.dnb.de abrufbar.

Hogrefe Verlag GmbH & Co. KG
Merkelstraße 3
37085 Göttingen
Deutschland
Tel. +49 551 999 50 0
Fax +49 551 999 50 111
verlag@hogrefe.de
www.hogrefe.de

Satz: Matthias Lenke, Weimar
Druck: Hubert & Co, Göttingen
Printed in Germany
Auf säurefreiem Papier gedruckt

1. Auflage 2017

(E-Book-ISBN [PDF] 978-3-8409-2757-7)
ISBN 978-3-8017-2757-4
http://doi.org/10.1026/02757-000

Für Leslee,
mein Bashert, für all die Liebe und Unterstützung,
die dieses Buch ermöglicht haben.

Inhaltsverzeichnis

Vorwort XIII

Vorwort zur deutschsprachigen Ausgabe XVII

1 Differenzialdiagnostische Abklärung Schritt für Schritt 1

2 Differenzialdiagnostik nach Entscheidungsbäumen 23
2.1 Entscheidungsbaum für schwache Schulleistung 29
2.2 Entscheidungsbaum für Verhaltensprobleme bei einem Kind oder Jugendlichen 33
2.3 Entscheidungsbaum für Sprachstörungen 39
2.4 Entscheidungsbaum für Ablenkbarkeit 45
2.5 Entscheidungsbaum für Wahn 49
2.6 Entscheidungsbaum für Halluzinationen 57
2.7 Entscheidungsbaum für katatone Symptome 64
2.8 Entscheidungsbaum für gehobene oder expansive Stimmung 68
2.9 Entscheidungsbaum für reizbare Stimmung 73
2.10 Entscheidungsbaum für depressive Stimmung 79
2.11 Entscheidungsbaum für Suizidgedanken oder suizidales Verhalten 87
2.12 Entscheidungsbaum für psychomotorische Verlangsamung 93
2.13 Entscheidungsbaum für Angst 97
2.14 Entscheidungsbaum für Panikattacken 103
2.15 Entscheidungsbaum für Vermeidungsverhalten 107
2.16 Entscheidungsbaum für Trauma oder an der Ätiologie beteiligte psychosoziale Belastungsfaktoren 113
2.17 Entscheidungsbaum für somatische Beschwerden oder Ängste in Bezug auf Krankheiten oder das äußere Erscheinungsbild 117
2.18 Entscheidungsbaum für Appetitveränderungen oder ungewöhnliches Essverhalten 122
2.19 Entscheidungsbaum für Insomnie 129
2.20 Entscheidungsbaum für Hypersomnie 134
2.21 Entscheidungsbaum für sexuelle Funktionsstörungen bei einer Frau 139

2.22 Entscheidungsbaum für sexuelle Funktionsstörungen bei einem Mann ... 145
2.23 Entscheidungsbaum für aggressives Verhalten ... 149
2.24 Entscheidungsbaum für Impulsivität oder Probleme der Impulskontrolle ... 155
2.25 Entscheidungsbaum für Selbstverletzungen ... 161
2.26 Entscheidungsbaum für exzessiven Substanzkonsum ... 166
2.27 Entscheidungsbaum für Gedächtnisdefizite ... 172
2.28 Entscheidungsbaum für kognitive Beeinträchtigungen ... 177
2.29 Entscheidungsbaum für ätiologische medizinische Krankheitsfaktoren ... 189

3 Differenzialdiagnostik nach Tabellen ... 199

Störungen der neuronalen und mentalen Entwicklung

3.1.1 Differenzialdiagnose für Intellektuelle Beeinträchtigung (Intellektuelle Entwicklungsstörung) ... 205
3.1.2 Differenzialdiagnose für Kommunikationsstörungen ... 207
3.1.3 Differenzialdiagnose für die Autismus-Spektrum-Störung ... 209
3.1.4 Differenzialdiagnose für die Aufmerksamkeitsdefizit-/Hyperaktivitätsstörung ... 211
3.1.5 Differenzialdiagnose für die Spezifische Lernstörung ... 215
3.1.6 Differenzialdiagnose für Tic-Störungen ... 218

Schizophrenie-Spektrum und andere psychotische Störungen

3.2.1 Differenzialdiagnose für Schizophrenie oder Schizophreniforme Störung ... 220
3.2.2 Differenzialdiagnose für die Schizoaffekive Störung ... 223
3.2.3 Differenzialdiagnose für die Wahnhafte Störung ... 224
3.2.4 Differenzialdiagnose für die Kurze Psychotische Störung ... 226
3.2.5 Differenzialdiagnose für die Nicht Näher Bezeichnete Katatonie ... 227

Bipolare und verwandte Störungen

3.3.1 Differenzialdiagnose für die Bipolar-I-Störung ... 229
3.3.2 Differenzialdiagnose für die Bipolar-II-Störung ... 233
3.3.3 Differenzialdiagnose für die Zyklothyme Störung ... 236

Depressive Störungen

3.4.1 Differenzialdiagnose für die Major Depression ... 237
3.4.2 Differenzialdiagnose für die Persistierende Depressive Störung (Dysthymie) ... 241

3.4.3 Differenzialdiagnose für die Prämenstruelle Dysphorische Störung 243
3.4.4 Differenzialdiagnose für die Disruptive Affektregulationsstörung 245

Angststörungen

3.5.1 Differenzialdiagnose für die Störung mit Trennungsangst 248
3.5.2 Differenzialdiagnostik für Selektiven Mutismus 251
3.5.3 Differenzialdiagnostik für die Spezifische Phobie 252
3.5.4 Differenzialdiagnose für die Soziale Angststörung (Soziale Phobie) 254
3.5.5 Differenzialdiagnose für die Panikstörung 258
3.5.6 Differenzialdiagnose für die Agoraphobie 260
3.5.7 Differenzialdiagnose für die Generalisierte Angststörung 262

Zwangsstörung und verwandte Störungen

3.6.1 Differenzialdiagnose für die Zwangsstörung 265
3.6.2 Differenzialdiagnose für die Körperdysmorphe Störung 269
3.6.3 Differenzialdiagnose für Pathologisches Horten 272
3.6.4 Differenzialdiagnose für die Trichotillomanie (Pathologisches Haareausreißen) 274
3.6.5 Differenzialdiagnose für die Dermatillomanie (Pathologisches Hautzupfen/-quetschen) 276

Trauma- und belastungsbezogene Störungen

3.7.1 Differenzialdiagnose für die Posttraumatische Belastungsstörung oder Akute Belastungsstörung 277
3.7.2 Differenzialdiagnose für eine Anpassungsstörung 280

Dissoziative Störungen

3.8.1 Differenzialdiagnose für die Dissoziative Amnesie 282
3.8.2 Differenzialdiagnose für die Depersonalisations-/Derealisationsstörung 284

Somatische Belastungsstörung und verwandte Störungen

3.9.1 Differenzialdiagnose für die Somatische Belastungsstörung 287
3.9.2 Differenzialdiagnose für die Krankheitsangststörung 290
3.9.3 Differenzialdiagnose für die Konversionsstörung (Störung mit Funktionellen Neurologischen Symptomen) 293
3.9.4 Differenzialdiagnose für Psychologische Faktoren, die eine Körperliche Krankheit Beeinflussen 295
3.9.5 Differenzialdiagnose für die Vorgetäuschte Störung 297

Fütter- und Essstörungen

3.10.1 Differenzialdiagnose für die Störung mit Vermeidung oder Einschränkung der Nahrungsaufnahme ... 299
3.10.2 Differenzialdiagnose für Anorexia Nervosa ... 302
3.10.3 Differenzialdiagnose für Bulimia Nervosa ... 305
3.10.4 Differenzialdiagnose für die Binge-Eating-Störung ... 307

Schlaf-Wach-Störungen

3.11.1 Differenzialdiagnose für Insomnie ... 308
3.11.2 Differenzialdiagnose für Hypersomnie ... 311

Sexuelle Funktionsstörungen

3.12.1 Differenzialdiagnose für sexuelle Funktionsstörungen ... 314

Geschlechtsdysphorie

3.13.1 Differenzialdiagnose für Geschlechtsdysphorie ... 316

Disruptive, Impulskontroll- und Sozialverhaltensstörungen

3.14.1 Differenzialdiagnose für die Störung mit Oppositionellem Trotzverhalten ... 318
3.14.2 Differenzialdiagnose für die Intermittierende Explosible Störung ... 321
3.14.3 Differenzialdiagnose für die Störung des Sozialverhaltens ... 324

Störungen im Zusammenhang mit psychotropen Substanzen und abhängigen Verhaltensweisen

3.15.1 Differenzialdiagnose für Störungen durch Substanzkonsum (Substanzkonsumstörungen) ... 326
3.15.2 Differenzialdiagnose für die Störung durch Glücksspielen ... 328

Neurokognitive Störungen (NCD)

3.16.1 Differenzialdiagnose für Delir ... 329
3.16.2 Differenzialdiagnose für eine Schwere oder Leichte NCD ... 331

Persönlichkeitsstörungen

3.17.1 Differenzialdiagnose für die Paranoide Persönlichkeitsstörung ... 334
3.17.2 Differenzialdiagnose für die Schizoide Persönlichkeitsstörung ... 336
3.17.3 Differenzialdiagnose für die Schizotype Persönlichkeitsstörung ... 337
3.17.4 Differenzialdiagnose für die Antisoziale Persönlichkeitsstörung ... 339

3.17.5 Differenzialdiagnose für die Borderline-Persönlichkeitsstörung 341
3.17.6 Differenzialdiagnose für die Histrionische Persönlichkeitsstörung 342
3.17.7 Differenzialdiagnose für die Narzisstische Persönlichkeitsstörung 343
3.17.8 Differenzialdiagnose für die Vermeidend-Selbstunsichere Persönlichkeitsstörung 344
3.17.9 Differenzialdiagnose für die Dependente Persönlichkeitsstörung 345
3.17.10 Differenzialdiagnose für die Zwanghafte Persönlichkeitsstörung 346
3.17.11 Differenzialdiagnose für eine Persönlichkeitsveränderung aufgrund eines Anderen Medizinischen Krankheitsfaktors 347

Paraphile Störungen

3.18.1 Differenzialdiagnose für paraphile Störungen 349

Anhang: DSM-5-Klassifikation 351

Mitwirkende bei der deutschen Ausgabe 386

Register der Entscheidungsbäume 389

Register der differenzialdiagnostischen Tabellen 390

Vorwort

Übersetzung:
Winfried Rief
Stefan Weyring

Differenzialdiagnostik ist das tägliche Brot des Klinikers. Die meisten Patienten kommen nicht ins Behandlungszimmer und sagen: „Ich habe eine Major Depression … geben Sie mir ein Antidepressivum" (obwohl dies einige tun!). Typischerweise konsultieren uns Patienten auf der Suche nach Erleichterung von Symptomen wie depressiver Verstimmung und Erschöpfung (die „Hauptbeschwerden" in der Fachsprache der Medizin), die klinisch bedeutsames Leiden und Beeinträchtigung verursachen. Wenn wir mit den dargebotenen Symptomen konfrontiert werden, ist es unsere Aufgabe, aus dem DSM-5 diejenigen der unzähligen Diagnosen auszuwählen, die möglicherweise auf den Patienten zutreffen (für depressive Verstimmung und Erschöpfung sind dies z. B. Major Depression, Persistierende Depressive Störung [Dysthymie], Bipolar-I-Störung, Bipolar-II-Störung, Schizoaffektive Störung, Depressive Störung aufgrund eines Anderen Medizinischen Krankheitsfaktors, Substanz-/Medikamenteninduzierte Depressive Störung, Anpassungsstörung usw.). Wenn wir dann erst einmal eine Liste von Kandidaten aufgestellt haben, besteht die nächste Aufgabe darin, zusätzliche Informationen zu sammeln – über die Biografie, von anderen Informationsquellen, aus den Behandlungsakten, über die Bewertung des mentalen Status und über Laboruntersuchungen –, die es uns ermöglichen, aus der Liste der möglichen Differenzialdiagnosen unseren wahrscheinlichsten Kandidaten zu finden, der über die weitere Behandlung entscheidet. Wir müssen natürlich trotzdem stets die Augen offen halten für die Möglichkeit, dass zusätzliche Informationen nach der Ersteinschätzung es rechtfertigen können, die Diagnose und somit die Behandlung zu ändern. Zum Beispiel könnte eine vorerst als Major Depression diagnostiziert Störung in eine Bipolar-I-Störung geändert werden, nachdem man Einsicht in eine Krankenakte aus einem früheren Klinikaufenthalt hatte, in der sich eine vom Patienten als depressive Episode angegebene Lebensphase als eine manische Episode mit gemischten Merkmalen entpuppt.

Dieses Handbuch soll Ihre Fertigkeiten verbessern, eine umfassende Differenzialdiagnose zu stellen, indem es das Problem aus verschiedenen Perspektiven darstellt. Kapitel 1, „Differenzialdiagnostische Abklärung Schritt für Schritt", erkundet die verschiedenen differenzialdiagnostischen Schwierigkeiten, die man bei jedem Patienten, der bewertet wird, beachten muss. Unterstützt wird dies durch einen sechsstufigen diagnostischen Rahmenplan. In Kapitel 2, „Differenzialdiagnostik nach Entscheidungsbäumen", wird die Differenzialdiagnose von Grund auf angegangen – also von Anfang an, beginnend mit dem bzw. den präsentierten

Symptom(en) wie depressiver Verstimmung, Wahnvorstellungen oder Schlaflosigkeit. Jeder der 29 Entscheidungsbäume bietet DSM-5-Diagnosen an, die ggf. für das jeweilige Symptom des Patienten in Erwägung gezogen müssen, und bietet Entscheidungspunkte an, die den Denkprozess reflektieren sollen, zwischen den möglichen Diagnose-Anwärtern zu entscheiden. In Kapitel 3, „Differenzialdiagnostik nach Tabellen", wird vom differenzialdiagnostischen Prozess zu einem späteren Zeitpunkt ausgegangen – nämlich, wenn man eine vorläufige Diagnose gestellt hat, aber man sicher sein möchte, dass alle Alternativdiagnosen ausreichend berücksichtigt wurden. Dieser Abschnitt umfasst 66 differenzialdiagnostische Tabellen, von der jede eine der wichtigsten DSM-5-Störungsbilder abdeckt. Um die Verknüpfung zwischen den Entscheidungsbäumen aus Kapitel 2 und den Tabellen aus Kapitel 3 zu erleichtern, wird an den Endzweigen der Entscheidungsbäume auf die dazugehörigen differenzialdiagnostischen Tabellen hingewiesen. Zusätzlich wurden in dem Buch im Appendix folgende Übersichten angeboten: die DSM-5-Klassifikation, um den Benutzer beim Codieren zu unterstützen und einen Überblick über alle DSM-5-Diagnosen zu geben, die bei der Formulierung einer Differenzialdiagnose beachtet werden müssen, sowie eine alphabetische Auflistung aller Entscheidungsbäume und Tabellen zur Differenzialdiagnostik, die einen alternativen Weg auf der Suche nach einem bestimmten relevanten Entscheidungsbaum oder einer relevanten differenzialdiagnostischen Tabelle anbieten.

Die bereitgestellten Informationen aus den Entscheidungsbäumen und den Tabellen überschneiden sich in gewisser Weise, aber jedes der beiden Formate hat seine Stärken und Schwächen und ist je nach Situation mehr oder weniger hilfreich. Die Entscheidungsbäume heben die übergreifenden algorithmischen Regeln hervor, die die Klassifikation eines bestimmten Symptoms leiten. Die Tabellen zu den meisten DSM-5-Störungsbildern dagegen unterstützen dabei, diejenigen Störungen zu finden, die wichtige Überschneidungen bei Symptomen teilen und somit berücksichtigt und ausgeschlossen werden sollten. Sie haben den Vorteil, die verschiedenen Störungen direkt miteinander zu vergleichen und sowohl die Überschneidungen als auch die Unterschiede hervorzuheben. Verschiedene Leser werden unterschiedliche Ziele für und unterschiedliche Methoden bei der Verwendung dieses Handbuchs haben. Manche werden an einem umfassenden Überblick über das Stellen einer DSM-5-Diagnose interessiert sein und das Buch von der ersten bis zur letzten Seite lesen wollen; andere wiederum werden das Handbuch als Leitfaden verwenden, um sich bei der Diagnose eines Patienten abzusichern.

Die Kunst und Wissenschaft der psychiatrischen Diagnostik ist verflucht und gesegnet durch die Tatsache, dass einzelne Personen viel komplexer sind als die diagnostischen Regeln der Entscheidungsbäume und Tabellen. Kliniker müssen immer der Versuchung widerstehen, die dargeboten DSM-5-Kriterien oder die

Entscheidungsbäume und Tabellen zur Differenzialdiagnostik routinemäßig oder als eine Art Kochbuch zu verwenden. Die Herangehensweisen, die hier beschrieben werden, sollen die zentrale Rolle des klinischen Urteils und die Weisheit der jahrelang erworbenen Erfahrung nicht ersetzen, sondern vielmehr erweitern. Allerdings sollte man nicht vergessen, dass Kliniker, die sich nicht mit den Richtlinien der Differenzialdiagnostik des DSM-5 beschäftigen, möglicherweise idiosynkratisch in ihren Diagnosestellungen werden und die zentrale Funktion des DSM-5 missachten, nämlich die Verständigung zwischen Klinikern, aber auch diejenige zwischen Klinikern, Patienten und deren Familien zu erleichtern. Es ist daher hilfreich, die Präzision der DSM-5-Richtlinien zu kennen und deren Vorteil zu nutzen, ohne sich sklavisch daran zu halten.

Danksagungen

Ich danke Dr. med. Allen Frances und Dr. med. Harold Alan Pincus, meinen Co-Autoren der DSM-IV- und DSM-IV-TR-Ausgaben des *Handbuchs der Differenzialdiagnostik*, die mich bei der Entwicklung einer soliden Basis für dieses Buchs unterstützten. Ich möchte mich auch bei meiner Frau Leslee Snyder für das sorgfältige Korrekturlesen bedanken. Zum Schluss gilt mein Dank auch allen Personen von American Psychiatric Publishing, die an der Produktion des Buchs mitgewirkt haben: Rick Prather, Produktionsmanager, der für das Zeichnen der Entscheidungsbäume verantwortlich war; Debra J. Berman, die das erste Lektorat übernommen hat; und besonders Ann M. Eng, leitende Entwicklungsredakteurin, deren akribisches Überarbeiten der Entscheidungsbäume und der Tabellen zur Differenzialdiagnostik sicherstellte, dass ich kein Detail vergaß.

Vorwort zur deutschsprachigen Ausgabe

Die Differenzialdiagnostik psychischer Erkrankungen ist eine Kunst, die gerade im deutschsprachigen Raum eine jahrzehntelange Tradition hat. Personen wie Karl Jaspers, Kurt Schneider, Emil Kraepelin u. v. a. haben Meilensteine in der Entwicklung von Klassifikationssystemen psychischer Erkrankungen, die auf einer systematische Erfassung der Psychopathologie basierten, erstellt. Der psychopathologische Prozess der Entscheidungsfindung, der in der Regel mit dem Sammeln von Symptomen beginnt, darauf aufbauend Entscheidungen über das Vorliegen von Syndromen trifft, die dann mit Ein- und Ausschlusskriterien abgeglichen werden, um zu einer Diagnose zu kommen, ist für eine präzise Entscheidungsfindung bei der Klassifikation unumgänglich. Und doch lehrt die Praxis, dass oftmals nicht nach dieser Systematik vorgegangen wird, sondern aus einer Mischung von aus Sicht des Patienten prominenten Symptomen und dem „Bauchgefühl" des Diagnostikers die Entscheidung über die Diagnose gefällt wird.

Es ist ein besonderes Verdienst von Michael B. First, durch den Zusatzband zur Differenzialdiagnostik der DSM-5-Diagnosen auf die Notwendigkeit einer genauen Differenzialdiagnostik hinzuweisen. Das Buch bietet hilfreiche Entscheidungsalgorithmen, wie vom Einzelsymptom nach diversen Entscheidungsprozessen eine Diagnose gefunden und verifiziert werden kann. Als paralleler oder alternativer Prozess wird demgegenüber ebenfalls ausgearbeitet, an welche Differenzialdiagnosen zu denken sind, wenn das Leitsyndrom festgelegt wurde. Durch die Betonung dieser Prozesse macht das vorliegende Buch deutlich, wie leicht im diagnostischen Prozess Informationen übersehen werden können, die für die genaue Diagnosestellung jedoch richtungsweisend sind. Deshalb sind die angebotenen Hilfestellungen besonders wertvoll.

Auch wenn im deutschsprachigen Raum von den Sozialversicherungen das Klassifikationssystem ICD-10 bzw. dann ICD-11 der Weltgesundheitsorganisation WHO verbindlich vorgegeben ist, so hat doch das amerikanische System von DSM-5 eine Vorreiterfunktion, die insbesondere auch von den wissenschaftlich interessierten Kolleginnen und Kollegen der Psychiatrie, Klinischen Psychologie, Psychosomatik und assoziierter Felder verwendet und als besonders hilfreich angesehen wird. Die besondere Betonung der genauen psychopathologischen Abwägung, wie in diesem Buch dargestellt, ist auch richtungsweisend für die Klassifikation psychischer Störungen, wie dies in Deutschland perspektivisch erfolgen sollte. Daneben ist es auch ein Appell an die Traditionen der präzisen Deskription und Entscheidungsfindung bei der Diagnosestellung psychischer Erkrankungen, die viele Wurzeln im deutschsprachigen Raum hat.

Deshalb hoffen alle an der deutschen Ausgabe beteiligten Personen, dass das Buch dazu beitragen wird, für diesen großen Kreis der Interessierten wichtige Impulse zu einer verbesserten Diagnostik psychischer Erkrankungen zu geben.

Marburg an der Lahn, August 2016 *Prof. Dr. Winfried Rief*

1 Differenzialdiagnostische Abklärung Schritt für Schritt

Übersetzung:
Maria Kleinstäuber

Das Vorgehen bei der differenzialdiagnostischen Abklärung nach DSM-5 kann in sechs grundlegende Schritte unterteilt werden: 1) Ausschluss einer Simulation und einer Vorgetäuschten Störung, 2) Ausschluss substanzbezogener Ursachen, 3) Ausschluss eines verursachenden (ätiologischen) medizinischen Krankheitsfaktors, 4) Bestimmung der spezifischen Primärstörung(en), 5) Abgrenzung einer Anpassungsstörung von der Restkategorie der Anderen Näher Bezeichneten Störung und Nicht Näher Bezeichneten Störung und 6) Festlegung der Grenze zu „keine psychische Störung". Eine gründliche Durchsicht dieses Kapitels vermittelt einen nützlichen Rahmen, um die im nächsten Kapitel dargestellten Entscheidungsbäume zu verstehen und anzuwenden.

Schritt 1: Ausschluss einer Simulation und einer Vorgetäuschten Störung

Der erste Schritt besteht darin, eine Simulation und eine Vorgetäuschte Störung auszuschließen. Wenn der Patient nämlich nicht ehrlich in Bezug auf die Art oder Schwere der Symptome ist, wird das Stellen einer präzisen psychiatrischen Diagnose durch den Kliniker zum Zufall. Psychiatrische Arbeit hängt zum großen Teil von einer auf gutem Glauben basierenden, gemeinsamen Bemühung von Kliniker und Patient ab, die Art und Ursachen der Symptome, mit denen der Patient vorstellig wird, aufzudecken. Es gibt jedoch Situationen, in denen nichts so ist, wie es scheint. Manche Patienten können sich dafür entscheiden, den Kliniker zu täuschen, indem sie selbst Symptome hervorrufen oder simulieren. Zwei klinisch relevante Probleme im DSM-5 sind durch Vortäuschung charakterisiert: die Simulation und die Vorgetäuschte Störung. Diese beiden klinischen Erscheinungsbilder unterscheiden sich hinsichtlich der Motivation, die der Täuschung zugrunde liegt. Wenn diese darin besteht, ein klar erkennbares Ziel zu erreichen (z. B. die Entschädigungszahlung einer Versicherung, Umgehen gesetzlicher oder militärischer Pflichten, Beschaffung von Medikamenten), wird angenommen, dass der Patient simuliert. Wenn das Täuschungsverhalten auch ohne offensichtliche externe Belohnung auftritt, lautet die Diagnose Vorgetäuschte Störung. Obwohl viele Menschen mit Vorgetäuschter Störung das Motiv haben, die Krankenrolle einzunehmen, wurde dieses Kriterium im DSM-5 aufgrund der Schwierigkeit gestrichen, die zugrunde liegende Motivation eines Individuums für sein beobachtetes Verhalten zu bestimmen.

Das bedeutet natürlich nicht, dass jeder Patient wie ein „feindseliger Zeuge“ behandelt werden sollte und dass jeder Kliniker zu einem „zynischen Staatsanwalt“ werden sollte. Jedoch sollte Misstrauen beim Kliniker aufkommen, 1) wenn es klare externe Anreize für den Patienten gibt, eine psychiatrische Diagnose zu erhalten (z. B. die Feststellung einer Behinderung, ein forensisches Gutachten in straf- oder zivilrechtlichen Fällen, in Haftanstalten), 2) wenn der Patient sich mit einem Cluster psychiatrischer Symptome vorstellt, das eher einer Laienperspektive auf eine psychische Störung als einer anerkannten klinischen Entität entspricht, 3) wenn sich die Art der Symptome grundlegend zwischen den klinischen Untersuchungen verändert, 4) wenn der Patient sich in einer Art und Weise präsentiert, die einem Rollenmodell ähnelt (z. B. ein anderer Patient auf der Station; ein psychisch krankes, nahestehendes Familienmitglied) und 5) wenn der Patient von seiner Persönlichkeit her manipulativ oder suggestiv ist. Schließlich ist es für Kliniker nützlich, achtsam hinsichtlich eigenen Tendenzen zu werden, entweder übermäßig skeptisch oder übermäßig leichtgläubig zu sein.

Schritt 2: Ausschluss substanzbezogener Ursachen (einschließlich Substanzen mit Missbrauchspotenzial, Medikamente)

Die erste Frage, die in der Differenzialdiagnostik immer gestellt werden sollte, lautet, ob die Symptome, mit denen der Patient vorstellig wird, durch eine zentralnervös wirksame Substanz hervorgerufen wurden. Nahezu jedes Erscheinungsbild, dem man in einer Einrichtung für psychische Störungen begegnet, kann durch Substanzkonsum verursacht werden. Es zählt wahrscheinlich zu den häufigsten Diagnosefehlern in der klinischen Praxis, substanzbezogene Ursachen unberücksichtigt zu lassen. Dieser Fehler ist besonders problematisch, da eine korrekte Diagnosestellung unmittelbare Implikationen für die Behandlung einer Störung hat. Wenn z. B. ein Kliniker feststellt, dass psychotische Symptome auf eine Kokainintoxikation zurückzuführen sind, ist es für den Patienten in der Regel nicht sinnvoll, unmittelbar mit einer antipsychotischen Medikation zu beginnen, außer die psychotischen Symptome bringen den Patienten (oder andere) in unmittelbare Gefahr. Es kann häufig schwierig zu bestimmen sein, ob eine Psychopathologie durch einen Substanzkonsum verursacht wurde. Dies begründet sich in der Tatsache, dass – obwohl Substanzkonsum ziemlich allgegenwärtig ist und eine große Auswahl an verschiedenen Symptomen durch Substanzen verursacht werden kann – das gemeinsame Auftreten von Substanzkonsum und Psychopathologie nicht notwendigerweise eine Ursache-Wirkungs-Beziehung zwischen beiden impliziert.

Die erste Aufgabe besteht offensichtlich darin, zu bestimmen, ob die Person eine Substanz eingenommen hat. Dies erfordert eine sorgfältige Anamnese und körperliche Untersuchung auf Anzeichen einer Substanzintoxikation oder eines Substanzentzugs. Da substanzmissbrauchende Personen in ihren Angaben den Konsum notorisch zu niedrig angeben, ist es in der Regel ratsam, mit Familienangehörigen Rücksprache zu halten und Laboranalysen einzuholen, um den jüngsten Konsum bestimmter Substanzen zu ermitteln. Es sei daran erinnert, dass Patienten, die eine Vielzahl verschiedener Substanzen (nicht nur Substanzen mit Missbrauchspotenzial) konsumieren bzw. diesen ausgesetzt sind, psychiatrische Symptome aufweisen können bzw. häufig aufweisen. Medikamenteninduzierte Psychopathologien kommen immer häufiger vor und werden sehr oft übersehen, zumal die Bevölkerung altert und viele Menschen mehrere Medikamente einnehmen. Auch wenn es seltener ist, sollte vor allem bei Menschen, die im Rahmen ihres Berufs potenziellen Giften ausgesetzt sind, auch eine Belastung mit Giftstoffen in Betracht gezogen werden.

Sobald ein Substanzkonsum nachgewiesen wurde, besteht die nächste Aufgabe darin, festzustellen, ob dieser in einem kausalen Zusammenhang mit der psychiatrischen Symptomatik steht. Dies erfordert die Unterscheidung zwischen drei möglichen Formen des Zusammenhangs zwischen dem Substanzkonsum und der Psychopathologie: 1) die psychiatrischen Symptome ergeben sich aus den direkten Auswirkungen der Substanz auf das ZNS (was zur Diagnose substanzinduzierter Störungen nach DSM-5 führt; z. B. Kokaininduzierte Psychotische Störung, Reserpininduzierte Depressive Störung), 2) der Substanzkonsum ist die Folge (oder ein assoziiertes Merkmal) einer primären psychiatrischen Störung (z. B. Selbstmedikation) und 3) die psychiatrischen Symptome und der Substanzkonsum sind voneinander unabhängig. Jeder dieser Zusammenhänge wird nachfolgend diskutiert.

1. **Wenn eine substanzinduzierte Störung diagnostiziert wird, gibt es drei Aspekte, die berücksichtigt werden müssen, wenn man eine kausale Beziehung zwischen dem Substanzkonsum und der psychiatrischen Symptomatik annehmen will.** Zunächst müssen Sie entscheiden, ob ein enger zeitlicher Zusammenhang zwischen dem Substanz- bzw. Medikamentenkonsum und den psychiatrischen Symptomen besteht. Anschließend müssen Sie die Wahrscheinlichkeit, mit der ein spezielles Muster des Substanz-/Medikamentenkonsums zu den beobachteten psychiatrischen Symptomen führen kann, einschätzen. Schließlich sollten Sie prüfen, ob es bessere alternative Erklärungen (d. h. eine nicht substanz-/medikamenteninduzierte Ursache) für das klinische Zustandsbild gibt.

- *Sie sollten in Betracht ziehen, ob ein zeitlicher Zusammenhang zwischen dem Drogen- bzw. Medikamentenkonsum und dem Auftreten oder der Aufrechterhaltung der Psychopathologie besteht.* Die Bestimmung, ob es einen Zeitraum gab, in dem die psychiatrischen Symptome unabhängig vom Substanz-/Medikamentenkonsum auftraten, ist wahrscheinlich die beste (wenn auch nicht unfehlbare) Methode, den Zusammenhang zwischen Substanz-/ Medikamentenkonsum und psychiatrischen Symptomen einzuschätzen. Im Extrembereich kann diese Einschätzung relativ einfach sein. Wenn der Beginn der Psychopathologie dem Beginn des Substanz-/Medikamentenkonsums klar vorausgeht, dann ist es wahrscheinlich, dass ein nicht substanz-/ medikamenteninduzierter psychiatrischer Krankheitsfaktor vorrangig und der Substanz-/Medikamentenkonsum sekundär ist bzw. in keinem Zusammenhang zur Psychopathologie steht. Geht umgekehrt der Substanz-/Medikamentenkonsum klar und zeitlich dicht der Psychopathologie voraus, erscheint das Vorliegen einer substanzinduzierten Störung wahrscheinlicher. Leider kann sich diese scheinbar einfache Bestimmung in der Praxis ziemlich schwierig gestalten, weil der Beginn des Substanz-/Medikamentenkonsums und der Psychopathologie mehr oder weniger zeitgleich erfolgen können bzw. es unmöglich sein kann, den Beginn im Nachhinein zu rekonstruieren. In solchen Situationen sind Sie eher auf die Information angewiesen, was mit den psychiatrischen Symptomen geschieht, wenn die Person die Substanz bzw. das Medikament nicht mehr einnimmt. Psychiatrische Symptome, die im Zusammenhang mit einer Substanzintoxikation, einem Substanzentzug und einem Medikamentenkonsum auftreten, ergeben sich aus den Auswirkungen der Substanz oder des Medikaments auf Neurotransmittersysteme. Sobald diese Wirkungen aufgehoben sind (durch eine Zeit der Abstinenz nach einer Entzugsphase), sollten die Symptome spontan remittieren. Hält die psychiatrische Symptomatik für einen längeren Zeitraum über die Phase der Intoxikation, des Entzugs oder des Medikamentenkonsums hinaus an, deutet dies darauf hin, dass die Psychopathologie primär ist und nicht auf den Substanz-/Medikamentenkonsum zurückgeführt werden kann. Die Ausnahmen hiervon sind die Substanz-/Medikamenteninduzierte Schwere oder Leichte Neurokognitive Störung (NCD), bei der per Definition die kognitiven Symptome über die Beendigung einer akuten Intoxikation, eines akuten Entzugs oder eines Medikamentenkonsums hinaus persistieren müssen, und die Halluzinogeninduzierte Persistierende Wahrnehmungsstörung, bei der nach der Beendigung des Halluzinogenkonsums mindestens ein Wahrnehmungssymptom, das bereits während der Halluzinogenintoxikation aufgetreten war (z. B. geometrische Halluzinationen, Farbblitze, lange [fiktive] Nachbilder von sich bewegenden Objekten, Haloeffekte um Objekte), wiedererlebt wird. Die DSM-5-Kriterien der substanz-/ medikamenteninduzierten psychischen Störungsbilder geben vor, dass psychiatrische Symptome auf den Substanzkonsum zurückgeführt werden können, wenn sie innerhalb eines Monats nach Beendigung einer akuten Intoxikation, eines akuten Entzugs oder eines Medikamentenkonsums remittieren. Es sollte jedoch angemerkt werden, dass die Notwendigkeit, einen vollen Monat zu warten, bevor eine Diagnose einer primären psychiatrischen Störung gestellt wird, eine Richtlinie ist, die in Kombination mit der klinischen Beurteilung angewendet werden muss. Je nach Form der klinischen Einrichtung kann es sinnvoll sein, die Wartezeit zu verlängern oder zu verkürzen, je nachdem, ob Ihre Bedenken eher in die Richtung der Vermeidung falsch-positiver versus falsch-negativer Fälle bei der Diagnostik substanz-/medikamenteninduzierter Störungsbilder gehen. Manche Kliniker, insbesondere in Einrichtungen zur Behandlung von missbräuchlichem Substanzkonsum, sind sehr besorgt, fälschlicherweise ein substanz-/medikamentinduziertes Störungsbild als Primärdiagnose zu vergeben, obwohl die Symptomatik nicht durch einen Substanzkonsum verursacht wurde; sie warten daher lieber 6 bis 8 Wochen der Abstinenz ab, bis sie eine Diagnose als primäre psychische Störung einordnen. Andererseits können Kliniker, die primär in psychiatrischen Einrichtungen arbeiten, eher Bedenken haben, dass angesichts des unter Patienten im klinischen Bereich weit verbreiteten Konsums von Substanzen eine solche lange Wartezeit nicht praktikabel ist und zu einer Überdiagnose substanzinduzierter Störungen bzw. zu einer Unterdiagnose primärer psychischer Störungen führt. Darüber hinaus muss berücksichtigt werden, dass das Einheitsmaß eines einmonatigen Zeitfensters für eine Vielzahl von Substanzen und Medikamenten mit sehr unterschiedlichen pharmakokinetischen Eigenschaften und einer Vielzahl von möglichen daraus folgenden Psychopathologien angewendet wird. Deshalb muss der Zeitrahmen flexibel angewandt werden, je nach Ausmaß, der Dauer und der Art der Substanz bzw. des Medikaments.

Manchmal ist es schlichtweg nicht möglich festzustellen, ob es eine Zeitspanne gab, in der die psychiatrischen Symptome unabhängig vom Substanz-/Medikamentenkonsum auftraten. Dies kann in der häufig anzutreffenden Situation der Fall sein, in der der Patient nicht in der Lage ist, ausreichend präzise seine Vorgeschichte zu berichten, um sorgfältig vergangene zeitliche Zusammenhänge zu bestimmen. Darüber hinaus können der Substanzkonsum und die psychiatrischen Symptome zeitgleich beginnen (häufig in der Adoleszenz) und beide können mehr oder weniger chronisch und kontinuierlich verlaufen. In diesen Situationen kann es notwendig sein, den Patienten während einer aktuellen Phase der Abstinenz von der Substanz oder dem Medikament, die als Ursache der psychiatrischen Symptome vermutet werden, zu beurteilen. Wenn die psychiatrischen Symptome trotz Abwesenheit des Substanz-/Medikamentenkonsums anhalten, kann die psychiatrische als primäre Störung betrachtet werden. Wenn die Symptome während der Abstinenzphase remittieren, kann der Substanzkonsum als primär angesehen werden. Es ist wichtig, sich bewusst zu machen, dass diese Beurteilung nur vorgenommen werden kann, wenn genügend Wartezeit verstrichen ist, um sichergehen zu können, dass die psychiatrischen Symptome keine Entzugserscheinungen sind. Idealerweise kann diese Feststellung in einer Einrichtung vorgenommen werden, in der der Zugang des Patienten zu Substanzen kontrolliert werden kann und die psychiatrische Symptomatik des Patienten fortlaufend beurteilt werden kann. Selbstverständlich ist es häufig nicht möglich, einen Patienten für die Dauer von 4 Wochen in einer streng überwachten Umgebung zu beobachten. Folglich muss die Beurteilung auf weniger kontrollierten Beobachtungen basieren und die Unsicherheit des Klinikers bezüglich der Genauigkeit der Diagnose sollte beachtet werden.

- *Bei der Bestimmung der Wahrscheinlichkeit, mit der ein Substanz-/Medikamentenkonsum für die psychiatrischen Symptome verantwortlich ist, müssen Sie auch berücksichtigen, ob die Natur, das Ausmaß und die Dauer des Substanz-/Medikamentenkonsums in Einklang mit der Entwicklung der beobachteten psychiatrischen Symptome stehen.* Nur bestimmte Substanzen und Medikamente sind dafür bekannt, ursächlich mit speziellen psychiatrischen Symptomen zusammenzuhängen. Außerdem müssen die Menge und die Dauer des Konsums einen bestimmten Schwellenwert überschreiten, ab dem es Sinn macht, die eingenommene Substanz bzw. das Medikament als Ursache der psychiatrischen Symptomatik in Betracht zu ziehen. Zum Beispiel sollte nicht erwogen werden, eine schwergradige und andauernde depressive Stimmung nach einer isolierten Einnahme einer kleinen Menge von Kokain auf den Kokainkonsum zurückzuführen, auch wenn eine depressive Stimmung manchmal mit einem Kokainentzug einhergeht. In ähnlicher Weise ruft Cannabis, wenn es in den üblichen moderaten Dosen geraucht wird, nur selten auffällige psychotische Symptome hervor. Für Personen, die regelmäßig Substanzen konsumieren, kann eine wesentliche Veränderung der konsumierten Menge (entweder eine starke Zunahme oder Abnahme der Menge, die ausreicht, um Entzugserscheinungen auszulösen) in vereinzelten Fällen die Entwicklung psychiatrischer Symptome verursachen.
- *Sie sollten auch andere Faktoren im Rahmen des Erscheinungsbildes berücksichtigen, die nahelegen, dass die Symptomatik nicht durch eine Substanz bzw. ein Medikament verursacht wurde.* Dazu gehören eine Vorgeschichte vieler ähnlicher Episoden, die nicht im Zusammenhang mit einem Substanz-/Medikamentenkonsum stehen, eine starke genetische Belastung in der Familie hinsichtlich der jeweiligen Primärstörung oder vorhandene Befunde einer körperlichen bzw. einer Laboruntersuchung, die darauf hindeuten, dass ein medizinischer Krankheitsfaktor involviert sein könnte.

Andere Faktoren als einen Substanz-/Medikamentenkonsum als Ursache für psychiatrische Symptome in Betracht zu ziehen, erfordert oftmals eine fein abgestimmte klinische Beurteilung (sowie häufig Abwarten und Beobachten), um die relativen Wahrscheinlichkeiten in dieser Situation abzuwägen. Zum Beispiel kann eine Person eine starke familiengenetische Vorbelastung bezüglich Angststörungen aufweisen und dennoch eine kokaininduzierte Panikattacke haben, die nicht zwangsläufig ein Vorbote für die Entwicklung einer Panikstörung sein muss.

2. **In einigen Fällen kann der Substanzkonsum eher eine Konsequenz oder ein assoziiertes Merkmal (als die Ursache) einer psychiatrischen Symptomatik sein.** Nicht selten kann der Substanzkonsum als Form der Selbstmedikation eines psychiatrischen Krankheitsfaktors betrachtet werden. Zum Beispiel kann eine Person mit einer primären Angststörung exzessiv Alkohol wegen dessen sedierender und anxiolytischer Wirkung konsumieren. Eine interessante Schlussfolgerung des Substanzkonsums als Selbstmedikation besteht darin, dass Personen mit bestimmten psychiatrischen Störungen häufig bevorzugt bestimmte Substanzklassen wählen. Zum Beispiel präferieren Patienten mit Negativsymptomen einer Schizophrenie häufig Stimulanzien, während Patienten mit Angststörungen ZNS-hemmende Medikamente bevorzugen. Das Kennzeichen einer primären psychiatrischen Störung begleitet von sekundärem Substanzkonsum besteht darin, dass die primäre psychiatrische Störung zuerst auftritt und/oder in Lebensabschnitten der Person vorhanden ist, in denen er oder sie keine Substanzen konsumiert. Im klassischen Fall geht der Zeitspanne, in der die komorbide psychiatrische Symptomatik sowie der Substanzkonsum zeitgleich auftreten, unmittelbar eine Phase voraus, in der die Person eine psychiatrische Symptomatik aufwies und zugleich abstinent war. So könnte z. B. eine Person mit einem derzeit über 5 Monate anhaltenden übermäßigen Alkoholkonsum sowie einer depressiven Symptomatik berichten, dass der Alkoholmissbrauch erst in der Mitte einer Episode einer Major Depression begann, möglicherweise als ein Versuch Schlafstörungen zu bekämpfen. Zweifelsohne hängt die Gültigkeit dieser Beurteilung davon ab, wie genau und reliabel die Berichterstattung des Patienten ist. Da die Angaben des Patienten manchmal fragwürdig sein können, kann es hilfreich sein, mit anderen Informanten (z. B. Familienmitgliedern) Rücksprache zu halten oder vergangene Aufzeichnungen durchzusehen, die das Vorhandensein psychiatrischer Symptome in Abwesenheit eines Substanzkonsums dokumentieren.
3. **In anderen Fällen ist es möglich, dass die psychiatrische Störung und der Substanzkonsum zunächst in keinem Zusammenhang standen und relativ unabhängig voneinander sind.** Die hohen Prävalenzraten sowohl von psychiatrischen Störungen als auch von Substanzkonsumstörungen bedeuten, dass man für einige Patienten erwarten kann, dass sie allein durch Zufall zwei scheinbar unabhängige Erkrankungen aufweisen (obwohl es einen gemeinsamen,

zugrunde liegenden Faktor geben kann, der prädisponierend sowohl für die Entwicklung einer Substanzkonsumstörung als auch einer psychiatrischen Störung ist). Natürlich können die beiden Störungen, selbst wenn sie anfänglich voneinander unabhängig waren, in einer sich gegenseitig verstärkenden Weise interagieren, was insgesamt die Behandlung erschweren kann. Diese unabhängige Beziehung stellt im Wesentlichen eine Ausschlussdiagnose dar. Wenn Sie einen Patienten vor sich haben, der beides – eine psychiatrische Symptomatik sowie einen Substanzkonsum – aufweist, sollten Sie als erstes ausschließen, dass das eine das andere bedingt. Ein Mangel an kausaler Beziehung in beide Richtungen ist wahrscheinlicher, wenn in der Anamnese des Patienten Phasen vorhanden sind, in denen die psychiatrischen Symptome in Abwesenheit des Substanzkonsums bzw. der Substanzkonsum unabhängig von der psychiatrischen Symptomatik auftraten.

Nach der Entscheidung, dass die Symptomatik auf die direkte Wirkung einer Substanz oder eines Medikaments zurückgeführt werden kann, müssen Sie festgelegen, welche substanzinduzierte Störung nach DSM-5 am besten das Erscheinungsbild beschreibt. Das DSM-5 beinhaltet eine Anzahl von bestimmten substanz- und medikamenteninduzierten psychischen Störungen, einschließlich Substanzintoxikation und Substanzentzug. Bitte beziehen Sie sich auf den Entscheidungsbaum für exzessiven Substanzkonsum in Abschnitt 2.26 im Kapitel 2, „Differenzialdiagnostik nach Entscheidungsbäumen“, in dem die Schritte für diese Festlegung dargestellt sind.

Schritt 3: Ausschluss einer Störung aufgrund eines allgemeinen medizinischen Krankheitsfaktors

Nach Ausschluss einer substanz-/medikamenteninduzierten Ätiologie ist der nächste Schritt festzustellen, ob die psychiatrischen Symptome auf die direkten Auswirkungen eines allgemeinen medizinischen Krankheitsfaktors zurückgeführt werden können. Dieser und der vorherige Schritt entsprechen dem Teil der differenzialdiagnostischen Abklärung, der in der Psychiatrie traditionell als „organische Ausschlussdiagnostik“ angesehenen wurde und bei dem der Kliniker aufgefordert war, zunächst „körperliche“ Ursachen für die psychiatrische Symptomatik zu prüfen und auszuschließen. Obwohl im DSM Begriffe wie *organisch, physisch* und *funktionell* nicht mehr weiter Anwendung finden – um den anachronistischen Körper-Seele-Dualismus zu vermeiden, den diese Worte implizieren –, bleibt die Notwendigkeit weiterhin bestehen, zuerst Substanzen und allgemeine medizinische Krankheitsfaktoren als spezifische Ursachen der psychiatrischen Symptomatik auszuschließen. Aus ähnlichen Gründen wird die Formulierung „aufgrund eines medizinischen Krankheitsfaktors“ im DSM vermieden, weil sie mit der potenziellen Schlussfolgerung einhergeht, dass eine psychiatrische Symptomatik bzw. psychische Störungen und das Konzept des „medizinischen Krankheitsfaktors“ als voneinander getrennt und verschieden angesehen werden. In der Tat sind aus der Perspektive der Krankheitsklassifikation die psychiatrischen Störungen nur ein Kapitel in der Internationalen Klassifikation der Krankheiten (ICD), ebenso wie Infektionserkrankungen, neurologische Erkrankungen usw. Wenn die Formulierung „aufgrund eines medizinischen Krankheitsfaktors“ verwendet wird, ist damit eigentlich gemeint, dass die Symptome auf einen medizinischen Krankheitsfaktor zurückgeführt werden, der außerhalb des ICD-Kapitels der psychischen Störungen klassifiziert wird – sprich einem nichtpsychiatrischen medizinischen Krankheitsfaktor. Im DSM-5 und in diesem Handbuch wird der Begriff „medizinischer Krankheitsfaktor“ daher mit Adjektiven wie *ein anderer*, *andere* oder *allgemeiner* kombiniert, um deutlich zu machen, dass die ursächlichen Bedingungen wie bei den psychischen Störungen einen medizinischen Faktor darstellen, dass sich der Krankheitsfaktor jedoch von einem Krankheitsfaktor wie bei einer psychischen Störung unterscheidet. Aus differenzialdiagnostischer Sicht ist der Ausschluss einer allgemeinen medizinischen Ursache eine der wichtigsten und schwierigsten Unterscheidungen in der psychiatrischen Befunderhebung. Er ist sehr bedeutsam, da viele Personen mit einer allgemeinen körperlichen Erkrankung infolge von Komplikationen psychiatrische Symptome entwickeln und weil viele Menschen mit psychiatrischen Symptomen zugrunde liegende allgemeine medizinische Krankheitsfaktoren aufweisen. Zudem hat dieser differenzialdiagnostische Schritt tiefgreifende Folgen für die Behandlung. Eine sachgemäße Erkennung und Behandlung der zugrunde liegenden körperlichen Erkrankung kann entscheidend für die Vermeidung medizinischer Komplikationen sowie für die Remission der psychiatrischen Symptomatik sein.

Diese differenzialdiagnostische Abgrenzung zu einem allgemeinen medizinischen Krankheitsfaktor kann aus vier Gründen schwierig sein: 1) Symptome einiger psychischer Störungen und vieler allgemeiner körperlicher Erkrankungen können identisch sein (z. B. können Symptome wie Gewichtsverlust und Erschöpfung durch eine Depression oder eine Angststörung, jedoch auch durch einen allgemeinen medizinischen Krankheitsfaktor, verursacht werden); 2) manchmal sind die ersten Symptome einer allgemeinen körperlichen Erkrankung von psychischer Natur (z. B. eine Depression, die anderen Symptomen eines Bauchspeicheldrüsenkrebs oder einem Gehirntumor vorausgeht); 3) der Zusammenhang zwischen dem allgemeinen medizinischen Krankheitsfaktor und den psychiatrischen Symptomen kann komplex sein (z. B. eine Depression oder Angst als psychische Reaktion auf die allgemeine körperliche Erkrankung vs. die organische Erkrankung als Ursache der Depression oder Angst durch direkte physiologische Effekte auf das ZNS) und 4) Patienten werden häufig in Einrichtungen vorstellig, die in erster Linie auf die Erkennung und Behandlung psychischer Störungen ausgerichtet sind, und in denen eine Diagnose körperlicher Erkrankungen weniger erwartet wird und man weniger vertraut damit ist.

Praktisch jedes psychiatrische Erscheinungsbild kann durch direkte physiologische Auswirkungen einer allgemeinen körperlichen Erkrankung verursacht werden. Dies wird im DSM-5 als eine psychische Störung aufgrund eines anderen medizinischen Krankheitsfaktors (z. B. Depressive Störung aufgrund von Hypothyreose) diagnostiziert. Es ist keine große Kunst, die mögliche ätiologische Rolle eines allgemeinen medizinischen Krankheitsfaktors zu vermuten, wenn der Patient in einem Allgemeinkrankenhaus oder einer ambulanten Einrichtung in der Primärversorgung vorstellig wird. Die eigentliche diagnostische Herausforderung tritt in Einrichtungen für psychische Störungen auf, in denen allgemeine körperliche Erkrankungen viel weniger vorkommen aber nichtsdestotrotz folgenreich sind. Es ist weder realisierbar noch kosteneffektiv, jeden denkbaren Screening-Test für jeden Patienten anzuordnen. Sie sollten sich deshalb bei der Anamnese, bei der körperlichen Untersuchung und den Labortests auf die Diagnostik jener körperlicher Erkrankungen konzentrieren, die am häufigsten anzutreffen sind und die am ehesten die psychiatrischen Symptome, mit denen Patienten vorstellig werden, erklären können (z. B. Schilddrüsenfunktionstests für Depression, bildgebende Verfahren für spätmanifeste psychotische Symptome).

Sobald eine allgemeine körperliche Erkrankung festgestellt wurde, besteht die nächste Aufgabe darin, deren ätiologischen Zusammenhang, wenn vorhanden, zu den psychiatrischen Symptomen zu untersuchen. Es gibt fünf mögliche Zusammenhänge: 1) die allgemeine körperliche Erkrankung verursacht die psychiatrischen Symptome durch einen direkten physiologischen Einfluss auf das Gehirn; 2) die allgemeine körperliche Erkrankung verursacht die psychiatrischen Symptome durch einen psychologischen Mechanismus (z. B. depressive Symptome als Reaktion auf die Diagnose Krebs – diagnostiziert als Major Depression oder als Anpassungsstörung); 3) die Medikamente gegen die allgemeine körperliche Erkrankung verursachen die psychiatrischen Symptome, wobei die Diagnose Medikamenteninduzierte Psychische Störung vergeben wird (siehe „Schritt 2: Ausschluss substanzbezogener Ursachen“ in diesem Kapitel); 4) die psychiatrischen Symptome verursachen die allgemeine körperliche Erkrankung oder wirken sich negativ auf diese aus (z. B. wenn die Diagnose Psychologische Faktoren, die eine Körperliche Krankheit Beeinflussen indiziert sein kann) und 5) die psychiatrischen Symptome und die allgemeine körperliche Erkrankung gehen miteinander einher (z. B. Bluthochdruck und Schizophrenie). In der realen klinischen Welt können jedoch mehrere dieser Zusammenhänge gleichzeitig mit einer multifaktoriellen Ätiologie auftreten (z. B. kann ein Schlaganfall-Patient, der mit einem blutdrucksenkenden Medikament behandelt wird, eine Depression aufgrund einer Kombination aus den direkten Auswirkungen des Schlaganfalls auf das Gehirn, den psychischen Reaktionen auf die resultierende Lähmung und einer Nebenwirkung des Medikaments entwickeln).

Es gibt zwei Anhaltspunkte, die nahelegen, dass direkte physiologische Effekte des allgemeinen medizinischen Krankheitsfaktors die Psychopathologie verursachen. Leider bietet keiner der beiden hundertprozentige Sicherheit, und somit ist eine klinische Beurteilung immer notwendig.

- *Der erste Anhaltspunkt betrifft die Art des zeitlichen Zusammenhangs. Er erfordert die Prüfung, ob die psychiatrischen Symptome nach dem Beginn der allgemeinen körperlichen Krankheit einsetzen, ob deren Schweregrad mit dem der organischen Erkrankung variiert und ob sie vollständig remittieren, wenn die Erkrankung geheilt ist.* Wenn alle diese Zusammenhänge nachgewiesen werden können, liefert dies einen ziemlich stichhaltigen Anhaltspunkt, dass die psychiatrischen Symptome durch die allgemeine körperliche Erkrankung hervorgerufen wurden. Allerdings beweist solch ein Anhaltspunkt noch nicht, dass der Zusammenhang physiologischer Natur ist (die zeitliche Kovariation kann auch auf eine psychische Reaktion auf die allgemeine körperliche Erkrankung zurückgeführt werden). Zudem ist die zeitliche Beziehung manchmal kein guter Indikator einer zugrunde liegenden Ursache. So können beispielsweise die psychiatrischen Symptome die ersten Vorboten der organischen Krankheit sein und können jeglichen anderen Symptomen Monate oder Jahre vorausgehen. Umgekehrt können sich psychiatrische Symptome relativ spät, sprich Monate oder Jahre, nachdem die allgemeine körperliche Erkrankung festgestellt wurde, manifestieren (z. B. Depression bei Morbus Parkinson).
- *Der zweite Anhaltspunkt dafür, allgemeine medizinische Krankheitsfaktoren in der differenzialdiagnostischen Abklärung zu berücksichtigen, besteht darin, dass das psychiatrische Erscheinungsbild atypisch hinsichtlich des Symptombilds, des Alters zu Beginn sowie des Verlaufs der Symptomatik ist.* Zum Beispiel ist eine medizinische Abklärung notwendig, wenn eine relativ leichtgradige Depression von einem schwergradigen Gedächtnis- oder Gewichtsverlust begleitet wird oder wenn psychotische Symptome mit einem schwergradigen Orientierungsverlust einhergehen. Ebenso kann das Ersteintreten einer manischen Episode bei einem älteren Patienten darauf hindeuten, dass ein allgemeiner medizinischer Krankheitsfaktor ursächlich beteiligt ist. Jedoch indiziert ein atypisches Bild nicht an und für sich eine allgemeine medizinische Ursache, da die Heterogenität primärer psychiatrischer Störungen zu vielen „atypischen“ Erscheinungsbildern führt.

Nichtsdestotrotz ist das wichtigste Fazit dieses Teils der differenzialdiagnostischen Abklärung, dass möglicherweise bedeutsame, zugrunde liegende allgemeine Krankheitsfaktoren nicht übersehen werden. Die Bestimmung der Art der ursächlichen Beziehung erfordert häufig eine sorgfältige Evaluation, längsschnittliche Verlaufsuntersuchungen und Behandlungsversuche.

Wenn Sie sich schließlich sicher sind, dass eine organische Erkrankung für die psychiatrischen Symptome verantwortlich ist, müssen Sie festlegen, welcher der psychischen Störungen aufgrund eines anderen medizinischen Krankheitsfaktors nach DSM-5 am besten das Erscheinungsbild beschreibt. Das DSM-5 enthält eine Reihe solcher Erkrankungen, die jeweils durch das vorherrschende symptomatische Erscheinungsbild differenziert werden. Bitte beziehen Sie sich auf den Entscheidungsbaum für ätiologische medizinische Krankheitsfaktoren in Abschnitt 2.29 im Kapitel 2, „Differenzialdiagnostik nach Entscheidungsbäumen", in dem die Schritte für diese Festlegung dargestellt sind.

Schritt 4: Bestimmung der spezifischen Primärstörung(en)

Nach Ausschluss eines Substanzkonsums und eines allgemeinen medizinischen Krankheitsfaktors als Ursachen ist der nächste Schritt, festzustellen, welche der psychischen Primärstörungen nach DSM-5 am besten die Symptomatik, mit der der Patient vorstellig wird, erklärt. Viele der Diagnosegruppen im DSM-5 (z. B. Schizophrenie-Spektrum und andere psychotische Störungen; Angststörungen; dissoziative Störungen) wurden entsprechend um häufig präsentierte Symptome organisiert, um genau diesen Schritt der differenzialdiagnostischen Abgrenzung zu erleichtern. Die Entscheidungsbäume in Kapitel 2 liefern die diagnostischen Entscheidungspunkte, die zur Auswahl aus den primären psychischen Störungen erforderlich sind, um jedes vorliegende Symptom erklären zu können. Sobald Sie sich für eine Störung, die Ihnen am zutreffendsten erscheint, entschieden haben, möchten Sie vielleicht noch einmal einen Blick auf die Tabelle der entsprechenden Differenzialdiagnosen in Kapitel 3 werfen – „Differenzialdiagnostik nach Tabellen" – um sicherzustellen, dass alle anderen möglichen Anwärter an Differenzialdiagnosen berücksichtigt und ausgeschlossen wurden.

Schritt 5: Unterscheidung zwischen Anpassungsstörungen und den Restkategorien „Andere Näher Bezeichnete Störung" und „Nicht Näher Bezeichnete Störung"

Viele klinische Erscheinungsbilder (insbesondere in ambulanten und primären Versorgungseinrichtungen) entsprechen nicht dem spezifischen Symptombild oder erreichen nicht bewährte Grenzwerte hinsichtlich Symptomschweregrad und

-dauer, um die Kriterien einer der spezifischen DSM-5-Diagnose zu erfüllen. In den Fällen, in denen das symptomatische Erscheinungsbild einen ausreichenden Schweregrad aufweist, um eine klinisch bedeutsame Beeinträchtigung oder Leiden zu verursachen, und es eine biologische oder psychologische Dysfunktion in der Person darstellt, ist die Diagnose einer psychischen Störung dennoch gerechtfertigt. Die Differenzialdiagnose mündet dann entweder in eine Anpassungsstörung oder in eine der Restkategorien „Andere Näher Bezeichnete Störung" oder „Nicht Näher Bezeichnete Störung". Wenn die Symptome als maladaptive Reaktion auf einen psychosozialen Stressor eingeschätzt werden, würde die Diagnose einer Anpassungsstörung zutreffen. Wenn festgestellt wird, dass kein Stressfaktor verantwortlich für die Entwicklung der klinisch relevanten Symptome ist, kann die entsprechende Kategorie Andere Näher Bezeichnete Störung oder Nicht Näher Bezeichnete Störung diagnostiziert werden. Die Wahl der geeigneten Restkategorie hängt hierbei von der diagnostischen Gruppe im DSM-5 ab, die am besten das symptomatische Erscheinungsbild abdeckt. Wenn z. B. ein Patient mit depressiven Symptomen vorstellig wird, die nicht die Kriterien eines der im DSM-5-Kapitel „Depressive Störungen" enthaltenen Störungsbilder erfüllen, wird eine Andere Näher Bezeichnete Depressive Störung oder Nicht Näher Bezeichnete Depressive Störung diagnostiziert (Regeln zur Entscheidung, welche der beiden Kategorien zu verwenden ist, folgen im nächsten Abschnitt). Weil Stresssituationen zum Alltag der meisten Menschen dazugehören, ist in diesem Schritt die Beurteilung vorrangig, ob der Stressfaktor ursächlich ist, und weniger, ob er vorhanden ist.

Das DSM-5 nennt zwei Varianten von Restkategorien: Die Andere Näher Bezeichnete Störung und die Nicht Näher Bezeichnete Störung. Wie die Namen andeuten, hängt die Unterscheidung zwischen den beiden Kategorien davon ab, ob der Kliniker den Grund dafür angibt, dass das symptomatische Erscheinungsbild die Kriterien für keine der spezifischen Kategorien in der entsprechenden diagnostischen Gruppe erfüllt. Wenn der Kliniker eine Begründung angeben möchte, wird diese nach dem Namen der Störung („Andere Näher Bezeichnete Störung") angegeben. Wenn z. B. ein Patient ein klinisch relevantes Symptombild aufweist, bei dem eine 4 Wochen – für die meiste Zeit des Tages und an fast allen Tagen – lang anhaltende depressive Stimmung von nur zwei zusätzlichen depressiven Symptomen begleitet wird (z. B. Insomnie und Müdigkeit), würde der Kliniker eine Andere Näher Bezeichnete Depressive Störung, Depressive Episode mit unzureichenden Symptomen dokumentieren. Entschließt sich der Kliniker gegen die Angabe eines spezifischen Grunds, warum ein symptomatisches Erscheinungsbild nicht die spezifischen Störungsdefinitionen erfüllt, wird die Bezeichnung der Nicht Näher Bezeichneten Störung verwendet. Wenn der Kliniker es z. B. ablehnt, den Grund zu benennen, warum ein depressives Symptombild nicht zu irgendeiner der angegebenen Kategorien passt, wird stattdessen die Diagnose Nicht Näher Bezeichnete Depressive Störung vergeben. Der Kliniker kann die nicht näher bezeichnete Option wählen, wenn nicht genügend Informationen vorliegen, um eine genauere Diagnose zu stellen bzw. er zusätzliche, noch ausstehende Informationen erwartet, oder wenn der Kliniker zur Wahrung des Patientenwohls beschließt, keine detaillierten Angaben zum Grund zu machen (z. B. um zu vermeiden, dass potenziell stigmatisierende Informationen über den Patienten preisgegeben werden).

Schritt 6: Festlegung der Grenze zu „keine psychische Störung"

Im Allgemeinen besteht der letzte Schritt in jedem der Entscheidungsbäume darin, die Grenze zwischen einer psychischen Störung und keiner psychischen Störung festzulegen. Diese Entscheidung ist keineswegs die unwichtigste oder die am einfachsten zu treffende. Einzeln betrachtet sind viele der Symptome im DSM-5 ziemlich unspezifisch und, für sich genommen, nicht indikativ für das Vorhandensein einer psychischen Störung. Die meisten Menschen erleben über die Lebensspanne hinweg Phasen von Angst, Depression, Schlaflosigkeit und sexuellen Funktionsstörungen, was als normal für das menschliche Dasein angesehen werden kann. Zur Klarstellung, dass nicht jeder dieser Menschen an einer psychischen Störung leidet, enthalten die meisten diagnostischen Kategorien des DSM-5 ein Kriterium, das mehr oder weniger wie folgt formuliert wird: „Die Störung verursacht in klinisch bedeutsamer Weise Leiden oder Beeinträchtigungen in sozialen, beruflichen oder anderen wichtigen Funktionsbereichen." Dieses Kriterium setzt voraus, dass jede Psychopathologie in klinisch bedeutsamen Problemen münden muss, um die Diagnose einer psychischen Störung zu rechtfertigen. Zum Beispiel erfordert die Diagnose der Störung mit Verminderter Sexueller Appetenz beim Mann, dass das verminderte sexuelle Verlangen in klinisch bedeutsamer Weise Leiden beim Betroffenen verursacht. Sie würde von daher nicht für einen Mann mit niedrigem sexuellem Verlangen gestellt werden, der sich aktuell nicht in einer Beziehung befindet und sich durch die geringe Lust nicht besonders gestört fühlt.

Leider, jedoch auch unvermeidbar, unternimmt das DSM-5 keinen Versuch, den Begriff *klinisch bedeutsam* zu definieren. Die Grenze zwischen Störung und Normalität kann nur durch die klinische Beurteilung und nicht durch allgemeingültige Regeln festgelegt werden. Was als klinisch bedeutsam angesehen werden kann, ist zweifelsohne vom kulturellen Kontext, von der Einrichtung, in der die Person vorstellig wird, von der Beurteilungsverzerrung aufseiten des Klinikers und von der Verfügbarkeit von Ressourcen abhängig. Eine „minore" Depression kann in Einrichtungen der Primärversorgung klinisch wesentlich bedeutsamer erscheinen als in einer psychiatrischen Notaufnahme oder in einem Landeskrankenhaus, in dem der Schwerpunkt auf der Erkennung und Behandlung weit beeinträchtigender Probleme liegt. In klinischen Einrichtungen für psychische Störungen ist die Beurteilung, ob ein Symptombild klinisch bedeutsam ist, oft kein Thema. Allein die Tatsache, dass eine Person Hilfe aufgesucht hat, macht es automatisch „klinisch bedeutsam“. Eine größere Herausforderung ergibt sich in Situationen, in denen das symptomatische Zustandsbild im Verlauf der Behandlung einer anderen psychischen Störung oder einer körperlichen Erkrankung entdeckt wird. Solche Fälle sind angesichts der hohen Komorbidität von psychischen Störungen untereinander und zwischen psychischen Störungen und organischen Krankheiten kein ungewöhnliches Vorkommnis. Als Faustregel gilt im Allgemeinen, dass das komorbide psychiatrische Erscheinungsbild als klinisch bedeutsam betrachtet wird, sobald es Aufmerksamkeit und Behandlung erfordert.

Schließlich können einige Zustände das Funktionsniveau beeinträchtigen – wie z.B. unkomplizierte Trauer –, und rechtfertigen trotzdem nicht die Anwendung der Kategorien der Anderen Näher Bezeichneten oder Nicht Näher Bezeichneten Störung, da sie keine psychologische oder biologische Dysfunktion in der Person darstellen, wie es in der DSM-5-Definition einer psychischen Störung gefordert wird. Solche „normalen“, jedoch beeinträchtigenden symptomatischen Erscheinungsbilder können klinisch relevant sein, aber sie rechtfertigen nicht die Vergabe einer psychischen Störungsdiagnose und sollten im Rahmen einer Kategorie aus dem Kapitel „Andere klinisch relevante Probleme“ in Teil II des DSM-5 (normalerweise ein V- oder Z-Code, entsprechend jeweils ICD-9-CM oder ICD-10-CM) diagnostiziert werden, welches auf die psychischen Störungskapitel folgt.

Differenzialdiagnostik und Komorbidität

Die differenzialdiagnostische Abklärung baut in der Regel auf der Vorstellung auf, dass der Kliniker eine Einzeldiagnose aus einer Gruppe konkurrierender, sich gegenseitig ausschließender Diagnosen auswählt, um bestmöglich ein bestimmtes symptomatisches Erscheinungsbild zu erklären. Zum Beispiel stellt sich bei einem Patienten, der sich mit Wahnvorstellungen, Halluzinationen und manischen Symptomen vorstellt, die Frage, ob die am besten geeignete Diagnose eine Schizophrenie, eine Schizoaffektive Störung oder eine Bipolare Störung mit Psychotischen Merkmalen ist. Nur eine von ihnen kann vergeben werden, um das vorliegende Erscheinungsbild zu beschreiben. Sehr häufig schließen sich DSM-5-Diagnosen jedoch nicht gegenseitig aus und die Zuweisung von mehr als einer DSM-5-Diagnose zu einem bestimmten Patienten ist zugleich erlaubt und notwendig, um die Symptomatik angemessen abzubilden. So müssen mehrere Entscheidungsbäume herangezogen werden, um alle wichtigen und klinisch bedeutsamen Aspekte des Symptombildes des Patienten abdecken zu können. Bei einem Patienten, der mit mehreren unerwarteten Panikattacken, einer klinisch relevanten Depression, Essanfällen und einem übermäßigen Substanzkonsum vorstellig wird, ist z. B. erforderlich, dass die folgenden Entscheidungsbäume in Betracht gezogen werden: Panikattacken (2.14), depressive Stimmung (2.10), Appetitveränderungen oder ungewöhnliches Essverhalten (2.18) und exzessiver Substanzkonsum (2.26). Darüber hinaus kann es aufgrund von Komorbiditäten innerhalb der Diagnosegruppen erforderlich sein, einen bestimmten Entscheidungsbaum mehrfach durchzugehen, um alle infrage kommenden Diagnosen abzudecken. Zum Beispiel ist allgemein anerkannt, dass ein Patient, der eine Angststörung (z. B. Soziale Angststörung [Soziale Phobie]) aufweist, mit höherer Wahrscheinlichkeit eine andere komorbide Angststörung (z. B. Störung mit Trennungsangst, Panikstörung) hat. In diesem Fall hilft der Angst-Entscheidungsbaum (2.13), zwischen den verschiedenen Angststörungen zu unterscheiden. Man mündet dementsprechend in der Diagnose von nur einer Angststörung, wenn man diesen Baum durchgeht. Damit alle Komorbiditäten erfasst werden können, ist es notwendig, den Angst-Entscheidungsbaum wiederholt zu durchlaufen, wobei in Abhängigkeit vom jeweils im Fokus stehenden Angstsymptom die Schlüsselfragen jedes Mal unterschiedlich beantwortet werden.

Die Verwendung von mehreren Diagnosen ist weder gut noch schlecht, solange die Implikationen verstanden werden. Im Rahmen einer naiven und irrtümlichen Ansicht von Komorbidität könnte angenommen werden, dass ein Patient, dem mehr als eine deskriptive Diagnose zugeordnet wurde, mehrere unabhängige Störungen aufweist. Dies ist sicher nicht die einzig mögliche Beziehung. In der Tat gibt es sechs verschiedene Möglichkeiten, wie zwei sogenannte komorbide Störungen miteinander zusammenhängen können: 1) Störung A kann Störung B verursachen oder dazu prädisponieren; 2) Störung B kann Störung A verursachen oder dazu prädisponieren; 3) eine zugrunde liegende Störung C kann beide Störungen, A und B, verursachen bzw. prädisponieren; 4) die Störungen A und B können tatsächlich Teil eines komplexeren, einheitlichen Syndroms sein, das im Rahmen des diagnostischen System künstlich geteilt wurde; 5) die Beziehung zwischen Störung A und B kann als Artefakt durch eine Überlappung zwischen den Störungsdefinitionen entstehen und 6) die Komorbidität ist das Ergebnis eines zufälligen zeitgleichen Auftretens, das insbesondere bei Störungen mit hohen Prävalenzraten wahrscheinlich ist. Die jeweilige Art der Beziehungen ist häufig schwer zu bestimmen. Als wichtigster Punkt muss im Auge behalten werden, dass „mehr als eine DSM-5-Diagnose zu haben“ nicht bedeutet, dass es mehr als einen zugrunde liegenden pathophysiologischen Prozess geben muss. Stattdessen sollten DSM-5-Diagnosen als deskriptive Bausteine betrachtet werden, die für die Kommunikation diagnostischer Informationen nützlich sind.

Der Wegweiser zur Anwendung des Handbuchs: Ein Fallbeispiel

Um zu zeigen, wie die in diesem Handbuch vorgesehenen diagnostischen Tools anzuwenden sind, um eine Differenzialdiagnose zu stellen, sollten Sie sich mit dem folgenden Fall beschäftigen, der in adapatierter Weise aus dem Buch *DSM-5 Clinical Cases*, herausgegeben von John W. Barnhill, M.D. (S. 32–34)[1], übernommen wurde:

> John ist ein 25 Jahre alter, alleinstehender, arbeitsloser weißer Mann, der sich seit mehreren Jahren wegen einer Psychose, Depression, Angst und Cannabis- sowie Alkoholmissbrauch bei einem Psychiater in Behandlung befindet.
>
> Nach einer scheinbar normalen Kindheit zeigten sich bei John, beginnend im Alter von 15 Jahren, dysphorische Stimmung, Anhedonie, Energieverlust und soziale Isolation. Etwa zur gleichen Zeit begann John, täglich Alkohol zu trinken und Marihuana zu rauchen. Darüber hinaus entwickelte er wiederkehrende Panikattacken, gekennzeichnet durch ein plötzliches Auftreten von Herzklopfen, Schwitzen und Gedanken, sterben zu werden. In der Phase, als die depressive Stimmung und Panik am stärksten ausgeprägt waren, erhielt er zweimal eine kombinierte Behandlung aus Sertralin 100 mg/Tag und Psychotherapie. In beiden Fällen gingen seine stärksten depressiven Symptome innerhalb von ein paar Wochen zurück und er brach die Sertralinbehandlung nach einigen Monaten ab. Zwischen den Episoden schwergradiger Depressionen wurde er in der Regel als traurig, reizbar und unmotiviert wahrgenommen. Seine schulische Leistung sank, als er etwa in der zehnten Klasse war, und blieb niedrig über die restliche High-School-Zeit hinweg. Entgegen der Erwartungen seiner Eltern ging er nicht aufs College, sondern lebte zu Hause und übte Gelegenheitsjobs in der Nachbarschaft aus.
>
> Etwa im Alter von 20 Jahren entwickelte John eine psychotische Episode, in der er der Überzeugung war, Menschen in seinem 6. Lebensjahr umgebracht zu haben. Obwohl er sich nicht an die Umstände bzw. daran, wer diese Leute waren, erinnern konnte, war er absolut davon überzeugt, dass es geschehen war. Er sah sich in seiner Überzeugung durch anhaltende innere Stimmen, die ihn als Mörder beschuldigten, bestätigt. Zudem entwickelte er die Überzeugung, dass anderen Menschen ihn für das, was in seinem Alter von 6 Jahren passiert war, bestrafen würden. Er begann somit auch um sein Leben zu fürchten. In den darauffolgenden 2 bis 3 Wochen wurde er von Schuldgefühlen geplagt und beschäftigte sich übermäßig mit dem Gedanken, sich das Leben durch Aufschneiden der Pulsadern zu nehmen. Dies gipfelte darin, dass er in ein psychiatrisches Krankenhaus aufgenommen wurde, was seine Eltern aufgrund der Sorge, ihr Sohn könnte nach diesen Wahnvorstellungen handeln, in die Wege geleitet hatten. Obwohl sein Gemütszustand zum Zeitpunkt der stationären Aufnahme von Angst geprägt war, wurde er innerhalb von ein paar Tagen sehr depressiv mit begleitenden dysphorischen Symptomen und entwickelte eine Anhedonie, Schlafstörungen und sein Appetit sowie die Konzentration verminderten sich.

1 Mit Genehmigung adaptiert aus S. Hecker: „Sad and Psychotic“ aus *DSM-5 Clinical Cases*. Herausgegeben von J.W. Barnhill. Washington, DC, American Psychiatric Publishing, 2014, S. 32–34. Copyright © 2014 American Psychiatric Association.

Im Rahmen einer kombinierten Behandlung mit antipsychotischen und antidepressiven Medikamenten remittierten die depressiven wie auch die psychotischen Symptome nach weiteren 4 Wochen. Somit betrug die Gesamtdauer der psychotischen Episode ca. 7 Wochen, wovon 4 Wochen zudem durch eine depressive Episode geprägt waren. Er wurde mit der gleichen Symptomatik zwei weitere Male hospitalisiert, bevor er 22 Jahre alt wurde. Die beiden psychotischen Episoden begannen jeweils mit Wahnvorstellungen und Halluzinationen, die über ein paar Wochen anhielten und in Zusammenhang mit seiner Vorstellung standen, als Mörder verurteilt zu werden. Gefolgt wurden diese anfänglichen Symptome von einer schwergradigen, über einen weiteren Monat anhaltenden Depression. Beide dieser Rückfälle traten auf, während er scheinbar zuverlässig eine ausreichende Dosierung antipsychotischer Medikamente einnahm. In den letzten 3 Jahren hat sich John an seine Clozapinbehandlung gehalten und blieb ohne weitere Episoden von Halluzinationen, Wahnvorstellungen oder Depression.

John begann seinen Cannabis- und Alkoholmissbrauch im Alter von 15 Jahren. Vor dem Beginn der Psychose im Alter von 20 Jahre rauchte er fast täglich mehrere Marihuana-Joints und trank exzessiv Alkohol an den Wochenenden mit gelegentlichen kurzzeitigen Phasen von Bewusstlosigkeit. Nach dem Beginn der Psychose ging sein Cannabiskonsum deutlich zurück. Dennoch erlebte er bis zu seinem 22. Lebensjahr zwei weitere psychotische Episoden (wie oben beschrieben). Er begann, an Gruppen der Anonymen Alkoholiker und der Narcotics Anonymous teilzunehmen, schaffte es, seinen Cannabis- und Alkoholkonsum im Alter von 23 Jahren vollständig einzustellen, und ist seitdem abstinent geblieben.

Dieser Fall weist markante psychotische (Wahnvorstellungen und Halluzinationen) wie auch affektive Symptome (Depression) auf. Von daher kann der Kliniker die differenzialdiagnostische Abklärung mit einem der folgenden Entscheidungsbäume beginnen: Wahn (2.5), Halluzinationen (2.6) oder depressive Stimmung (2.10). Da die Wahnvorstellungen besonders hervorstechend sind, beginnen wir zuerst mit dem Entscheidungsbaum für Wahn (2.5). Die erste Frage, ob die Überzeugungen die Manifestation eines kulturell oder religiös akzeptieren Glaubenssystems sind, kann mit „Nein" beantwortet werden. Dies begründet sich darin, dass Johns feste Überzeugung, Menschen im Alter von 6 Jahren ermordet zu haben, keine Manifestation eines akzeptierten Glaubenssystems darstellt und es somit angemessen ist, sie als Wahnvorstellung zu betrachten. Die nächste Frage, ob seine Wahnvorstellungen durch die physiologischen Effekte einer Substanz hervorgerufen werden, muss ernsthaft vor dem Hintergrund in Betracht gezogen werden, dass seine Wahnvorstellungen erstmals im Alter von 20 Jahren aufgetreten sind, sprich in der Zeit, in der er fast täglich mehrere Marihuana-Joints rauchte. Um diese Frage zu beantworten, müssen wir den zweiten der sechs Schritte der differenzialgnostischen Abklärung berücksichtigen, der weiter vorne in diesem Kapitel dargestellt wurde und der als Orientierungshilfe zum Ausschluss substanzbezogener Ursachen dient. Um zu bestimmen, ob ein kausaler Zusammenhang zwischen dem Cannabiskonsum und den Wahnvorstellungen besteht, müssen wir prüfen, ob alle der drei folgenden Bedingungen erfüllt sind: 1) es besteht ein enger zeitlicher Zusammenhang zwischen dem Cannabiskonsum und dem Eintreten bzw. der Aufrechterhaltung der Wahnvorstellungen; 2) das Muster des Cannabiskonsums ist konsistent (in Bezug auf Dosierung und Dauer) mit der Entwicklung der Wahnvorstellungen und 3) es gibt keine alternative Erklärung für die Wahnvorstellungen (d. h. nicht substanz-/medikamenteninduziert). Obwohl es nur selten zu beobachten ist, dass Cannabis floride Wahnvorstellungen verursacht, kann ein starker Cannabiskonsum solche Symptome vereinzelt in vulnerablen Personen während der Intoxikationsphase hervorrufen. Somit ist die zweite Bedingung erfüllt (d. h. der Substanzkonsum ist ausreichend schwer und/oder lang andauernd, um die Symptome auszulösen). Obwohl die Wahnvorstellungen während des starken Cannabiskonsums auftraten, deuten in Bezug auf die erste Bedingung zwei Tatsachen darauf hin, dass sie nicht als Manifestation seines Cannabiskonsums erklärt werden können: Die Symptome hielten während des Krankenhausaufenthalts an, als John abstinent war, und sie traten dann anschließend wieder auf, als sein Cannabiskonsum gering war. Somit wird die zweite Frage des Entscheidungsbaums 2.5 über die Verursachung der Wahnvorstellungen durch den Cannabiskonsum mit „Nein“ beantwortet. Medizinische Ursachen können ausgeschlossen werden, da aus dem Bericht kein Vorliegen allgemeiner medizinischer Krankheitsfaktoren bei John hervorgeht, und somit kann die nächste Frage des Entscheidungsbaums ebenfalls verneint werden.

Nach Ausschluss kultureller und religiöser, substanz- oder medikamenteninduzierter sowie allgemeiner medizinischer Ursachen für Johns Wahnvorstellungen müssen wir nun zwischen den primären psychotischen und affektiven Störungen als mögliche Erklärungen für die Wahnvorstellungen unterscheiden. Die nächste Frage, die sich darauf richtet, ob die Wahnvorstellungen nur in Zusammenhang mit einer Episode gehobener, expansiver und reizbarer Stimmung aufgetreten sind, wird aufgrund des Fehlens manischer oder hypomanischer Symptome in der Anamnese mit „Nein“ beantwortet. Die anschließende Frage, ob die Wahnvorstellungen nur im Zusammenhang mit einer Episode depressiver Stimmung aufgetreten sind, wird auch verneint, da es zu den Wahnvorstellungen auch in Zeiten kam, in denen John keine depressive Episode erlebte (d. h. jede psychotische Episode ist von einem mehrwöchigen Zeitraum mit Wahnvorstellungen gekennzeichnet, bevor sich schwere depressive Symptome entwickelt haben).

Der nächste Fragenblock im Entscheidungsbaum zu Wahnvorstellungen unterstützt die differenzialdiagnostische Abklärung der Wahnvorstellungen, die außerhalb affektiver Episoden auftraten. Die Frage, ob die Wahnvorstellungen mindestens einen Monat andauern, wird bejaht (d. h. jedes Mal, wenn Wahnvorstellungen auftraten, hielten diese mindestens mehrere Wochen an), was uns zum ersten Mal auf die rechte Seite des Entscheidungsbaums führt, um uns mit der Differenzierung zwischen Schizophrenie, Schizophreniformer Störung, Schizoaffektiver

Störung, Wahnhafter Störung und bipolarer Störung oder Major Depression zu befassen. Die anschließende Frage, ob die Wahnvorstellungen von anderen psychotischen Symptomen begleitet werden, die charakteristisch für eine Schizophrenie sind (i. e. S. Halluzinationen, desorganisierte Sprechweise, grob desorganisiertes oder katatones Verhalten oder Negativsymptome), kann ebenfalls bejaht werden, da in Johns Fall die Wahnvorstellungen, eine Person als Kind ermordet zu haben, mit anklagenden akustischen Halluzinationen einhergehen. Die nächste Frage (d. h., ob in der Vorgeschichte Episoden einer Major Depression oder manische Episoden vorgelegen haben) wird angesichts einer Vorgeschichte wiederkehrender Episoden einer Major Depression mit „Ja" beantwortet. Ebenso kann die folgende Frage (d. h., ob während eines ununterbrochenen Störungszeitraums die psychotischen Symptome gleichzeitig mit den affektiven Episoden auftreten) bejaht werden, weil die Wahnvorstellungen und Halluzinationen nach dem Beginn der Episoden der Major Depression weiterhin fortbestanden, was auf einen Zeitraum von Überschneidungen der Syndrome hindeutet.

Die nächste Frage, die die entscheidende differenzialdiagnostische Unterscheidung zwischen Schizoaffektiver Störung und Schizophrenie liefert, bezieht sich darauf, ob während einer ununterbrochenen Krankheitsperiode die affektiven Episoden während eines *geringen Anteils* der Gesamtdauer der floriden und residualen Perioden der Erkrankung vorhanden waren. In Johns Fall dauerte jede der psychotischen Episoden etwa 7 bis 8 Wochen an, von denen jeweils etwa 4 Wochen durch das gleichzeitige Auftreten einer schwergradigen Episode einer Major Depression gekennzeichnet waren. Von daher trifft der Fall, dass die affektiven Episoden nur für einen geringen Teil der Zeit während der durchgängigen Krankheitsperiode vorlagen, *nicht* zu (sie waren in der Tat für einen Großteil der Zeit vorhanden). Somit wird die Frage verneint, was zum Ausschluss sowohl der Diagnose einer Schizophrenie als auch der einer Schizophreniformen Störung führt. Die nächste Frage, ob Wahnvorstellungen und Halluzinationen über mindestens 2 Wochen in Abwesenheit einer Episode einer Major Depression oder einer manischen Episode auftraten, wird bejaht (d. h. John erlebte über die ersten 3 oder 4 Wochen der psychotischen Episode Ängste, litt aber nicht an einer bedeutsamen depressiven Stimmung), was uns zum letzten Zweig des Entscheidungsbaums für Wahn (2.5) und zur Diagnose der Schizoaffektiven Störung führt. Es sei darauf hingewiesen, dass wir angesichts des zeitgleichen Auftretens von Wahnvorstellungen und Halluzinationen während der psychotischen Episoden auch mit dem Entscheidungsbaum zu Halluzinationen (2.6) anstatt dem Baumdiagramm 2.5 hätten beginnen können. In diesem Fall hätten wir fast exakt die gleiche Abfolge von Schritten zur Diagnose der Schizoaffektiven Störung durchlaufen, da sich die Verzweigungsstruktur des Wahn- und Halluzinationen-Entscheidungsbaums ähnelt.

Alternativ hätten wir uns diesem Fall aus der Perspektive von Johns schweren depressiven Symptomen annähern können und stattdessen mit dem Entscheidungsbaum für depressive Stimmung (2.10) beginnen können. Die erste Frage dieses Entscheidungsbaums zielt auf substanzbezogene Ursachen für die depressiven Symptome ab. Unter Anwendung derselben Prinzipien, die weiter oben in Bezug auf die Beziehung zwischen Johns Cannabiskonsum und seinen Wahnvorstellungen diskutiert wurden, kann auch diese Frage verneint werden. Obwohl das Ausmaß des Cannabiskonsum ausreicht, um eine depressive Stimmung hervorzurufen, spricht die folgende Tatsache dafür, dass – wie bei den Wahnvorstellungen – der Cannabiskonsum nicht als Ursache für seine Depression gesehen werden kann: John erlebte weiterhin Episoden einer schweren Depression, nachdem er seinen starken Cannabiskonsum eingestellt hatte. Die nächste Frage, die sich darauf richtet, ob die Depression auf die physiologische Wirkung eines allgemeinen medizinischen Krankheitsfaktors zurückgeführt werden kann, kann ebenfalls verneint werden, da keine Vorgeschichte körperlicher Probleme vorliegt. Die nächste Frage zielt darauf ab, ob die gedrückte Stimmung Teil einer Episode einer Major Depression war. Die Antwort auf diese Frage lautet „Ja“, da die depressiven Episoden, die sich nach dem Beginn der Wahnvorstellungen und Halluzinationen entwickelten, dadurch gekennzeichnet waren, dass ca. 4 Wochen anhaltende Dysphorie, deutliche Anhedonie, schlechter Schlaf, verminderter Appetit und reduzierte Konzentration vorlagen und damit die syndromalen Kriterien für die Episode einer Major Depression erfüllten. Beachten Sie, dass der Entscheidungsbaum nicht an diesem Punkt endet, sondern sich fortsetzt, da im DSM-5 die Episode einer Major Depression keine codierbare diagnostische Einheit, sondern einen der Bausteine der Diagnosen der Bipolar-I- und Bipolar-II-Störung, Major Depression und der Schizoaffektiven Störung darstellt. Die nächste Frage nach der Präsenz von klinisch bedeutsamen manischen oder hypomanischen Symptomen wird verneint, was uns zur Betrachtung der Beziehung zwischen den Episoden einer Major Depression und den psychotischen Symptomen bringt. Die Frage, ob es eine Vorgeschichte von Wahnvorstellungen und Halluzinationen gab, wird bejaht. Wir werden zu der kritischen Frage weitergeleitet, ob die psychotische Symptomatik ausschließlich während Episoden einer Major Depression präsent war. In Johns Fall traten die psychotischen Symptome nicht ausschließlich während der Episoden einer Major Depression auf (i. e. S. traten die Wahnvorstellungen alleine 4 Wochen vor Beginn der depressiven Episode auf), sodass die Frage mit „Nein“ beantwortet wird. Anstatt weitere Fragen anzubieten, wird uns an diesem Punkt im Entscheidungsbaum für depressive Stimmung (2.10) gesagt, dass eine Schizophrenie-Spektrum oder andere psychotische Störung vorliegt, und wir werden angewiesen, zur differenzialdiagnostischen Abklärung zu den Entscheidungsbäumen für Wahn (2.5) und Halluzinationen (2.6) überzugehen, was zur Diagnose einer Schizoaffektiven Störung führt.

Nachdem wir durch die Anwendung der Entscheidungsbäume bei der Diagnose einer Schizoaffektiven Störung angelangt sind, können wir aus der DSM-5-Klassifikation im Anhang den diagnostischen Code für die Schizoaffektive Störung nachschlagen. Zusätzlich oder alternativ können wir die differenzialdiagnostische Tabelle für die Schizoaffektive Störung in Kapitel 3 (Tabelle 3.2.2) durchsehen, um zu bestätigen, dass die Hauptkonkurrenten einer Diagnose einer Schizoaffektiven Störung entsprechend ausgeschlossen wurden. Die beiden Hauptanwärter sind in diesem Fall die Schizophrenie und die Major Depression mit Psychotischen Merkmalen. Dementsprechend ist der differenzialdiagnostischen Tabelle der Schizoaffektiven Störung zu entnehmen, dass die Schizophrenie von der Schizoaffektiven Störung aufgrund der Tatsache abgegrenzt wird, dass die Schizophrenie durch affektive Episoden gekennzeichnet ist, deren „Gesamtdauer im Vergleich zur Dauer der floriden und residualen Perioden kurz waren." In Johns Fall war jede Episode der Erkrankung durch eine Episode der Major Depression gekennzeichnet, die zu mehr als der Hälfte der Zeit (d. h. ca. 4 Wochen) der Gesamtdauer (d. h. ca. 7 bis 8 Wochen) vorhanden war, was somit die Diagnose einer Schizophrenie ausschließt. Darüber hinaus wird in der Tabelle darauf hingewiesen, dass die Schizoaffektive Störung von der Major Depression mit Psychotischen Merkmalen aufgrund der Tatsache unterschieden wird, dass die Major Depression mit Psychotischen Merkmalen durch psychotische Symptome gekennzeichnet ist, die ausschließlich während der Episode einer Major Depression auftreten. In Johns Fall werden die psychotischen Symptome nicht ausschließlich im Rahmen der depressiven Episoden bestätigt, was die Diagnose einer Major Depression mit Psychotischen Merkmalen ausschließt.

2 Differenzialdiagnostik nach Entscheidungsbäumen

Übersetzung:
Winfried Rief
Stefan Weyring

Die Differenzialdiagnostik ist das Herzstück jeder ersten klinischen Begegnung und der Beginn jeder Behandlungsplanung. Der Kliniker muss entscheiden, welche Störungen infrage kommen, und muss diejenige auswählen, die am besten zu den gezeigten Symptomen passen. Das größte Problem stellt dabei eine verfrühte Festlegung auf eine Diagnose dar. Studien der kognitiven Forschung haben gezeigt, dass Kliniker sich typischerweise schon in den ersten 5 Minuten der Begegnung mit einem Patienten auf eine Diagnose festlegen und alle weiteren erhobenen Informationen durch diese frühe Festlegung voreingenommen interpretieren oder auch fehlinterpretieren. Das Formen von ersten Eindrücken kann sehr wertvoll sein, um die richtigen Fragen und Hypothesen zu finden, die es zu fragen und zu testen gilt, aber leider sind solche ersten Eindrücke manchmal falsch, insbesondere, da der momentane Zustand eines Patienten nicht unbedingt den Krankheitsverlauf wiederspiegeln muss. Eine genaue Diagnostik baut deshalb auf eine systematische Beschäftigung mit allen möglichen Kandidaten der Differenzialdiagnostik auf.

Der wahrscheinlich beste Weg, um voreilige Schlüsse auf die Diagnose zu vermeiden, ist, das Problem von unten nach oben anzugehen: durch das Generieren der Differenzialdiagnose auf der Basis der gezeigten Symptome. Dieser Prozess wird in diesem Teil des Handbuchs, der 29 symptomgeleitete Entscheidungsbäume vorstellt, vermittelt. Jeder Entscheidungsbaum fängt mit einem bestimmten Symptom an und verzweigt sich an mehreren Punkten, an denen je nach Entscheidung eine andere Richtung eingeschlagen wird, bis man am Ende eines Zweigs bei einer Diagnose angekommen ist, die am ehesten zutrifft. Grundsätzlich können bei allen Patienten mehrere Entscheidungsbäume infrage kommen, was oftmals auch der Fall ist. Verfolgt man die unterschiedlichen Verzweigungen verschiedener Entscheidungsbäume, führt dies oftmals zu ein und derselben Diagnose, was nahelegt, dass die gezeigten Symptome ein einzelnes Syndrom abbilden. In anderen Fällen wiederum wären mehrere Diagnosen angebracht.

Der erste Schritt bei der Arbeit mit den Entscheidungsbäumen ist, festzulegen, welche von ihnen für einen vorliegenden Fall heranzuziehen sind. Die Auflistung der Entscheidungsbäume in diesem Handbuch ist deshalb auf drei Arten organisiert, um das Auffinden der relevanten Bäume zu erleichtern. Zwei Listen finden Sie am Ende dieser Einleitung zu Kapitel 2. Die erste führt die Entscheidungsbäume in der Reihenfolge der diagnostischen Klassen des DSM-5 auf (zuerst zu Symptomen der neuronalen und mentalen Entwicklung, dann zu psychotischen Symptomen usw.). Die zweite Liste ist nach Bereichen des mentalen Status gegliedert (Stimmung und Affekt, Verhalten usw.). Schließlich gibt es am Ende des Buches noch eine alphabetische Liste aller Entscheidungsbäume sowie eine alphabetische Auflistung aller differenzialdiagnostischen Tabellen aus Kapitel 3.

Alle Entscheidungsbäume sind standardisiert aufgebaut. Das berichtete Symptom steht fettgedruckt oben links in einem Kasten. Die Kästen ganz rechts auf den Seiten, sozusagen die Enden der Zweige, sind durch einen dickeren Rahmen hervorgehoben und zeigen die Störungen an, die man bei der Beurteilung der gezeigten Symptome in Betracht ziehen muss. Der Zahlencode, der in Klammern bei der Störung angegeben wird, verweist auf die dazugehörige Tabelle aus Kapitel 3. Alle dazwischen liegenden Kästchen sind Entscheidungspunkte, an denen man je nach Zustimmung oder Ablehnung Störungen ein- oder ausschließt. Sie sollten die Aussage im Kästchen prüfen, und der Abzweigung „J" folgen, wenn die Antwort „Ja" ist und der Abzweigung „N" folgen, wenn die Antwort „Nein" ist. Gelegentlich sind diese Kästchen keine eigentlichen Entscheidungspunkte, sondern repräsentieren vielmehr vorläufige Schlussfolgerungen und bedürfen daher keiner „Ja"- oder „Nein"-Antwort. Zum Beispiel findet man im Entscheidungsbaum für gehobene oder expansive Stimmung (2.8) Kästchen, die das Vorhandensein einer manischen oder hypomanischen Episode annehmen, nur um darauf hinzuweisen, dass eine manische oder hypomanische Episode Elemente der Diagnose einer Bipolar-I- oder Bipolar-II-Störung darstellen.

Sie sollten stets im Hinterkopf behalten, dass die Entscheidungsbäume nur eine Übersicht des diagnostischen Systems DSM-5 sowie eine Anleitung für Differenzialdiagnosen darstellen. Das klinische Urteil ist bei der Bewertung jeder Entscheidung immer noch notwendig. Überdies ist es sehr wichtig, dass man am Ende eines Zweigs (sozusagen nach der „endgültigen Diagnose") die Kriterien der Störung im DSM-5 nachschlägt und überprüft, ob alle gezeigten Symptome vorkommen und die notwendigen Kriterien für die Erfüllung der Diagnose zutreffen. Diese Rückversicherung ist aus zwei Gründen notwendig. Erstens enthalten die Entscheidungsbäume lediglich gekürzte Versionen der DSM-5-Kriterien und zweitens nur ausgewählte Kriterien, die besonders gut zwischen den verschiedenen DSM-5-Störungen unterscheiden. Die komplette Überprüfung der DSM-5-Kriterien ist notwendig, um wirklich sicherzustellen, dass alle für die Diagnose vorausgesetzten Kriterien und Bedingungen für den Krankheitsverlauf (z. B. Dauer oder der minimale Zeitraum) zutreffen. Diese sind größtenteils nicht in den Entscheidungsbäumen enthalten.

Viele der Entscheidungsbäume folgen dem standardisierten Format, das den schrittweisen Denkprozess wiederspiegelt, der in Kapitel 1 für die Differenzialdiagnostik beschrieben wurde. Zuerst überprüft man, ob ein bestimmtes Symptom das Ergebnis des direkten Einflusses einer Substanz ist (einschließlich Medikamente) oder eines allgemeinen medizinischen Krankheitsfaktors (Schritte 2 und 3 in Kapitel 1). Die nächsten Schritte im Entscheidungsbaum decken dann die typischen primären psychischen Störungen ab, die das Symptom verursachen könnten (Schritt 4). Die letzte Abzweigung in den meisten Entscheidungsbäumen beinhaltet diejenige Differenzialdiagnose für die gezeigten Symptome, die zu keiner Diagnose führen oder die nicht ausreichen, um eine DSM-5-Diagnose zu erfüllen. Diese Entscheidungspunkte unterscheiden dann auch zwischen Anpassungsstörung, der Restkategorie der Anderen Näher Bezeichneten oder Nicht Näher Bezeichneten Störung und überhaupt keiner psychischen Störung (Schritte 5 und 6). Die entscheidende Frage, ob ein Symptom vorgetäuscht wird (wie bei Simulation oder einer Vorgetäuschten Störung), wurde aus den meisten Entscheidungsbäumen weggelassen, weil, wie in Schritt 1 aus Kapitel 1 dargelegt, diese Aufgabe potenziell die Bewertung aller gezeigten Symptome umfasst, jedoch in der Regel nur in bestimmten Kontexten zum Tragen kommt (z. B. in der Forensik).

Wie oben erwähnt, folgt die Reihenfolge der 29 Entscheidungsbäume ungefähr der Gliederung der DSM-5-Störungen. Die nachfolgende Übersicht listet die Entscheidungsbäume auf, angeordnet entsprechend 1) der diagnostischen Klassen des DSM-5 und 2) der Untersuchungsbereiche des mentalen Status.

Entscheidungsbäume geordnet nach diagnostischen Klassen des DSM-5

Symptome mit Bezug auf die neuronale und mentale Entwicklung

2.1 Schwache Schulleistung
2.2 Verhaltensprobleme bei einem Kind oder Jugendlichen
2.3 Sprachstörungen
2.4 Ablenkbarkeit

Schizophrene und andere psychotische Symptome

2.5 Wahn
2.6 Halluzinationen
2.7 Katatone Symptome

Bipolare Symptome

2.8 Gehobene oder expansive Stimmung
2.9 Reizbare Stimmung

Depressive Symptome

2.10 Depressive Stimmung
2.11 Suizidgedanken oder suizidales Verhalten
2.12 Psychomotorische Verlangsamung

Angstsymptome
2.13 Angst
2.14 Panikattacken
2.15 Vermeidungsverhalten

Trauma- und stressbezogene Symptome
2.16 Trauma oder an der Ätiologie beteiligte psychosoziale Stressoren

Somatische Symptome
2.17 Somatische Beschwerden oder Ängste in Bezug auf Krankheiten oder das äußere Erscheinungsbild

Ernährungs- und Esssymptome
2.18 Appetitveränderungen oder ungewöhnliches Essverhalten

Schlaf-Wach-Symptome
2.19 Insomnie
2.20 Hypersomnie

Symptome sexueller Funktionsstörungen
2.21 Sexuelle Funktionsstörungen bei einer Frau
2.22 Sexuelle Funktionsstörungen bei einem Mann

Symptome für disruptive, Impulskontroll- und Sozialverhaltensstörungen
2.23 Aggressives Verhalten
2.24 Impulsivität oder Probleme der Impulskontrolle
2.25 Selbstverletzungen

Substanzbezogenen Symptome
2.26 Exzessiver Substanzkonsum

Neurokognitive Symptome
2.27 Gedächtnisdefizite
2.28 Kognitive Beeinträchtigungen

Ätiologische medizinische Symptome
2.29 Ätiologische medizinische Krankheitsfaktoren

Entscheidungsbäume geordnet nach Untersuchungsbereichen des mentalen Status

Stimmung/Affekt
2.8 Gehobene oder expansive Stimmung
2.9 Reizbare Stimmung
2.10 Depressive Stimmung
2.13 Angst
2.14 Panikattacken

Verhalten
2.2 Verhaltensprobleme bei einem Kind oder Jugendlichen
2.7 Katatone Symptome
2.11 Suizidgedanken oder suizidales Verhalten
2.12 Psychomotorische Verlangsamung
2.15 Vermeidungsverhalten
2.23 Aggressives Verhalten
2.24 Impulsivität oder Probleme der Impulskontrolle
2.25 Selbstverletzungen
2.26 Exzessiver Substanzkonsum

Kognitionen
2.4 Ablenkbarkeit
2.27 Gedächtnisdefizite
2.28 Kognitive Beeinträchtigungen

Gedankenform/Sprache
2.3 Sprachstörungen

Gedankeninhalt
2.5 Wahn
2.11 Suizidgedanken oder suizidales Verhalten

Wahrnehmungsstörung
2.6 Halluzinationen

Somatische Symptome
2.14 Panikattacken
2.17 Somatische Beschwerden oder Ängste in Bezug auf Krankheiten oder das äußere Erscheinungsbild

Persönlichkeitsmerkmale
2.24 Impulsivität oder Probleme der Impulskontrolle
2.25 Selbstverletzungen

Schlaf/Essen/Sex
2.18 Appetitveränderungen oder ungewöhnliches Essverhalten
2.19 Insomnie
2.20 Hypersomnie
2.21 Sexuelle Funktionsstörungen bei einer Frau
2.22 Sexuelle Funktionsstörungen bei einem Mann

Funktionstüchtigkeit
2.1 Schwache Schulleistung

Ätiologische Faktoren
2.16 Trauma oder an der Ätiologie beteiligte psychosoziale Stressoren
2.26 Exzessiver Substanzkonsum
2.29 Ätiologische medizinische Krankheitsfaktoren

2.1 Entscheidungsbaum für schwache Schulleistung

Übersetzung:
Hanna Christiansen
Selina Türk

Schwache Schulleistungen treten häufig und wenig spezifisch in der Kindheit und Adoleszenz auf. Einerseits sollten Kliniker nicht annehmen, dass jedes Kind/jeder Jugendliche mit schwacher Schulleistung unter einer psychischen Störung leidet, die diese bedingt; andererseits haben die meisten (wenn nicht alle) psychischen Störungen einen bedeutsamen negativen Einfluss auf schulische Leistungen – und häufig gehören Klagen über Schulschwierigkeiten zu den Hauptgründen für das Aufsuchen professioneller Behandlung.

Zur Einschätzung der Ursachen schwacher Schulleistungen gehört in der Regel eine testpsychologische Diagnostik des Gesamt-IQs sowie möglicher Defizite spezifischer akademischer Fertigkeiten (z. B. Mathematikfertigkeiten, Lese-Rechtschreib-Fertigkeiten, expressive und rezeptive Sprachfertigkeiten). Die Diagnose einer Störung der neuronalen und mentalen Entwicklung nach DSM-5 verlangt, dass die Lern- oder Kommunikationsschwierigkeiten substanziell und quantifizierbar unterhalb der für die Altersgruppe typischen Leistungen liegen, und dass diese Beeinträchtigungen das schulische, soziale oder berufliche Funktionsniveau bedeutsam beeinträchtigen. Zudem muss eine umfassende Diagnostik zu verschiedenen psychischen Störungen, die die schulischen Leistungen beeinträchtigen können, durchgeführt werden. Dazu gehören eine genaue Erhebung der Anamnese (einschließlich Berichten von Eltern, Lehrern und Pädiatern), klinische Beobachtungen und die Einschätzung eines möglichen Substanzgebrauchs. Liegen z. B. bedeutsame verbale oder nonverbale Defizite in der sozialen Kommunikation vor (wie z. B. bei Autismus-Spektrum-Störungen oder der Sozialen [Pragmatischen] Kommunikationsstörung)? Liegen klinisch bedeutsame Unaufmerksamkeits- oder Hyperaktivitäts-/Impulsivitätssymptome vor, die in mehr als zwei Lebensbereichen auftreten (wie bei der Aufmerksamkeitsdefizit-/Hyperaktivitätsstörung)? Treten häufige unkontrollierte Wutanfälle zusätzlich zu anhaltenden Ärger- und Reizbarkeitssymptomen auf (wie bei der Disruptiven Affektregulationsstörung)? Liegt ein Muster antisozialen Verhaltens vor wie z. B. Schulschwänzen (wie bei der Störung des Sozialverhaltens)? Liegt eine Schulverweigerung vor, die auf Trennungsschwierigkeiten von bedeutsamen Bezugspersonen zurückgeht (wie bei der Störung mit Trennungsangst)? Ist die Stimmung klinisch bedeutsam depressiv beeinträchtigt (wie bei der Major Depression)? Da Störungen der neuronalen und mentalen Entwicklung und andere psychische Störungen häufig komorbid auftreten, ist es wichtig, alle Entscheidungsmöglichkeiten im Entscheidungsbaum zu evaluieren (was einige Durchgänge in Anspruch nehmen kann), um zu einer angemessenen Diagnose zu kommen.

Das Vorliegen einer psychischen Störung garantiert dabei nicht, dass die unzureichenden schulischen Leistungen auch auf diese zurückgehen. Andere Faktoren (z. B. ungünstige Arbeitsgewohnheiten, exzessiver Fernsehkonsum oder exzessives Videospielen, mangelnde Motivation, schlechte Schulqualität, störende häusliche Umgebung oder ein ungünstiges Wohnumfeld) können auch eine bedeutsame Rolle spielen. Es kann sein, dass die psychische Störung (z. B. Anpassungsstörung, Störung mit Oppositionellem Trotzverhalten, Major Depression) eher das Resultat schwacher Schulleistung ist als dessen Ursache.

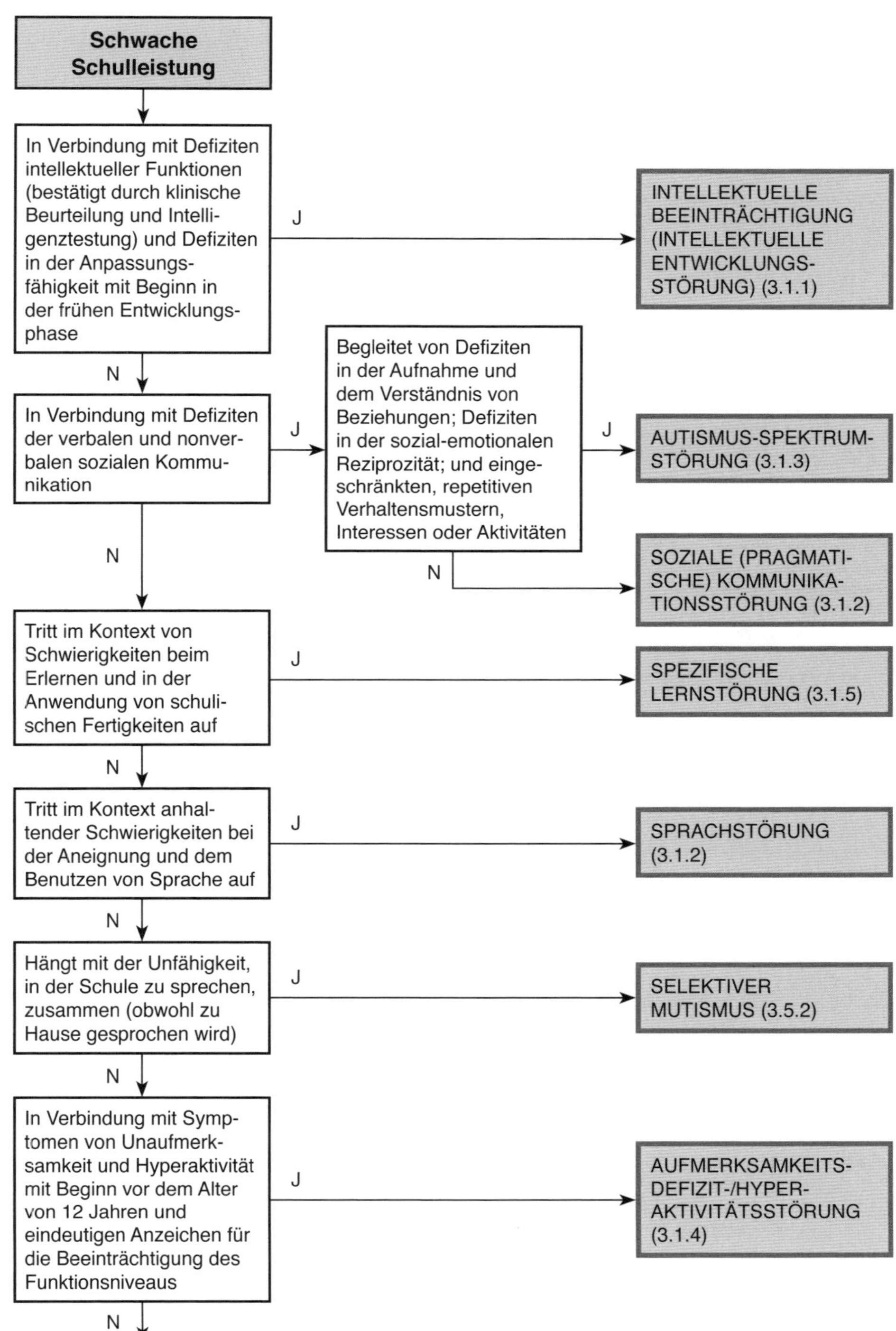
Schwache Schulleistung
In Verbindung mit Defiziten intellektueller Funktionen (bestätigt durch klinische Beurteilung und Intelligenztestung) und Defiziten in der Anpassungsfähigkeit mit Beginn in der frühen Entwicklungsphase
J
INTELLEKTUELLE BEEINTRÄCHTIGUNG (INTELLEKTUELLE ENTWICKLUNGSSTÖRUNG) (3.1.1)
N
In Verbindung mit Defiziten der verbalen und nonverbalen sozialen Kommunikation
J
Begleitet von Defiziten in der Aufnahme und dem Verständnis von Beziehungen; Defiziten in der sozial-emotionalen Reziprozität; und eingeschränkten, repetitiven Verhaltensmustern, Interessen oder Aktivitäten
J
AUTISMUS-SPEKTRUM-STÖRUNG (3.1.3)
N
SOZIALE (PRAGMATISCHE) KOMMUNIKATIONSSTÖRUNG (3.1.2)
N
Tritt im Kontext von Schwierigkeiten beim Erlernen und in der Anwendung von schulischen Fertigkeiten auf
J
SPEZIFISCHE LERNSTÖRUNG (3.1.5)
N
Tritt im Kontext anhaltender Schwierigkeiten bei der Aneignung und dem Benutzen von Sprache auf
J
SPRACHSTÖRUNG (3.1.2)
N
Hängt mit der Unfähigkeit, in der Schule zu sprechen, zusammen (obwohl zu Hause gesprochen wird)
J
SELEKTIVER MUTISMUS (3.5.2)
N
In Verbindung mit Symptomen von Unaufmerksamkeit und Hyperaktivität mit Beginn vor dem Alter von 12 Jahren und eindeutigen Anzeichen für die Beeinträchtigung des Funktionsniveaus
J
AUFMERKSAMKEITSDEFIZIT-/HYPERAKTIVITÄTSSTÖRUNG (3.1.4)
N

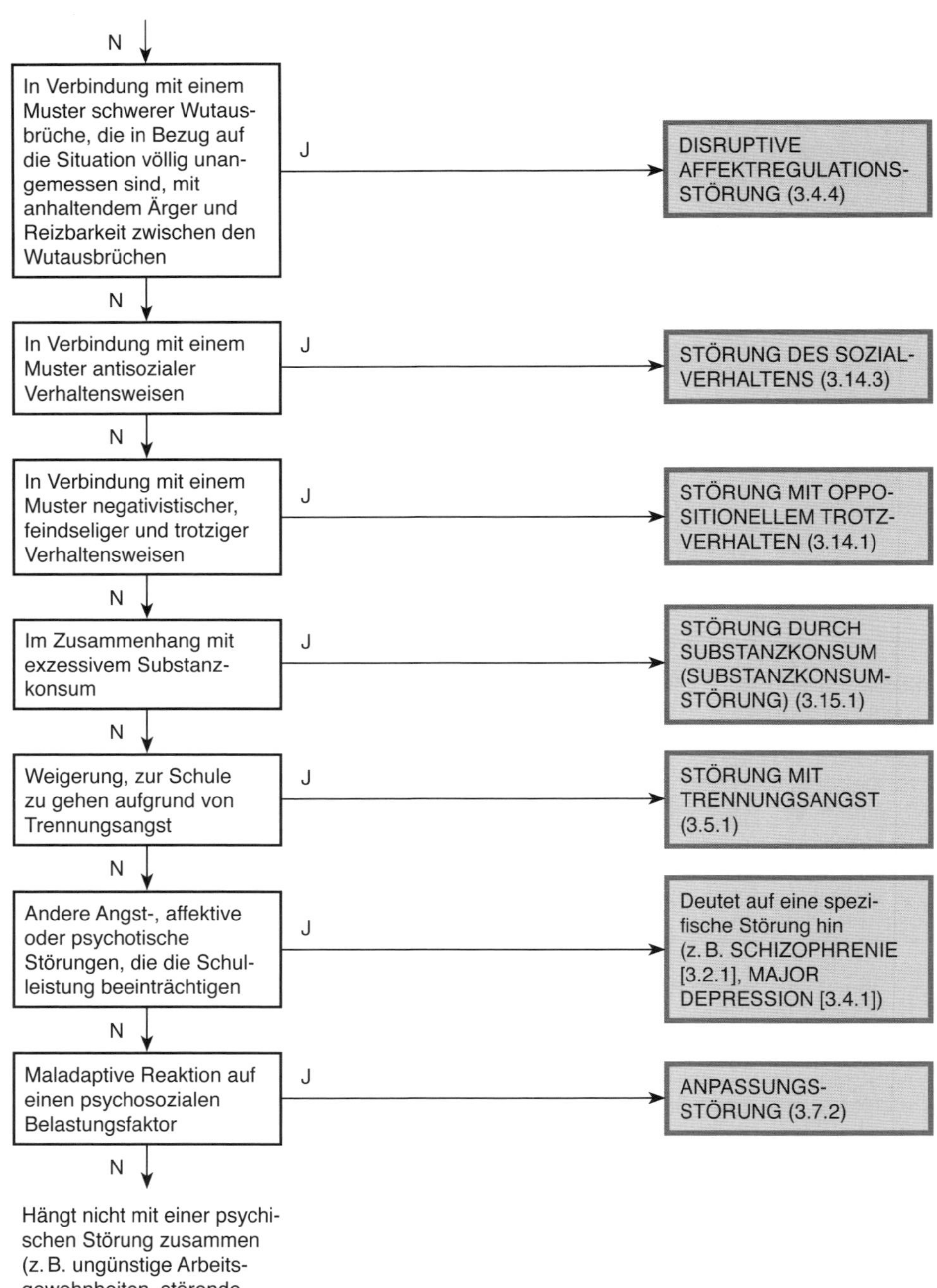
N
In Verbindung mit einem Muster schwerer Wutausbrüche, die in Bezug auf die Situation völlig unangemessen sind, mit anhaltendem Ärger und Reizbarkeit zwischen den Wutausbrüchen
J
DISRUPTIVE AFFEKTREGULATIONS-STÖRUNG (3.4.4)
N
In Verbindung mit einem Muster antisozialer Verhaltensweisen
J
STÖRUNG DES SOZIAL-VERHALTENS (3.14.3)
N
In Verbindung mit einem Muster negativistischer, feindseliger und trotziger Verhaltensweisen
J
STÖRUNG MIT OPPOSITIONELLEM TROTZ-VERHALTEN (3.14.1)
N
Im Zusammenhang mit exzessivem Substanzkonsum
J
STÖRUNG DURCH SUBSTANZKONSUM (SUBSTANZKONSUM-STÖRUNG) (3.15.1)
N
Weigerung, zur Schule zu gehen aufgrund von Trennungsangst
J
STÖRUNG MIT TRENNUNGSANGST (3.5.1)
N
Andere Angst-, affektive oder psychotische Störungen, die die Schulleistung beeinträchtigen
J
Deutet auf eine spezifische Störung hin (z. B. SCHIZOPHRENIE [3.2.1], MAJOR DEPRESSION [3.4.1])
N
Maladaptive Reaktion auf einen psychosozialen Belastungsfaktor
J
ANPASSUNGS-STÖRUNG (3.7.2)
N
Hängt nicht mit einer psychischen Störung zusammen (z. B. ungünstige Arbeitsgewohnheiten, störende Umgebungsbedingungen)

2.2 Entscheidungsbaum für Verhaltensprobleme bei einem Kind oder Jugendlichen

Übersetzung:
Hanna Christiansen
Selina Türk

Ein häufiger Grund, um ein Kind oder einen Jugendlichen zu einem Spezialisten für psychische Gesundheit zu überweisen, ist die Bitte um eine Einschätzung und mögliche Behandlung bei berichteten Verhaltensproblemen. Es muss nicht extra betont werden, dass viele Verhaltensprobleme im Kindes- oder Jugendalter nicht auf psychische Störungen zurückgehen. In einigen Fällen sind die Verhaltensprobleme nicht klinisch bedeutsam beeinträchtigend oder nicht lang anhaltend genug, um eine Diagnose zu rechtfertigen. In anderen Fällen gehen die Probleme weniger auf das Kind direkt, sondern eher auf Störungen in den Familienbeziehungen zurück. Schließlich gibt es einige gravierende Verhaltensprobleme (z. B. bewaffnete Auseinandersetzungen, Raubüberfälle, Vergewaltigung), die nicht auf die im DSM-5 erfassten psychischen Störungen, sondern auf andere Gründe (z. B. Habgier, Status, Rache) zurückgehen.

Verhaltensprobleme mit Beginn in der Kindheit sind oft mit Aufmerksamkeitsdefizit-/Hyperaktivitätsstörung, Störung mit Oppositionellem Trotzverhalten, Disruptiver Affektregulationsstörung, Autismus-Spektrum-Störungen, Stereotyper Bewegungsstörung und Intellektueller Beeinträchtigung (Intellektuelle Entwicklungsstörung) assoziiert. Die Differenzierung dieser Störungen ist in der Regel unkompliziert und wird durch die Berücksichtigung der Begleitsymptome bestimmt.

Eine Erstmanifestation von Verhaltensproblemen im Jugendalter legt häufig nahe, dass Substanzen eine bedeutsame Rolle spielen. Die Verhaltensprobleme können dann Resultat der Substanzeffekte auf das Gehirn (wie bei der Substanzintoxikation), eine Begleiterscheinung einer Substanzkonsumstörung (z. B. illegale Aktivitäten, die mit Beschaffungskriminalität assoziiert sind) oder durch einen angenommenen Nutzen (z. B. der Plan, als Drogendealer schnell reich zu werden) motiviert sein. Andere Störungen, die sich häufig im späten Kindesalter oder in der frühen Adoleszenz manifestieren, sind die Störung des Sozialverhaltens mit Beginn in der Adoleszenz (die eine bessere Prognose ermöglicht als die Störung des Sozialverhaltens mit Beginn in der Kindheit vor dem Alter von 10 Jahren), Major Depression, bipolare Störung, Schizophrenie, Kleptomanie und Pyromanie. Die Störung des Sozialverhaltens mit Beginn in der Kindheit (d. h. vor dem Alter von 10 Jahren) ist besonders besorgniserregend und mit einer höheren Inzidenz für Gewalt, schlechten Beziehungen zu Gleichaltrigen, und einer erhöhten Wahrscheinlichkeit des Kindes, im Erwachsenenalter eine Antisoziale Persönlichkeitsstörung zu entwickeln, assoziiert.

Verhaltensprobleme, die sich als Reaktion auf psychosoziale Belastungsfaktoren manifestieren, legen entweder 1) die Diagnose einer Posttraumatischen Belastungsstörung oder Akuten Belastungsstörung nahe, wenn der Stessor traumatisch ist, die Verhaltensprobleme von intrusiven Symptomen begleitet werden, die mit dem traumatischen Ereignis assoziiert sind, und wenn Vermeidungsverhalten, eine Veränderung der Kognitionen, der Stimmung und des Erregungsniveaus auftreten oder 2) die Diagnose einer Anpassungsstörung vorliegt.

Wenn die Verhaltensprobleme bislang nicht bei einem der Entscheidungspunkte berücksichtigt wurden und die Probleme klinisch bedeutsam sind sowie eine psychologische oder biologische Dysfunktion der Person repräsentieren, kann eine Restkategorie in Betracht kommen – Andere Näher Bezeichnete Disruptive, Impulskontroll- und Sozialverhaltensstörung oder Nicht Näher Bezeichnete Disruptive, Impulskontroll- und Sozialverhaltensstörung. Die Entscheidung dafür obliegt dem Kliniker, je nachdem ob er die Symptomatik angeben möchte (in diesem Fall würde die Kategorie Andere Näher Bezeichnete Disruptive, Impulskontroll- und Sozialverhaltensstörung verwendet werden, gefolgt von der spezifischen Begründung) oder nicht (in diesem Fall würde die Kategorie Nicht Näher Bezeichnete Disruptive, Impulskontroll- und Sozialverhaltensstörung verwendet werden). Andernfalls würden die Verhaltensprobleme als problematisch, aber nicht als indikativ für eine psychische Störung angesehen werden; möglicherweise kommt dann eine V- oder Z-Codierung (abhängig davon ob ICD-9-CM oder ICD-10-CM zur Anwendung kommt) für Antisoziales Verhalten in der Kindheit oder Adoleszenz infrage, das im DSM-5 im Kapitel „Andere klinisch relevante Probleme“ aufgeführt wird.

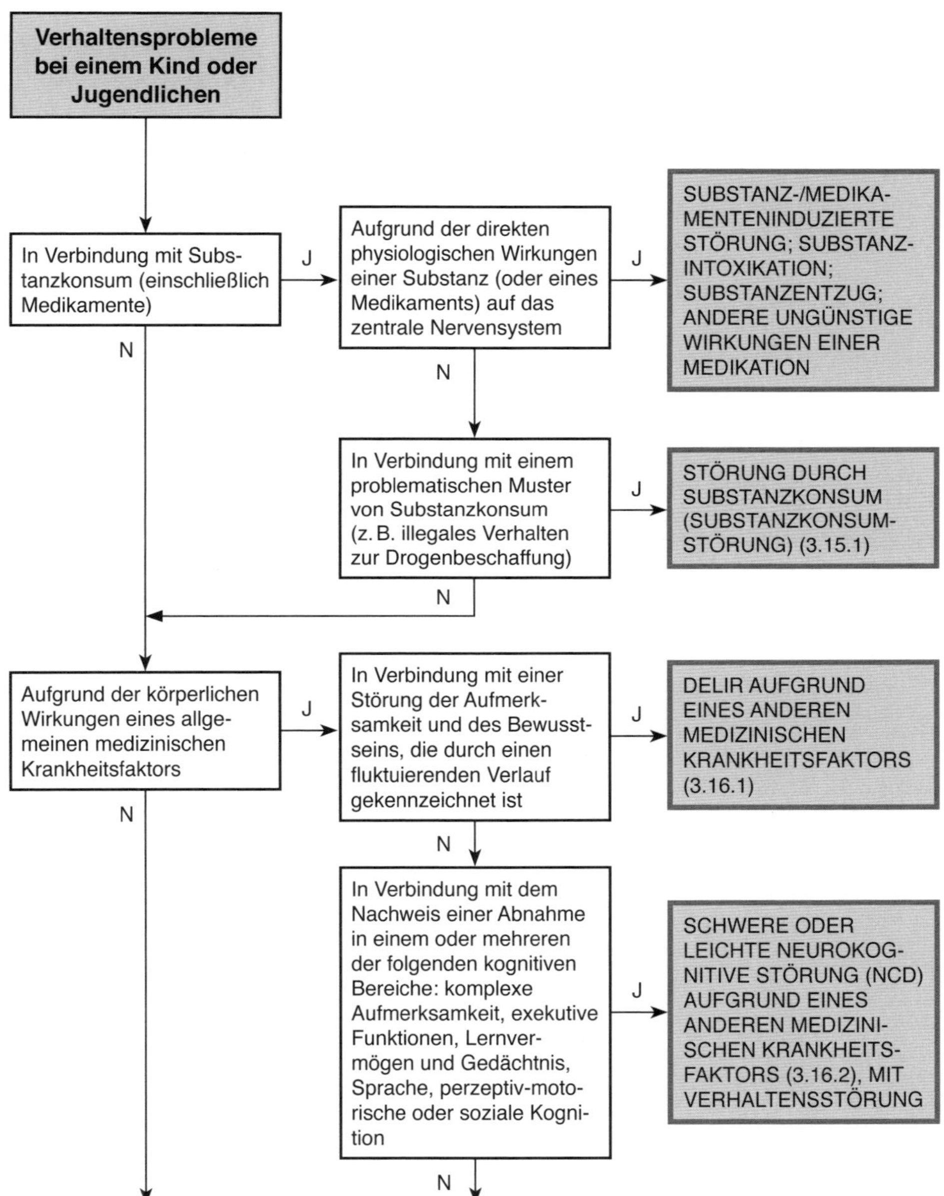
Verhaltensprobleme bei einem Kind oder Jugendlichen
In Verbindung mit Substanzkonsum (einschließlich Medikamente)
J
Aufgrund der direkten physiologischen Wirkungen einer Substanz (oder eines Medikaments) auf das zentrale Nervensystem
J
SUBSTANZ-/MEDIKAMENTENINDUZIERTE STÖRUNG; SUBSTANZINTOXIKATION; SUBSTANZENTZUG; ANDERE UNGÜNSTIGE WIRKUNGEN EINER MEDIKATION
N
N
In Verbindung mit einem problematischen Muster von Substanzkonsum (z. B. illegales Verhalten zur Drogenbeschaffung)
J
STÖRUNG DURCH SUBSTANZKONSUM (SUBSTANZKONSUMSTÖRUNG) (3.15.1)
N
Aufgrund der körperlichen Wirkungen eines allgemeinen medizinischen Krankheitsfaktors
J
In Verbindung mit einer Störung der Aufmerksamkeit und des Bewusstseins, die durch einen fluktuierenden Verlauf gekennzeichnet ist
J
DELIR AUFGRUND EINES ANDEREN MEDIZINISCHEN KRANKHEITSFAKTORS (3.16.1)
N
N
In Verbindung mit dem Nachweis einer Abnahme in einem oder mehreren der folgenden kognitiven Bereiche: komplexe Aufmerksamkeit, exekutive Funktionen, Lernvermögen und Gedächtnis, Sprache, perzeptiv-motorische oder soziale Kognition
J
SCHWERE ODER LEICHTE NEUROKOGNITIVE STÖRUNG (NCD) AUFGRUND EINES ANDEREN MEDIZINISCHEN KRANKHEITSFAKTORS (3.16.2), MIT VERHALTENSSTÖRUNG
N

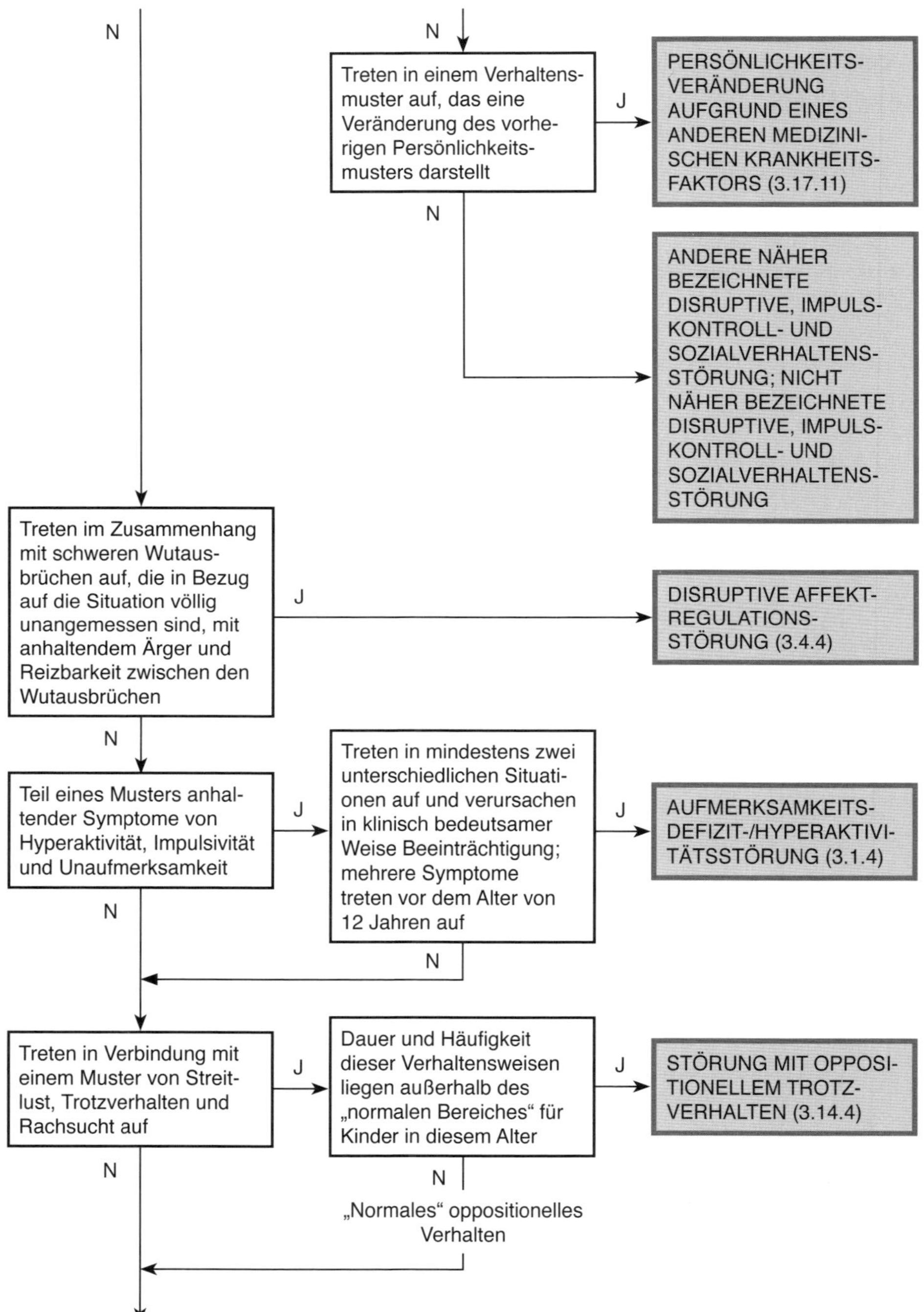
N
N
Treten in einem Verhaltensmuster auf, das eine Veränderung des vorherigen Persönlichkeitsmusters darstellt
J
PERSÖNLICHKEITSVERÄNDERUNG AUFGRUND EINES ANDEREN MEDIZINISCHEN KRANKHEITSFAKTORS (3.17.11)
N
ANDERE NÄHER BEZEICHNETE DISRUPTIVE, IMPULSKONTROLL- UND SOZIALVERHALTENSSTÖRUNG; NICHT NÄHER BEZEICHNETE DISRUPTIVE, IMPULSKONTROLL- UND SOZIALVERHALTENSSTÖRUNG
Treten im Zusammenhang mit schweren Wutausbrüchen auf, die in Bezug auf die Situation völlig unangemessen sind, mit anhaltendem Ärger und Reizbarkeit zwischen den Wutausbrüchen
J
DISRUPTIVE AFFEKTREGULATIONSSTÖRUNG (3.4.4)
N
Teil eines Musters anhaltender Symptome von Hyperaktivität, Impulsivität und Unaufmerksamkeit
J
Treten in mindestens zwei unterschiedlichen Situationen auf und verursachen in klinisch bedeutsamer Weise Beeinträchtigung; mehrere Symptome treten vor dem Alter von 12 Jahren auf
J
AUFMERKSAMKEITSDEFIZIT-/HYPERAKTIVITÄTSSTÖRUNG (3.1.4)
N
N
Treten in Verbindung mit einem Muster von Streitlust, Trotzverhalten und Rachsucht auf
J
Dauer und Häufigkeit dieser Verhaltensweisen liegen außerhalb des „normalen Bereiches“ für Kinder in diesem Alter
J
STÖRUNG MIT OPPOSITIONELLEM TROTZVERHALTEN (3.14.4)
N
N
„Normales“ oppositionelles Verhalten

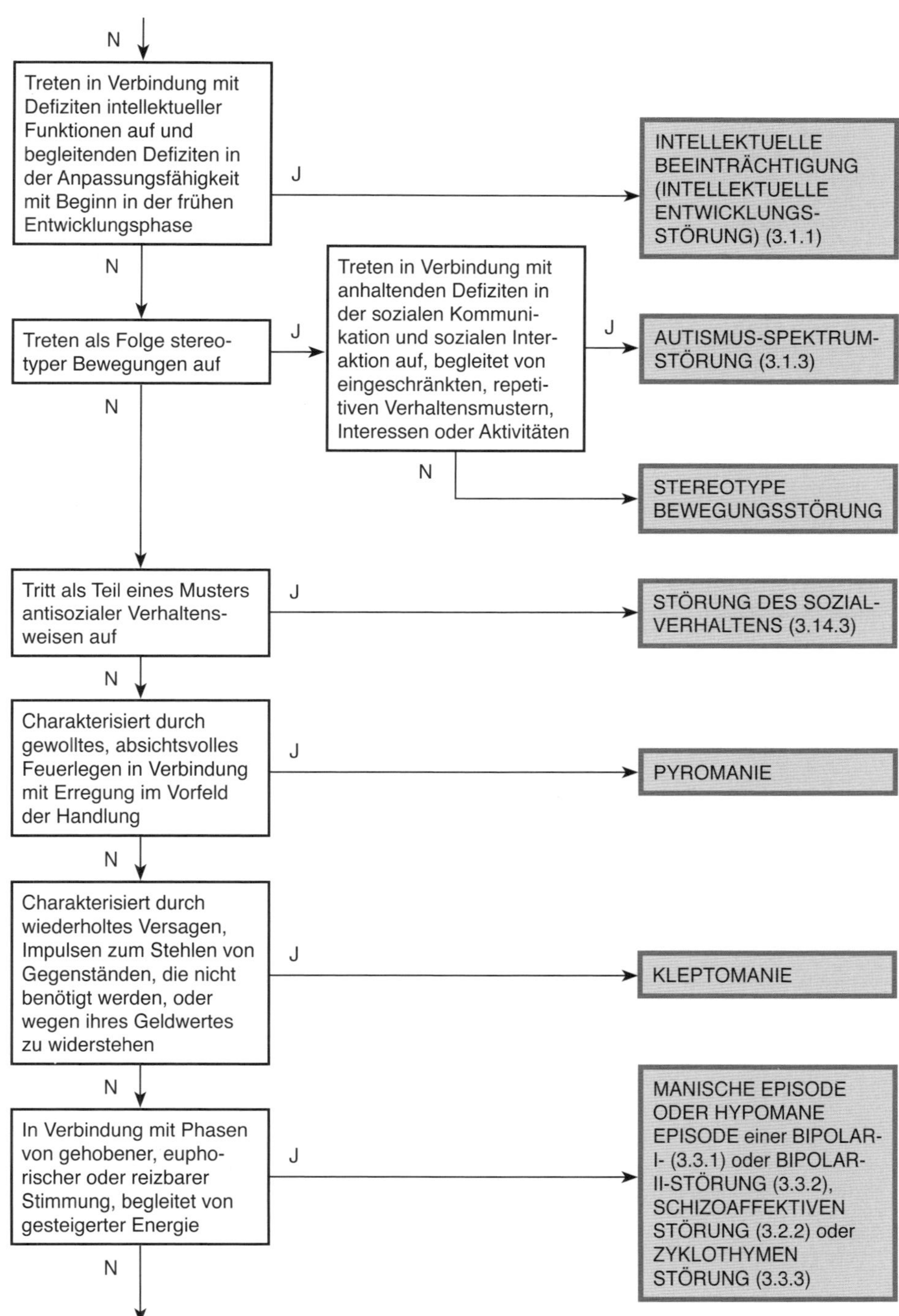
N
Treten in Verbindung mit Defiziten intellektueller Funktionen auf und begleitenden Defiziten in der Anpassungsfähigkeit mit Beginn in der frühen Entwicklungsphase
J
INTELLEKTUELLE BEEINTRÄCHTIGUNG (INTELLEKTUELLE ENTWICKLUNGS-STÖRUNG) (3.1.1)
N
Treten als Folge stereotyper Bewegungen auf
J
Treten in Verbindung mit anhaltenden Defiziten in der sozialen Kommunikation und sozialen Interaktion auf, begleitet von eingeschränkten, repetitiven Verhaltensmustern, Interessen oder Aktivitäten
J
AUTISMUS-SPEKTRUM-STÖRUNG (3.1.3)
N
STEREOTYPE BEWEGUNGSSTÖRUNG
N
Tritt als Teil eines Musters antisozialer Verhaltensweisen auf
J
STÖRUNG DES SOZIALVERHALTENS (3.14.3)
N
Charakterisiert durch gewolltes, absichtsvolles Feuerlegen in Verbindung mit Erregung im Vorfeld der Handlung
J
PYROMANIE
N
Charakterisiert durch wiederholtes Versagen, Impulsen zum Stehlen von Gegenständen, die nicht benötigt werden, oder wegen ihres Geldwertes zu widerstehen
J
KLEPTOMANIE
N
In Verbindung mit Phasen von gehobener, euphorischer oder reizbarer Stimmung, begleitet von gesteigerter Energie
J
MANISCHE EPISODE ODER HYPOMANE EPISODE einer BIPOLAR-I- (3.3.1) oder BIPOLAR-II-STÖRUNG (3.3.2), SCHIZOAFFEKTIVEN STÖRUNG (3.2.2) oder ZYKLOTHYMEN STÖRUNG (3.3.3)
N

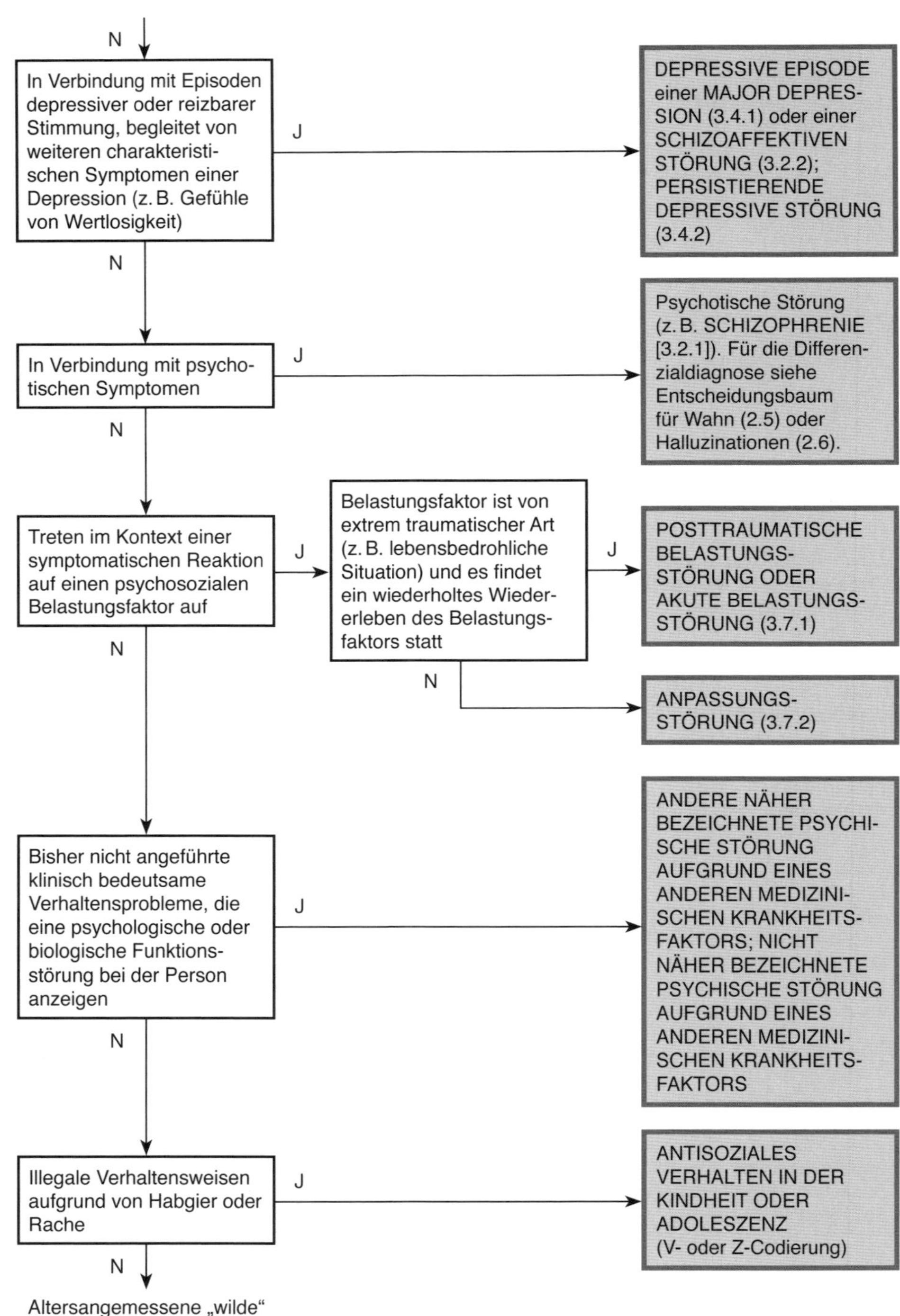
N
In Verbindung mit Episoden depressiver oder reizbarer Stimmung, begleitet von weiteren charakteristischen Symptomen einer Depression (z. B. Gefühle von Wertlosigkeit)
J
DEPRESSIVE EPISODE einer MAJOR DEPRESSION (3.4.1) oder einer SCHIZOAFFEKTIVEN STÖRUNG (3.2.2); PERSISTIERENDE DEPRESSIVE STÖRUNG (3.4.2)
N
In Verbindung mit psychotischen Symptomen
J
Psychotische Störung (z. B. SCHIZOPHRENIE [3.2.1]). Für die Differenzialdiagnose siehe Entscheidungsbaum für Wahn (2.5) oder Halluzinationen (2.6).
N
Treten im Kontext einer symptomatischen Reaktion auf einen psychosozialen Belastungsfaktor auf
J
Belastungsfaktor ist von extrem traumatischer Art (z. B. lebensbedrohliche Situation) und es findet ein wiederholtes Wiedererleben des Belastungsfaktors statt
J
POSTTRAUMATISCHE BELASTUNGS-STÖRUNG ODER AKUTE BELASTUNGS-STÖRUNG (3.7.1)
N
ANPASSUNGS-STÖRUNG (3.7.2)
N
Bisher nicht angeführte klinisch bedeutsame Verhaltensprobleme, die eine psychologische oder biologische Funktionsstörung bei der Person anzeigen
J
ANDERE NÄHER BEZEICHNETE PSYCHISCHE STÖRUNG AUFGRUND EINES ANDEREN MEDIZINISCHEN KRANKHEITSFAKTORS; NICHT NÄHER BEZEICHNETE PSYCHISCHE STÖRUNG AUFGRUND EINES ANDEREN MEDIZINISCHEN KRANKHEITSFAKTORS
N
Illegale Verhaltensweisen aufgrund von Habgier oder Rache
J
ANTISOZIALES VERHALTEN IN DER KINDHEIT ODER ADOLESZENZ (V- oder Z-Codierung)
N
Altersangemessene „wilde“ Verhaltensweisen

2.3 Entscheidungsbaum für Sprachstörungen

Übersetzung:
Hanna Christiansen
Selina Türk

Der Entscheidungsbaum für Sprachstörungen umfasst drei Arten gestörter Sprache: desorganisierte Sprache, beeinträchtigte Sprachproduktion und ungewöhnliche Sprache. *Desorganisierte Sprache* ist charakterisiert durch den Wechsel von einem Thema zum anderen ohne erkennbaren Zusammenhang oder durch Antworten auf Fragen, die nur indirekt oder überhaupt nicht mit der Frage zusammenhängen. *Beeinträchtigte Sprachproduktion* kann mit Problemen des Spracherwerbs und des Sprachgebrauchs zusammenhängen, mit der Fähigkeit, Wörter verständlich zu artikulieren, oder mit dem Redefluss. *Ungewöhnliche Sprache* beinhaltet Defizite im Verständnis und bei der Befolgung sozialer Regeln verbaler Kommunikation, verlangsamte oder gehetzte Sprache sowie repetitive oder stereotype Sprache.

Desorganisierte Sprache ist eines der diagnostisch herausforderndsten Symptome, da es keinen Standard zu ihrer Beurteilung gibt. Die Beurteilung basiert teilweise auf unserer Verständnisfähigkeit und auf dem Muster der Sprachproduktion des Patienten. Zudem spricht niemand immer in völlig logisch kohärenten und syntaktisch korrekten Sätzen. Viele Kliniker und Auszubildende haben die Tendenz, Logikmängel in der Sprache als klinisch bedeutsame „assoziative Lockerung" überzubewerten. Die im Entscheidungsbaum aufgeführten Arten „desorganisierter Sprache" sollten auch bei beiläufiger Beobachtung offensichtlich sein. Wenn Zweifel bestehen, ob die Sprache eines Patienten desorganisiert ist oder nicht, sollte sie eher nicht als pathologisch angesehen werden.

Nach der Feststellung, ob ein Individuum desorganisiert, beeinträchtigt oder ungewöhnlich spricht, besteht die nächste Herausforderung darin, zu überprüfen, welche der vielen psychischen Störungen als ursächlich dafür infrage kommt. Dies erfordert in der Regel eine Einschätzung des Kontexts und der Begleitsymptome. Eine Sprachstörung, die auf einen allgemeinen medizinischen Krankheitsfaktor zurückzuführen ist, kann auf Aphasie, Delir oder eine Schwere oder Leichte Neurokognitive Störung (NCD) zurückgehen, je nachdem welche Symptome vorliegen. Sprachstörungen bei einem Delir werden von Störungen der Aufmerksamkeit und des Bewusstseins begleitet, wohingegen Sprachstörungen bei Schwerer oder Leichter NCD zusammen mit anderen kognitiven Defiziten auftreten. Eine Aphasie (Beeinträchtigung des Sprachverständnisses oder der sprachlichen Kommunikation aufgrund von Verletzungen oder Erkrankungen der Sprachzentren im Gehirn), die ohne andere kognitive Symptome aufritt, kann im ICD-9-CM mit 784.3 codiert werden (oder im ICD-10-CM mit dem Code R47.01).

Desorganisierte Sprache tritt häufig bei Substanzkonsum auf. In der Regel ist eine Substanzintoxikations- oder Substanzentzugsdiagnose ausreichend, wenngleich eine ausgeprägte desorganisierte Sprechweise die Diagnose eines Substanzintoxikationsdelirs oder eines Substanzentzugsdelirs oder einer zugrunde liegenden Substanz-/Medikamenteninduzierten Schweren NCD nahelegt. Die Differenzialdiagnose desorganisierter Sprache bei einer manischen Episode versus Schizophrenie war Gegenstand einer umfangreichen Diskussion. Die desorganisierte Sprechweise im Kontext einer schizophrenen Episode (z. B. die sogenannte „assoziative Lockerung") kann vermutlich von der „Ideenflucht" bei der Manie differenziert werden in Abhängigkeit davon, ob der Beobachter den Gedankengang nachzuvollziehen kann. Zumindest theoretisch kann bei der Ideenflucht erkannt werden, wie der Patient von einem Thema zum nächsten kommt, wohingegen die sprachlichen Entgleisungen von Patienten mit Schizophrenie sehr viel schwerer verständlich sind. Wenngleich diese Unterscheidung in den meisten klassischen Fällen hilfreich ist, kann es an den „Störungsgrenzen" schwierig sein, zwischen einer assoziativen Lockerung und einer Ideenflucht zu unterscheiden. Schnelles oder gehetztes Sprechen ist charakteristisch für die Manie, wenngleich das Reden eines aufgeregten oder agitierten Patienten mit Schizophrenie ähnlich erschlagend sein kann. Demzufolge ist es am besten, wenn die Differenzialdiagnose zwischen Schizophrenie und manischer Episode auf den Begleitsymptomen und dem Gesamtverlauf und nicht auf einer isolierten Einschätzung des Sprachmusters basiert.

Der Entscheidungsbaum enthält weitere Differenzialdiagnosen für verschiedene Störungen, die durch beeinträchtigte Sprache charakterisiert sind und erstmalig während der Entwicklung auffällig werden. Die Diagnose einer Sprachstörung kann gerechtfertigt sein, wenn das Individuum Symptome aufweist wie Schwierigkeiten, Wörter, Sätze oder spezifische Worttypen zu verstehen; ein ausgesprochen geringer Wortschatz und/oder Schwierigkeiten bei der Satzproduktion. Schwierigkeiten bei der Sprachlautbildung, die die Verständlichkeit beeinträchtigen, können die Diagnose einer Artikulationsstörung rechtfertigen. Störungen des Redeflusses und im zeitlichen Sprachmuster, die für das Alter und die Sprachfertigkeiten nicht angemessen sind, legen die Diagnose einer Redeflussstörung mit Beginn in der Kindheit (Stottern) nahe. Bei Autismus-Spektrum-Störungen und Sozialer (Pragmatischer) Kommunikationsstörung liegen die Defizite im sozialen Gebrauch der verbalen und nonverbalen Kommunikation. Diese Schwierigkeiten können sich manifestieren in Schwierigkeiten beim Verständnis sozialer Regeln in der verbalen und nonverbalen Kommunikation in alltäglichen Situationen; außerdem in Schwierigkeiten bei der sprachlichen Anpassung, je nachdem, wie es die Bedürfnisse der Situation oder des Kommunikationspartners erfordern, und in Problemen, Konversations- und Erzählregeln zu folgen. Unangemessene vokale Ausbrüche bei ansonsten normaler Sprachfähigkeit legen die Diagnose einer Tic-Störung nahe.

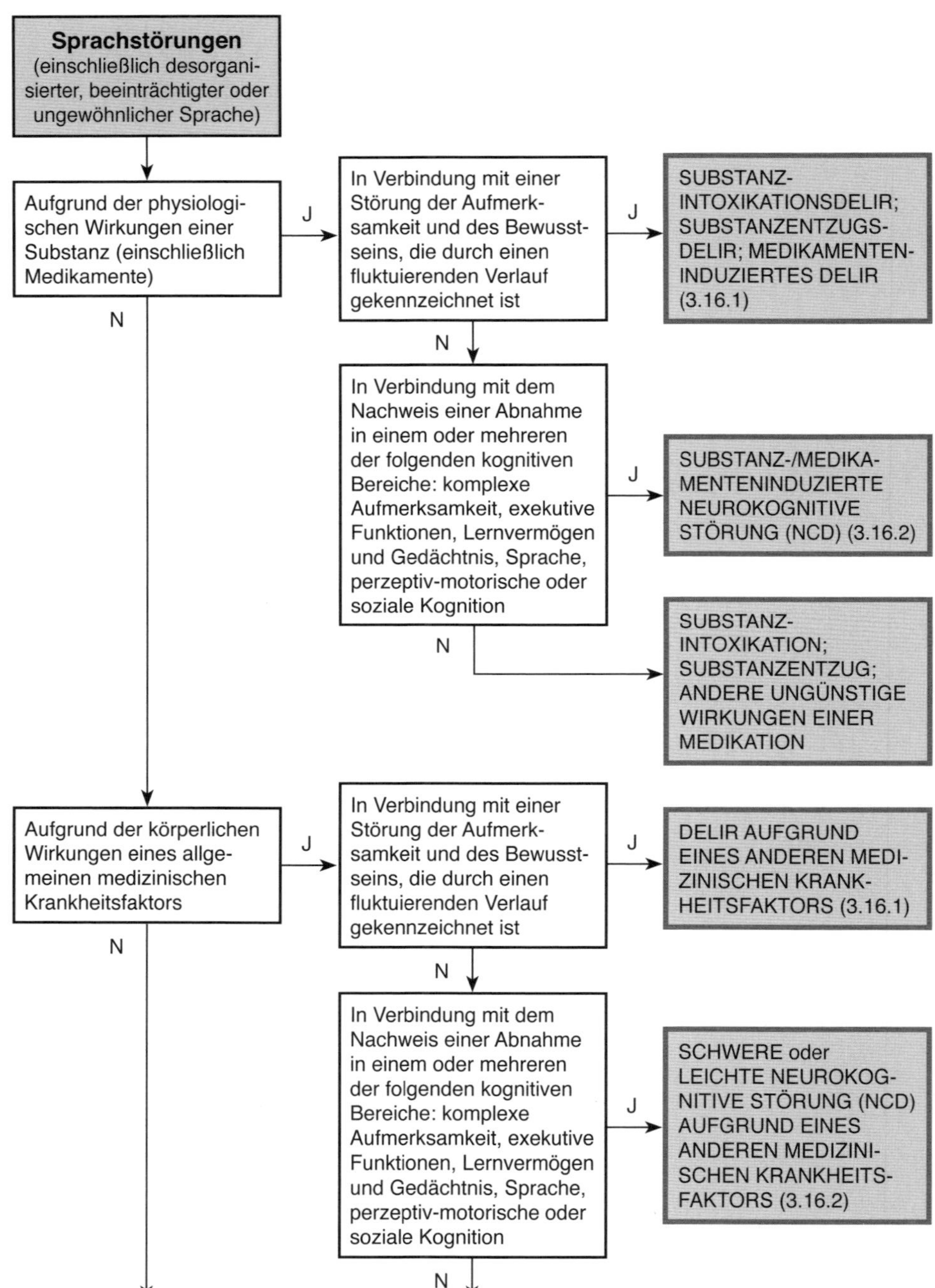
Sprachstörungen
(einschließlich desorganisierter, beeinträchtigter oder ungewöhnlicher Sprache)
Aufgrund der physiologischen Wirkungen einer Substanz (einschließlich Medikamente)
J
In Verbindung mit einer Störung der Aufmerksamkeit und des Bewusstseins, die durch einen fluktuierenden Verlauf gekennzeichnet ist
J
SUBSTANZ-INTOXIKATIONSDELIR; SUBSTANZENTZUGS-DELIR; MEDIKAMENTEN-INDUZIERTES DELIR (3.16.1)
N
In Verbindung mit dem Nachweis einer Abnahme in einem oder mehreren der folgenden kognitiven Bereiche: komplexe Aufmerksamkeit, exekutive Funktionen, Lernvermögen und Gedächtnis, Sprache, perzeptiv-motorische oder soziale Kognition
J
SUBSTANZ-/MEDIKAMENTENINDUZIERTE NEUROKOGNITIVE STÖRUNG (NCD) (3.16.2)
N
SUBSTANZ-INTOXIKATION; SUBSTANZENTZUG; ANDERE UNGÜNSTIGE WIRKUNGEN EINER MEDIKATION
N
Aufgrund der körperlichen Wirkungen eines allgemeinen medizinischen Krankheitsfaktors
J
In Verbindung mit einer Störung der Aufmerksamkeit und des Bewusstseins, die durch einen fluktuierenden Verlauf gekennzeichnet ist
J
DELIR AUFGRUND EINES ANDEREN MEDIZINISCHEN KRANKHEITSFAKTORS (3.16.1)
N
In Verbindung mit dem Nachweis einer Abnahme in einem oder mehreren der folgenden kognitiven Bereiche: komplexe Aufmerksamkeit, exekutive Funktionen, Lernvermögen und Gedächtnis, Sprache, perzeptiv-motorische oder soziale Kognition
J
SCHWERE oder LEICHTE NEUROKOGNITIVE STÖRUNG (NCD) AUFGRUND EINES ANDEREN MEDIZINISCHEN KRANKHEITSFAKTORS (3.16.2)
N
N

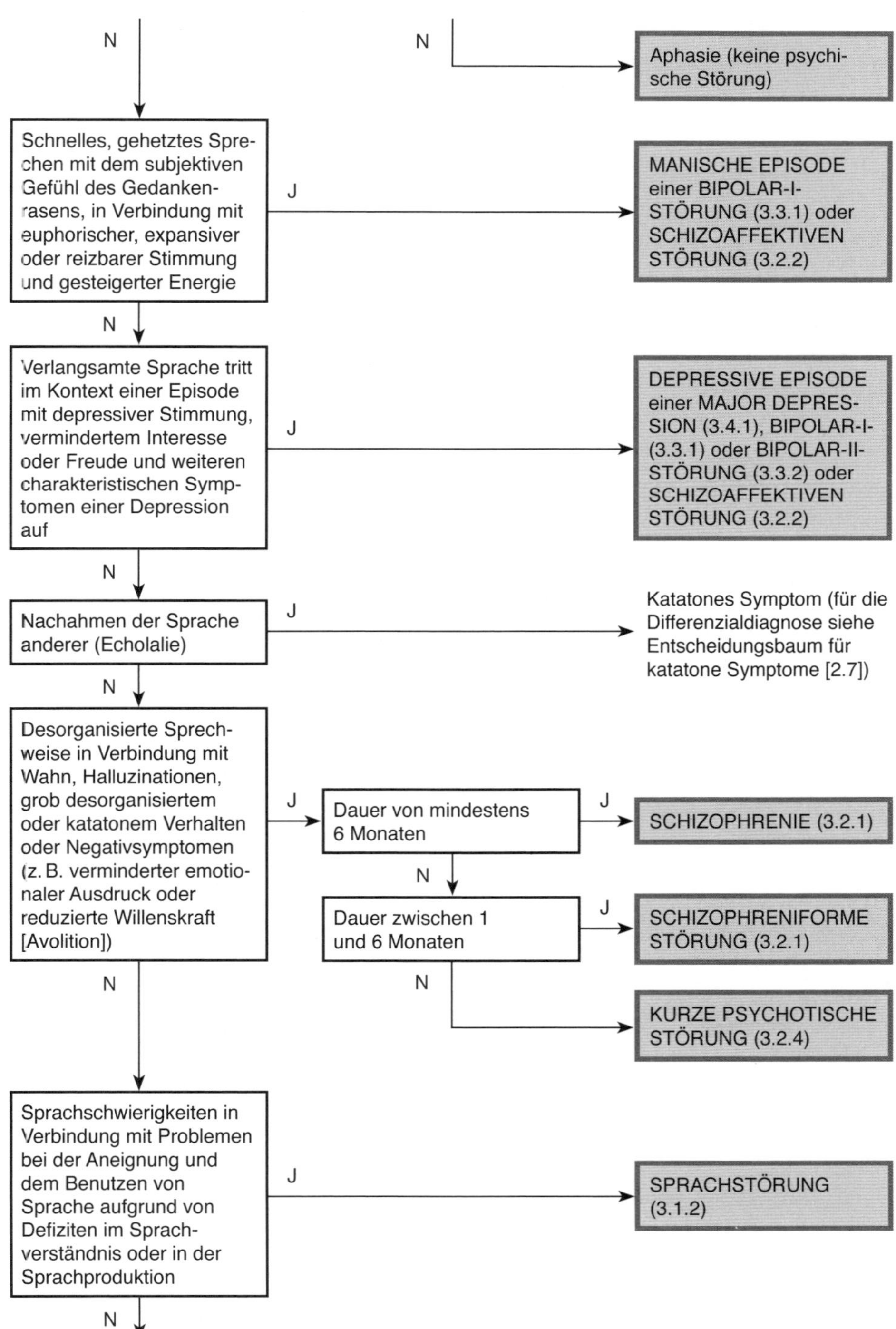
N
N
Aphasie (keine psychische Störung)
Schnelles, gehetztes Sprechen mit dem subjektiven Gefühl des Gedankenrasens, in Verbindung mit euphorischer, expansiver oder reizbarer Stimmung und gesteigerter Energie
J
MANISCHE EPISODE einer BIPOLAR-I-STÖRUNG (3.3.1) oder SCHIZOAFFEKTIVEN STÖRUNG (3.2.2)
N
Verlangsamte Sprache tritt im Kontext einer Episode mit depressiver Stimmung, vermindertem Interesse oder Freude und weiteren charakteristischen Symptomen einer Depression auf
J
DEPRESSIVE EPISODE einer MAJOR DEPRESSION (3.4.1), BIPOLAR-I- (3.3.1) oder BIPOLAR-II-STÖRUNG (3.3.2) oder SCHIZOAFFEKTIVEN STÖRUNG (3.2.2)
N
Nachahmen der Sprache anderer (Echolalie)
J
Katatones Symptom (für die Differenzialdiagnose siehe Entscheidungsbaum für katatone Symptome [2.7])
N
Desorganisierte Sprechweise in Verbindung mit Wahn, Halluzinationen, grob desorganisiertem oder katatonem Verhalten oder Negativsymptomen (z. B. verminderter emotionaler Ausdruck oder reduzierte Willenskraft [Avolition])
J
Dauer von mindestens 6 Monaten
J
SCHIZOPHRENIE (3.2.1)
N
Dauer zwischen 1 und 6 Monaten
J
SCHIZOPHRENIFORME STÖRUNG (3.2.1)
N
KURZE PSYCHOTISCHE STÖRUNG (3.2.4)
N
Sprachschwierigkeiten in Verbindung mit Problemen bei der Aneignung und dem Benutzen von Sprache aufgrund von Defiziten im Sprachverständnis oder in der Sprachproduktion
J
SPRACHSTÖRUNG (3.1.2)
N

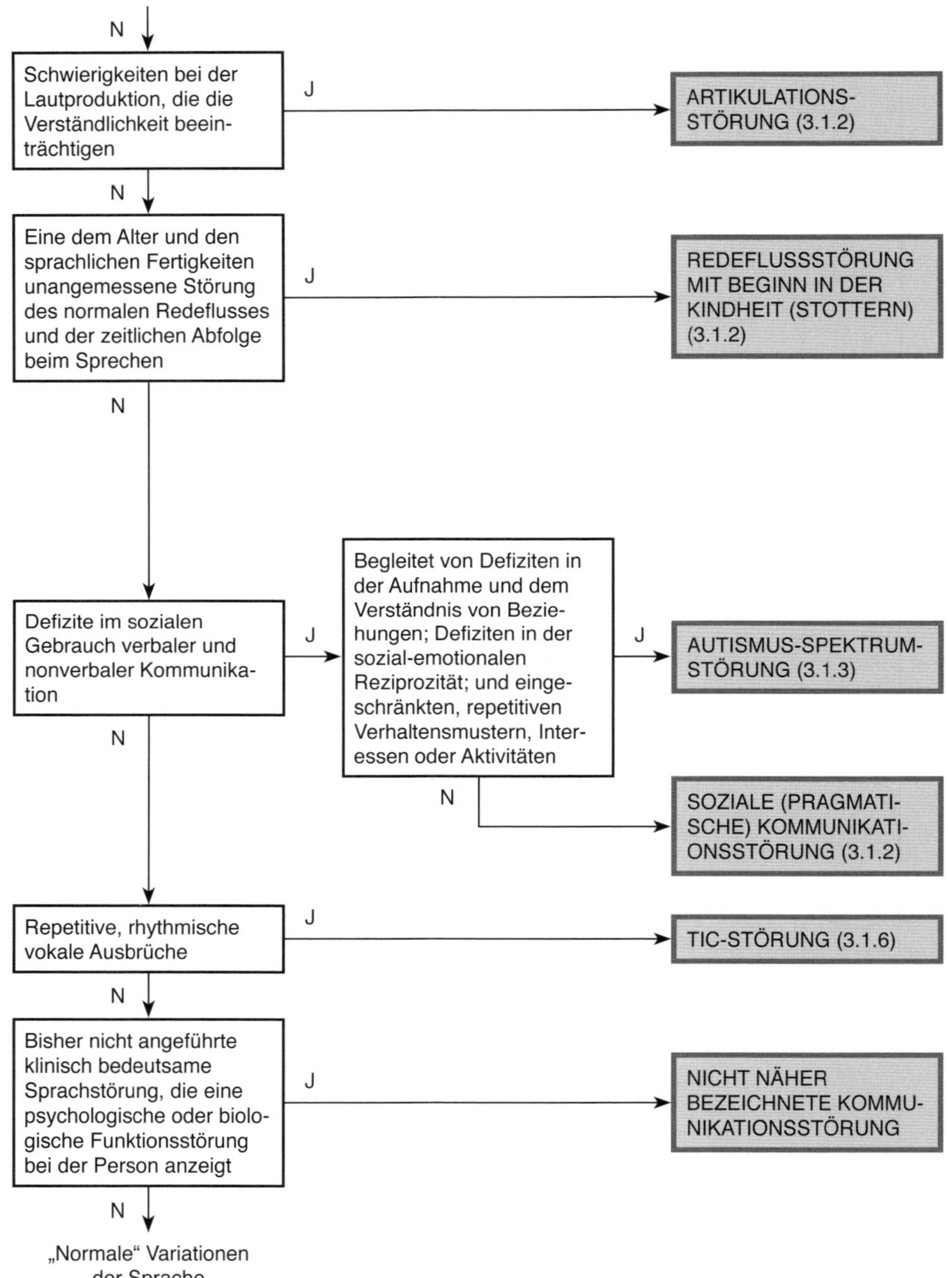
N
Schwierigkeiten bei der Lautproduktion, die die Verständlichkeit beeinträchtigen
J
ARTIKULATIONS-STÖRUNG (3.1.2)
N
Eine dem Alter und den sprachlichen Fertigkeiten unangemessene Störung des normalen Redeflusses und der zeitlichen Abfolge beim Sprechen
J
REDEFLUSSSTÖRUNG MIT BEGINN IN DER KINDHEIT (STOTTERN) (3.1.2)
N
Defizite im sozialen Gebrauch verbaler und nonverbaler Kommunikation
J
Begleitet von Defiziten in der Aufnahme und dem Verständnis von Beziehungen; Defiziten in der sozial-emotionalen Reziprozität; und eingeschränkten, repetitiven Verhaltensmustern, Interessen oder Aktivitäten
J
AUTISMUS-SPEKTRUM-STÖRUNG (3.1.3)
N
SOZIALE (PRAGMATISCHE) KOMMUNIKATIONSSTÖRUNG (3.1.2)
N
Repetitive, rhythmische vokale Ausbrüche
J
TIC-STÖRUNG (3.1.6)
N
Bisher nicht angeführte klinisch bedeutsame Sprachstörung, die eine psychologische oder biologische Funktionsstörung bei der Person anzeigt
J
NICHT NÄHER BEZEICHNETE KOMMUNIKATIONSSTÖRUNG
N
„Normale“ Variationen der Sprache

2.4 Entscheidungsbaum für Ablenkbarkeit

Übersetzung:
Hanna Christiansen
Selina Türk

Ablenkbarkeit bezieht sich auf die Unfähigkeit, bei Aufgaben oder Aktivitäten, die Konzentration erfordern, irrelevante Reize auszublenden. Dies ist ein sehr unspezifisches Symptom, welches bei vielen psychischen Störungen, aber auch bei Personen ohne psychische Störungen, auftritt. Die Differenzialdiagnose basiert auf dem Ersterkrankungsalter, dem Schweregrad, den Symptomen, die mit der Ablenkbarkeit assoziiert sind, und darauf, ob die Reaktion mit einem externen Stressor zusammenhängt. Klinisch bedeutsame Ablenkbarkeit mit Beginn in der Kindheit legt die Diagnose einer Aufmerksamkeitsdefizit-/Hyperaktivitätsstörung nahe. Unaufmerksamkeit mit Erstmanifestation in der Adoleszenz weist auf eine Reihe verschiedener Störungen hin, darunter Substanzintoxikation oder Substanzentzug, Major Depression oder bipolare Störung und Schizophrenie. Wenn Unaufmerksamkeit erst später im Leben auftritt, ist es besonders wichtig, mögliche ätiologische Faktoren wie Medikation, Substanzen mit Missbrauchspotenzial oder eine allgemeine Erkrankung in Betracht zu ziehen.

Die Diagnose eines Delirs sollte in Betracht gezogen werden, wenn die Unaufmerksamkeit ausgeprägt und mit anderen kognitiven oder perzeptuellen Symptomen (z. B. Desorientierung, Halluzinationen) assoziiert ist. Das Kennzeichen eines Delirs ist eine Störung der Aufmerksamkeit und des Bewusstseins – der Patient ist unfähig, die Umwelt angemessen einzuschätzen oder angemessen auf sie zu reagieren, irrelevante Reize zu ignorieren und Instruktionen zu befolgen oder auf Fragen zu antworten. Da ein Delir häufig einen medizinischen Notfall darstellt, ist es entscheidend, die zugrunde liegenden ätiologischen Faktoren zu identifizieren (und dann zu korrigieren), die mit einem allgemeinen medizinischen Krankheitsfaktor, Substanzkonsum (inklusive medikamentöser Nebenwirkungen) oder einer Kombination von beidem in Verbindung stehen können.

Ablenkbarkeit ist selten das von Patienten in den Vordergrund gestellte Symptom, außer bei Aufmerksamkeitsdefizit-/Hyperaktivitätsstörung und Delir. Die differenzialdiagnostische Einschätzung basiert auf den vorhandenen Begleitmerkmalen (z. B. gehobene Stimmung bei manischen Episoden, exzessive Sorge und Angst bei der Generalisierten Angststörung, persistierende psychotische Symptome bei der Schizophrenie). Es ist auch immer hilfreich zu bestimmen, ob der Patient psychosozialen Belastungsfaktoren ausgesetzt war, die der Ablenkbarkeit zugrunde liegen oder diese verstärken können.

Letztendlich hat jeder Mensch unterschiedliche Fähigkeiten, irrelevante Reize in der Umwelt auszublenden. Darüber hinaus können die Art und das Niveau der ablenkenden Reize die individuelle Fähigkeit, aufmerksam zu bleiben, entweder steigern oder reduzieren. Ob eine spezifische Manifestation der Ablenkbarkeit ein Aspekt einer psychischen Störung ist oder noch innerhalb des normalen Bereichs liegt, hängt von dem Schweregrad und der Dauer ab sowie davon, ob sie in klinisch bedeutsamer Weise Leiden oder Beeinträchtigungen verursachen.

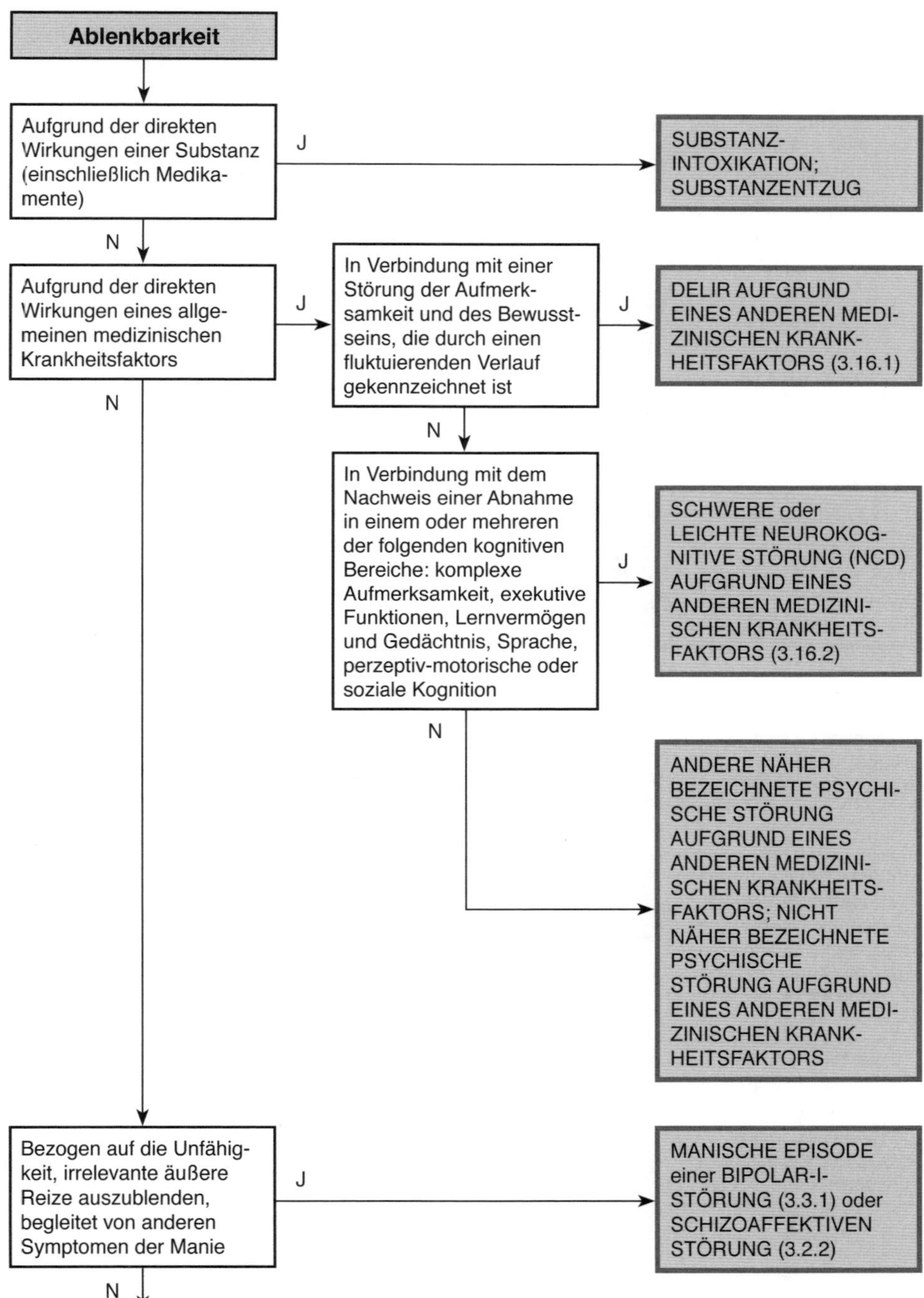

Ablenkbarkeit
Aufgrund der direkten Wirkungen einer Substanz (einschließlich Medikamente)
J
SUBSTANZ-INTOXIKATION; SUBSTANZENTZUG
N
Aufgrund der direkten Wirkungen eines allgemeinen medizinischen Krankheitsfaktors
J
In Verbindung mit einer Störung der Aufmerksamkeit und des Bewusstseins, die durch einen fluktuierenden Verlauf gekennzeichnet ist
J
DELIR AUFGRUND EINES ANDEREN MEDIZINISCHEN KRANKHEITSFAKTORS (3.16.1)
N
In Verbindung mit dem Nachweis einer Abnahme in einem oder mehreren der folgenden kognitiven Bereiche: komplexe Aufmerksamkeit, exekutive Funktionen, Lernvermögen und Gedächtnis, Sprache, perzeptiv-motorische oder soziale Kognition
J
SCHWERE oder LEICHTE NEUROKOGNITIVE STÖRUNG (NCD) AUFGRUND EINES ANDEREN MEDIZINISCHEN KRANKHEITSFAKTORS (3.16.2)
N
ANDERE NÄHER BEZEICHNETE PSYCHISCHE STÖRUNG AUFGRUND EINES ANDEREN MEDIZINISCHEN KRANKHEITSFAKTORS; NICHT NÄHER BEZEICHNETE PSYCHISCHE STÖRUNG AUFGRUND EINES ANDEREN MEDIZINISCHEN KRANKHEITSFAKTORS
N
Bezogen auf die Unfähigkeit, irrelevante äußere Reize auszublenden, begleitet von anderen Symptomen der Manie
J
MANISCHE EPISODE einer BIPOLAR-I-STÖRUNG (3.3.1) oder SCHIZOAFFEKTIVEN STÖRUNG (3.2.2)
N

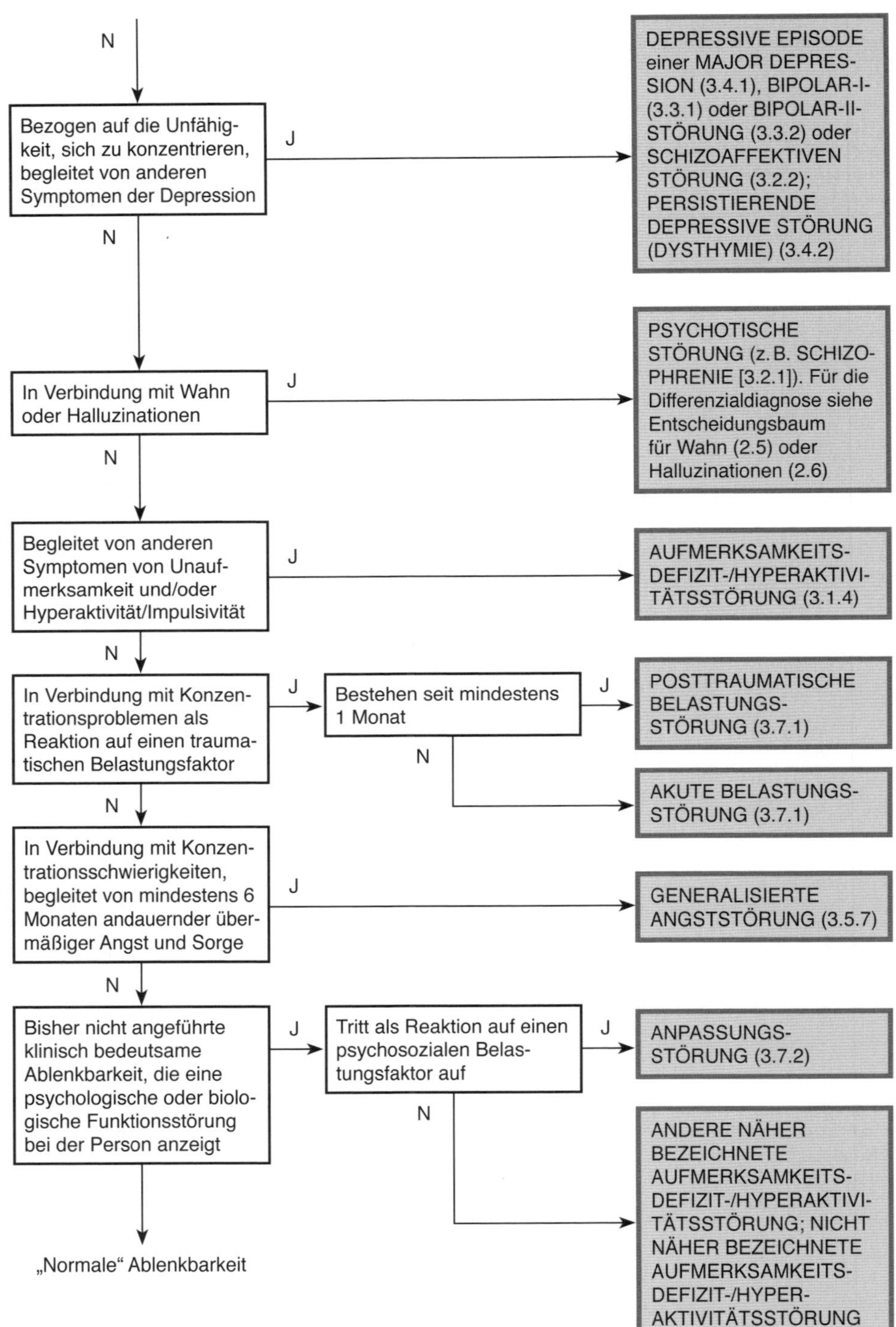
N
Bezogen auf die Unfähigkeit, sich zu konzentrieren, begleitet von anderen Symptomen der Depression
J
DEPRESSIVE EPISODE einer MAJOR DEPRESSION (3.4.1), BIPOLAR-I- (3.3.1) oder BIPOLAR-II-STÖRUNG (3.3.2) oder SCHIZOAFFEKTIVEN STÖRUNG (3.2.2); PERSISTIERENDE DEPRESSIVE STÖRUNG (DYSTHYMIE) (3.4.2)
N
In Verbindung mit Wahn oder Halluzinationen
J
PSYCHOTISCHE STÖRUNG (z. B. SCHIZOPHRENIE [3.2.1]). Für die Differenzialdiagnose siehe Entscheidungsbaum für Wahn (2.5) oder Halluzinationen (2.6)
N
Begleitet von anderen Symptomen von Unaufmerksamkeit und/oder Hyperaktivität/Impulsivität
J
AUFMERKSAMKEITS-DEFIZIT-/HYPERAKTIVITÄTSSTÖRUNG (3.1.4)
N
In Verbindung mit Konzentrationsproblemen als Reaktion auf einen traumatischen Belastungsfaktor
J
Bestehen seit mindestens 1 Monat
J
POSTTRAUMATISCHE BELASTUNGSSTÖRUNG (3.7.1)
N
AKUTE BELASTUNGSSTÖRUNG (3.7.1)
N
In Verbindung mit Konzentrationsschwierigkeiten, begleitet von mindestens 6 Monaten andauernder übermäßiger Angst und Sorge
J
GENERALISIERTE ANGSTSTÖRUNG (3.5.7)
N
Bisher nicht angeführte klinisch bedeutsame Ablenkbarkeit, die eine psychologische oder biologische Funktionsstörung bei der Person anzeigt
J
Tritt als Reaktion auf einen psychosozialen Belastungsfaktor auf
J
ANPASSUNGSSTÖRUNG (3.7.2)
N
ANDERE NÄHER BEZEICHNETE AUFMERKSAMKEITS-DEFIZIT-/HYPERAKTIVITÄTSSTÖRUNG; NICHT NÄHER BEZEICHNETE AUFMERKSAMKEITS-DEFIZIT-/HYPERAKTIVITÄTSSTÖRUNG
„Normale“ Ablenkbarkeit

2.5 Entscheidungsbaum für Wahn

Übersetzung:
Anna de Matos Marques
Tania Lincoln
Stephanie Mehl

Ein häufiger Fehler bei der Differenzialdiagnose von Wahn ist die Annahme, dass eine Überzeugung, die ungewöhnlich ist (zumindest aus Sicht des Behandlers), zwangsläufig ein Wahn sein muss. Solche Fehlbewertungen können durch eine sorgfältige Betrachtung der Begriffsdefinition von Wahn im Glossar des DSM-5 vermieden werden:

> Falsche Überzeugung aufgrund unrichtiger Schlussfolgerungen über die äußere Realität, die trotz abweichender Ansichten fast aller anderen Personen und klarer, unwiderlegbarer Beweise für das Gegenteil beibehalten wird. Die Überzeugung wird von den Angehörigen desselben Kulturkreises oder derselben kulturellen Gruppe nicht geteilt (ist also z. B. kein religiöser Glaubensinhalt). Wenn die falsche Überzeugung ein Werturteil betrifft, wird sie nur dann als Wahnvorstellung angesehen, wenn das Werturteil so extrem ist, dass ihm jegliche Glaubwürdigkeit fehlt. Wahnhafte Gewissheit basiert manchmal auf einer überwertigen Idee (bei der das Individuum eine unbegründete Überzeugung oder Vorstellung hat, an dieser aber nicht so starr festhält wie beim Wahn).

Verschiedene Aspekte dieser Definition sollten bedacht werden, wenn festgestellt werden soll, ob ein Patient wahnhaft ist. Wahnhafte Überzeugungen sind nicht modifizierbar durch klare Widerlegungen ihrer Plausibilität, und die Person bleibt beharrlich von deren Wahrhaftigkeit überzeugt und lehnt alternative Erklärungen ab, ohne lange zu überlegen. Bei der Entscheidung, ob eine Überzeugung hinreichend unflexibel und falsch ist, um als wahnhaft angesehen zu werden, muss zunächst festgestellt werden, ob bei der Person eine erhebliche Beeinträchtigung in der Fähigkeit, korrekte Schlussfolgerungen zu treffen, sowie in der Fähigkeit zur Realitätsprüfung vorliegt. Danach sollte bestimmt werden, wie stark die Person von der Wahnidee überzeugt ist. Es kann hilfreich sein, den Patienten zu bitten, ausführlich über seine Überzeugung zu sprechen, da falsche Schlussfolgerungen oft nur in den spezifischen Details der Überzeugung sichtbar werden. Bei der Bewertung der Überzeugungsstärke der Wahnidee sollten alternative Erklärungsansätze präsentiert werden (z. B. die Möglichkeit, dass die aufgelegten Telefonanrufe dadurch entstehen, dass jemand eine falsche Nummer gewählt hat). Ein Patient, der nicht einmal die Möglichkeit alternativer Erklärungsansätze anerkennen kann, ist höchstwahrscheinlich wahnhaft. Die Einschätzung, ob eine religiöse Überzeugung als wahnhaft zu bewerten ist, ist eine besondere Herausforderung, weil religiöse Überzeugungen nicht dem üblichen Test, ob eine Überzeugung „richtig“ oder „falsch“ ist, unterzogen werden können. Somit können diese nicht mithilfe von unwiderlegbaren Hinweisen oder dem Beweis des Gegenteils hinterfragt werden. In solchen Situationen muss der Behandler die Rahmenbedingungen des Glaubenssystems, das für die Religion der Person charakteristisch ist, betrachten und entscheiden, ob die Überzeugung der Person deutlich von dem abweicht, was innerhalb des Kontextes ihrer Religion als „normal" angesehen würde. Bei mangelnder Kenntnis der charakteristischen Überzeugungen des kulturellen oder religiösen Hintergrundes der Person ist es oft notwendig, Personen zu konsultieren, die mit der Kultur oder Religion des Patienten vertraut sind, um eine Fehldiagnose einer religiösen Überzeugung als Wahn zu vermeiden. Wie im ersten Schritt dieses Entscheidungsbaums angemerkt, sollten unflexible Überzeugungen, die in der Kultur oder Religion einer Person akzeptiert werden, nicht als Wahn angesehen werden.

Wenn feststeht, dass ein Wahn vorliegt, besteht der nächste Schritt darin, zu bestimmen, welche der vielen möglichen DSM-5-Störungen diesen am besten erfasst. Der spezielle Inhalt und die Form eines Wahns sind weitaus weniger wichtig für die Diagnosestellung als der Kontext, in dem der Wahn auftritt. Der häufigste diagnostische Fehler liegt dabei im Übersehen der maßgeblichen Rolle von Substanzen (inklusive Medikation) und medizinischen Krankheitsfaktoren in der Ätiologie von Wahn. Bei jüngeren Personen mit Wahn ist es wichtig, eine sorgfältige Anamnese und ein gründliches Drogenscreening durchzuführen, um eine Verursachung durch psychotrope Substanzen auszuschließen. Die Erstmanifestation wahnhaften Denkens im fortgeschrittenen Alter sollte immer als Warnsignal für einen möglicherweise ursächlichen medizinischen Krankheitsfaktor oder eine Nebenwirkung medikamentöser Wirkstoffe bewertet werden.

Wenn eine Verursachung durch Substanzen oder medizinische Krankheitsfaktoren ausgeschlossen wurde, besteht der nächste Schritt darin, herauszufinden, ob klinisch relevante affektive Symptome vorhanden sind. Beim Vorliegen einer manischen Episode oder einer Episode einer Major Depression besteht die Möglichkeit, dass der Wahn ein Symptom einer Bipolar-I-Störung mit Psychotischen Merkmalen, einer Bipolar-II-Störung mit Psychotischen Merkmalen, einer Major Depression mit Psychotischen Merkmalen oder einer Schizoaffektiven Störung ist. In diesem Fall hängt die Differenzialdiagnose vom zeitlichen Zusammenhang zwischen den Wahnphänomenen und den affektiven Episoden ab. Wenn die Wahnphänomene ausschließlich im Kontext der affektiven Episoden auftreten, wird die Diagnose einer Bipolar-I-Störung mit Psychotischen Merkmalen, einer Bipolar-II-Störung mit Psychotischen Merkmalen oder einer Major Depression mit Psychotischen Merkmalen vergeben. Wenn aber Wahnphänomene und andere psychotische Symptome auch vor und nach den affektiven Episoden auftreten, sollte, je nach Grad der Überschneidungen zwischen affektiven Episoden und Wahnphänomenen und der relativen Dauer der affektiven Episoden sowie der Wahnphänomene, die Diagnose einer Schizophrenie, einer Schizophreniformen Störung, einer Wahnhaften Störung oder einer Schizoaffektiven Störung in Betracht gezogen werden. Eine Schizophrenie, Schizophreniforme Störung oder Wahnhafte Störung wird diagnostiziert, wenn entweder keinerlei zeitliche Überlappung zwischen affektiven Episoden und Wahnphänomenen vorliegt oder wenn eine zeitliche Überlappung zwar vorliegt, die affektiven Episoden aber nur einen kleinen Anteil im Vergleich zur Gesamtdauer der psychotischen Erkrankung ausmachen (beispielsweise einige Monate mit affektiven Episoden im Kontext einer chronischen psychotischen Symptomatik über mehrere Jahre). Im Gegensatz dazu wird die Diagnose Schizoaffektive Störung vergeben, wenn sich die affektiven Episoden mit psychotischen Episoden überlappen und wenn affektive Episoden während der meisten Zeit der Störung auftreten (beispielsweise bei einer 2 Jahre bestehenden psychotischen Symptomatik für 1,5 Jahre). Es sollte beachtet werden, dass bei einer Schizophrenie, Schizophreniformen Störung oder Wahnhaften Störung auch die Diagnose einer komorbiden Bipolar-I-, Bipolar-II-Störung oder Major Depression in Betracht zu ziehen ist, wenn affektive Episoden zwar vorhanden sind, diese aber entweder 1) nicht parallel zu den psychotischen Symptomen vorliegen oder 2) nur in einem geringen Anteil der Dauer im Verhältnis zur Gesamtdauer der psychotischen Symptomatik vorliegen. Dies stellt eine Änderung im Vergleich zum DSM-IV-TR dar, in dem Sinn, dass die Hierarchie zwischen den Diagnosen Schizophrenie/Schizophreniforme Störung/Wahnhafte Störung und bipolare Störung/Major Depression im DSM-5 aufgegeben wurde, sodass Komorbiditäten zwischen Schizophrenie/Schizophreniformer Störung/Wahnhafter Störung und Bipolarer Störung oder Major Depression diagnostizierbar sind.

Sobald das Vorliegen affektiver Episoden ausgeschlossen wurde, hängt die Differenzialdiagnose vom Muster und von der Dauer der Symptome ab. Die Unterscheidung zwischen Schizophrenie und Wahnhafter Störung basiert meist auf der Präsenz eines oder mehrerer zusätzlicher charakteristischer Symptome bei Schizophrenie (z. B. Halluzinationen, desorganisierte Sprechweise, grob desorganisiertes oder katatones Verhalten, Negativsymptomatik). Die Dauer der Episode unterscheidet sich zwischen einer Schizophrenie (länger als 6 Monate), einer Schizophreniformen Störung (1 bis 6 Monate) und einer Kurzen Psychotischen Störung (weniger als 1 Monat).

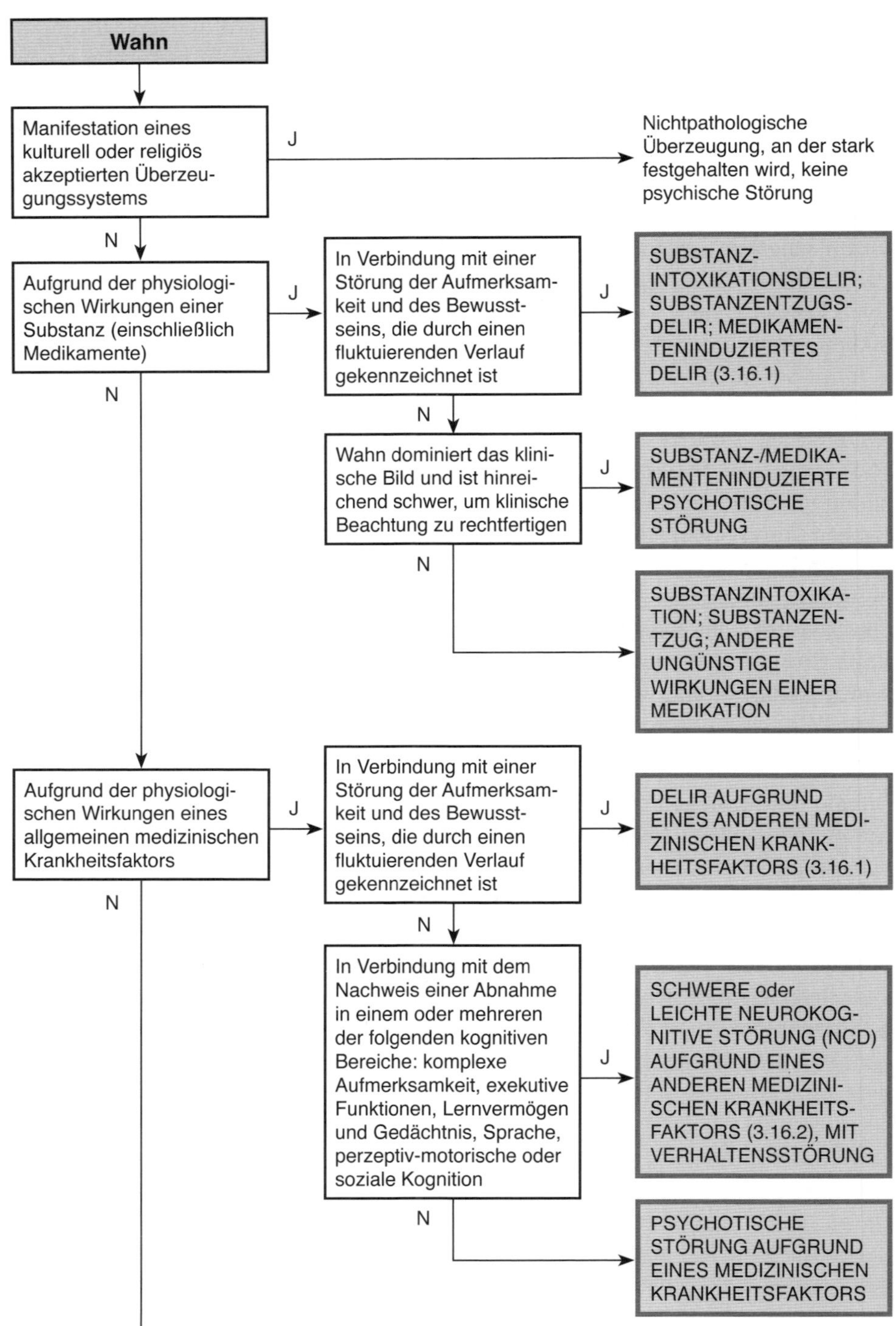
Wahn
Manifestation eines kulturell oder religiös akzeptierten Überzeugungssystems
J
Nichtpathologische Überzeugung, an der stark festgehalten wird, keine psychische Störung
N
Aufgrund der physiologischen Wirkungen einer Substanz (einschließlich Medikamente)
J
In Verbindung mit einer Störung der Aufmerksamkeit und des Bewusstseins, die durch einen fluktuierenden Verlauf gekennzeichnet ist
J
SUBSTANZ-INTOXIKATIONSDELIR; SUBSTANZENTZUGS-DELIR; MEDIKAMENTENINDUZIERTES DELIR (3.16.1)
N
Wahn dominiert das klinische Bild und ist hinreichend schwer, um klinische Beachtung zu rechtfertigen
J
SUBSTANZ-/MEDIKAMENTENINDUZIERTE PSYCHOTISCHE STÖRUNG
N
SUBSTANZINTOXIKATION; SUBSTANZENTZUG; ANDERE UNGÜNSTIGE WIRKUNGEN EINER MEDIKATION
N
Aufgrund der physiologischen Wirkungen eines allgemeinen medizinischen Krankheitsfaktors
J
In Verbindung mit einer Störung der Aufmerksamkeit und des Bewusstseins, die durch einen fluktuierenden Verlauf gekennzeichnet ist
J
DELIR AUFGRUND EINES ANDEREN MEDIZINISCHEN KRANKHEITSFAKTORS (3.16.1)
N
In Verbindung mit dem Nachweis einer Abnahme in einem oder mehreren der folgenden kognitiven Bereiche: komplexe Aufmerksamkeit, exekutive Funktionen, Lernvermögen und Gedächtnis, Sprache, perzeptiv-motorische oder soziale Kognition
J
SCHWERE oder LEICHTE NEUROKOGNITIVE STÖRUNG (NCD) AUFGRUND EINES ANDEREN MEDIZINISCHEN KRANKHEITSFAKTORS (3.16.2), MIT VERHALTENSSTÖRUNG
N
PSYCHOTISCHE STÖRUNG AUFGRUND EINES MEDIZINISCHEN KRANKHEITSFAKTORS
N

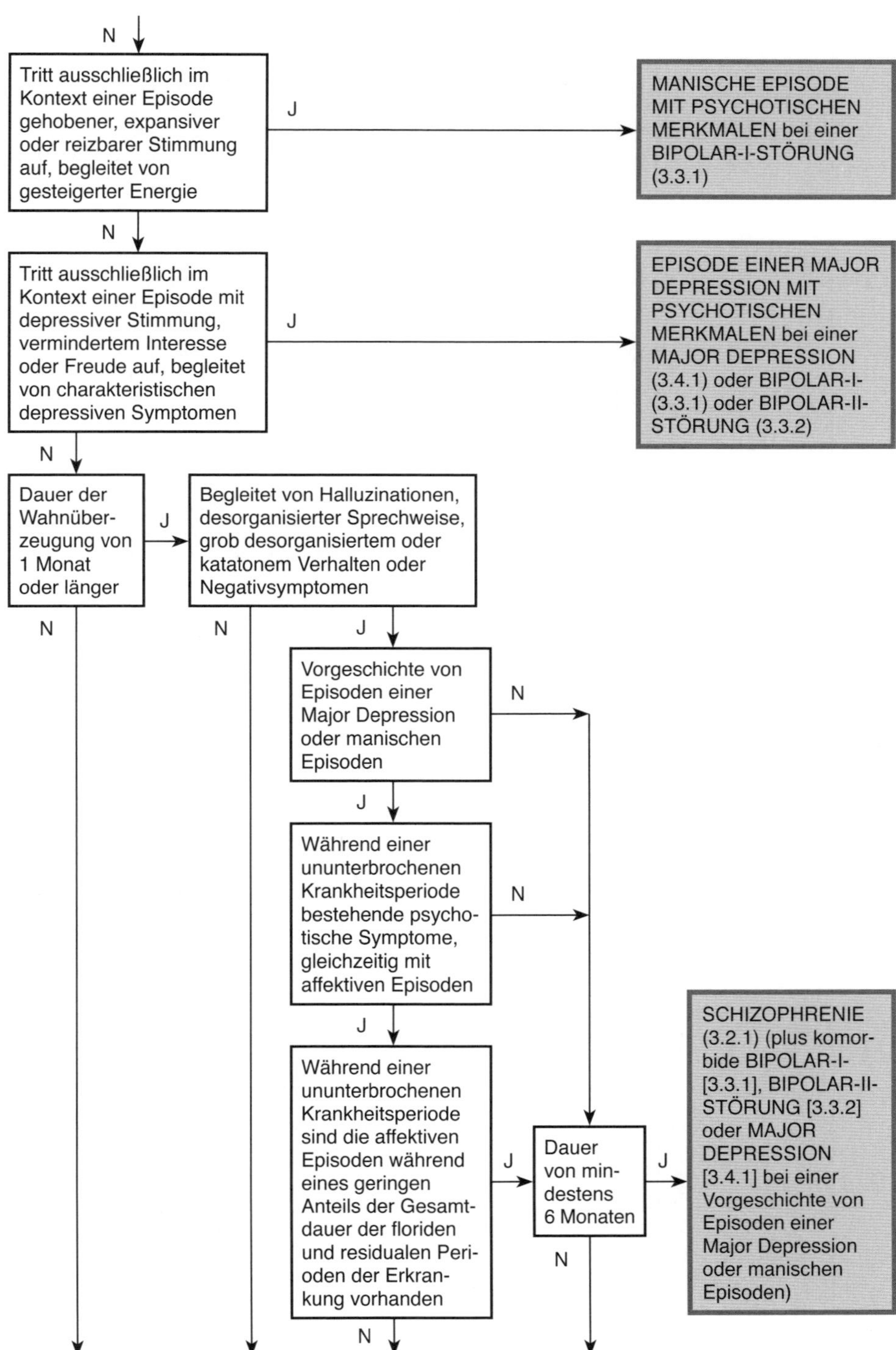
N
Tritt ausschließlich im Kontext einer Episode gehobener, expansiver oder reizbarer Stimmung auf, begleitet von gesteigerter Energie
J
MANISCHE EPISODE MIT PSYCHOTISCHEN MERKMALEN bei einer BIPOLAR-I-STÖRUNG (3.3.1)
N
Tritt ausschließlich im Kontext einer Episode mit depressiver Stimmung, vermindertem Interesse oder Freude auf, begleitet von charakteristischen depressiven Symptomen
J
EPISODE EINER MAJOR DEPRESSION MIT PSYCHOTISCHEN MERKMALEN bei einer MAJOR DEPRESSION (3.4.1) oder BIPOLAR-I- (3.3.1) oder BIPOLAR-II-STÖRUNG (3.3.2)
N
Dauer der Wahnüberzeugung von 1 Monat oder länger
J
Begleitet von Halluzinationen, desorganisierter Sprechweise, grob desorganisiertem oder katatonem Verhalten oder Negativsymptomen
N
N
J
Vorgeschichte von Episoden einer Major Depression oder manischen Episoden
N
J
Während einer ununterbrochenen Krankheitsperiode bestehende psychotische Symptome, gleichzeitig mit affektiven Episoden
N
J
Während einer ununterbrochenen Krankheitsperiode sind die affektiven Episoden während eines geringen Anteils der Gesamtdauer der floriden und residualen Perioden der Erkrankung vorhanden
J
Dauer von mindestens 6 Monaten
J
SCHIZOPHRENIE (3.2.1) (plus komorbide BIPOLAR-I- [3.3.1], BIPOLAR-II-STÖRUNG [3.3.2] oder MAJOR DEPRESSION [3.4.1] bei einer Vorgeschichte von Episoden einer Major Depression oder manischen Episoden)
N
N

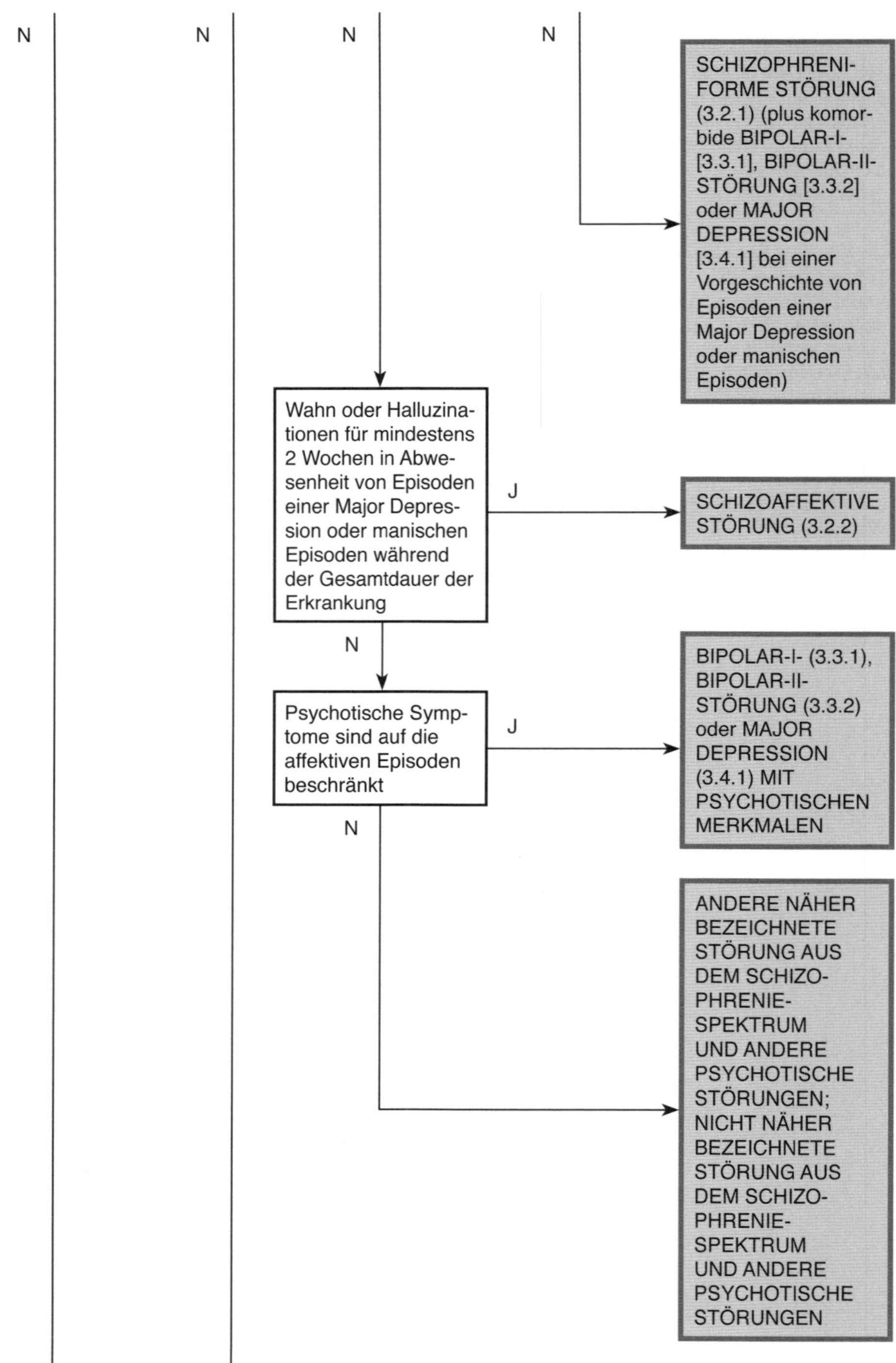
N
N
N
N
SCHIZOPHRENIFORME STÖRUNG (3.2.1) (plus komorbide BIPOLAR-I- [3.3.1], BIPOLAR-II-STÖRUNG [3.3.2] oder MAJOR DEPRESSION [3.4.1] bei einer Vorgeschichte von Episoden einer Major Depression oder manischen Episoden)
Wahn oder Halluzinationen für mindestens 2 Wochen in Abwesenheit von Episoden einer Major Depression oder manischen Episoden während der Gesamtdauer der Erkrankung
J
SCHIZOAFFEKTIVE STÖRUNG (3.2.2)
N
Psychotische Symptome sind auf die affektiven Episoden beschränkt
J
BIPOLAR-I- (3.3.1), BIPOLAR-II-STÖRUNG (3.3.2) oder MAJOR DEPRESSION (3.4.1) MIT PSYCHOTISCHEN MERKMALEN
N
ANDERE NÄHER BEZEICHNETE STÖRUNG AUS DEM SCHIZOPHRENIE-SPEKTRUM UND ANDERE PSYCHOTISCHE STÖRUNGEN; NICHT NÄHER BEZEICHNETE STÖRUNG AUS DEM SCHIZOPHRENIE-SPEKTRUM UND ANDERE PSYCHOTISCHE STÖRUNGEN

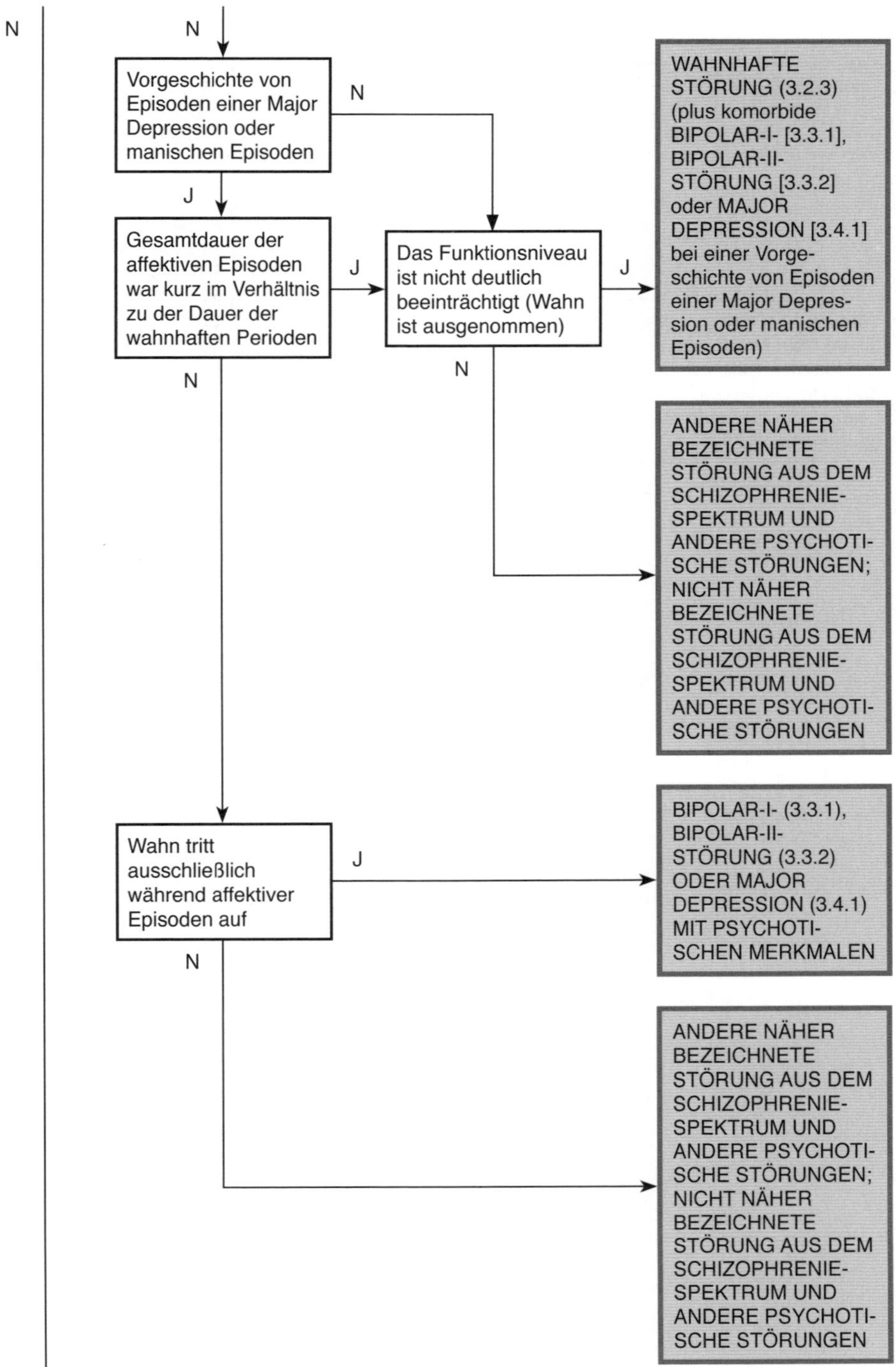
N
N
Vorgeschichte von Episoden einer Major Depression oder manischen Episoden
N
J
Gesamtdauer der affektiven Episoden war kurz im Verhältnis zu der Dauer der wahnhaften Perioden
J
Das Funktionsniveau ist nicht deutlich beeinträchtigt (Wahn ist ausgenommen)
J
WAHNHAFTE STÖRUNG (3.2.3) (plus komorbide BIPOLAR-I- [3.3.1], BIPOLAR-II-STÖRUNG [3.3.2] oder MAJOR DEPRESSION [3.4.1] bei einer Vorgeschichte von Episoden einer Major Depression oder manischen Episoden)
N
N
ANDERE NÄHER BEZEICHNETE STÖRUNG AUS DEM SCHIZOPHRENIE-SPEKTRUM UND ANDERE PSYCHOTISCHE STÖRUNGEN; NICHT NÄHER BEZEICHNETE STÖRUNG AUS DEM SCHIZOPHRENIE-SPEKTRUM UND ANDERE PSYCHOTISCHE STÖRUNGEN
Wahn tritt ausschließlich während affektiver Episoden auf
J
BIPOLAR-I- (3.3.1), BIPOLAR-II-STÖRUNG (3.3.2) ODER MAJOR DEPRESSION (3.4.1) MIT PSYCHOTISCHEN MERKMALEN
N
ANDERE NÄHER BEZEICHNETE STÖRUNG AUS DEM SCHIZOPHRENIE-SPEKTRUM UND ANDERE PSYCHOTISCHE STÖRUNGEN; NICHT NÄHER BEZEICHNETE STÖRUNG AUS DEM SCHIZOPHRENIE-SPEKTRUM UND ANDERE PSYCHOTISCHE STÖRUNGEN

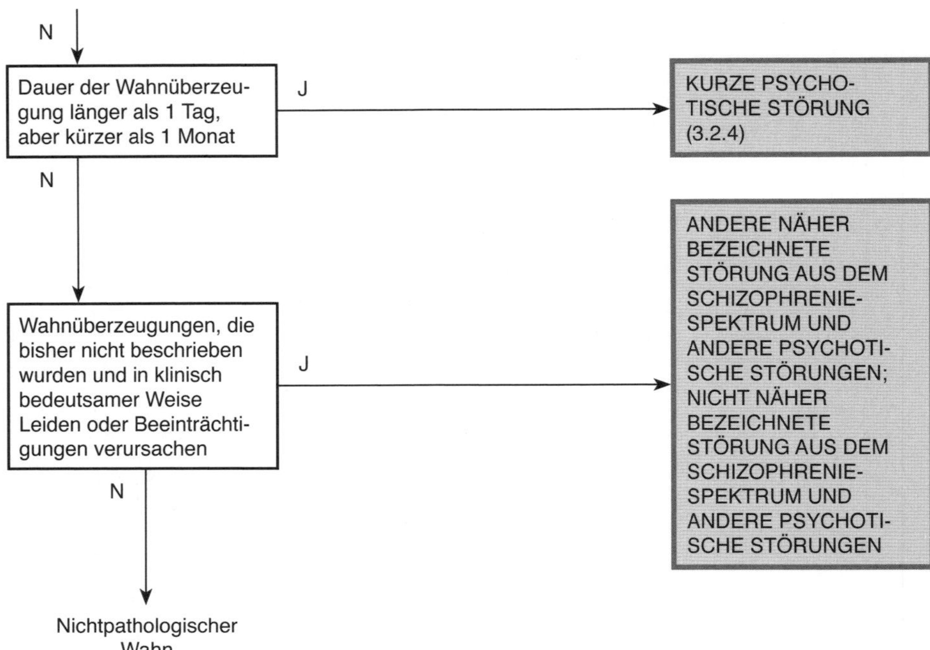
N
Dauer der Wahnüberzeugung länger als 1 Tag, aber kürzer als 1 Monat
J
KURZE PSYCHOTISCHE STÖRUNG (3.2.4)
N
Wahnüberzeugungen, die bisher nicht beschrieben wurden und in klinisch bedeutsamer Weise Leiden oder Beeinträchtigungen verursachen
J
ANDERE NÄHER BEZEICHNETE STÖRUNG AUS DEM SCHIZOPHRENIE-SPEKTRUM UND ANDERE PSYCHOTISCHE STÖRUNGEN; NICHT NÄHER BEZEICHNETE STÖRUNG AUS DEM SCHIZOPHRENIE-SPEKTRUM UND ANDERE PSYCHOTISCHE STÖRUNGEN
N
Nichtpathologischer Wahn

2.6 Entscheidungsbaum für Halluzinationen

Übersetzung:
Anna de Matos Marques
Tania Lincoln
Stephanie Mehl

Halluzinationen sind sensorische Wahrnehmungen, die ohne adäquate externe sensorische Stimulation auftreten. Bei der Bestimmung der Ursache einer Halluzination ist die sensorische Modalität zu beachten (d.h. ob die Halluzination akustisch, visuell, gustatorisch, olfaktorisch oder taktil ist). Als Faustregel gilt, dass insbesondere visuelle, gustatorische und olfaktorische Halluzinationen auf eine Verursachung durch Substanzkonsum oder durch medizinische Krankheitsfaktoren hinweisen und daher eine genaue medizinische Untersuchung erfordern. Ähnlich weist eine Erstmanifestation von Halluzinationen im höheren Alter auf die Notwendigkeit einer genauen medizinischen Abklärung hin. Halluzinationen können unter folgenden Umständen auftreten: im Kontext eines Delirs (entweder substanzinduziert oder medikamenteninduziert oder durch einen anderen medizinischen Krankheitsfaktor verursacht), im Kontext einer Schweren oder Leichten Neurokognitiven Störung (NCD) aufgrund eines Anderen Medizinischen Krankheitsfaktors (in diesem Fall sollte die Zusatzcodierung „mit Verhaltensstörung" verwendet werden), in Abwesenheit von begleitenden kognitiven Defiziten als direkte physiologische Wirkung einer Substanz oder eines medizinischen Krankheitsfaktors (in diesem Fall jeweils als Substanz- oder Medikamenteninduzierte Psychotische Störung oder als Psychotische Störung aufgrund eines Medizinischen Krankheitsfaktors diagnostiziert) oder als typische Begleiterscheinung einer Substanzintoxikation oder von Entzugssymptomen.

Nach dem Ausschluss einer körperlichen Erkrankung oder einer Substanzeinwirkung als Ursache ist zu erwägen, ob die Halluzinationen auf eine psychotische Störung hinweisen. Es gibt vier Umstände, in denen „Halluzinationen" nicht für die Diagnose einer psychotischen Störung sprechen: 1) wenn diese im Kontext von Konversionsstörungen auftreten (sogenannte Pseudohalluzinationen), welche meist gleichzeitig multiple sensorische Modalitäten betreffen und einen psychologisch bedeutsamen Inhalt aufweisen, die dem Kliniker als interessante Hintergrundinformation präsentiert wird; 2) halluzinatorische Erfahrungen, die Teil eines religiösen Rituals oder einer kulturell akzeptierten Erfahrung sind (z.B. die Stimme eines verstorbenen Verwandten zu hören, der Ratschläge gibt); 3) substanzinduzierte Halluzinationen, die bei intaktem Realitätsbezug auftreten (beispielsweise bei Personen, denen bewusst ist, dass die Wahrnehmungsstörungen auf die Einnahme von Halluzinogenen zurückzuführen sind) und 4) hypnopompe oder hypnagoge Halluzinationen, die zu Beginn oder am Ende einer Schlafphase auftreten.

Der nächste wichtige Schritt besteht darin, zu überprüfen, ob eine klinisch bedeutsame affektive Episode aufgetreten ist, und wenn ja, welcher Zusammenhang zwischen den Halluzinationen und der affektiven Episode besteht. Das Vorliegen einer manischen Episode oder einer Episode einer Major Depression erhöht die Wahrscheinlichkeit, dass die Halluzinationen Teil einer Bipolar-I-Störung mit Psychotischen Merkmalen, einer Bipolar-II-Störung mit Psychotischen Merkmalen, einer Major Depression mit Psychotischen Merkmalen oder einer Schizoaffektiven Störung sind. Die Differenzialdiagnose hängt an dieser Stelle von der zeitlichen Beziehung zwischen Halluzinationen und den affektiven Episoden ab. Wenn die Halluzinationen ausschließlich gemeinsam mit den affektiven Episoden auftreten, spricht dies für die Diagnose einer Bipolar-I-Störung mit Psychotischen Merkmalen oder einer Bipolar-II-Störung mit Psychotischen Merkmalen oder einer Major Depression mit Psychotischen Merkmalen. Die in diesem Zusammenhang auftretenden Halluzinationen können stimmungskongruent (beispielsweise bestrafende und anklagende Stimmen bei Personen mit Depressionen) oder stimmungsinkongruent sein (Halluzinationen, die nichts mit der bestehenden Stimmung zu tun haben).

Wenn jedoch Halluzinationen und andere psychotische Symptome ebenfalls vor und nach affektiven Episoden auftreten, spricht dies für die Diagnose Schizophrenie, Schizophreniforme Störung oder Schizoaffektive Störung, in Abhängigkeit von der Überlappung zwischen den affektiven Episoden und den Halluzinationen sowie der relativen Dauer der affektiven Episoden im Vergleich zu der Gesamtdauer der psychotischen Symptomatik. Die Diagnose Schizophrenie oder Schizophreniforme Störung trifft zu, wenn im Krankheitsverlauf zu keiner Zeit gleichzeitig Halluzinationen und affektive Episoden auftraten. Wenn gleichzeitig Halluzinationen und affektive Episoden auftraten, sollten die affektiven Episoden nur einen kleinen Anteil im Vergleich zur Gesamtdauer der psychotischen Erkrankung umfassen (beispielsweise einige Monate mit affektiven Episoden im Rahmen einer chronischen psychotischen Symptomatik über mehrere Jahre). Im Gegensatz dazu wird die Diagnose Schizoaffektive Störung vergeben, wenn die affektiven Episoden und Halluzinationen sich überlappen und wenn die affektiven Episoden während der meisten Zeit der Störung auftreten (beispielsweise bei einer 2 Jahre bestehenden psychotischen Symptomatik für 1,5 Jahre). Es ist zu beachten, dass in Fällen, in denen eine Schizophrenie oder Schizophreniforme Störung diagnostiziert wird, in welchen 1) affektive Episoden ohne Überlappung mit psychotischen Symptomen bestehen oder 2) affektive Episoden nur während eines kleinen Anteils der Gesamtdauer der psychotischen Symptome vorhanden sind, auch die Vergabe einer komorbiden bipolaren Störung oder einer Major Depression möglich ist. Dies stellt eine Änderung im Vergleich zum DSM-IV-TR dar in dem Sinn, dass die Hierarchie zwischen den Diagnosen Schizophrenie und Bipolare Störung/Major Depression im DSM-5 aufgehoben wurde, sodass

Komorbiditäten zwischen Schizophrenie und bipolarer Störung oder Major Depression diagnostizierbar sind.

Illusionen unterscheiden sich von Halluzinationen: Eine Illusion besteht in einer Fehlwahrnehmung eines tatsächlich vorhandenen Stimulus. Wenn Illusionen in Abwesenheit von Halluzinationen auftreten, sprechen sie nicht für die Diagnose einer psychotischen Störung, sondern deuten stattdessen auf das Vorliegen eines Delirs, einer Substanzintoxikation oder auf Symptome im Rahmen eines Substanzentzugs, einer Schizotypen Persönlichkeitsstörung oder auf kein Vorliegen einer psychischen Störung hin.

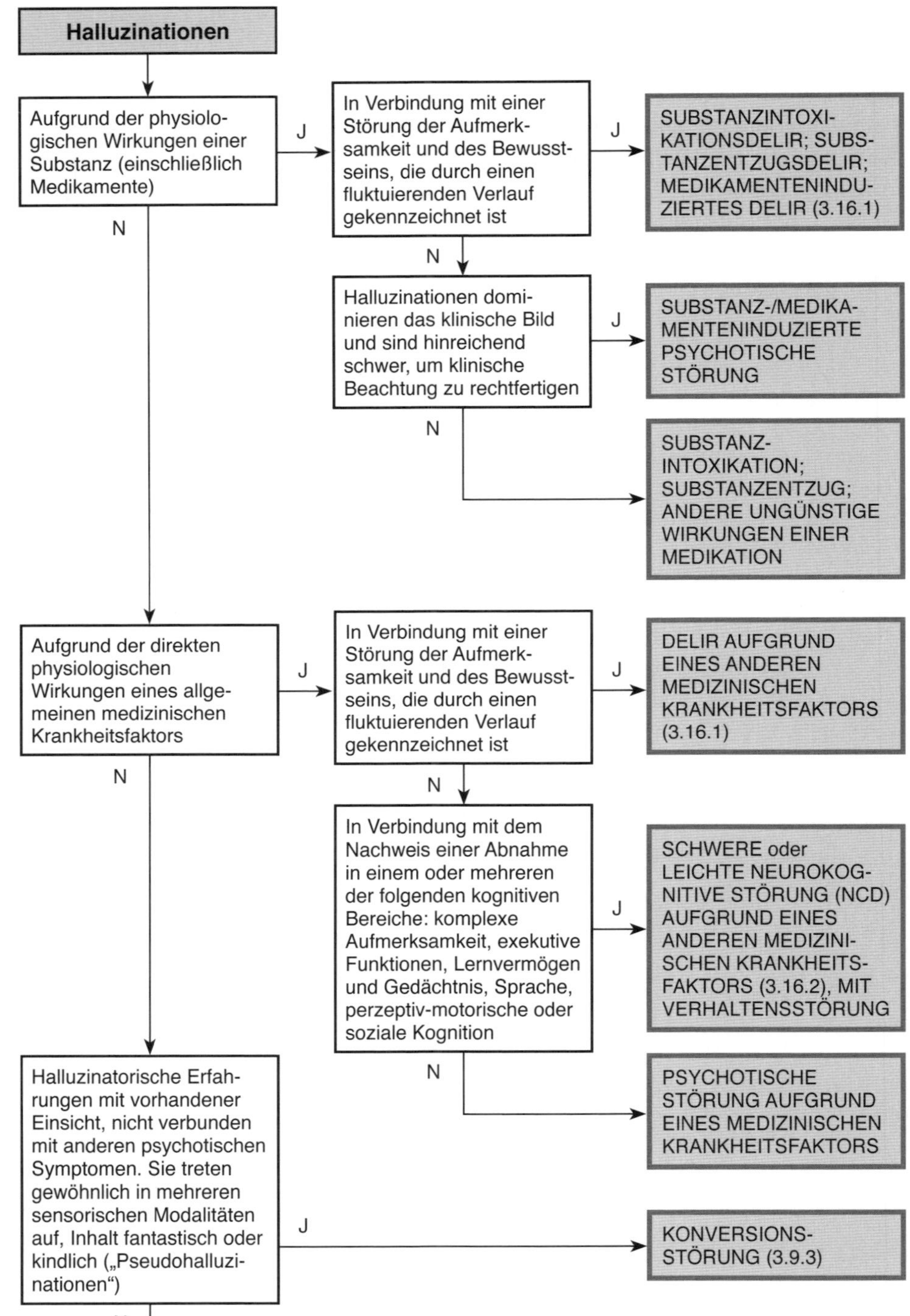
Halluzinationen
Aufgrund der physiologischen Wirkungen einer Substanz (einschließlich Medikamente)
J
In Verbindung mit einer Störung der Aufmerksamkeit und des Bewusstseins, die durch einen fluktuierenden Verlauf gekennzeichnet ist
J
SUBSTANZINTOXIKATIONSDELIR; SUBSTANZENTZUGSDELIR; MEDIKAMENTENINDUZIERTES DELIR (3.16.1)
N
Halluzinationen dominieren das klinische Bild und sind hinreichend schwer, um klinische Beachtung zu rechtfertigen
J
SUBSTANZ-/MEDIKAMENTENINDUZIERTE PSYCHOTISCHE STÖRUNG
N
SUBSTANZ-INTOXIKATION; SUBSTANZENTZUG; ANDERE UNGÜNSTIGE WIRKUNGEN EINER MEDIKATION
N
Aufgrund der direkten physiologischen Wirkungen eines allgemeinen medizinischen Krankheitsfaktors
J
In Verbindung mit einer Störung der Aufmerksamkeit und des Bewusstseins, die durch einen fluktuierenden Verlauf gekennzeichnet ist
J
DELIR AUFGRUND EINES ANDEREN MEDIZINISCHEN KRANKHEITSFAKTORS (3.16.1)
N
In Verbindung mit dem Nachweis einer Abnahme in einem oder mehreren der folgenden kognitiven Bereiche: komplexe Aufmerksamkeit, exekutive Funktionen, Lernvermögen und Gedächtnis, Sprache, perzeptiv-motorische oder soziale Kognition
J
SCHWERE oder LEICHTE NEUROKOGNITIVE STÖRUNG (NCD) AUFGRUND EINES ANDEREN MEDIZINISCHEN KRANKHEITSFAKTORS (3.16.2), MIT VERHALTENSSTÖRUNG
N
PSYCHOTISCHE STÖRUNG AUFGRUND EINES MEDIZINISCHEN KRANKHEITSFAKTORS
N
Halluzinatorische Erfahrungen mit vorhandener Einsicht, nicht verbunden mit anderen psychotischen Symptomen. Sie treten gewöhnlich in mehreren sensorischen Modalitäten auf, Inhalt fantastisch oder kindlich („Pseudohalluzinationen")
J
KONVERSIONSSTÖRUNG (3.9.3)
N

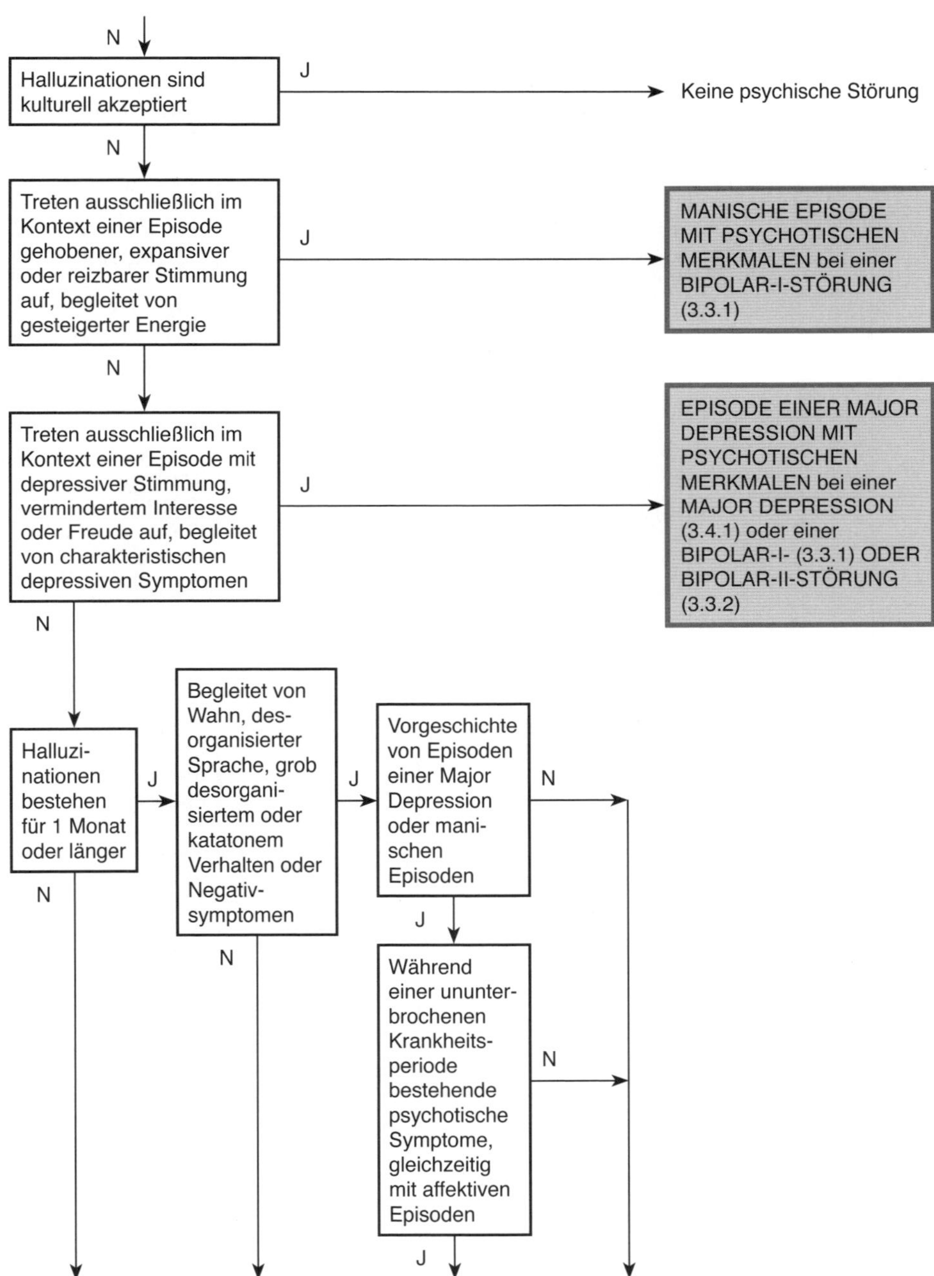
N
Halluzinationen sind kulturell akzeptiert
J
Keine psychische Störung
N
Treten ausschließlich im Kontext einer Episode gehobener, expansiver oder reizbarer Stimmung auf, begleitet von gesteigerter Energie
J
MANISCHE EPISODE MIT PSYCHOTISCHEN MERKMALEN bei einer BIPOLAR-I-STÖRUNG (3.3.1)
N
Treten ausschließlich im Kontext einer Episode mit depressiver Stimmung, vermindertem Interesse oder Freude auf, begleitet von charakteristischen depressiven Symptomen
J
EPISODE EINER MAJOR DEPRESSION MIT PSYCHOTISCHEN MERKMALEN bei einer MAJOR DEPRESSION (3.4.1) oder einer BIPOLAR-I- (3.3.1) ODER BIPOLAR-II-STÖRUNG (3.3.2)
N
Halluzinationen bestehen für 1 Monat oder länger
J
N
Begleitet von Wahn, desorganisierter Sprache, grob desorganisiertem oder katatonem Verhalten oder Negativsymptomen
J
N
Vorgeschichte von Episoden einer Major Depression oder manischen Episoden
N
J
Während einer ununterbrochenen Krankheitsperiode bestehende psychotische Symptome, gleichzeitig mit affektiven Episoden
N
J

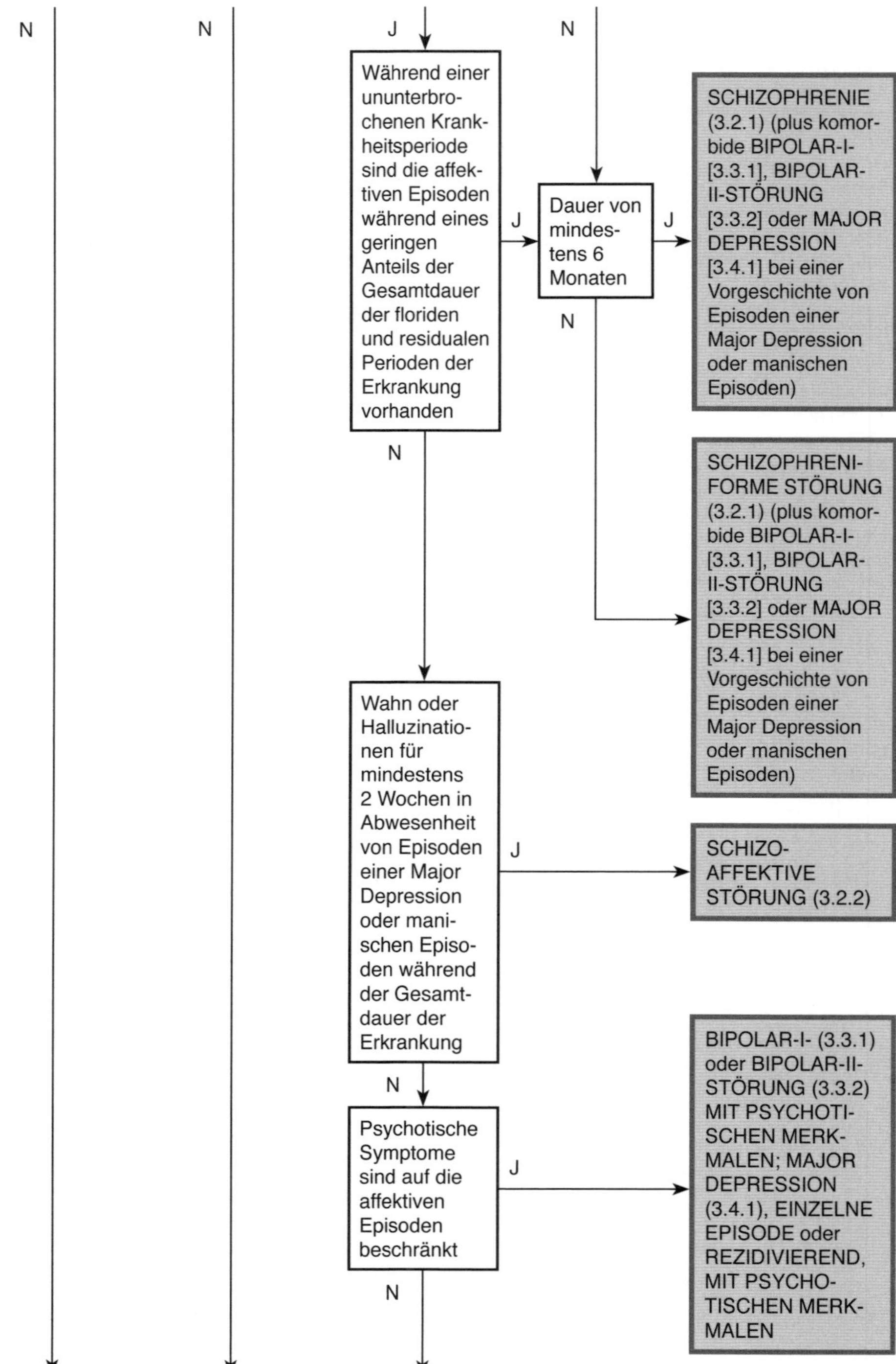
N
N
J
N
Während einer ununterbrochenen Krankheitsperiode sind die affektiven Episoden während eines geringen Anteils der Gesamtdauer der floriden und residualen Perioden der Erkrankung vorhanden
J
Dauer von mindestens 6 Monaten
J
SCHIZOPHRENIE (3.2.1) (plus komorbide BIPOLAR-I- [3.3.1], BIPOLAR-II-STÖRUNG [3.3.2] oder MAJOR DEPRESSION [3.4.1] bei einer Vorgeschichte von Episoden einer Major Depression oder manischen Episoden)
N
N
SCHIZOPHRENIFORME STÖRUNG (3.2.1) (plus komorbide BIPOLAR-I- [3.3.1], BIPOLAR-II-STÖRUNG [3.3.2] oder MAJOR DEPRESSION [3.4.1] bei einer Vorgeschichte von Episoden einer Major Depression oder manischen Episoden)
Wahn oder Halluzinationen für mindestens 2 Wochen in Abwesenheit von Episoden einer Major Depression oder manischen Episoden während der Gesamtdauer der Erkrankung
J
SCHIZO-AFFEKTIVE STÖRUNG (3.2.2)
N
Psychotische Symptome sind auf die affektiven Episoden beschränkt
J
BIPOLAR-I- (3.3.1) oder BIPOLAR-II-STÖRUNG (3.3.2) MIT PSYCHOTISCHEN MERKMALEN; MAJOR DEPRESSION (3.4.1), EINZELNE EPISODE oder REZIDIVIEREND, MIT PSYCHOTISCHEN MERKMALEN
N

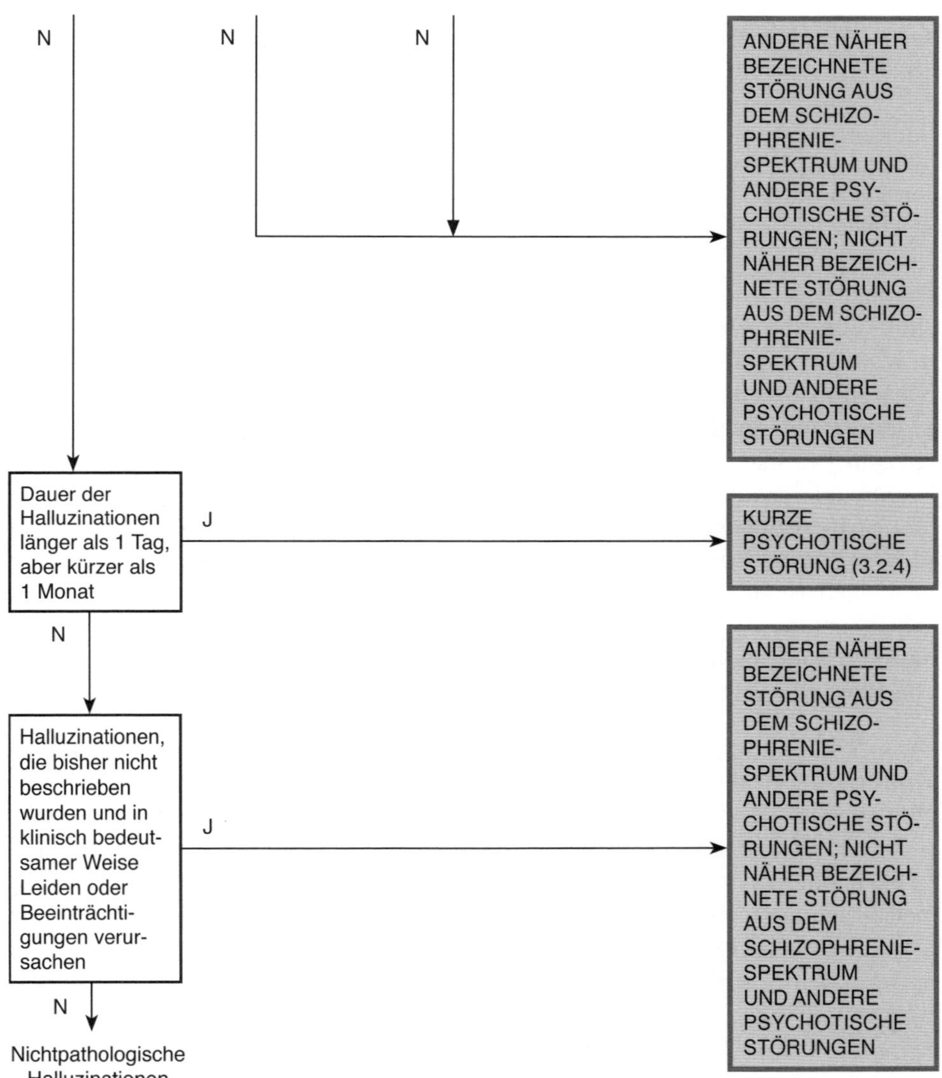
N
N
N
ANDERE NÄHER BEZEICHNETE STÖRUNG AUS DEM SCHIZO-PHRENIE-SPEKTRUM UND ANDERE PSY-CHOTISCHE STÖ-RUNGEN; NICHT NÄHER BEZEICH-NETE STÖRUNG AUS DEM SCHIZO-PHRENIE-SPEKTRUM UND ANDERE PSYCHOTISCHE STÖRUNGEN
Dauer der Halluzinationen länger als 1 Tag, aber kürzer als 1 Monat
J
KURZE PSYCHOTISCHE STÖRUNG (3.2.4)
N
Halluzinationen, die bisher nicht beschrieben wurden und in klinisch bedeut-samer Weise Leiden oder Beeinträchti-gungen verur-sachen
J
ANDERE NÄHER BEZEICHNETE STÖRUNG AUS DEM SCHIZO-PHRENIE-SPEKTRUM UND ANDERE PSY-CHOTISCHE STÖ-RUNGEN; NICHT NÄHER BEZEICH-NETE STÖRUNG AUS DEM SCHIZOPHRENIE-SPEKTRUM UND ANDERE PSYCHOTISCHE STÖRUNGEN
N
Nichtpathologische Halluzinationen

2.7 Entscheidungsbaum für katatone Symptome

Übersetzung:
Anna de Matos Marques
Tania Lincoln
Stephanie Mehl

Die hier beschriebenen katatonen Symptome umfassen Stupor (d. h. keine psychomotorische Aktivität, keine aktive Interaktion mit der Umwelt), Katalepsie (d. h. passive Aufrechterhaltung einer bestimmten Körperhaltung entgegen der Schwerkraft), wächserne Flexibilität (d. h. leichter, gleichförmiger Widerstand gegen Veränderungen der Position durch den Untersucher), Mutismus (d. h. keine oder nur wenige verbale Reaktionen), Negativismus (d. h. Wehren gegen oder Nichtreagieren auf Instruktionen oder externe Stimuli), Verharren (d. h. spontane und aktive Beibehaltung einer Position gegen die Schwerkraft), Manierismen (d. h. seltsame, umständliche Karikaturen normaler Bewegungen), Stereotypien (d. h. wiederholte, abnorme, häufige, nicht zielgerichtete Bewegungen), Agitation (nicht beeinflusst durch externe Stimuli), Grimassieren, Echolalie (d. h. Nachahmen von Sprachäußerungen anderer Personen) und Echopraxie (d. h. Nachahmen von Bewegungen anderer Personen).

Zunächst besteht ein erster Schritt darin, zu bestimmen, ob ein katatones „Syndrom" vorliegt. Dies kann schwierig sein, da viele der Symptome anderen Symptomen ähneln, die für andere DSM-5-Störungen charakteristisch sind (beispielsweise kann katatone Erregung der psychomotorischen Agitiertheit einer manischen Episode oder einer Major Depression ähneln, katatoner Stupor kann einer extremen psychomotorischen Verlangsamung im Kontext einer Episode einer Major Depression oder im Kontext eines Delirs ähneln, katatoner Mutismus kann den Symptomen Sprachverarmung und Avolition der Schizophrenie ähneln). Die Beurteilung dieser Unterschiede basiert teilweise auf dem Kontext, in dem die Symptome auftreten (d. h. das Auftreten multipler katatoner Symptome vs. das Auftreten charakteristischer Symptome anderer Störungen) und auf deren Erscheinungsbild (d. h. Personen mit katatonen Symptomen erscheinen gleichgültig gegenüber ihrer Umgebung, obwohl sie später genau über Dinge, die um sie herum passiert sind, berichten können).

Wenn katatone Symptome vorliegen, diese aber nicht die Kriterien für das Vorliegen eines katatonen Syndroms erfüllen, ist zunächst zu erwägen, ob die Symptome substanz- oder medikamenteninduziert sind. Wenn die Symptome aufgrund einer direkten physiologischen Wirkung eines Substanzkonsums aufgetreten sind, z. B. durch Phencyclidinintoxikation, ist die Diagnose einer Substanzintoxikation oder von Symptomen eines Substanzentzugs am passendsten. Wenn die katatonieähnlichen Symptome auf die Einnahme neuroleptischer Medikamente zurückführbar sind, passt die Diagnose einer neuroleptikainduzierten Bewegungsstörung am besten (Malignes Neuroleptisches Syndrom, Neuroleptikainduzierte Dystonie, Neuroleptikainduziertes Parkinson-Syndrom).

Sobald das Vorliegen eines katatonen Syndroms festgestellt wurde, besteht der nächste Schritt darin, seine Ursache zu bestimmen. Das Auftreten eines katatonen Syndroms kann auf den direkten physiologischen Effekt einer neurologischen oder anderen medizinischen Erkrankung zurückzuführen sein (in diesem Fall wird Katatonie aufgrund eines Anderen Medizinischen Krankheitsfaktors diagnostiziert), es kann eine Manifestation einer manischen Episode oder einer Episode einer Major Depression sein (in diesem Fall wird Katatonie in Verbindung mit einer Bipolar-I-Störung, einer Bipolar-II-Störung oder einer Major Depression diagnostiziert) oder das Syndrom kann im Kontext anderer psychotischer Symptome wie Wahn, Halluzinationen oder desorganisierter Sprache auftreten (in diesem Fall wird Katatonie in Verbindung mit [der entsprechenden psychotischen Störung] diagnostiziert).

Wenn klinisch bedeutsame katatone Symptome nachweisbar sind, diese nicht durch eine der bisher beschriebenen Entscheidungsmöglichkeiten abgedeckt wurden und einen Hinweis auf eine bei der Person vorliegende psychologische oder biologische Funktionsstörung liefern (und somit die Kriterien für eine psychische Störung erfüllen), wird die Restkategorie Nicht Näher Bezeichnete Katatonie verwendet. In allen anderen Fällen werden die motorischen Symptome als Teil der normalen Veränderungen der psychomotorischen Aktivität oder des Verhaltens gewertet und nicht als Hinweise auf eine psychische Störung.

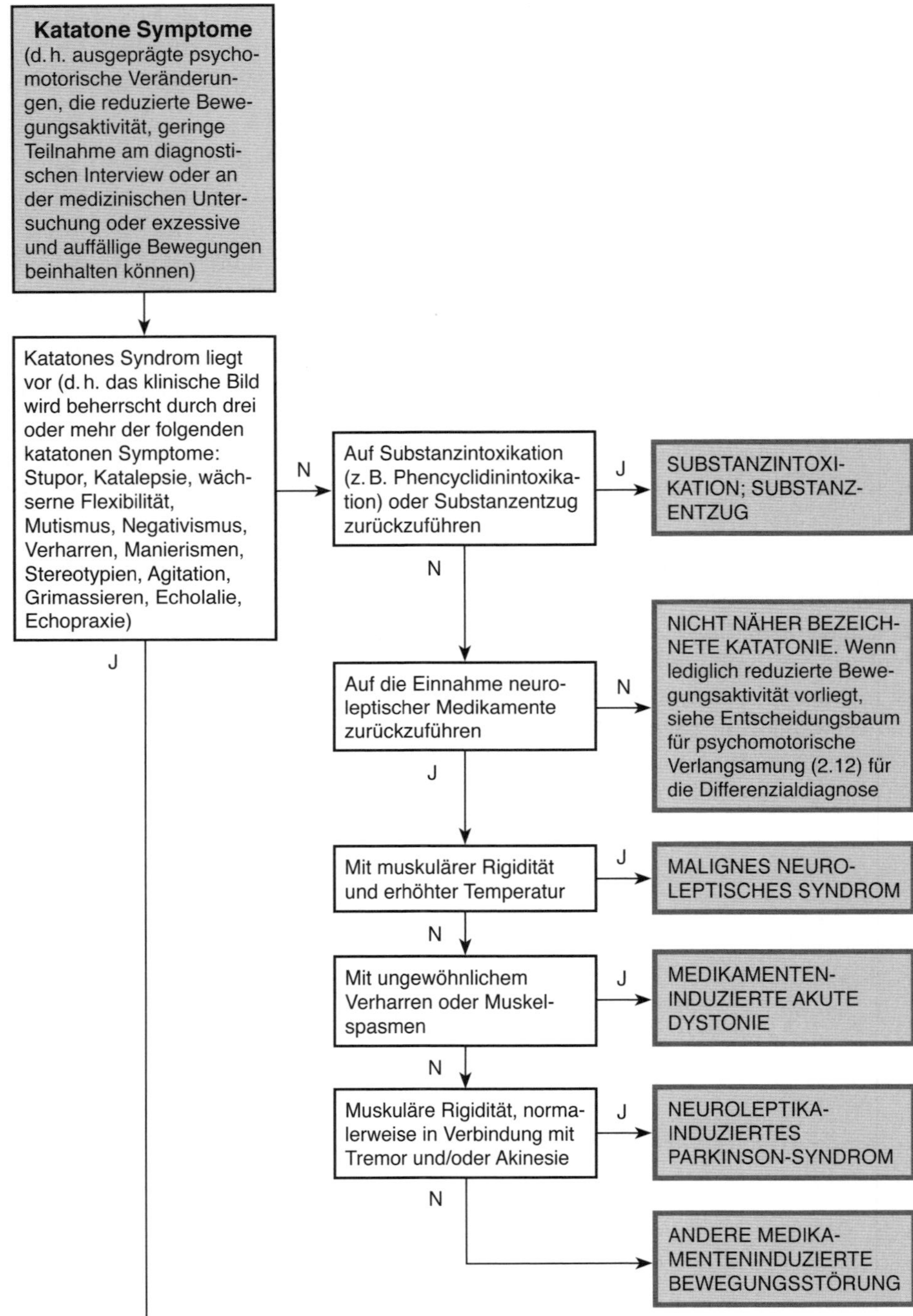
Katatone Symptome
(d. h. ausgeprägte psychomotorische Veränderungen, die reduzierte Bewegungsaktivität, geringe Teilnahme am diagnostischen Interview oder an der medizinischen Untersuchung oder exzessive und auffällige Bewegungen beinhalten können)
Katatones Syndrom liegt vor (d. h. das klinische Bild wird beherrscht durch drei oder mehr der folgenden katatonen Symptome: Stupor, Katalepsie, wächserne Flexibilität, Mutismus, Negativismus, Verharren, Manierismen, Stereotypien, Agitation, Grimassieren, Echolalie, Echopraxie)
N
Auf Substanzintoxikation (z. B. Phencyclidinintoxikation) oder Substanzentzug zurückzuführen
J
SUBSTANZINTOXIKATION; SUBSTANZENTZUG
N
Auf die Einnahme neuroleptischer Medikamente zurückzuführen
N
NICHT NÄHER BEZEICHNETE KATATONIE. Wenn lediglich reduzierte Bewegungsaktivität vorliegt, siehe Entscheidungsbaum für psychomotorische Verlangsamung (2.12) für die Differenzialdiagnose
J
Mit muskulärer Rigidität und erhöhter Temperatur
J
MALIGNES NEUROLEPTISCHES SYNDROM
N
Mit ungewöhnlichem Verharren oder Muskelspasmen
J
MEDIKAMENTENINDUZIERTE AKUTE DYSTONIE
N
Muskuläre Rigidität, normalerweise in Verbindung mit Tremor und/oder Akinesie
J
NEUROLEPTIKAINDUZIERTES PARKINSON-SYNDROM
N
ANDERE MEDIKAMENTENINDUZIERTE BEWEGUNGSSTÖRUNG
J

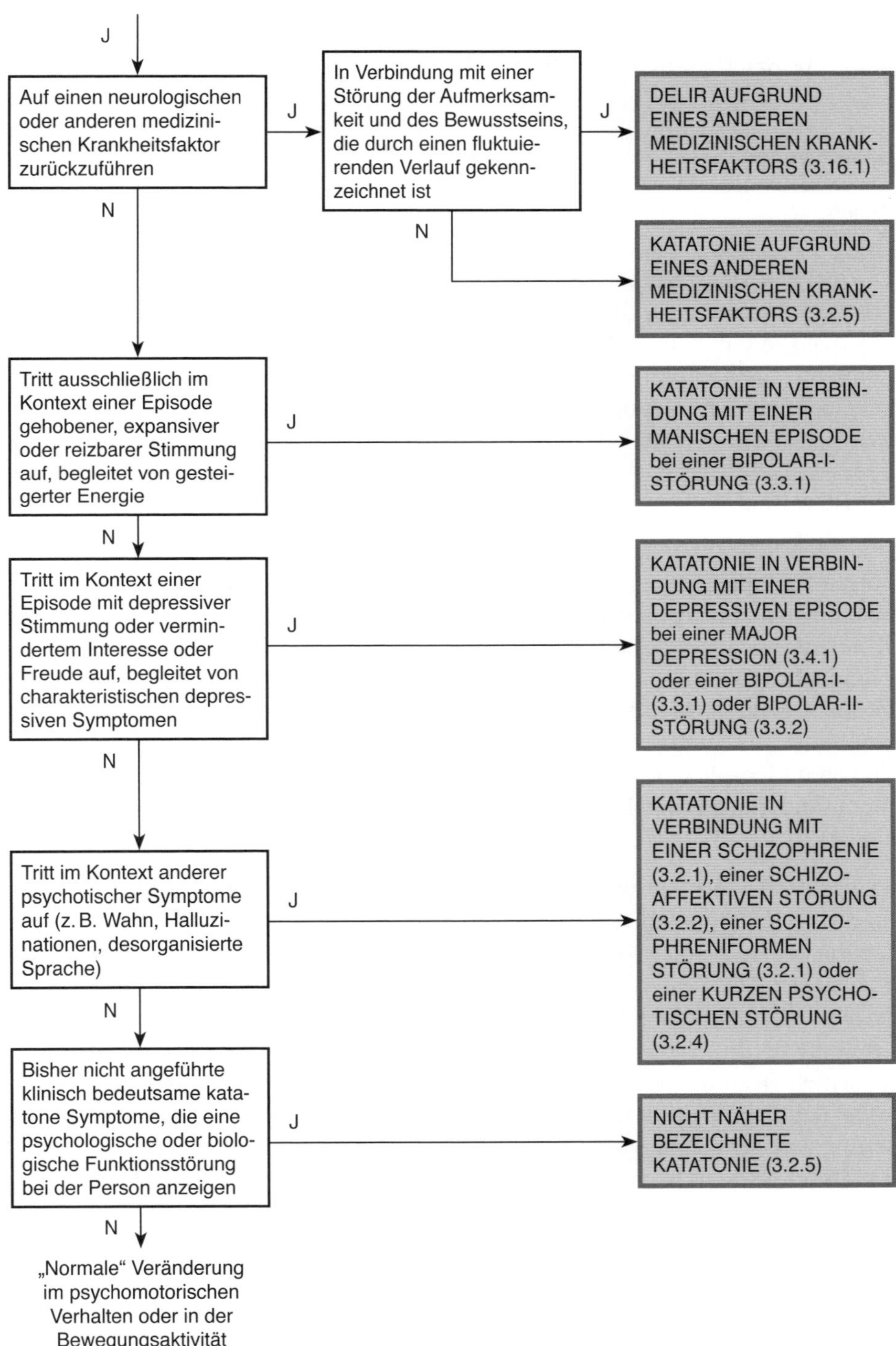
J
Auf einen neurologischen oder anderen medizinischen Krankheitsfaktor zurückzuführen
J
In Verbindung mit einer Störung der Aufmerksamkeit und des Bewusstseins, die durch einen fluktuierenden Verlauf gekennzeichnet ist
J
DELIR AUFGRUND EINES ANDEREN MEDIZINISCHEN KRANKHEITSFAKTORS (3.16.1)
N
KATATONIE AUFGRUND EINES ANDEREN MEDIZINISCHEN KRANKHEITSFAKTORS (3.2.5)
N
Tritt ausschließlich im Kontext einer Episode gehobener, expansiver oder reizbarer Stimmung auf, begleitet von gesteigerter Energie
J
KATATONIE IN VERBINDUNG MIT EINER MANISCHEN EPISODE bei einer BIPOLAR-I-STÖRUNG (3.3.1)
N
Tritt im Kontext einer Episode mit depressiver Stimmung oder vermindertem Interesse oder Freude auf, begleitet von charakteristischen depressiven Symptomen
J
KATATONIE IN VERBINDUNG MIT EINER DEPRESSIVEN EPISODE bei einer MAJOR DEPRESSION (3.4.1) oder einer BIPOLAR-I- (3.3.1) oder BIPOLAR-II-STÖRUNG (3.3.2)
N
Tritt im Kontext anderer psychotischer Symptome auf (z. B. Wahn, Halluzinationen, desorganisierte Sprache)
J
KATATONIE IN VERBINDUNG MIT EINER SCHIZOPHRENIE (3.2.1), einer SCHIZOAFFEKTIVEN STÖRUNG (3.2.2), einer SCHIZOPHRENIFORMEN STÖRUNG (3.2.1) oder einer KURZEN PSYCHOTISCHEN STÖRUNG (3.2.4)
N
Bisher nicht angeführte klinisch bedeutsame katatone Symptome, die eine psychologische oder biologische Funktionsstörung bei der Person anzeigen
J
NICHT NÄHER BEZEICHNETE KATATONIE (3.2.5)
N
„Normale“ Veränderung im psychomotorischen Verhalten oder in der Bewegungsaktivität

2.8 Entscheidungsbaum für gehobene oder expansive Stimmung

Übersetzung:
Christine Kühner
Annett Welz

Die meisten Menschen haben zumindest gelegentlich Phasen gehobener oder expansiver Stimmung in ihrem Leben, üblicherweise als Reaktion auf besonders positive Ereignisse und Erfahrungen, z. B. wenn sie sich verlieben, ein Kind bekommen, einen erfolgreichen Schulabschluss oder einen begehrten Job erhalten, bei einer Sportveranstaltung siegen oder beim Glücksspiel gewinnen. Diese Stimmungszustände werden erst dann zu einem Problem, wenn sie *abnorm* gehoben oder expansiv sind und unabhängig von Kontextfaktoren auftreten, wobei sich der Betroffene ohne ersichtlichen Grund anhaltend euphorisch fühlt.

Im ersten Schritt bei der Differenzialdiagnostik ist sicherzustellen, dass der abnorme Stimmungszustand nicht durch einen Substanz-/Medikamentenkonsum oder einen medizinischen Krankheitsfaktor verursacht wird. Der erste Schritt des Klinikers, vor allem bei spätem Beginn der Symptome, sollte darin bestehen, eine gründliche medizinische Untersuchung durchzuführen und zu beurteilen, ob die Person irgendein Medikament (oder eine Substanz mit Missbrauchspotenzial) einnimmt, das Stimmungsänderungen als Nebenwirkung hervorrufen kann. Bei jüngeren Menschen besteht immer eine hohe Wahrscheinlichkeit, dass die Stimmungsänderungen durch Substanzintoxikation oder Substanzentzug verursacht sind.

Im nächsten Schritt ist zu bestimmen, ob die gehobene Stimmung Teil einer manischen oder hypomanen Episode ist. Diese Episoden werden im DSM-5 nicht separat codiert, sondern bilden die Bausteine für die bipolaren Störungen. Es ist zu beachten, dass die Symptomkriterien manischer und hypomaner Episoden im Wesentlichen dieselben sind. Die Unterscheidung beruht auf der klinischen Beurteilung bezüglich des Schweregrades und der durch die affektive Störung verursachten Beeinträchtigung. Per Definition verursacht eine hypomane Episode keine deutliche Beeinträchtigung und Leiden und kann sogar mit einer Verbesserung der sozialen und beruflichen Leistungsfähigkeit einhergehen. Die bipolaren Störungen sind Kombinationen manischer und hypomaner Episoden mit Episoden einer Major Depression. Die Bipolar-I-Störung besteht aus einer oder mehreren manischen Episoden und (gegebenenfalls) einer oder mehreren Episoden einer Major Depression. Der Begriff *bipolar* wird auch dann verwendet, wenn die betroffene Person bislang nur unipolare manische Episoden (ohne depressive Episoden) erlebt hatte, da die große Mehrzahl dieser Patienten irgendwann auch Episoden einer Major Depression entwickeln wird. Zudem sind bei ihnen Verlauf, familiäre Belastung und Behandlungsaspekte vergleichbar mit denen von Patienten, bei denen sowohl manische Episoden als auch Episoden einer Major Depression vorliegen. Die Bipolar-II-Störung besteht aus einer oder mehreren Episoden einer Major Depression mit zwischenzeitlich auftretenden hypomanen Episoden.

Bei Personen mit einer Vorgeschichte von Wahnvorstellungen oder Halluzinationen ist sicherzustellen, dass die Bipolar-I- oder Bipolar-II-Störung mit Psychotischen Merkmalen von psychotischen Störungen wie Schizophrenie, Wahnhafter Störung oder Schizoaffektiver Störung unterschieden wird. Wenn psychotische Symptome ausschließlich während manischer Episoden oder Episoden einer Major Depression vorhanden sind, dann wird die Diagnose einer Bipolar-I- oder Bipolar-II-Störung mit Psychotischen Merkmalen vergeben. Wenn jedoch klinisch bedeutsame Wahnvorstellungen oder Halluzinationen vorhanden sind, die über die Dauer der Stimmungsepisoden hinausgehen, dann muss aufgrund dieser psychotischen Symptome die Diagnose einer psychotischen Störung, die nicht mit der Stimmung in Beziehung steht, vergeben werden. In diesen Fällen sollte für die Differenzialdiagnose der Entscheidungsbaum für Wahn (2.5) oder für Halluzinationen (2.6) herangezogen werden.

Die Zyklothyme Störung ist eine relativ seltene Störung aus dem bipolaren Spektrum. Sie ist charakterisiert durch einen Wechsel zwischen Perioden von Hypomanie und Depression, die weniger ausgeprägt sind als bei einer manischen oder hypomanen Episode oder einer Episode einer Major Depression. Da bei den meisten Menschen beim Glücksspielen häufig zeitweilige Perioden von gehobener und expansiver Stimmung vorkommen (zumindest wenn sie gewinnen), ist es abschließend wichtig, diese Symptome *nicht* als Anzeichen für eine Manie zu diagnostizieren, wenn sie ausschließlich während des Glücksspielens auftreten. Da jedoch bei manchen Personen (oft leichtsinniges) Glücksspielen während einer manischen Episode auftreten kann, schließt die Kombination von Glücksspielen und euphorischer Stimmung die Diagnose einer bipolaren Störung nicht notwendigerweise aus.

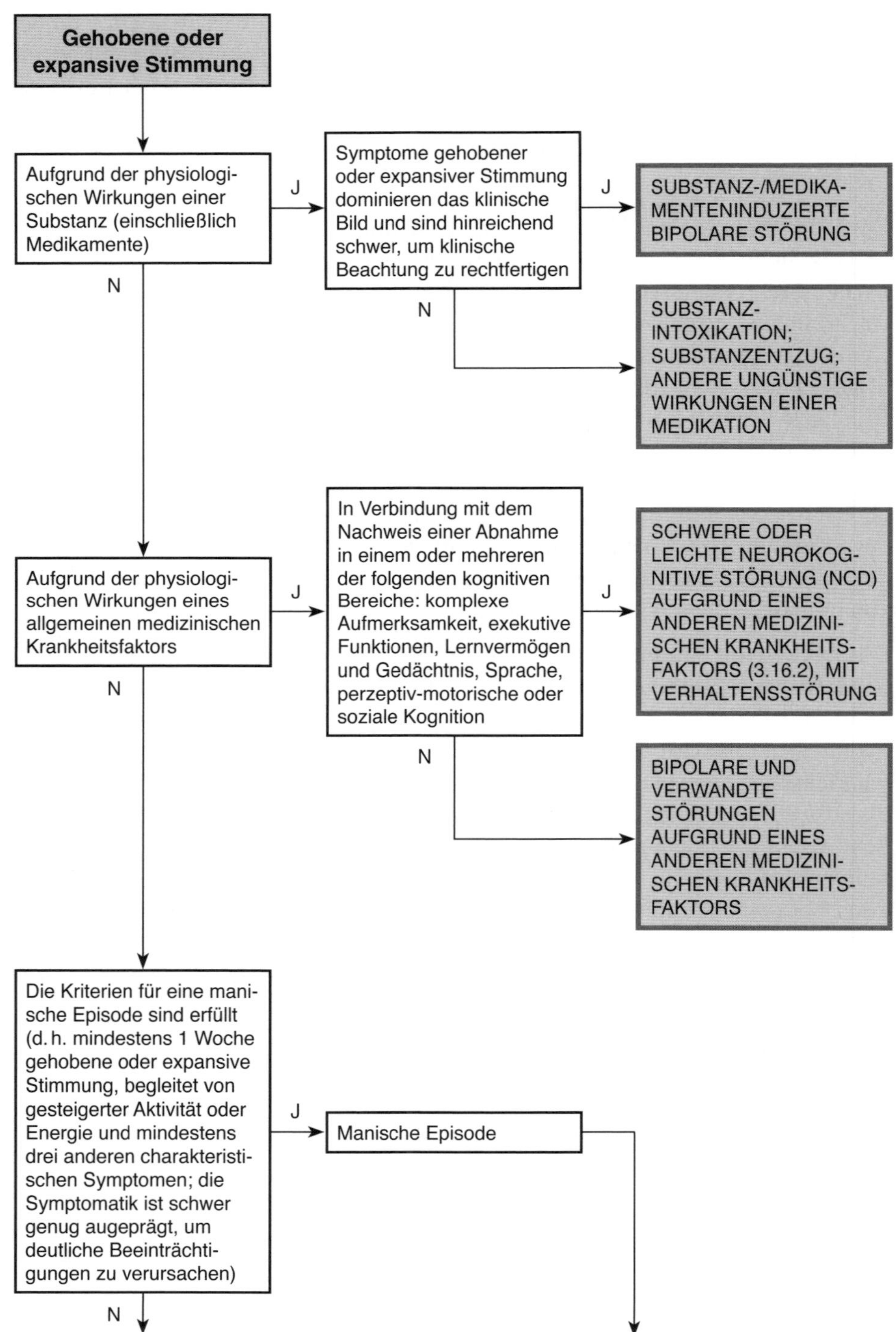
Gehobene oder expansive Stimmung
Aufgrund der physiologischen Wirkungen einer Substanz (einschließlich Medikamente)
J
Symptome gehobener oder expansiver Stimmung dominieren das klinische Bild und sind hinreichend schwer, um klinische Beachtung zu rechtfertigen
J
SUBSTANZ-/MEDIKAMENTENINDUZIERTE BIPOLARE STÖRUNG
N
SUBSTANZINTOXIKATION; SUBSTANZENTZUG; ANDERE UNGÜNSTIGE WIRKUNGEN EINER MEDIKATION
N
Aufgrund der physiologischen Wirkungen eines allgemeinen medizinischen Krankheitsfaktors
J
In Verbindung mit dem Nachweis einer Abnahme in einem oder mehreren der folgenden kognitiven Bereiche: komplexe Aufmerksamkeit, exekutive Funktionen, Lernvermögen und Gedächtnis, Sprache, perzeptiv-motorische oder soziale Kognition
J
SCHWERE ODER LEICHTE NEUROKOGNITIVE STÖRUNG (NCD) AUFGRUND EINES ANDEREN MEDIZINISCHEN KRANKHEITSFAKTORS (3.16.2), MIT VERHALTENSSTÖRUNG
N
BIPOLARE UND VERWANDTE STÖRUNGEN AUFGRUND EINES ANDEREN MEDIZINISCHEN KRANKHEITSFAKTORS
N
Die Kriterien für eine manische Episode sind erfüllt (d. h. mindestens 1 Woche gehobene oder expansive Stimmung, begleitet von gesteigerter Aktivität oder Energie und mindestens drei anderen charakteristischen Symptomen; die Symptomatik ist schwer genug augeprägt, um deutliche Beeinträchtigungen zu verursachen)
J
Manische Episode
N

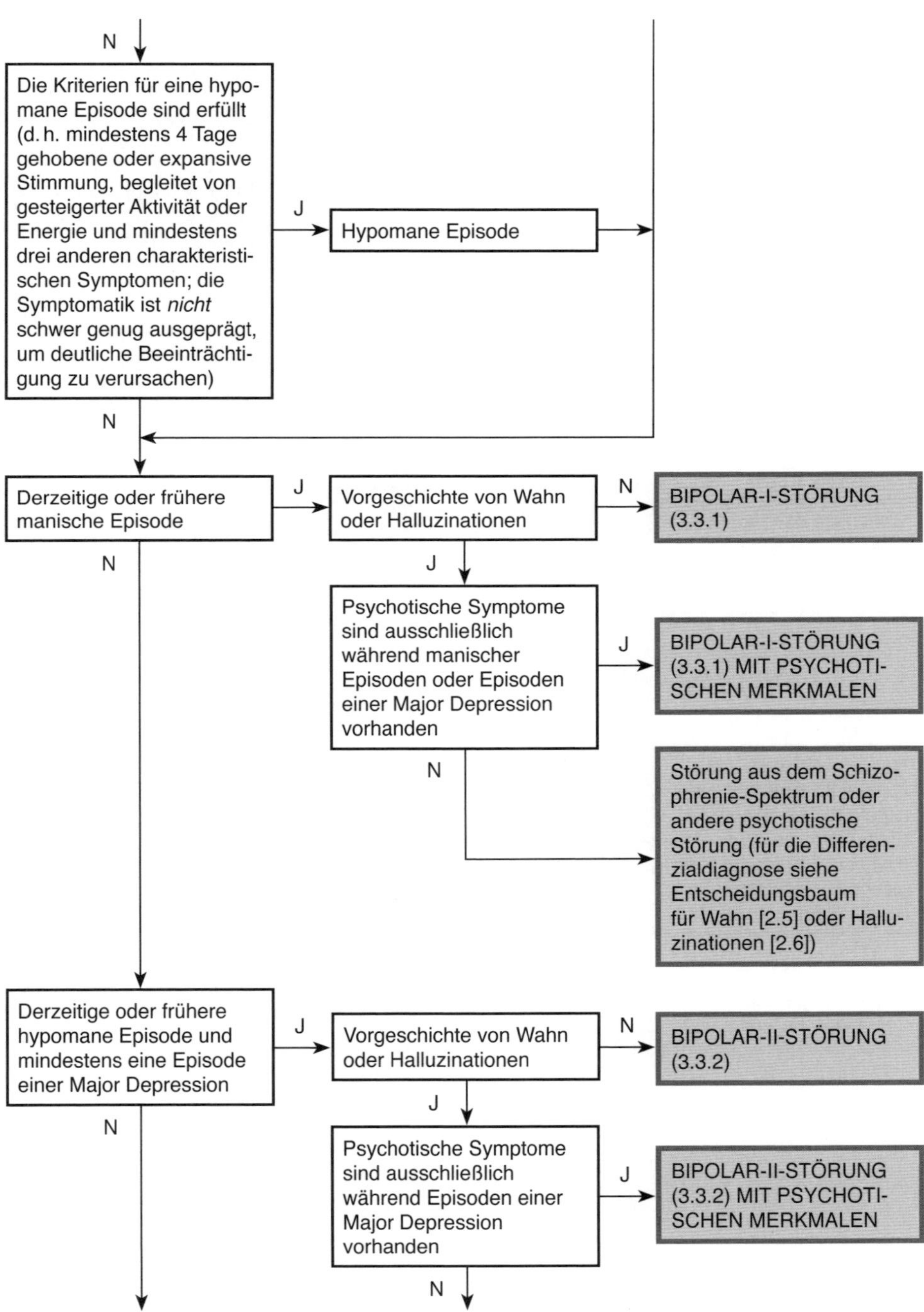
N
Die Kriterien für eine hypomane Episode sind erfüllt (d. h. mindestens 4 Tage gehobene oder expansive Stimmung, begleitet von gesteigerter Aktivität oder Energie und mindestens drei anderen charakteristischen Symptomen; die Symptomatik ist *nicht* schwer genug ausgeprägt, um deutliche Beeinträchtigung zu verursachen)
J
Hypomane Episode
N
Derzeitige oder frühere manische Episode
J
Vorgeschichte von Wahn oder Halluzinationen
N
BIPOLAR-I-STÖRUNG (3.3.1)
N
J
Psychotische Symptome sind ausschließlich während manischer Episoden oder Episoden einer Major Depression vorhanden
J
BIPOLAR-I-STÖRUNG (3.3.1) MIT PSYCHOTISCHEN MERKMALEN
N
Störung aus dem Schizophrenie-Spektrum oder andere psychotische Störung (für die Differenzialdiagnose siehe Entscheidungsbaum für Wahn [2.5] oder Halluzinationen [2.6])
Derzeitige oder frühere hypomane Episode und mindestens eine Episode einer Major Depression
J
Vorgeschichte von Wahn oder Halluzinationen
N
BIPOLAR-II-STÖRUNG (3.3.2)
N
J
Psychotische Symptome sind ausschließlich während Episoden einer Major Depression vorhanden
J
BIPOLAR-II-STÖRUNG (3.3.2) MIT PSYCHOTISCHEN MERKMALEN
N

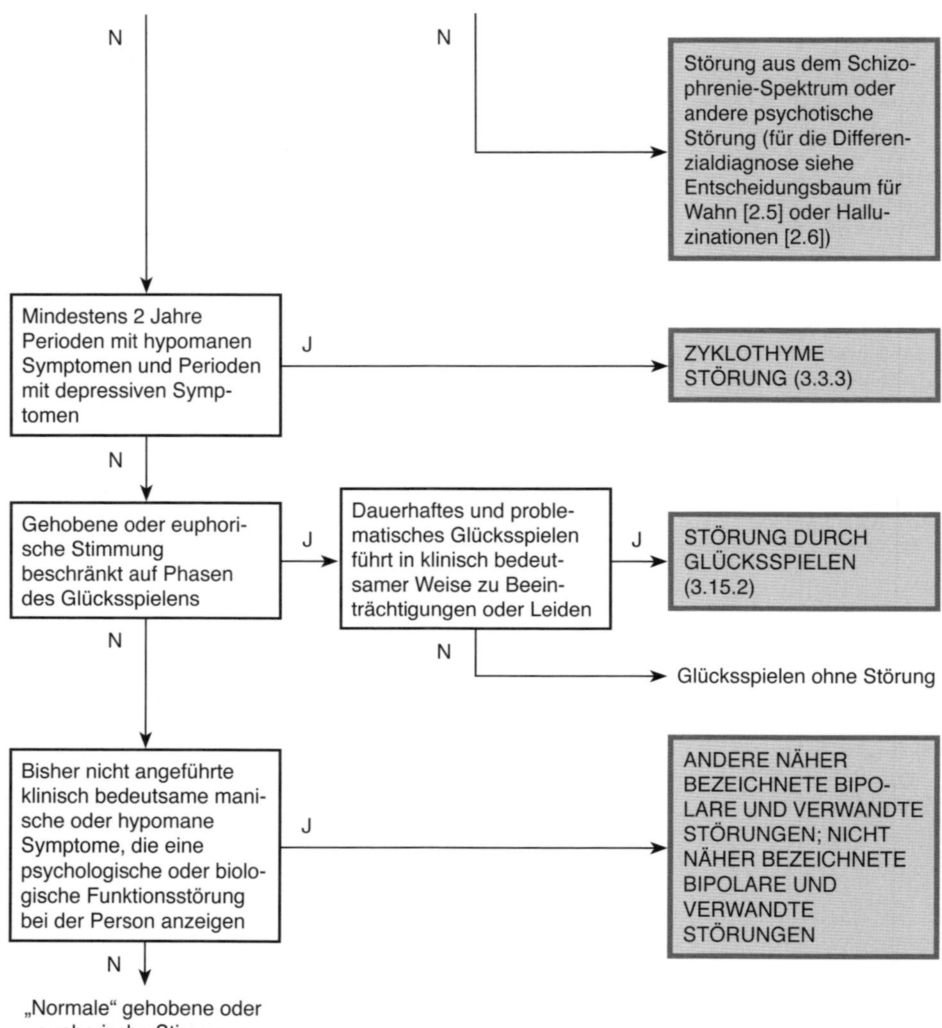
N
N
Störung aus dem Schizophrenie-Spektrum oder andere psychotische Störung (für die Differenzialdiagnose siehe Entscheidungsbaum für Wahn [2.5] oder Halluzinationen [2.6])
Mindestens 2 Jahre Perioden mit hypomanen Symptomen und Perioden mit depressiven Symptomen
J
ZYKLOTHYME STÖRUNG (3.3.3)
N
Gehobene oder euphorische Stimmung beschränkt auf Phasen des Glücksspielens
J
Dauerhaftes und problematisches Glücksspielen führt in klinisch bedeutsamer Weise zu Beeinträchtigungen oder Leiden
J
STÖRUNG DURCH GLÜCKSSPIELEN (3.15.2)
N
N
Glücksspielen ohne Störung
Bisher nicht angeführte klinisch bedeutsame manische oder hypomane Symptome, die eine psychologische oder biologische Funktionsstörung bei der Person anzeigen
J
ANDERE NÄHER BEZEICHNETE BIPOLARE UND VERWANDTE STÖRUNGEN; NICHT NÄHER BEZEICHNETE BIPOLARE UND VERWANDTE STÖRUNGEN
N
„Normale“ gehobene oder euphorische Stimmung

2.9 Entscheidungsbaum für reizbare Stimmung

Übersetzung:
Christine Kühner
Annett Welz

Unter bestimmten Voraussetzungen können alle Menschen mehr oder weniger reizbar sein (z. B. wenn sie nicht genug Schlaf haben, im Verkehrsstau stecken oder unter Termindruck stehen). Der Entscheidungsbaum für reizbare Stimmung soll nicht verwendet werden für solche alltäglichen Erfahrungen reizbarer Stimmung, sondern für Perioden von Reizbarkeit, die entweder so anhaltend oder so schwerwiegend sind, dass sie in klinisch bedeutsamer Weise Leiden oder Beeinträchtigung verursachen.

Im ersten Schritt bei der Differenzialdiagnostik ist sicherzustellen, dass die Reizbarkeit nicht durch einen Substanz-/Medikamentenkonsum oder einen allgemeinen medizinischen Krankheitsfaktor verursacht wird. Der erste Schritt des Klinikers, vor allem bei spätem Beginn der Symptome, sollte darin bestehen, eine gründliche medizinische Untersuchung durchzuführen und zu beurteilen, ob die Person irgendein Medikament (oder eine Substanz mit Missbrauchspotenzial) einnimmt, das Reizbarkeit als Nebenwirkung hervorrufen kann. Bei jüngeren Menschen besteht immer eine hohe Wahrscheinlichkeit, dass die Reizbarkeit durch Substanzintoxikation oder Substanzentzug verursacht ist.

Im nächsten Schritt ist zu bestimmen, ob die reizbare Stimmung Teil einer manischen oder hypomanen Episode ist. Eine manische oder hypomane Episode ist definiert durch eine abgegrenzte Periode von abnorm und anhaltend reizbarer Stimmung, die mit gesteigerter Aktivität oder Energie und mindestens vier anderen charakteristischen Symptomen einhergeht. Es ist zu beachten, dass für die Diagnose einer manischen oder hypomanen Episode in Abwesenheit von gehobener oder expansiver Stimmung vier assoziierte manische oder hypomane Symptome (anstatt der typischen drei) notwendig sind, damit die Episode leichter von einer Episode einer Major Depression mit assoziierter Reizbarkeit differenziert werden kann. Diese Episoden werden im DSM-5 nicht separat codiert, sondern bilden die Bausteine für die bipolaren Störungen. Die Bipolar-I-Störung besteht aus einer oder mehreren manischen Episoden und (gegebenenfalls) einer oder mehreren Episoden einer Major Depression. Die Bipolar-II-Störung besteht aus einer oder mehreren Episoden einer Major Depression mit zwischenzeitlich auftretenden hypomanen Episoden. Bei der Zyklothymen Störung, die durch einen anhaltenden Wechsel zwischen Perioden von Hypomanie und Depression charakterisiert ist, kann reizbare Stimmung in den hypomanen Phasen auftreten.

Reizbarkeit ist ein Merkmal, dass auch häufig mit depressiver Stimmung verbunden ist. In der Tat wurde in der ursprünglichen DSM-III-Definition der Stimmungszustand im Kontext einer *Episode einer Major Depression* als „dysphorische Stimmung" beschrieben, charakterisiert durch Symptome wie sich depressiv, traurig, deprimiert, hoffnungslos, niedergeschlagen *oder reizbar* zu fühlen. Daher wird im nächsten Schritt des Entscheidungsbaums geprüft, ob die reizbare Stimmung im Kontext einer Episode einer Major Depression, einer Persistierenden Depressiven Störung (Dysthymie) oder einer Prämenstruellen Dysphorischen Störung auftritt.

Als Nächstes muss differenziert werden zwischen zwei Störungen mit auffälliger Reizbarkeit, deren Beginn in der Kindheit liegt: die Disruptive Affektregulationsstörung, die charakterisiert ist durch häufig auftretende schwere Wutausbrüche, die in Bezug auf die Situation völlig unangemessen sind, mit anhaltend ärgerlicher oder reizbarer Stimmung zwischen den Ausbrüchen, und die Störung mit Oppositionellem Trotzverhalten, die ebenfalls charakterisiert ist durch ein anhaltendes Muster ärgerlicher oder gereizter Stimmung, begleitet von streitsüchtigem, trotzigem Verhalten und Rachsucht. Wenn die Reizbarkeit grundlegender Teil des charakteristischen Stimmungsrepertoires einer Person ist, kann die Diagnose einer Persönlichkeitsstörung angebracht sein. So weisen auch zwei der DSM-5-Persönlichkeitsstörungen, die Borderline-Persönlichkeitsstörung und die Antisoziale Persönlichkeitsstörung, chronische Reizbarkeit als charakteristisches Merkmal auf.

Schließlich könnte bisher noch nicht eingeordnete klinisch bedeutsame Reizbarkeit die Diagnose einer Anpassungsstörung rechtfertigen, wenn die Reizbarkeit als maladaptive Reaktion auf einen psychosozialen Belastungsfaktor aufgetreten ist. Andernfalls könnte klinisch bedeutsame Reizbarkeit, wenn sie die Kriterien für keine andere psychische Störung erfüllt, jedoch eine psychologische oder biologische Funktionsstörung bei der Person anzeigt, die Vergabe der diagnostischen Kategorie der Anderen Näher Bezeichneten Bipolaren und Verwandten Störungen oder der Nicht Näher Bezeichneten Bipolaren und Verwandten Störungen rechtfertigen.

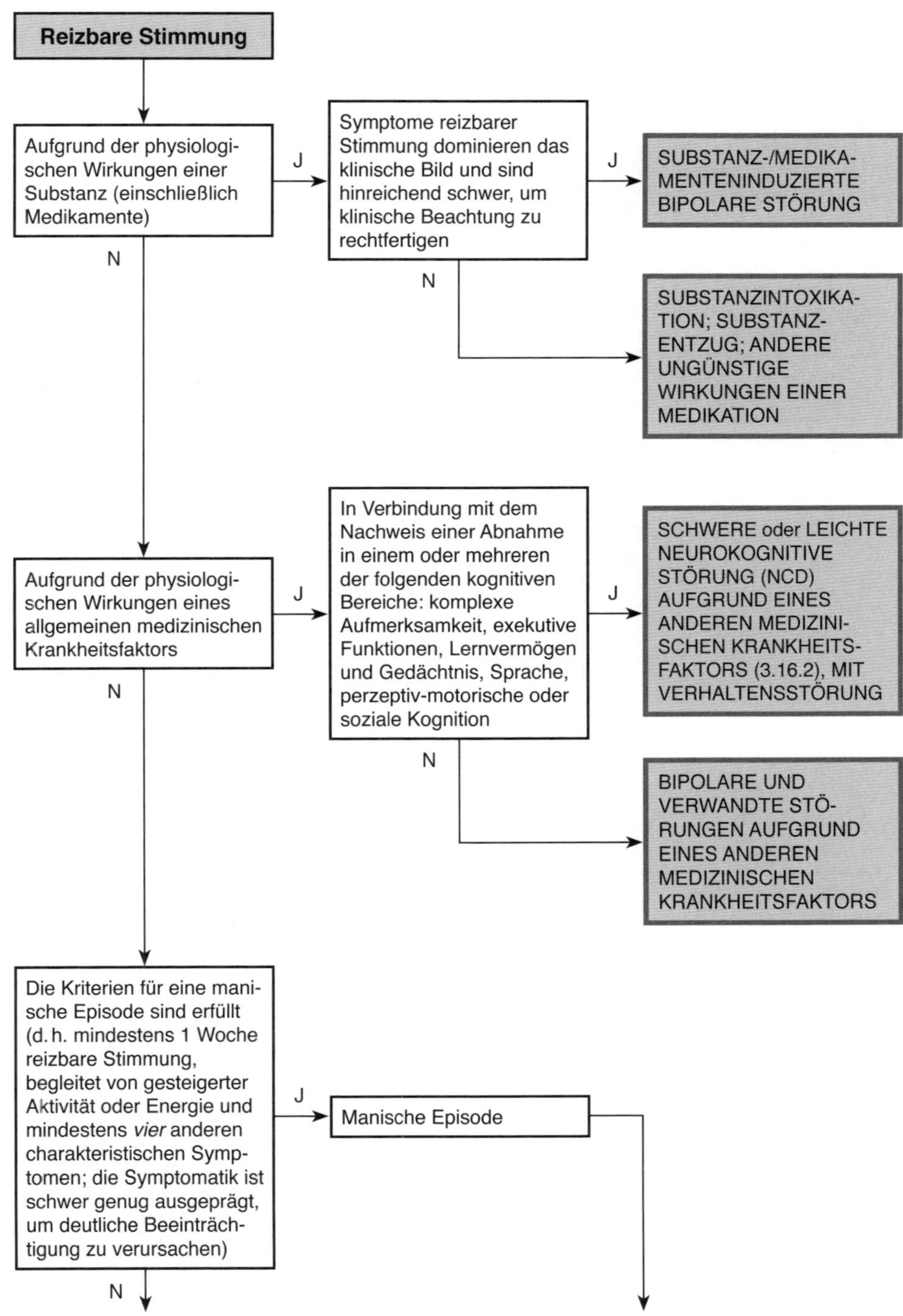
Reizbare Stimmung
Aufgrund der physiologischen Wirkungen einer Substanz (einschließlich Medikamente)
J
N
Symptome reizbarer Stimmung dominieren das klinische Bild und sind hinreichend schwer, um klinische Beachtung zu rechtfertigen
J
N
SUBSTANZ-/MEDIKAMENTENINDUZIERTE BIPOLARE STÖRUNG
SUBSTANZINTOXIKATION; SUBSTANZENTZUG; ANDERE UNGÜNSTIGE WIRKUNGEN EINER MEDIKATION
Aufgrund der physiologischen Wirkungen eines allgemeinen medizinischen Krankheitsfaktors
J
N
In Verbindung mit dem Nachweis einer Abnahme in einem oder mehreren der folgenden kognitiven Bereiche: komplexe Aufmerksamkeit, exekutive Funktionen, Lernvermögen und Gedächtnis, Sprache, perzeptiv-motorische oder soziale Kognition
J
N
SCHWERE oder LEICHTE NEUROKOGNITIVE STÖRUNG (NCD) AUFGRUND EINES ANDEREN MEDIZINISCHEN KRANKHEITSFAKTORS (3.16.2), MIT VERHALTENSSTÖRUNG
BIPOLARE UND VERWANDTE STÖRUNGEN AUFGRUND EINES ANDEREN MEDIZINISCHEN KRANKHEITSFAKTORS
Die Kriterien für eine manische Episode sind erfüllt (d. h. mindestens 1 Woche reizbare Stimmung, begleitet von gesteigerter Aktivität oder Energie und mindestens vier anderen charakteristischen Symptomen; die Symptomatik ist schwer genug ausgeprägt, um deutliche Beeinträchtigung zu verursachen)
J
Manische Episode
N

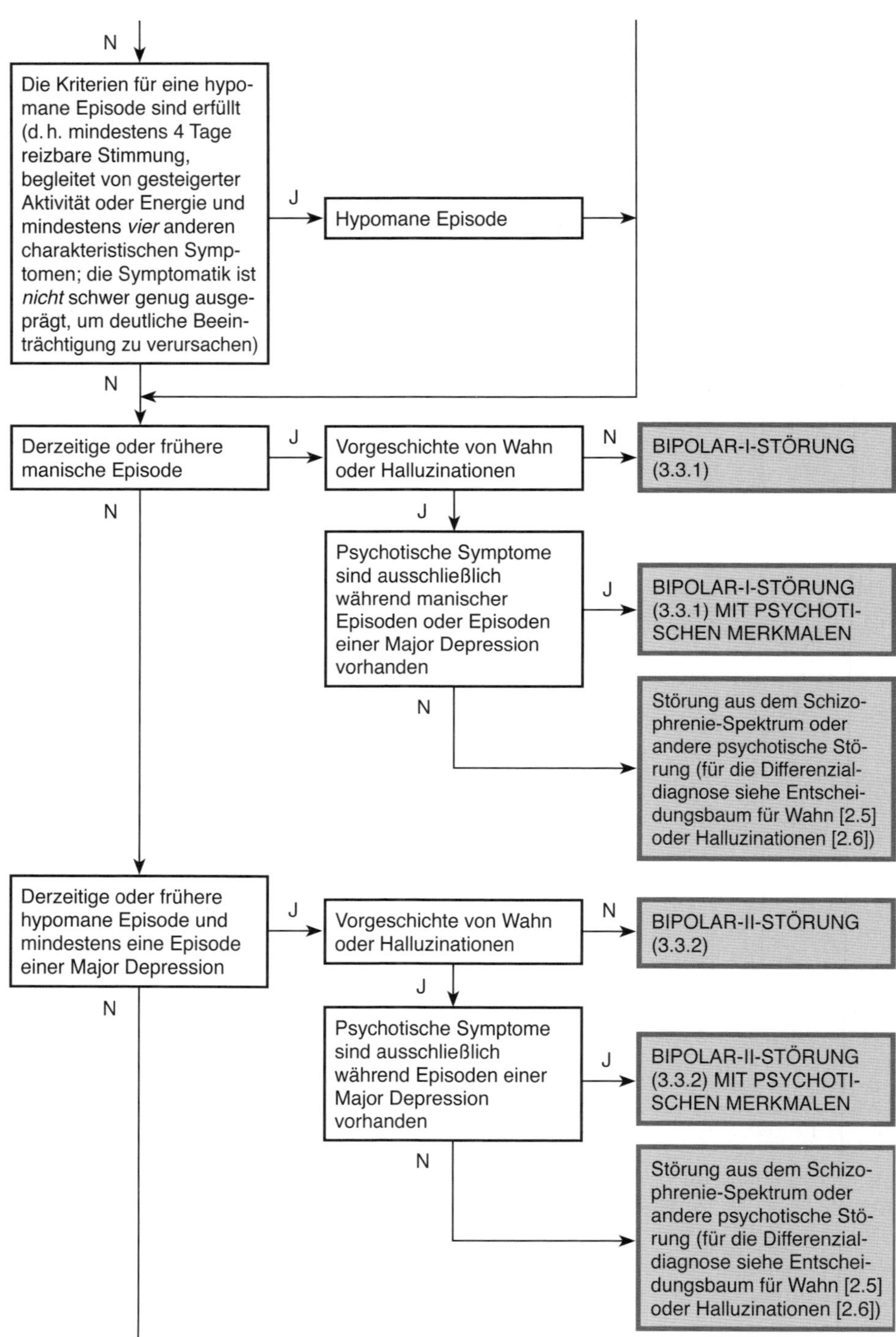
N
Die Kriterien für eine hypomane Episode sind erfüllt (d. h. mindestens 4 Tage reizbare Stimmung, begleitet von gesteigerter Aktivität oder Energie und mindestens *vier* anderen charakteristischen Symptomen; die Symptomatik ist *nicht* schwer genug ausgeprägt, um deutliche Beeinträchtigung zu verursachen)
J
Hypomane Episode
N
Derzeitige oder frühere manische Episode
J
Vorgeschichte von Wahn oder Halluzinationen
N
BIPOLAR-I-STÖRUNG (3.3.1)
J
Psychotische Symptome sind ausschließlich während manischer Episoden oder Episoden einer Major Depression vorhanden
J
BIPOLAR-I-STÖRUNG (3.3.1) MIT PSYCHOTISCHEN MERKMALEN
N
Störung aus dem Schizophrenie-Spektrum oder andere psychotische Störung (für die Differenzialdiagnose siehe Entscheidungsbaum für Wahn [2.5] oder Halluzinationen [2.6])
N
Derzeitige oder frühere hypomane Episode und mindestens eine Episode einer Major Depression
J
Vorgeschichte von Wahn oder Halluzinationen
N
BIPOLAR-II-STÖRUNG (3.3.2)
J
Psychotische Symptome sind ausschließlich während Episoden einer Major Depression vorhanden
J
BIPOLAR-II-STÖRUNG (3.3.2) MIT PSYCHOTISCHEN MERKMALEN
N
Störung aus dem Schizophrenie-Spektrum oder andere psychotische Störung (für die Differenzialdiagnose siehe Entscheidungsbaum für Wahn [2.5] oder Halluzinationen [2.6])
N

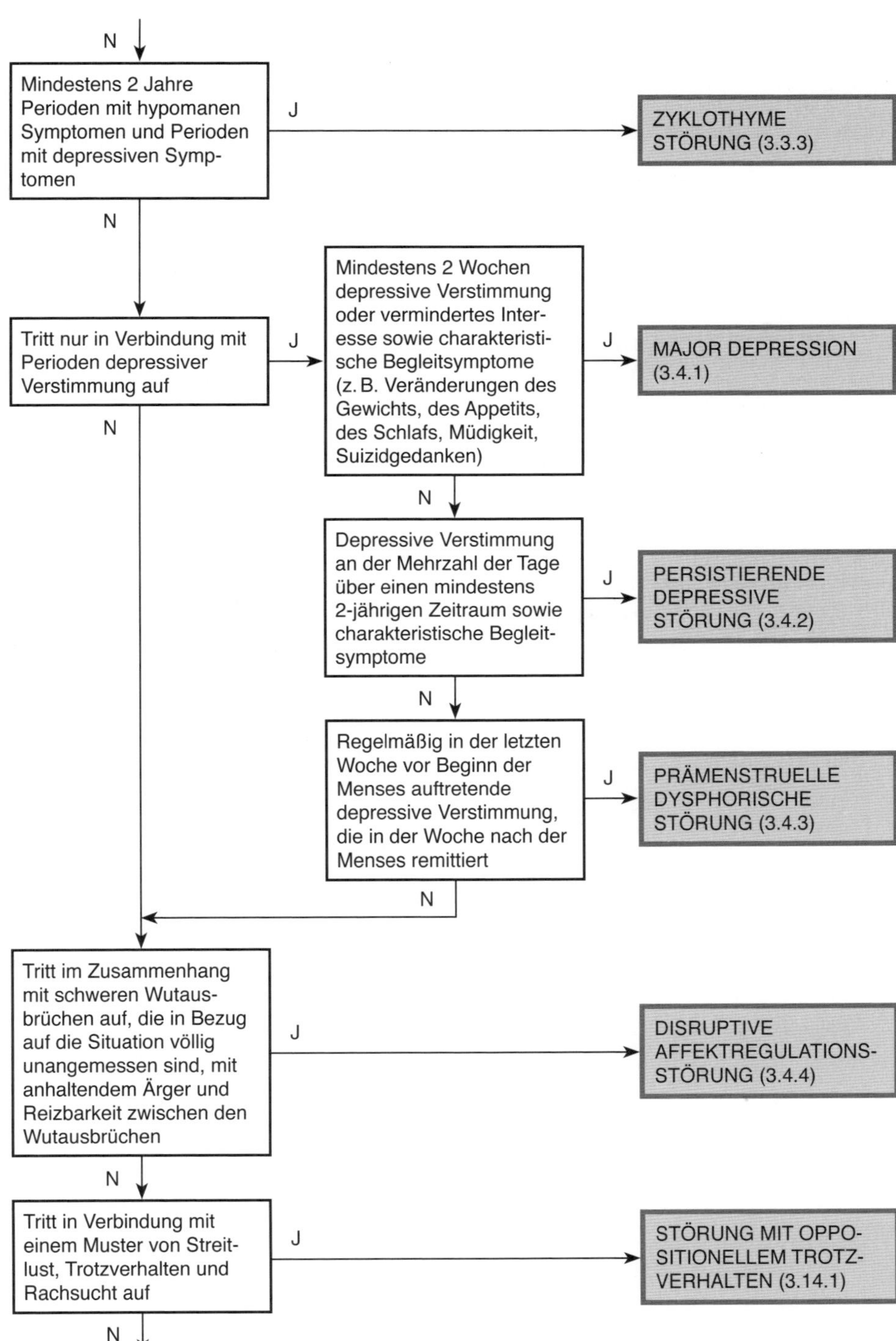
N
Mindestens 2 Jahre Perioden mit hypomanen Symptomen und Perioden mit depressiven Symptomen
J
ZYKLOTHYME STÖRUNG (3.3.3)
N
Tritt nur in Verbindung mit Perioden depressiver Verstimmung auf
J
Mindestens 2 Wochen depressive Verstimmung oder vermindertes Interesse sowie charakteristische Begleitsymptome (z. B. Veränderungen des Gewichts, des Appetits, des Schlafs, Müdigkeit, Suizidgedanken)
J
MAJOR DEPRESSION (3.4.1)
N
Depressive Verstimmung an der Mehrzahl der Tage über einen mindestens 2-jährigen Zeitraum sowie charakteristische Begleitsymptome
J
PERSISTIERENDE DEPRESSIVE STÖRUNG (3.4.2)
N
Regelmäßig in der letzten Woche vor Beginn der Menses auftretende depressive Verstimmung, die in der Woche nach der Menses remittiert
J
PRÄMENSTRUELLE DYSPHORISCHE STÖRUNG (3.4.3)
N
N
Tritt im Zusammenhang mit schweren Wutausbrüchen auf, die in Bezug auf die Situation völlig unangemessen sind, mit anhaltendem Ärger und Reizbarkeit zwischen den Wutausbrüchen
J
DISRUPTIVE AFFEKTREGULATIONS-STÖRUNG (3.4.4)
N
Tritt in Verbindung mit einem Muster von Streitlust, Trotzverhalten und Rachsucht auf
J
STÖRUNG MIT OPPOSITIONELLEM TROTZVERHALTEN (3.14.1)
N

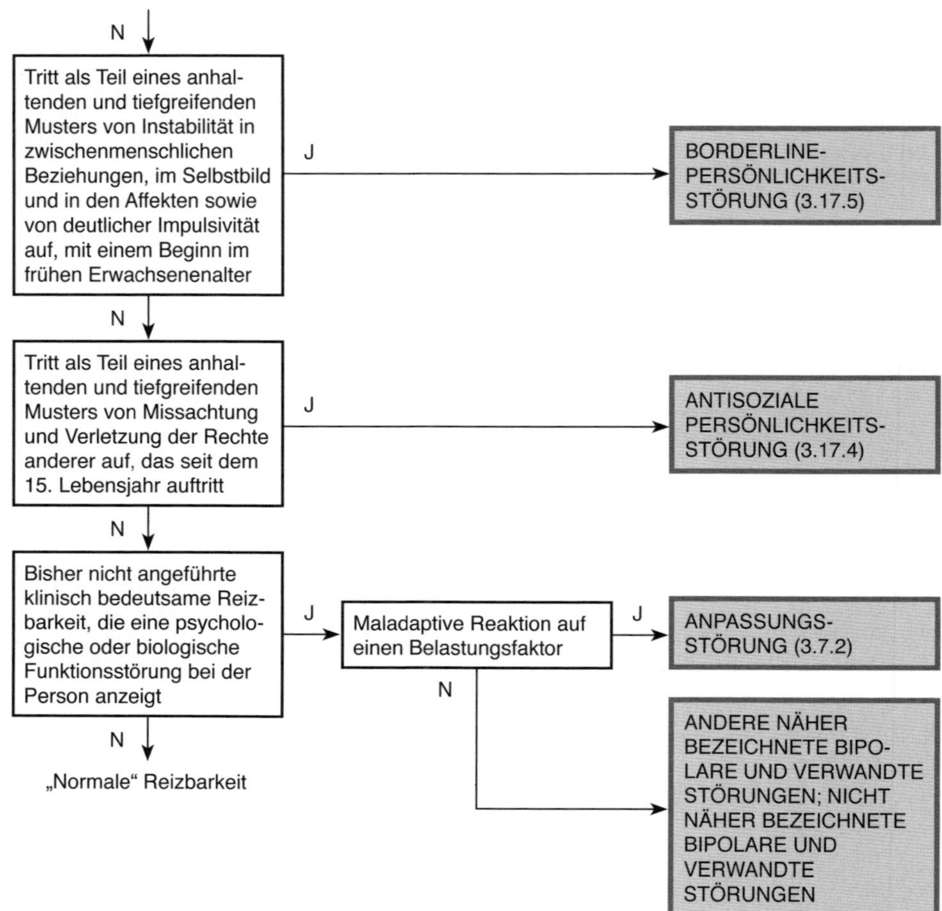
N
Tritt als Teil eines anhaltenden und tiefgreifenden Musters von Instabilität in zwischenmenschlichen Beziehungen, im Selbstbild und in den Affekten sowie von deutlicher Impulsivität auf, mit einem Beginn im frühen Erwachsenenalter
J
BORDERLINE-PERSÖNLICHKEITS-STÖRUNG (3.17.5)
N
Tritt als Teil eines anhaltenden und tiefgreifenden Musters von Missachtung und Verletzung der Rechte anderer auf, das seit dem 15. Lebensjahr auftritt
J
ANTISOZIALE PERSÖNLICHKEITS-STÖRUNG (3.17.4)
N
Bisher nicht angeführte klinisch bedeutsame Reizbarkeit, die eine psychologische oder biologische Funktionsstörung bei der Person anzeigt
J
Maladaptive Reaktion auf einen Belastungsfaktor
J
ANPASSUNGS-STÖRUNG (3.7.2)
N
ANDERE NÄHER BEZEICHNETE BIPOLARE UND VERWANDTE STÖRUNGEN; NICHT NÄHER BEZEICHNETE BIPOLARE UND VERWANDTE STÖRUNGEN
N
„Normale“ Reizbarkeit

2.10 Entscheidungsbaum für depressive Stimmung

Übersetzung:
Christine Kühner
Annett Welz

Depressive oder dysphorische Stimmung ist eines der häufigsten Symptome im psychiatrischen Bereich und tritt als Teil zahlreicher psychischer Störungen auf. Bei der Differenzialdiagnose einer depressiven Stimmung sind sowohl der Kontext, in dem die Depression auftritt, als auch die Häufung und Dauer der Symptome zu beachten.

Zunächst müssen Substanzen (sowohl Substanzen mit Missbrauchspotenzial als auch medikamentöse Nebenwirkungen) als Ursache ausgeschlossen werden. Eine Depression kann im Kontext einer Intoxikation mit bestimmten Substanzen (z. B. Cannabis) oder der Einnahme von Medikamenten auftreten oder auch Teil des Entzugssyndroms einer Substanz (z. B. Kokain) sein. Da depressive Verstimmung ein häufiges Begleitmerkmal von Intoxikation und Entzug ist, ist eine separate Diagnose normalerweise nicht erforderlich. Wenn die depressiven Symptome jedoch das klinische Erscheinungsbild dominieren und ihr Schweregrad ausreicht, um eine klinische Beachtung zu rechtfertigen, kann die Diagnose einer Substanz-/Medikamenteninduzierten Depressiven Störung angemessen sein. Die Differenzialdiagnose zwischen Substanz-/Medikamenteninduzierter Depressiver Störung und einer nicht substanzinduzierten depressiven Störung kann anamnestisch getroffen werden, wenn dokumentiert ist, dass die depressive Stimmung ausschließlich in Verbindung mit Substanz-/Medikamentenkonsum auftritt. Wenn dies aus der Vorgeschichte nicht deutlich wird, ist normalerweise eine Periode der Abstinenz erforderlich, um zu erkennen, ob sich die depressive Stimmung mit nachlassender Substanzwirkung auflöst. Im DSM-5 wird vorgeschlagen, nach Beendigung des Substanzkonsums „etwa 1 Monat" abzuwarten, um zu sehen, ob die affektiven Symptome spontan verschwinden, wobei der tatsächliche Zeitrahmen je nach Art der Droge und der klinischen Situation variieren kann. Andere Faktoren, die berücksichtigt werden sollten, sind eine Vorgeschichte mit Episoden einer Major Depression, die Familienanamnese und die Wahrscheinlichkeit, inwieweit diese Art von Substanz in der konsumierten Menge die depressiven Symptome hervorrufen kann. Falls die affektiven Symptome nach einer angemessenen Wartezeit weiter anhalten, ist eine Substanz-/Medikamenteninduzierte Depressive Störung unwahrscheinlich und es sollte eine nicht substanzinduzierte depressive Störung diagnostiziert werden.

Eine der schwierigsten differenzialdiagnostischen Entscheidungen ist die Unterscheidung zwischen primären depressiven Störungen und solchen, die die direkte physiologische Folge eines allgemeinen medizinischen Krankheitsfaktors darstellen. Sehr viele allgemeine medizinische Krankheitsfaktoren sind dafür bekannt, über ihre direkten Auswirkungen auf das Gehirn eine Depression verursachen zu können. Wenn außerdem eine schwerwiegende kognitive Beeinträchtigung vorliegt, muss die Diagnose einer Schweren Neurokognitiven Störung (NCD) aufgrund eines Anderen Medizinischen Krankheitsfaktors mit Verhaltensstörung in Betracht gezogen werden. Dabei darf jedoch nicht vorausgesetzt werden, dass der Schweregrad der kognitiven Beeinträchtigung notwendigerweise auf die Diagnose einer NCD aufgrund eines Anderen Medizinischen Krankheitsfaktors schließen lässt. Die kognitive Beeinträchtigung, die als Teil einer Episode einer Major Depression auftreten kann, kann so ausgeprägt sein, dass sie eine Schwere NCD imitiert. Oft werden nur Zeit, regelmäßige Beurteilungen und sequenzielle antidepressive Behandlungsversuche bestätigen, ob ein bestimmtes Bild besser durch eine Schwere NCD oder durch eine Episode einer Major Depression mit ausgeprägten kognitiven Symptomen erklärbar ist.

Im nächsten Schritt bei der Differenzialdiagnostik wird festgelegt, ob die depressive Stimmung Bestandteil einer affektiven Episode (z. B. Episode einer Major Depression oder manische Episode mit Gemischten Merkmalen) ist. Diese Episoden werden im DSM-5 nicht separat codiert, sondern bilden die Bausteine für die affektiven Störungen (z. B. Major Depression, Bipolar-I-Störung, Bipolar-II-Störung). Die Episode einer Major Depression erfordert eine Mindestdauer von 2 Wochen mit depressiver Verstimmung für die meiste Zeit des Tages an fast allen Tagen. Des Weiteren muss die depressive Verstimmung während dieses Zeitraums mit mindestens vier zusätzlichen Symptomen einhergehen (z. B. Veränderungen bezüglich Appetit, Gewicht, Schlaf oder psychomotorischer Aktivität und Suizidgedanken). Wenn gleichzeitig die Kriterien für eine manische Episode erfüllt sind, wird die Kombination von depressiven und manischen Symptomen im DSM-5 als manische Episode bezeichnet, und die Zusatzcodierung „mit Gemischten Merkmalen" wird verwendet, um die gleichzeitig bestehende depressive Symptomatik zu kennzeichnen.

Die nächsten drei Schritte im Entscheidungsbaum dienen der Identifikation solcher Personen, deren gegenwärtiges Erscheinungsbild depressiv ist, bei denen jedoch der Gesamtverlauf charakteristisch ist für eine der Störungen in der diagnostischen Klasse der bipolaren und verwandten Störungen des DSM-5. Depressive Symptome in Verbindung mit manischen Episoden in der Vorgeschichte kennzeichnen eine Bipolar-I-Störung, hypomane Episoden mit Episoden einer Major Depression kennzeichnen eine Bipolar-II-Störung, und anhaltende depressive Symptome, die sich mit Perioden hypomaner Symptome abwechseln, rechtfertigen die Diagnose einer Zyklothymen Störung.

Soweit das Vorliegen manischer oder hypomaner Symptome im bisherigen lebenszeitlichen Verlauf ausgeschlossen werden konnte, legen die restlichen Punkte des Entscheidungsbaums fest, welche depressive Störung am ehesten das symptomatische Erscheinungsbild erklärt. Die spezifische Diagnose hängt davon ab, ob Episoden einer Major Depression vorhanden sind. In diesem Fall lautet die Diagnose entweder Major Depression oder eine Störung aus dem Schizophrenie-Spektrum oder eine andere psychotische Störung (z. B. wenn psychotische Symptome bei Abwesenheit einer ausgeprägten Depression persistieren). Die Persistenz der gegenwärtigen Episode einer Major Depression über einen mindestens 2-jährigen Zeitraum rechtfertigt die zusätzliche Diagnose einer Persistierenden Depressiven Störung (Dysthymie). Die Diagnose einer Persistierenden Depressiven Störung ist bereits gerechtfertigt, wenn das Erscheinungsbild charakterisiert ist durch eine chronische Depression, welche über einen mindestens 2-jährigen Zeitraum besteht und durchweg unterhalb der Schwelle für eine Episode einer Major Depression liegt. Perioden depressiver Verstimmung, die regelmäßig in der letzten Woche vor Beginn der Menses auftreten und in der Woche nach der Menses remittieren, werden als Prämenstruelle Dysphorische Störung diagnostiziert.

Falls die Depression nicht adäquat durch einen der bisherigen Punkte des Entscheidungsbaums erklärt werden konnte, kann dennoch eine DSM-5-Diagnose gerechtfertigt sein. Falls die Depression eine symptomatische Manifestation einer maladaptiven Reaktion auf einen psychosozialen Belastungsfaktor darstellt, kann die Diagnose einer Anpassungsstörung mit Depressiver Stimmung angemessen sein. Falls dies nicht der Fall ist, die Depression jedoch klinisch bedeutsam ist und eine psychische oder biologische Dysfunktion im Individuum darstellt (und somit als psychische Störung bezeichnet werden kann), wäre eine Restkategorie angebracht. Die Wahl der Restkategorie hängt davon ab, ob der Kliniker das symptomatische Erscheinungsbild spezifizieren möchte (in diesem Fall wird „Andere Näher Bezeichnete Depressive Störung“ verwendet, gefolgt von der jeweiligen Begründung) oder nicht (in diesem Fall wird „Nicht Näher Bezeichnete Depressive Störung“ verwendet). Andernfalls wird die Depression als Teil einer „normalen“ alltäglichen Verstimmung angesehen, die kein Anzeichen einer psychischen Störung ist.

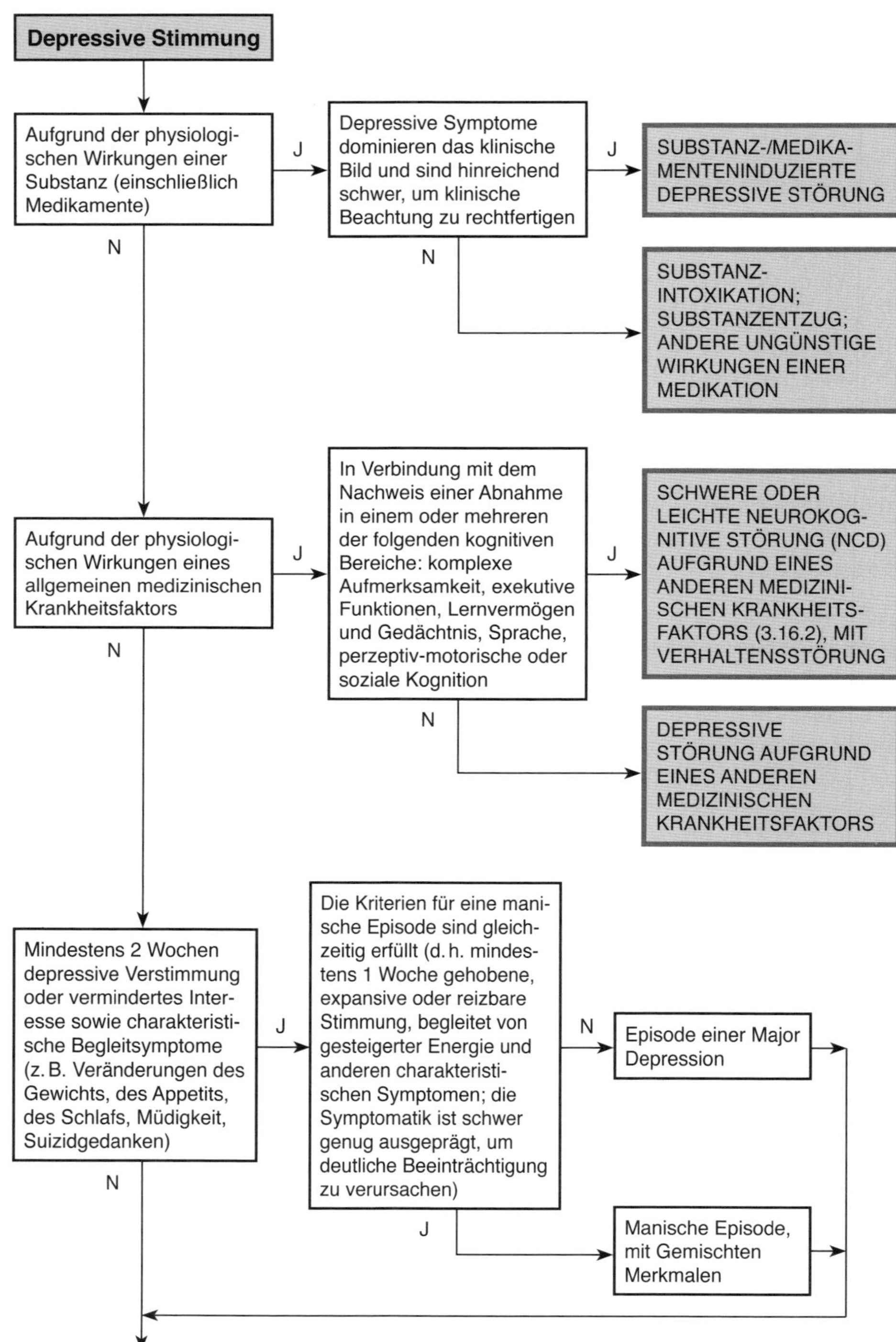
Depressive Stimmung
Aufgrund der physiologischen Wirkungen einer Substanz (einschließlich Medikamente)
J
Depressive Symptome dominieren das klinische Bild und sind hinreichend schwer, um klinische Beachtung zu rechtfertigen
J
SUBSTANZ-/MEDIKAMENTENINDUZIERTE DEPRESSIVE STÖRUNG
N
SUBSTANZ-INTOXIKATION; SUBSTANZENTZUG; ANDERE UNGÜNSTIGE WIRKUNGEN EINER MEDIKATION
N
Aufgrund der physiologischen Wirkungen eines allgemeinen medizinischen Krankheitsfaktors
J
In Verbindung mit dem Nachweis einer Abnahme in einem oder mehreren der folgenden kognitiven Bereiche: komplexe Aufmerksamkeit, exekutive Funktionen, Lernvermögen und Gedächtnis, Sprache, perzeptiv-motorische oder soziale Kognition
J
SCHWERE ODER LEICHTE NEUROKOGNITIVE STÖRUNG (NCD) AUFGRUND EINES ANDEREN MEDIZINISCHEN KRANKHEITSFAKTORS (3.16.2), MIT VERHALTENSSTÖRUNG
N
DEPRESSIVE STÖRUNG AUFGRUND EINES ANDEREN MEDIZINISCHEN KRANKHEITSFAKTORS
N
Mindestens 2 Wochen depressive Verstimmung oder vermindertes Interesse sowie charakteristische Begleitsymptome (z. B. Veränderungen des Gewichts, des Appetits, des Schlafs, Müdigkeit, Suizidgedanken)
J
Die Kriterien für eine manische Episode sind gleichzeitig erfüllt (d. h. mindestens 1 Woche gehobene, expansive oder reizbare Stimmung, begleitet von gesteigerter Energie und anderen charakteristischen Symptomen; die Symptomatik ist schwer genug ausgeprägt, um deutliche Beeinträchtigung zu verursachen)
N
Episode einer Major Depression
J
Manische Episode, mit Gemischten Merkmalen
N

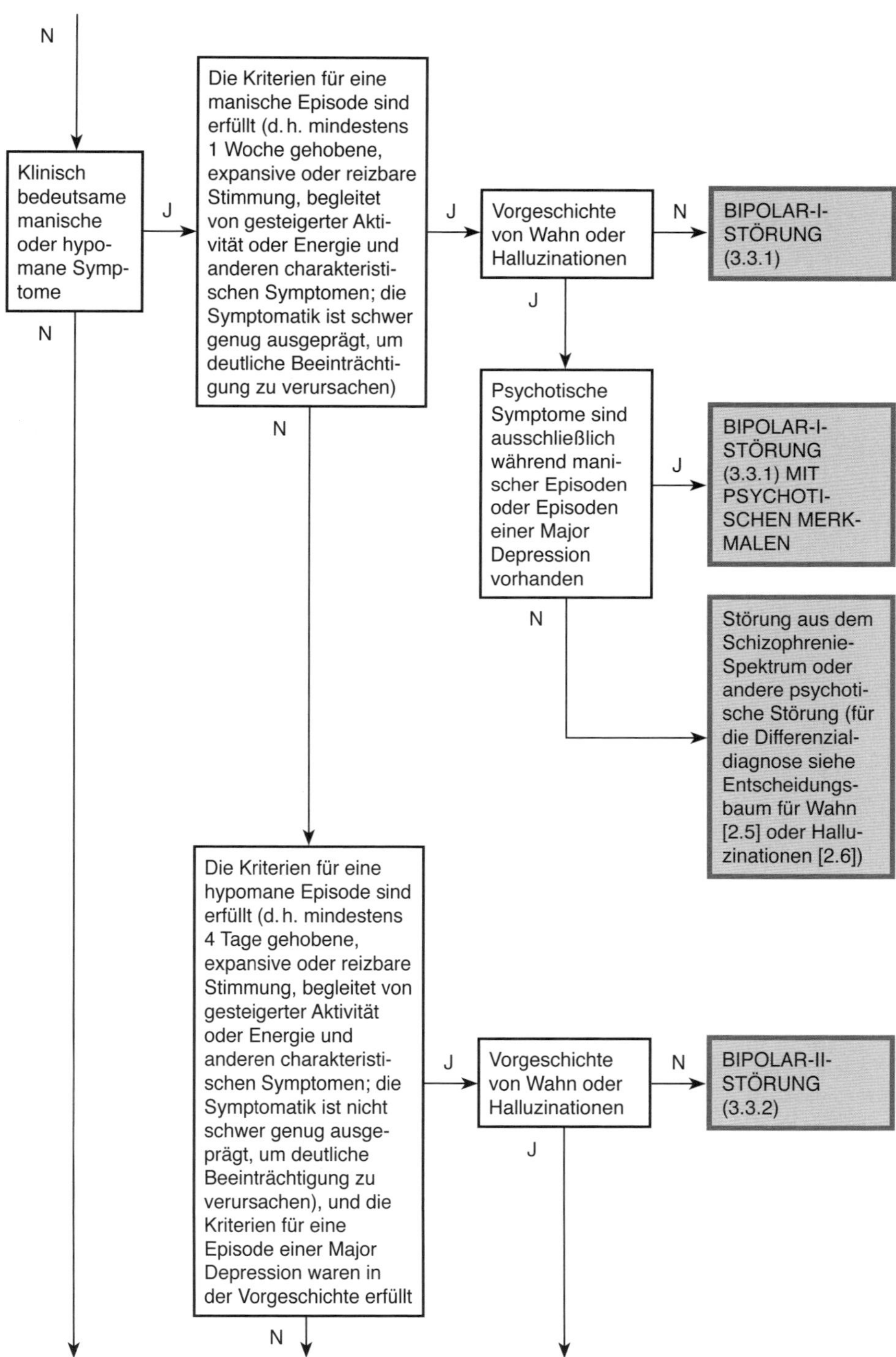
N
Klinisch bedeutsame manische oder hypomane Symptome
J
N
Die Kriterien für eine manische Episode sind erfüllt (d. h. mindestens 1 Woche gehobene, expansive oder reizbare Stimmung, begleitet von gesteigerter Aktivität oder Energie und anderen charakteristischen Symptomen; die Symptomatik ist schwer genug ausgeprägt, um deutliche Beeinträchtigung zu verursachen)
J
N
Vorgeschichte von Wahn oder Halluzinationen
N
BIPOLAR-I-STÖRUNG (3.3.1)
J
Psychotische Symptome sind ausschließlich während manischer Episoden oder Episoden einer Major Depression vorhanden
J
BIPOLAR-I-STÖRUNG (3.3.1) MIT PSYCHOTISCHEN MERKMALEN
N
Störung aus dem Schizophrenie-Spektrum oder andere psychotische Störung (für die Differenzialdiagnose siehe Entscheidungsbaum für Wahn [2.5] oder Halluzinationen [2.6])
Die Kriterien für eine hypomane Episode sind erfüllt (d. h. mindestens 4 Tage gehobene, expansive oder reizbare Stimmung, begleitet von gesteigerter Aktivität oder Energie und anderen charakteristischen Symptomen; die Symptomatik ist nicht schwer genug ausgeprägt, um deutliche Beeinträchtigung zu verursachen), und die Kriterien für eine Episode einer Major Depression waren in der Vorgeschichte erfüllt
J
Vorgeschichte von Wahn oder Halluzinationen
N
BIPOLAR-II-STÖRUNG (3.3.2)
J
N

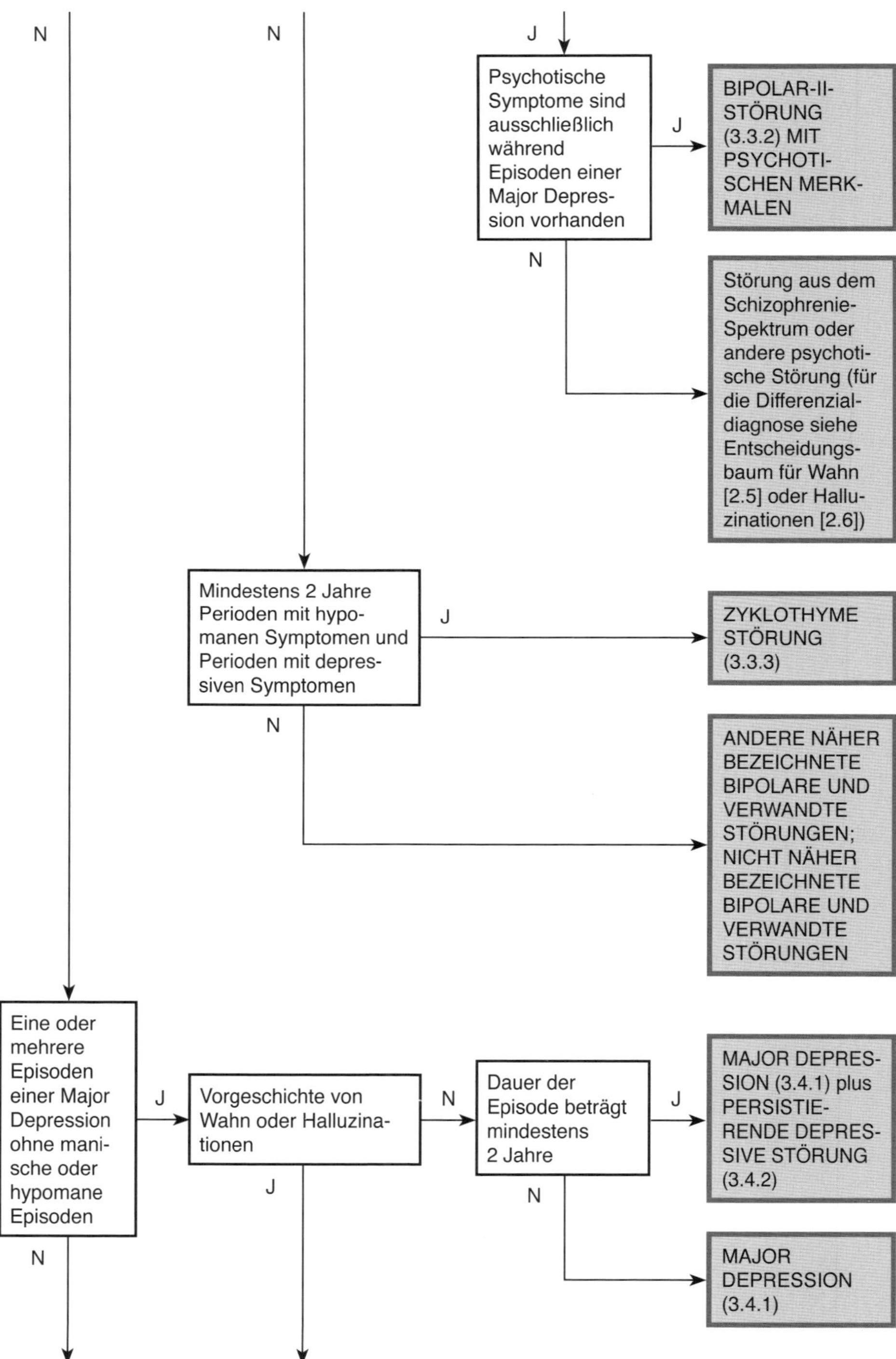
N
N
J
Psychotische Symptome sind ausschließlich während Episoden einer Major Depression vorhanden
J
BIPOLAR-II-STÖRUNG (3.3.2) MIT PSYCHOTISCHEN MERKMALEN
N
Störung aus dem Schizophrenie-Spektrum oder andere psychotische Störung (für die Differenzialdiagnose siehe Entscheidungsbaum für Wahn [2.5] oder Halluzinationen [2.6])
Mindestens 2 Jahre Perioden mit hypomanen Symptomen und Perioden mit depressiven Symptomen
J
ZYKLOTHYME STÖRUNG (3.3.3)
N
ANDERE NÄHER BEZEICHNETE BIPOLARE UND VERWANDTE STÖRUNGEN; NICHT NÄHER BEZEICHNETE BIPOLARE UND VERWANDTE STÖRUNGEN
Eine oder mehrere Episoden einer Major Depression ohne manische oder hypomane Episoden
J
Vorgeschichte von Wahn oder Halluzinationen
N
Dauer der Episode beträgt mindestens 2 Jahre
J
MAJOR DEPRESSION (3.4.1) plus PERSISTIERENDE DEPRESSIVE STÖRUNG (3.4.2)
N
MAJOR DEPRESSION (3.4.1)
J
N

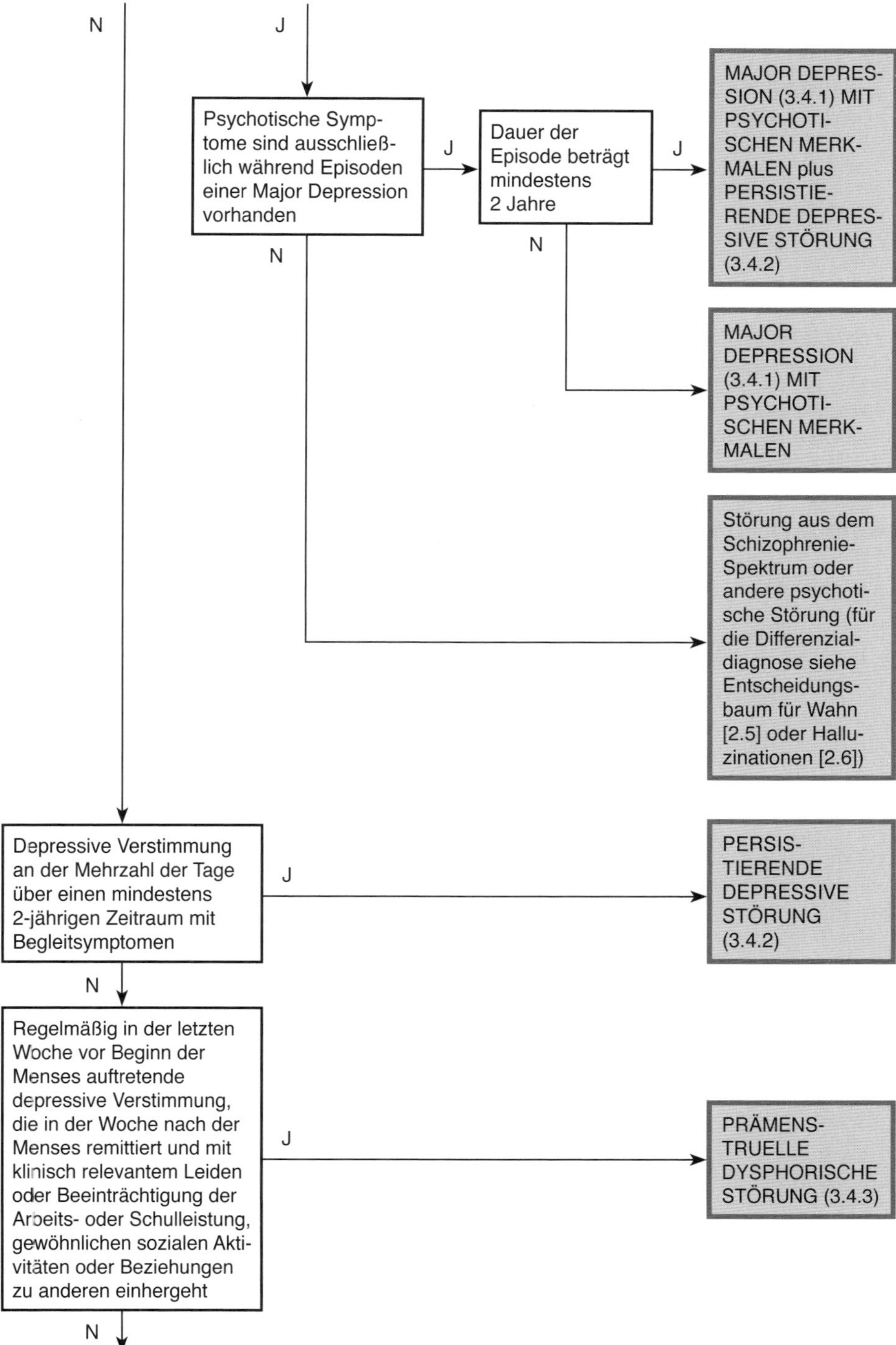
N
J
Psychotische Symptome sind ausschließlich während Episoden einer Major Depression vorhanden
J
Dauer der Episode beträgt mindestens 2 Jahre
J
MAJOR DEPRESSION (3.4.1) MIT PSYCHOTISCHEN MERKMALEN plus PERSISTIERENDE DEPRESSIVE STÖRUNG (3.4.2)
N
N
MAJOR DEPRESSION (3.4.1) MIT PSYCHOTISCHEN MERKMALEN
Störung aus dem Schizophrenie-Spektrum oder andere psychotische Störung (für die Differenzialdiagnose siehe Entscheidungsbaum für Wahn [2.5] oder Halluzinationen [2.6])
Depressive Verstimmung an der Mehrzahl der Tage über einen mindestens 2-jährigen Zeitraum mit Begleitsymptomen
J
PERSISTIERENDE DEPRESSIVE STÖRUNG (3.4.2)
N
Regelmäßig in der letzten Woche vor Beginn der Menses auftretende depressive Verstimmung, die in der Woche nach der Menses remittiert und mit klinisch relevantem Leiden oder Beeinträchtigung der Arbeits- oder Schulleistung, gewöhnlichen sozialen Aktivitäten oder Beziehungen zu anderen einhergeht
J
PRÄMENSTRUELLE DYSPHORISCHE STÖRUNG (3.4.3)
N

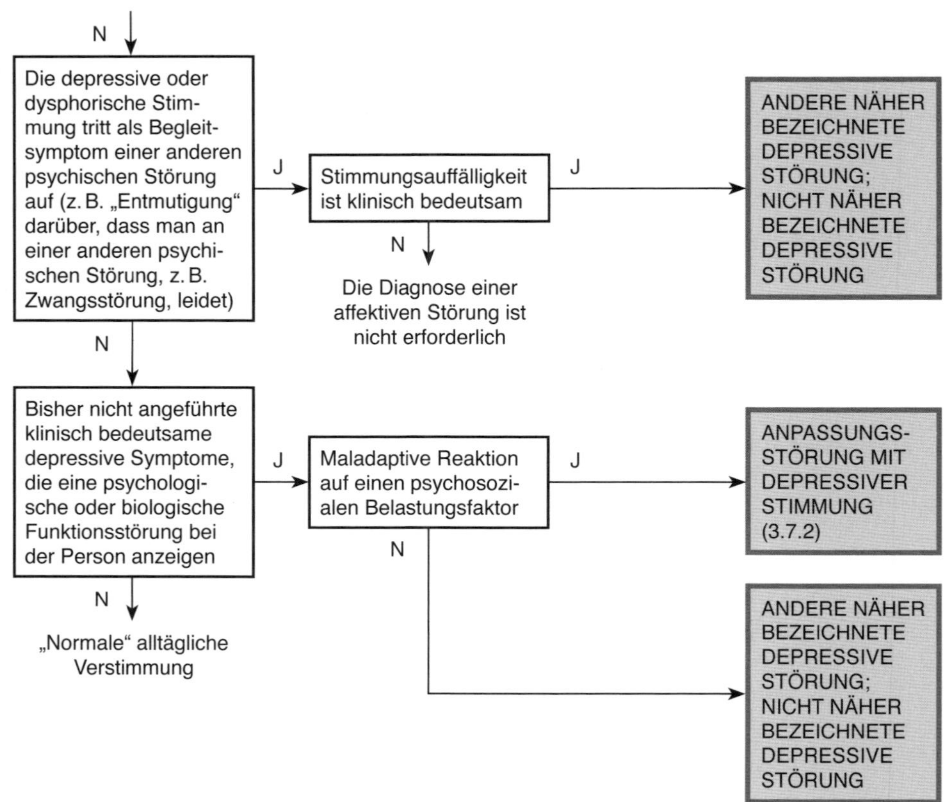
N
Die depressive oder dysphorische Stimmung tritt als Begleitsymptom einer anderen psychischen Störung auf (z. B. „Entmutigung“ darüber, dass man an einer anderen psychischen Störung, z. B. Zwangsstörung, leidet)
J
Stimmungsauffälligkeit ist klinisch bedeutsam
J
ANDERE NÄHER BEZEICHNETE DEPRESSIVE STÖRUNG; NICHT NÄHER BEZEICHNETE DEPRESSIVE STÖRUNG
N
Die Diagnose einer affektiven Störung ist nicht erforderlich
N
Bisher nicht angeführte klinisch bedeutsame depressive Symptome, die eine psychologische oder biologische Funktionsstörung bei der Person anzeigen
J
Maladaptive Reaktion auf einen psychosozialen Belastungsfaktor
J
ANPASSUNGSSTÖRUNG MIT DEPRESSIVER STIMMUNG (3.7.2)
N
ANDERE NÄHER BEZEICHNETE DEPRESSIVE STÖRUNG; NICHT NÄHER BEZEICHNETE DEPRESSIVE STÖRUNG
N
„Normale“ alltägliche Verstimmung

2.11 Entscheidungsbaum für Suizidgedanken oder suizidales Verhalten

Übersetzung:
Christine Kühner
Annett Welz

Bei der Einschätzung von Suizidalität ist es wichtig, die Dringlichkeit gegenwärtiger Suizidgedanken zu beurteilen, das Ausmaß, in dem konkrete Pläne formuliert und verfolgt wurden, die Verfügbarkeit von Mitteln zum Suizid, die Letalität der Methode, die Dringlichkeit des Impulses, das Vorhandensein psychotischer Symptome, die Vorgeschichte von Suizidgedanken und -versuchen, die Familienanamnese bezüglich suizidalen Verhaltens sowie gegenwärtigen und früheren Substanzkonsum. Das Ausmaß der Suizidalität liegt auf einem Kontinuum, das von dem immer wiederkehrenden Wunsch, tot zu sein, über Gefühle, dass andere besser dran wären, wenn man tot wäre („passive suizidale Gedanken"), bis hin zum Formulieren von Suizidplänen und offenem suizidalen Verhalten reicht.

Möglicherweise assoziieren die meisten Menschen Suizid am ehesten mit affektiven Störungen, weil suizidales Verhalten ein definierendes Merkmal einer Episode einer Major Depression ist. Aus diesem Grund bietet der dritte Zweig des Entscheidungsbaums eine „Mini-Differenzialdiagnose" derjenigen DSM-5-Störungen, die mit depressiver Verstimmung einhergehen, während der vierte Zweig Störungen mit gleichzeitig vorliegenden depressiven und manischen Symptomen (sogenannte gemischte Zustände) umfasst. Obwohl Suizidgedanken ein charakteristisches Merkmal affektiver Störungen sind, müssen sie, wie dieser Entscheidungsbaum demonstriert, bei einer großen Anzahl von DSM-5-Störungen berücksichtigt werden. Zudem steigt das Suizidrisiko enorm, wenn die Person an mehr als einer Störung leidet, da jede dieser Störungen unabhängig voneinander zum Risiko beitragen kann (eine besonders häufige und gefährliche Kombination umfasst z. B. Major Depression, Alkoholkonsumstörung und Borderline-Persönlichkeitsstörung).

Suizidales Verhalten kann auch aus anderen Symptomen als aus depressiver Verstimmung heraus resultieren. Suizidales Verhalten kann z. B. unter dem Einfluss von Wahnvorstellungen oder imperativer Stimmen auftreten (wie bei Schizophrenie, bipolarer Störung mit psychotischen Merkmalen oder Major Depression mit Psychotischen Merkmalen), es kann mit Verwirrung oder einer anderen kognitiven Beeinträchtigung zusammenhängen (wie bei Delir, Schwerer Neurokognitiver Störung [NCD], Substanzintoxikation oder Substanzentzug), oder eine Folge von Enthemmung sein (z. B. im Kontext einer manischen Episode oder bei Substanzintoxikation). Bei der Borderline-Persönlichkeitsstörung und der Antisozialen Persönlichkeitsstörung beträgt das Risiko eines erfolgreichen Suizids 5 % bis 10 %, was möglicherweise mit der Impulsivität, der Stimmungslabilität, der geringen Frustrationstoleranz und der hohen Rate an Substanzkonsum zusammenhängt, die charakteristisch für Personen mit diesen Störungen sind. Ähnlich ist eine Störung des Sozialverhaltens ein wichtiger Prädiktor für Suizide bei Jugendlichen, insbesondere wenn sie mit Substanzkonsum und affektiven Symptomen einhergeht.

Bei der Beurteilung von Suizidgedanken oder suizidalem Verhalten ist zu berücksichtigen, dass diese Symptome mitunter vorgetäuscht werden, um ins Krankenhaus aufgenommen zu werden oder andere Lebensprobleme zu „lösen". Patienten lernen schnell, dass sie mit dem Satz „Ich will mich umbringen" Ärzte, Familienangehörige und andere ihnen wichtige Personen beeinflussen können. Bei der Simulation ist der Beweggrund des Patienten ein offensichtlicher externer Gewinn (z. B. um vom Gefängnis ins Krankenhaus überwiesen zu werden oder einen Ort zum Übernachten zu finden). Im Gegensatz dazu wird bei der Vorgetäuschten Störung das psychische Bedürfnis, die Krankenrolle einzunehmen, als Motiv angenommen, insbesondere bei Personen, die versuchen, das Krankenhaus zu ihrem mehr oder weniger dauerhaften Zuhause zu machen. Die Diagnose einer Anpassungsstörung kennzeichnet solche Personen, die Suizidgedanken oder suizidales Verhalten als Reaktion auf einen psychosozialen Belastungsfaktor entwickeln, ohne dass andere Symptome vorliegen, die die Kriterien für eine spezifische DSM-5-Störung erfüllen. Diese Diagnose wird am häufigsten genutzt, um suizidales Verhalten bei Jugendlichen zu beschreiben.

Schließlich stellt der Wunsch, sich selbst zu töten, unter gewissen extremen Umständen (z. B. bei einer unheilbaren Erkrankung im Endstadion) nicht zwangsläufig eine psychische Störung dar. Bevor der Kliniker jedoch zu diesem Schluss kommen kann, ist eine umfassende Beurteilung notwendig, um alle anderen, eher behandelbaren Ursachen von Suizidgedanken auszuschließen (z. B. Depression, Schmerz, Insomnie, Psychose, Delir).

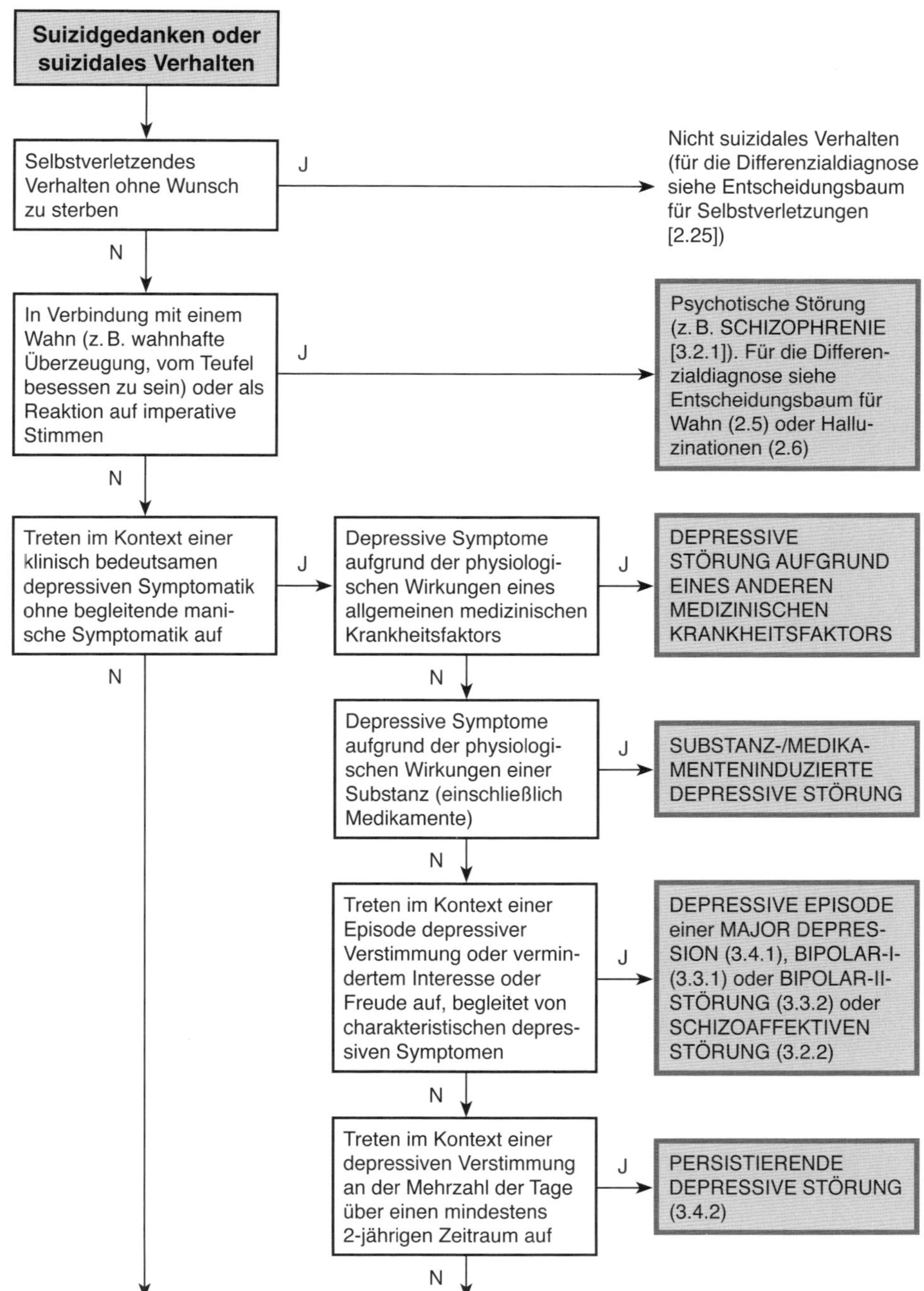
Suizidgedanken oder suizidales Verhalten
Selbstverletzendes Verhalten ohne Wunsch zu sterben
J
Nicht suizidales Verhalten (für die Differenzialdiagnose siehe Entscheidungsbaum für Selbstverletzungen [2.25])
N
In Verbindung mit einem Wahn (z. B. wahnhafte Überzeugung, vom Teufel besessen zu sein) oder als Reaktion auf imperative Stimmen
J
Psychotische Störung (z. B. SCHIZOPHRENIE [3.2.1]). Für die Differenzialdiagnose siehe Entscheidungsbaum für Wahn (2.5) oder Halluzinationen (2.6)
N
Treten im Kontext einer klinisch bedeutsamen depressiven Symptomatik ohne begleitende manische Symptomatik auf
J
Depressive Symptome aufgrund der physiologischen Wirkungen eines allgemeinen medizinischen Krankheitsfaktors
J
DEPRESSIVE STÖRUNG AUFGRUND EINES ANDEREN MEDIZINISCHEN KRANKHEITSFAKTORS
N
Depressive Symptome aufgrund der physiologischen Wirkungen einer Substanz (einschließlich Medikamente)
J
SUBSTANZ-/MEDIKAMENTENINDUZIERTE DEPRESSIVE STÖRUNG
N
Treten im Kontext einer Episode depressiver Verstimmung oder vermindertem Interesse oder Freude auf, begleitet von charakteristischen depressiven Symptomen
J
DEPRESSIVE EPISODE einer MAJOR DEPRESSION (3.4.1), BIPOLAR-I- (3.3.1) oder BIPOLAR-II-STÖRUNG (3.3.2) oder SCHIZOAFFEKTIVEN STÖRUNG (3.2.2)
N
Treten im Kontext einer depressiven Verstimmung an der Mehrzahl der Tage über einen mindestens 2-jährigen Zeitraum auf
J
PERSISTIERENDE DEPRESSIVE STÖRUNG (3.4.2)
N
N

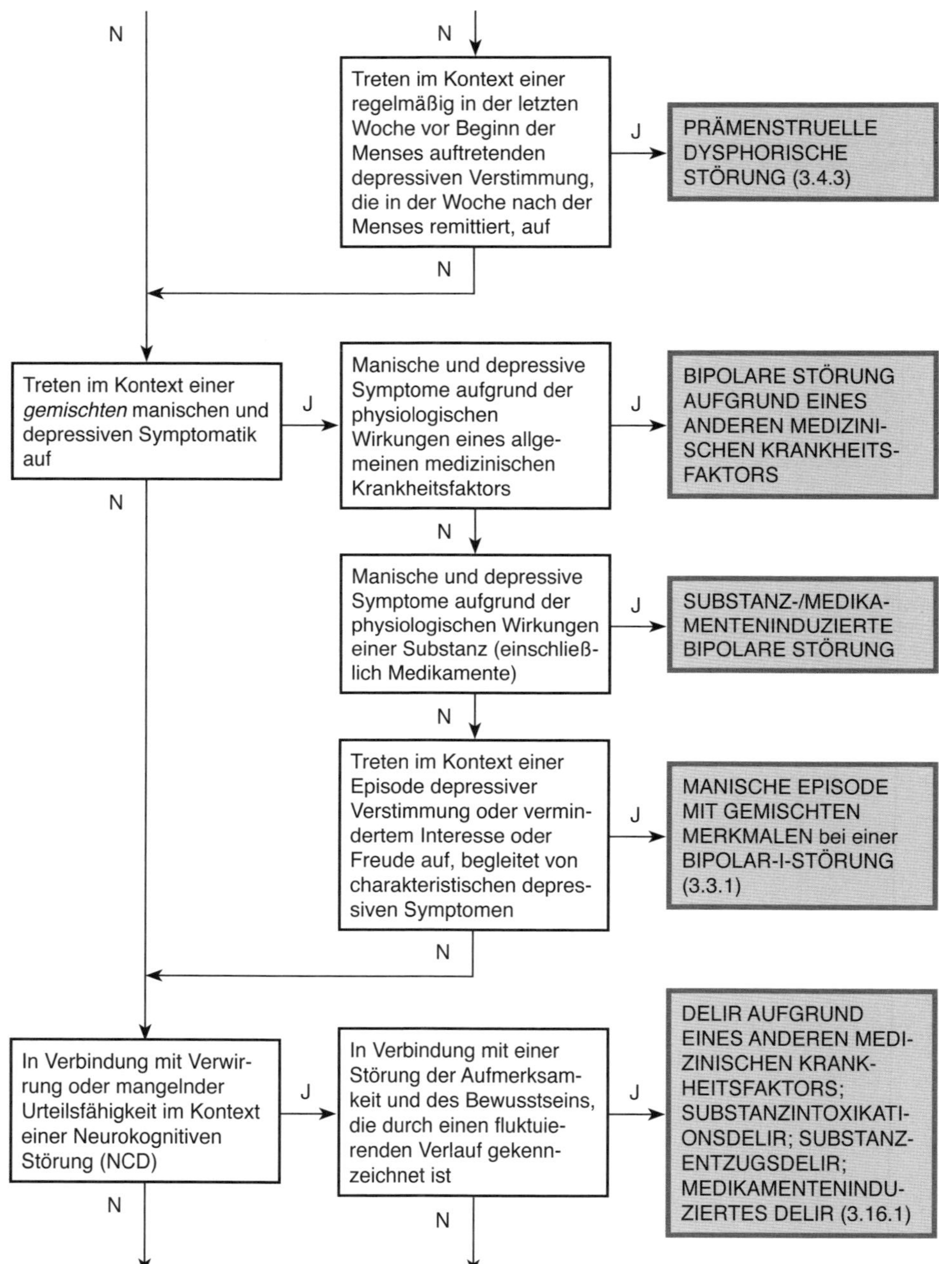
N
N
Treten im Kontext einer regelmäßig in der letzten Woche vor Beginn der Menses auftretenden depressiven Verstimmung, die in der Woche nach der Menses remittiert, auf
J
PRÄMENSTRUELLE DYSPHORISCHE STÖRUNG (3.4.3)
N
Treten im Kontext einer *gemischten* manischen und depressiven Symptomatik auf
J
Manische und depressive Symptome aufgrund der physiologischen Wirkungen eines allgemeinen medizinischen Krankheitsfaktors
J
BIPOLARE STÖRUNG AUFGRUND EINES ANDEREN MEDIZINISCHEN KRANKHEITSFAKTORS
N
N
Manische und depressive Symptome aufgrund der physiologischen Wirkungen einer Substanz (einschließlich Medikamente)
J
SUBSTANZ-/MEDIKAMENTENINDUZIERTE BIPOLARE STÖRUNG
N
Treten im Kontext einer Episode depressiver Verstimmung oder vermindertem Interesse oder Freude auf, begleitet von charakteristischen depressiven Symptomen
J
MANISCHE EPISODE MIT GEMISCHTEN MERKMALEN bei einer BIPOLAR-I-STÖRUNG (3.3.1)
N
In Verbindung mit Verwirrung oder mangelnder Urteilsfähigkeit im Kontext einer Neurokognitiven Störung (NCD)
J
In Verbindung mit einer Störung der Aufmerksamkeit und des Bewusstseins, die durch einen fluktuierenden Verlauf gekennzeichnet ist
J
DELIR AUFGRUND EINES ANDEREN MEDIZINISCHEN KRANKHEITSFAKTORS; SUBSTANZINTOXIKATIONSDELIR; SUBSTANZENTZUGSDELIR; MEDIKAMENTENINDUZIERTES DELIR (3.16.1)
N
N

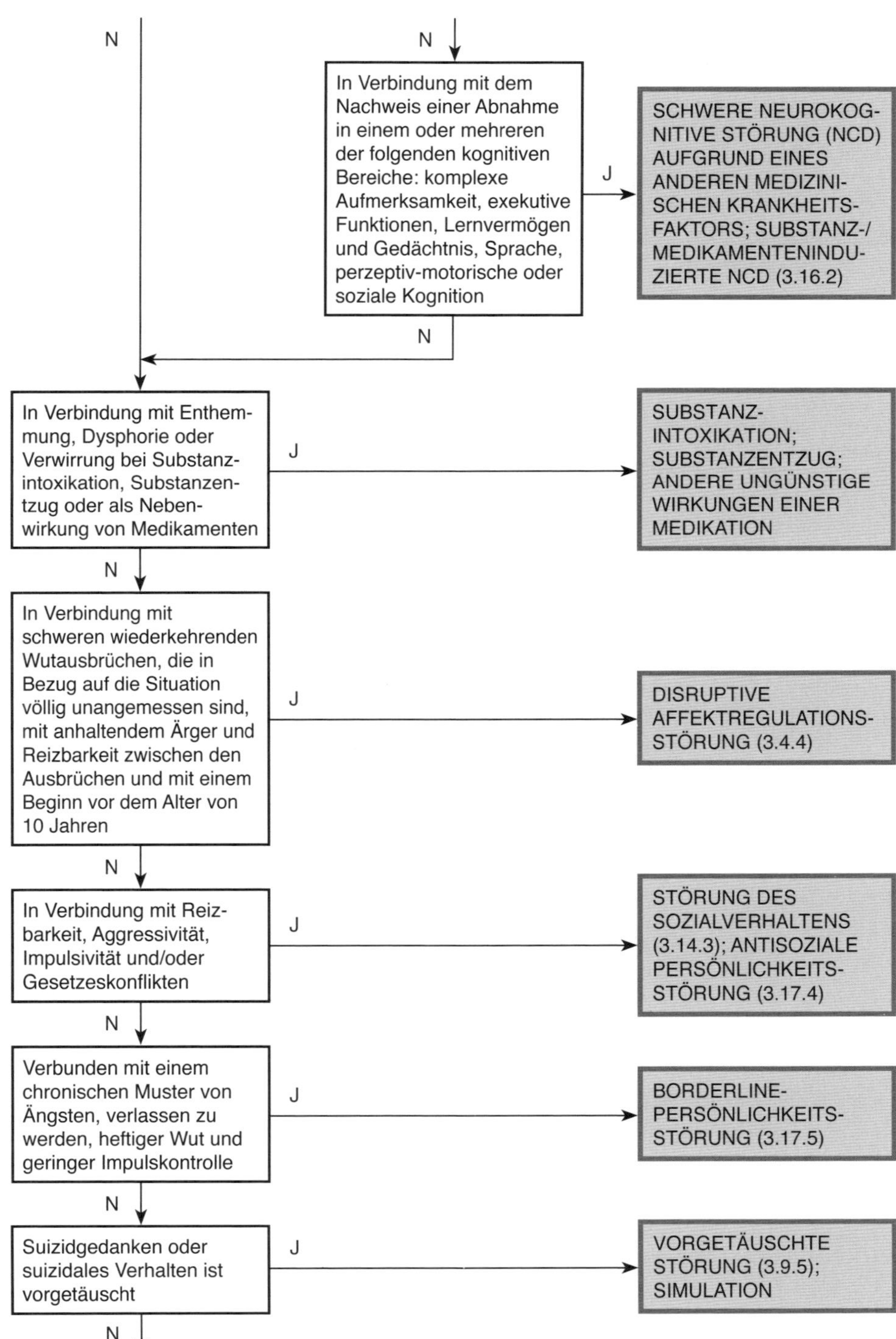
N
N
In Verbindung mit dem Nachweis einer Abnahme in einem oder mehreren der folgenden kognitiven Bereiche: komplexe Aufmerksamkeit, exekutive Funktionen, Lernvermögen und Gedächtnis, Sprache, perzeptiv-motorische oder soziale Kognition
J
SCHWERE NEUROKOGNITIVE STÖRUNG (NCD) AUFGRUND EINES ANDEREN MEDIZINISCHEN KRANKHEITSFAKTORS; SUBSTANZ-/MEDIKAMENTENINDUZIERTE NCD (3.16.2)
N
In Verbindung mit Enthemmung, Dysphorie oder Verwirrung bei Substanzintoxikation, Substanzentzug oder als Nebenwirkung von Medikamenten
J
SUBSTANZINTOXIKATION; SUBSTANZENTZUG; ANDERE UNGÜNSTIGE WIRKUNGEN EINER MEDIKATION
N
In Verbindung mit schweren wiederkehrenden Wutausbrüchen, die in Bezug auf die Situation völlig unangemessen sind, mit anhaltendem Ärger und Reizbarkeit zwischen den Ausbrüchen und mit einem Beginn vor dem Alter von 10 Jahren
J
DISRUPTIVE AFFEKTREGULATIONSSTÖRUNG (3.4.4)
N
In Verbindung mit Reizbarkeit, Aggressivität, Impulsivität und/oder Gesetzeskonflikten
J
STÖRUNG DES SOZIALVERHALTENS (3.14.3); ANTISOZIALE PERSÖNLICHKEITSSTÖRUNG (3.17.4)
N
Verbunden mit einem chronischen Muster von Ängsten, verlassen zu werden, heftiger Wut und geringer Impulskontrolle
J
BORDERLINE-PERSÖNLICHKEITSSTÖRUNG (3.17.5)
N
Suizidgedanken oder suizidales Verhalten ist vorgetäuscht
J
VORGETÄUSCHTE STÖRUNG (3.9.5); SIMULATION
N

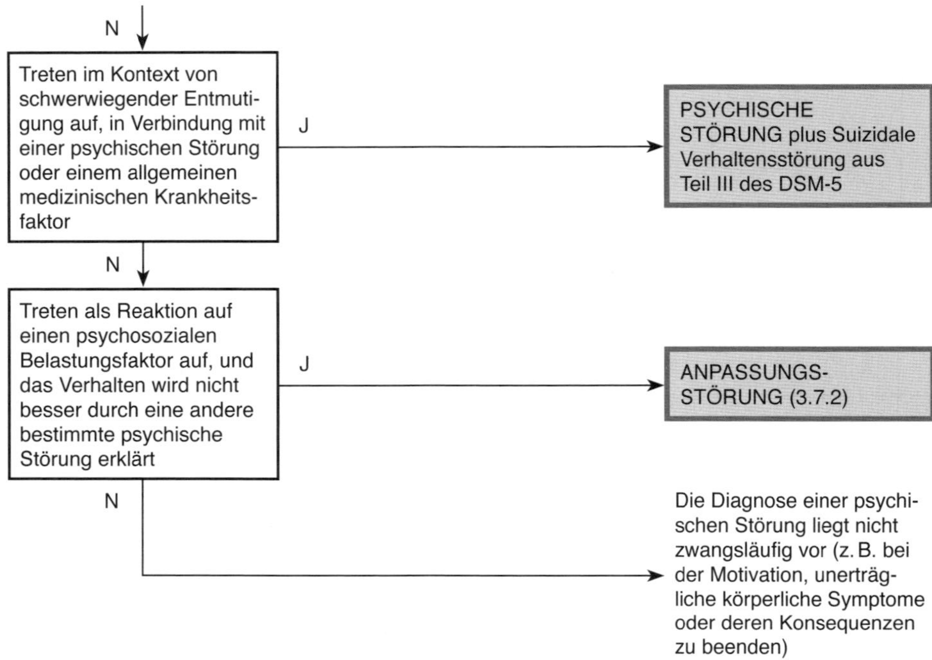
N
Treten im Kontext von schwerwiegender Entmutigung auf, in Verbindung mit einer psychischen Störung oder einem allgemeinen medizinischen Krankheitsfaktor
J
PSYCHISCHE STÖRUNG plus Suizidale Verhaltensstörung aus Teil III des DSM-5
N
Treten als Reaktion auf einen psychosozialen Belastungsfaktor auf, und das Verhalten wird nicht besser durch eine andere bestimmte psychische Störung erklärt
J
ANPASSUNGS-STÖRUNG (3.7.2)
N
Die Diagnose einer psychischen Störung liegt nicht zwangsläufig vor (z. B. bei der Motivation, unerträgliche körperliche Symptome oder deren Konsequenzen zu beenden)

2.12 Entscheidungsbaum für psychomotorische Verlangsamung

Übersetzung:
Hanna Christiansen
Selina Türk

Psychomotorische Verlangsamung ist definiert als eine sichtbare allgemeine Verlangsamung der Bewegungen und des Sprechens. In ihrer extremen Form ist die psychomotorische Verlangsamung durch Teilnahmslosigkeit und Mutismus gekennzeichnet, nicht unterscheidbar vom katatonen Stupor. Das Symptom der psychomotorischen Verlangsamung sollte von anderen ähnlichen Symptomen unterschieden werden. Erschöpfung (Fatigue) ist die subjektive Wahrnehmung reduzierter Energie oder andauernder Müdigkeit, aber nicht durch eine sichtbare Verlangsamung der Bewegung gekennzeichnet. Bleierne Lähmung ist die subjektive Wahrnehmung, dass Arme und Beine „schwer wie Blei sind", und sie ist Teil des „atypischen" Symptommusters einer Major Depression mit Atypischen Merkmalen. Reduzierte Willenskraft (Avolition; ein Symptom der Negativsymptomatik bei Schizophrenie) ist durch mangelnde Motivation, bestimmte Verhaltensweisen zu zeigen, gekennzeichnet, und nicht durch eine physische Verlangsamung.

Andere Erkrankungen können zu psychomotorischer Verlangsamung führen, die üblicherweise keine eigenständige Diagnose einer psychischen Störung erfordert. Es sollte berücksichtigt werden, dass psychomotorische Veränderungen, die mit einem Delir verknüpft sind, sich in zweierlei Hinsicht manifestieren können. Nur wenige Kliniker übersehen die dramatischen Zustände eines Delirs, das mit psychomotorischer Unruhe einhergeht (z. B. der Patient zieht sich einen intravenösen Zugang heraus). Die „ruhigen" Zustandsbilder eines Delirs, die mit psychomotorischer Verlangsamung assoziiert sind, bleiben viel eher unerkannt. Solche Szenarien werden durch die Spezifikation des psychomotorischen Aktivitätsniveaus als „hypoaktiv" bezeichnet. Ein weiterer häufig nicht erkannter Grund der psychomotorischen Verlangsamung ist das Neuroleptika-induzierte Parkinson-Syndrom. Diese Differenzierung wird dadurch verkompliziert, dass eine Reihe von Störungen, die mit Neuroleptika behandelt werden, wiederum mit psychomotorischer Verlangsamung assoziiert sind (z. B. Schizophrenie, bipolare Störung oder Majore Depression mit Psychotischen Merkmalen, Delir). Eine Veränderung der Medikation (z. B. die Reduktion der neuroleptischen Dosis oder eine anticholinerge Medikation) kann oft bei der Differenzierung helfen.

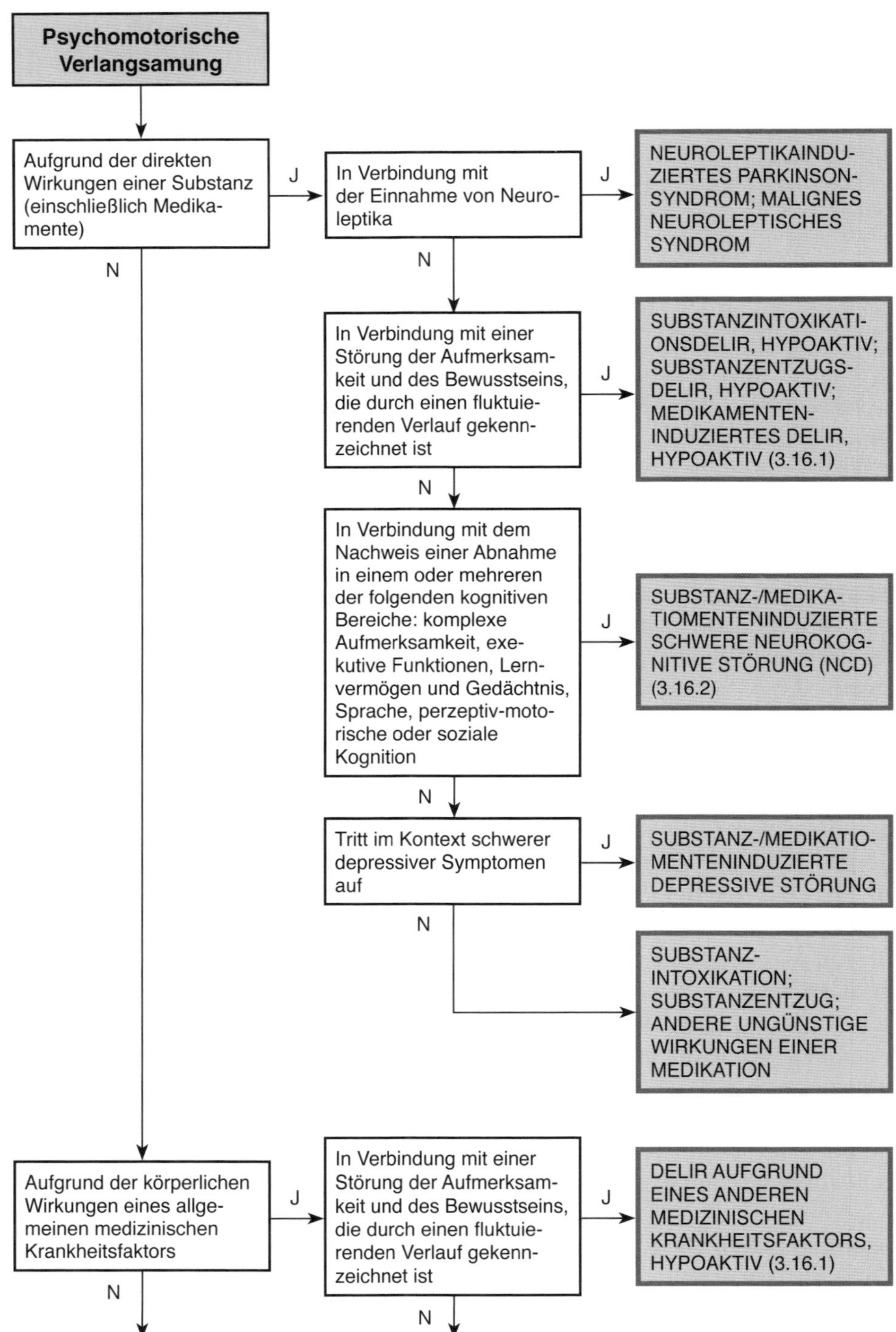
Psychomotorische Verlangsamung
Aufgrund der direkten Wirkungen einer Substanz (einschließlich Medikamente)
J
N
In Verbindung mit der Einnahme von Neuroleptika
J
NEUROLEPTIKAINDUZIERTES PARKINSON-SYNDROM; MALIGNES NEUROLEPTISCHES SYNDROM
N
In Verbindung mit einer Störung der Aufmerksamkeit und des Bewusstseins, die durch einen fluktuierenden Verlauf gekennzeichnet ist
J
SUBSTANZINTOXIKATIONSDELIR, HYPOAKTIV; SUBSTANZENTZUGSDELIR, HYPOAKTIV; MEDIKAMENTENINDUZIERTES DELIR, HYPOAKTIV (3.16.1)
N
In Verbindung mit dem Nachweis einer Abnahme in einem oder mehreren der folgenden kognitiven Bereiche: komplexe Aufmerksamkeit, exekutive Funktionen, Lernvermögen und Gedächtnis, Sprache, perzeptiv-motorische oder soziale Kognition
J
SUBSTANZ-/MEDIKATIOMENTENINDUZIERTE SCHWERE NEUROKOGNITIVE STÖRUNG (NCD) (3.16.2)
N
Tritt im Kontext schwerer depressiver Symptomen auf
J
SUBSTANZ-/MEDIKATIOMENTENINDUZIERTE DEPRESSIVE STÖRUNG
N
SUBSTANZ-INTOXIKATION; SUBSTANZENTZUG; ANDERE UNGÜNSTIGE WIRKUNGEN EINER MEDIKATION
Aufgrund der körperlichen Wirkungen eines allgemeinen medizinischen Krankheitsfaktors
J
N
In Verbindung mit einer Störung der Aufmerksamkeit und des Bewusstseins, die durch einen fluktuierenden Verlauf gekennzeichnet ist
J
DELIR AUFGRUND EINES ANDEREN MEDIZINISCHEN KRANKHEITSFAKTORS, HYPOAKTIV (3.16.1)
N

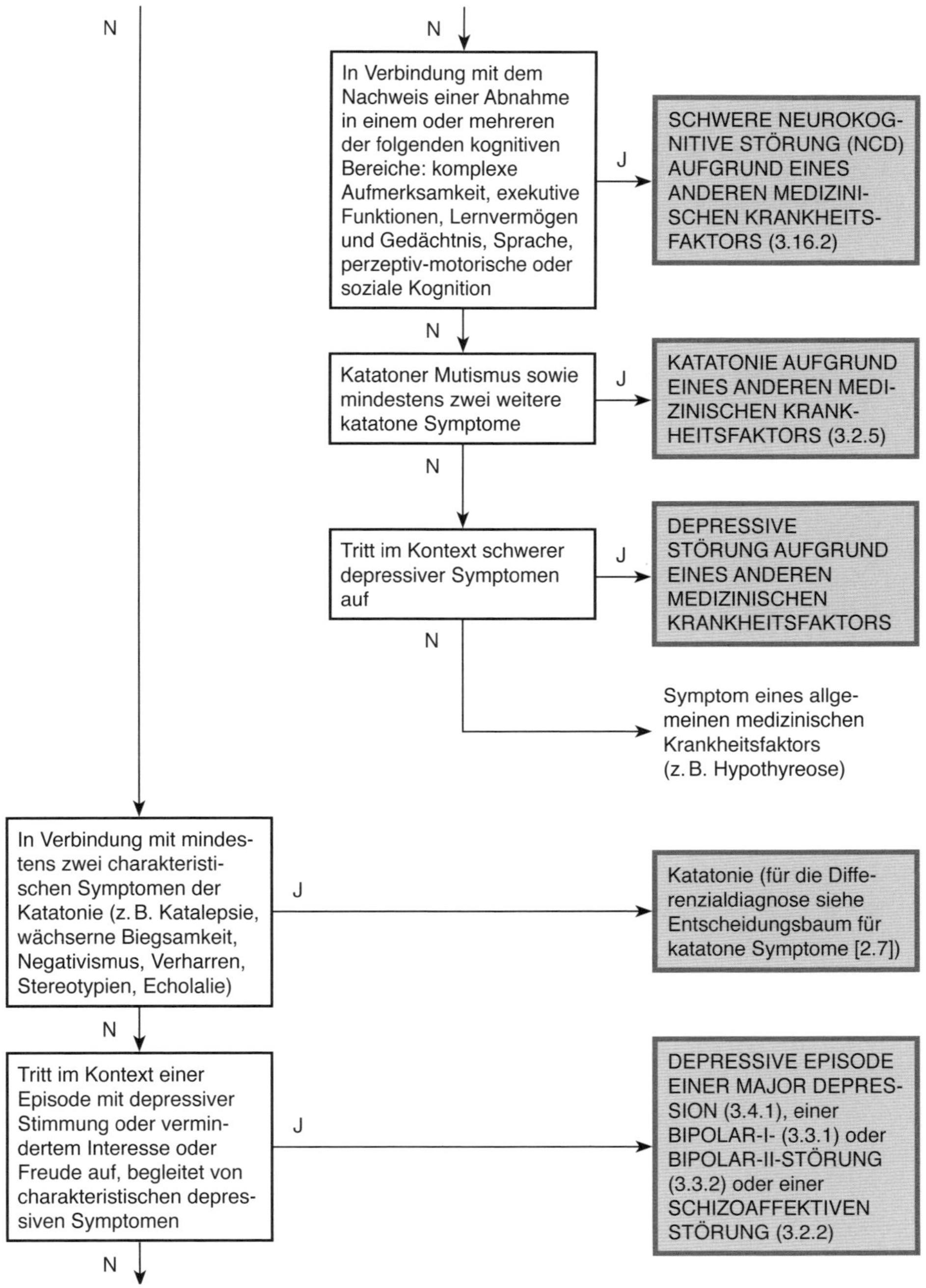
N
N
In Verbindung mit dem Nachweis einer Abnahme in einem oder mehreren der folgenden kognitiven Bereiche: komplexe Aufmerksamkeit, exekutive Funktionen, Lernvermögen und Gedächtnis, Sprache, perzeptiv-motorische oder soziale Kognition
J
SCHWERE NEUROKOGNITIVE STÖRUNG (NCD) AUFGRUND EINES ANDEREN MEDIZINISCHEN KRANKHEITSFAKTORS (3.16.2)
N
Katatoner Mutismus sowie mindestens zwei weitere katatone Symptome
J
KATATONIE AUFGRUND EINES ANDEREN MEDIZINISCHEN KRANKHEITSFAKTORS (3.2.5)
N
Tritt im Kontext schwerer depressiver Symptomen auf
J
DEPRESSIVE STÖRUNG AUFGRUND EINES ANDEREN MEDIZINISCHEN KRANKHEITSFAKTORS
N
Symptom eines allgemeinen medizinischen Krankheitsfaktors (z. B. Hypothyreose)
In Verbindung mit mindestens zwei charakteristischen Symptomen der Katatonie (z. B. Katalepsie, wächserne Biegsamkeit, Negativismus, Verharren, Stereotypien, Echolalie)
J
Katatonie (für die Differenzialdiagnose siehe Entscheidungsbaum für katatone Symptome [2.7])
N
Tritt im Kontext einer Episode mit depressiver Stimmung oder vermindertem Interesse oder Freude auf, begleitet von charakteristischen depressiven Symptomen
J
DEPRESSIVE EPISODE EINER MAJOR DEPRESSION (3.4.1), einer BIPOLAR-I- (3.3.1) oder BIPOLAR-II-STÖRUNG (3.3.2) oder einer SCHIZOAFFEKTIVEN STÖRUNG (3.2.2)
N

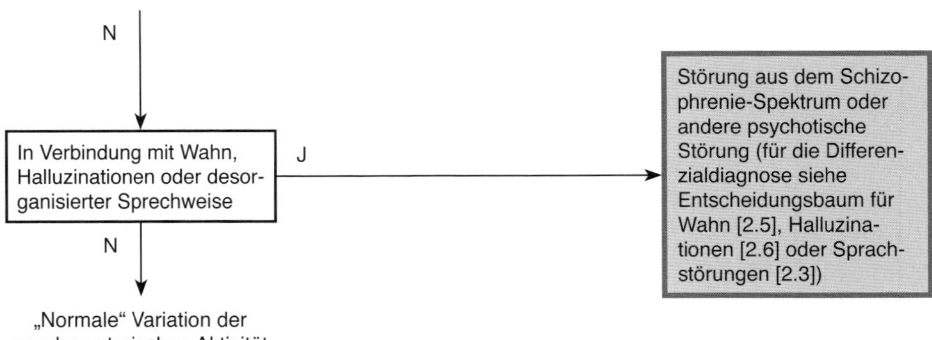
N
In Verbindung mit Wahn, Halluzinationen oder desorganisierter Sprechweise
J
Störung aus dem Schizophrenie-Spektrum oder andere psychotische Störung (für die Differenzialdiagnose siehe Entscheidungsbaum für Wahn [2.5], Halluzinationen [2.6] oder Sprachstörungen [2.3])
N
„Normale“ Variation der psychomotorischen Aktivität

2.13 Entscheidungsbaum für Angst

Übersetzung:
André Wannemüller

Koordination:
Jürgen Margraf

Wie allgemein üblich, besteht der erste Schritt bei der Differenzialdiagnostik darin, Substanzkonsum oder Medikamentengebrauch sowie medizinische Krankheitsfaktoren als direkte physiologische Ursachen für das Vorliegen von Angst auszuschließen. Da Angst sowohl mit einem Delir als auch mit einer Schweren oder Leichten Neurokognitiven Störung (NCD) verbunden sein kann, werden diese speziellen Bedingungen ebenfalls in diesem Entscheidungsbaum berücksichtigt.

Tritt die Angst in abgrenzbaren Episoden mit plötzlichem Beginn auf und wird durch eine Vielzahl somatischer (z. B. Palpitationen, Kurzatmigkeit, Schwindel) und kognitiver Symptome (z. B. Angst verrückt zu werden oder einen Herzinfarkt zu bekommen) begleitet, sollte sie als Panikattacke bezeichnet werden (oder, wenn die Anzahl charakteristischer Symptome unter der Grenze von vier liegt, als „Attacke mit unvollständiger Symptomatik"). Aufgrund der spezifischen Implikationen für Panikattacken wird für sie ein separater Entscheidungsbaum (2.14) angeboten.

In den weiteren Entscheidungspunkten des Entscheidungsbaums für Angst wird zwischen den verschiedenen Angststörungen differenziert. Unterschieden wird dabei, wovor sich die Person fürchtet, welche Situationen vermieden werden und ob die Angst als Reaktion auf einen Belastungsfaktor erfolgt. Bei der Panikstörung bezieht sich die Angst auf die Furcht vor weiteren Panikattacken und die möglichen Konsequenzen solcher Attacken. Die Agoraphobie ist insofern ähnlich, als dass die Person sich fürchtet, an Orten zu sein, von denen im Falle einer Panikattacke oder panikartiger Symptome eine Flucht schwierig oder peinlich sein könnte. Der Fokus liegt dabei aber auf der Furcht vor oder der Vermeidung von Orten und Situationen und nicht auf der Panikattacke selbst. Da die Vermeidung bei der Agoraphobie eher generalisiert ist (verglichen mit dem eher spezifischen Charakter der gemiedenen Situationen z. B. bei Spezifischer Phobie), erfordert die Diagnose einer Agoraphobie, dass sich die Person vor mindestens zwei agoraphobischen Situationstypen fürchtet: öffentliche Verkehrsmittel, offene Plätze, enge, geschlossene Orte, Schlange stehen oder in einer Menschenmenge sein, allein außer Haus sein. Die Störung mit Trennungsangst, Soziale Angststörung (Soziale Phobie), Spezifische Phobie und Krankheitsangststörung haben jeweils einen speziellen Fokus bezüglich Furcht und Vermeidung (d. h. Trennung von einer wichtigen Bezugsperson; Situationen, in denen die Person von anderen beurteilt werden könnte; einem gefürchteten Objekt [z. B. Spinne] oder einer gefürchteten Situation [z. B. Fliegen mit einem Flugzeug] ausgesetzt zu sein oder Angst, eine Krankheit zu haben bzw. zu bekommen). Zwangsstörungen und verwandte Störungen können ebenfalls mit Angst einhergehen (z. B. Angst in Zusammenhang mit der übermäßigen Beschäftigung mit einem wahrgenommenen körperlichen Defekt bei der Körperdysmorphen Störung, Angst kontaminiert zu sein bei der Zwangsstörung oder Angst, dazu gezwungen zu werden, persönliche Gegenstände wegzuwerfen, bei Personen mit Pathologischem Horten). Obwohl sie nicht zur Klasse der Zwangsstörung und verwandten Störungen gehört, ist die Generalisierte Angststörung diesen Störungen phänomenologisch ähnlich, da sie durch exzessive Rumination und Sorgen in Bezug auf unerwünschte Ereignisse gekennzeichnet ist, was mit chronischer Angst einhergeht.

Angst als Reaktion auf die Konfrontation mit einem traumatischen Ereignis kann auf eine Posttraumatische Belastungsstörung oder Akute Belastungsstörung hinweisen, insbesondere wenn die anderen Störungsmerkmale ebenfalls bestehen (d. h. Intrusion und Vermeidung in Bezug auf das traumatische Ereignis oder seine Begleitumstände, negative Veränderungen von Kognitionen und der Stimmung sowie Veränderungen des Erregungsniveaus und der Reaktivität). Die Differenzierung erfolgt auf Basis der Dauer (d. h. 1 Monat oder weniger bei Akuter Belastungsstörung, mehr als 1 Monat bei Posttraumatischer Belastungsstörung).

Angst geht so häufig mit Episoden einer Major Depression, manischen oder hypomanen Episoden einher, dass ihre Koexistenz eher die Regel als die Ausnahme darstellt. Um die komorbide Präsenz von Angst gesondert zu diagnostizieren, wurde im DSM-5 die Zusatzcodierung „mit Angst“ eingeführt, wodurch dem Kliniker erlaubt wird, den Schweregrad der Angst (von leicht bis schwer) zu erfassen. Konnte die Angst bislang noch nicht adäquat durch einen Entscheidungspunkt des Baums erklärt werden, kann trotzdem noch eine DSM-5-Diagnose gerechtfertigt sein. Wenn die Angst eine symptomatische Manifestation einer maladaptiven Reaktion auf einen psychosozialen Belastungsfaktor darstellt, ist eine Anpassungsstörung mit Angst die passende Diagnose. Wenn nicht, die Angst aber dennoch klinisch signifikant ist und eine psychische oder biologische Funktionsstörung der Person anzeigt (dementsprechend als psychische Störung zu klassifizieren ist), kann eine Restkategorie verwendet werden. Die Wahl der Störung hängt in diesem Fall davon ab, ob der Kliniker den Grund für das Symptombild vermerken möchte oder nicht. Wenn dies der Fall ist, wird die Andere Näher Bezeichnete Angststörung, ergänzt durch den bestimmten Grund, verwendet, wenn nicht, wird die Nicht Näher Bezeichnete Angststörung verwendet. Andernfalls würde die Angst als Teil des normalen Repertoires emotionalen Erlebens betrachtet und ist dann nicht Zeichen einer psychischen Störung.

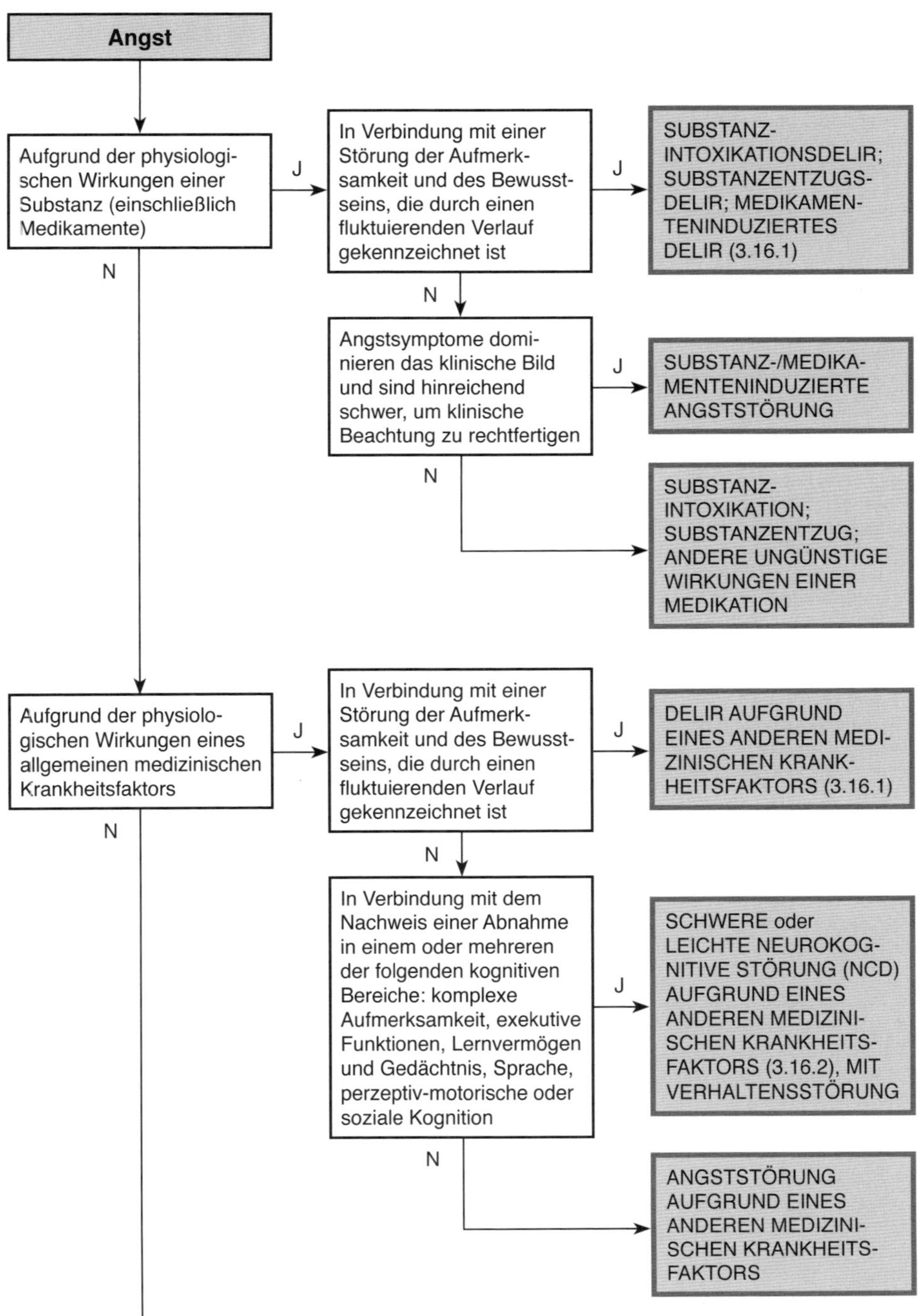
Angst
Aufgrund der physiologischen Wirkungen einer Substanz (einschließlich Medikamente)
J
In Verbindung mit einer Störung der Aufmerksamkeit und des Bewusstseins, die durch einen fluktuierenden Verlauf gekennzeichnet ist
J
SUBSTANZ-INTOXIKATIONSDELIR; SUBSTANZENTZUGS-DELIR; MEDIKAMENTENINDUZIERTES DELIR (3.16.1)
N
Angstsymptome dominieren das klinische Bild und sind hinreichend schwer, um klinische Beachtung zu rechtfertigen
J
SUBSTANZ-/MEDIKAMENTENINDUZIERTE ANGSTSTÖRUNG
N
SUBSTANZ-INTOXIKATION; SUBSTANZENTZUG; ANDERE UNGÜNSTIGE WIRKUNGEN EINER MEDIKATION
N
Aufgrund der physiologischen Wirkungen eines allgemeinen medizinischen Krankheitsfaktors
J
In Verbindung mit einer Störung der Aufmerksamkeit und des Bewusstseins, die durch einen fluktuierenden Verlauf gekennzeichnet ist
J
DELIR AUFGRUND EINES ANDEREN MEDIZINISCHEN KRANKHEITSFAKTORS (3.16.1)
N
In Verbindung mit dem Nachweis einer Abnahme in einem oder mehreren der folgenden kognitiven Bereiche: komplexe Aufmerksamkeit, exekutive Funktionen, Lernvermögen und Gedächtnis, Sprache, perzeptiv-motorische oder soziale Kognition
J
SCHWERE oder LEICHTE NEUROKOGNITIVE STÖRUNG (NCD) AUFGRUND EINES ANDEREN MEDIZINISCHEN KRANKHEITSFAKTORS (3.16.2), MIT VERHALTENSSTÖRUNG
N
ANGSTSTÖRUNG AUFGRUND EINES ANDEREN MEDIZINISCHEN KRANKHEITSFAKTORS
N

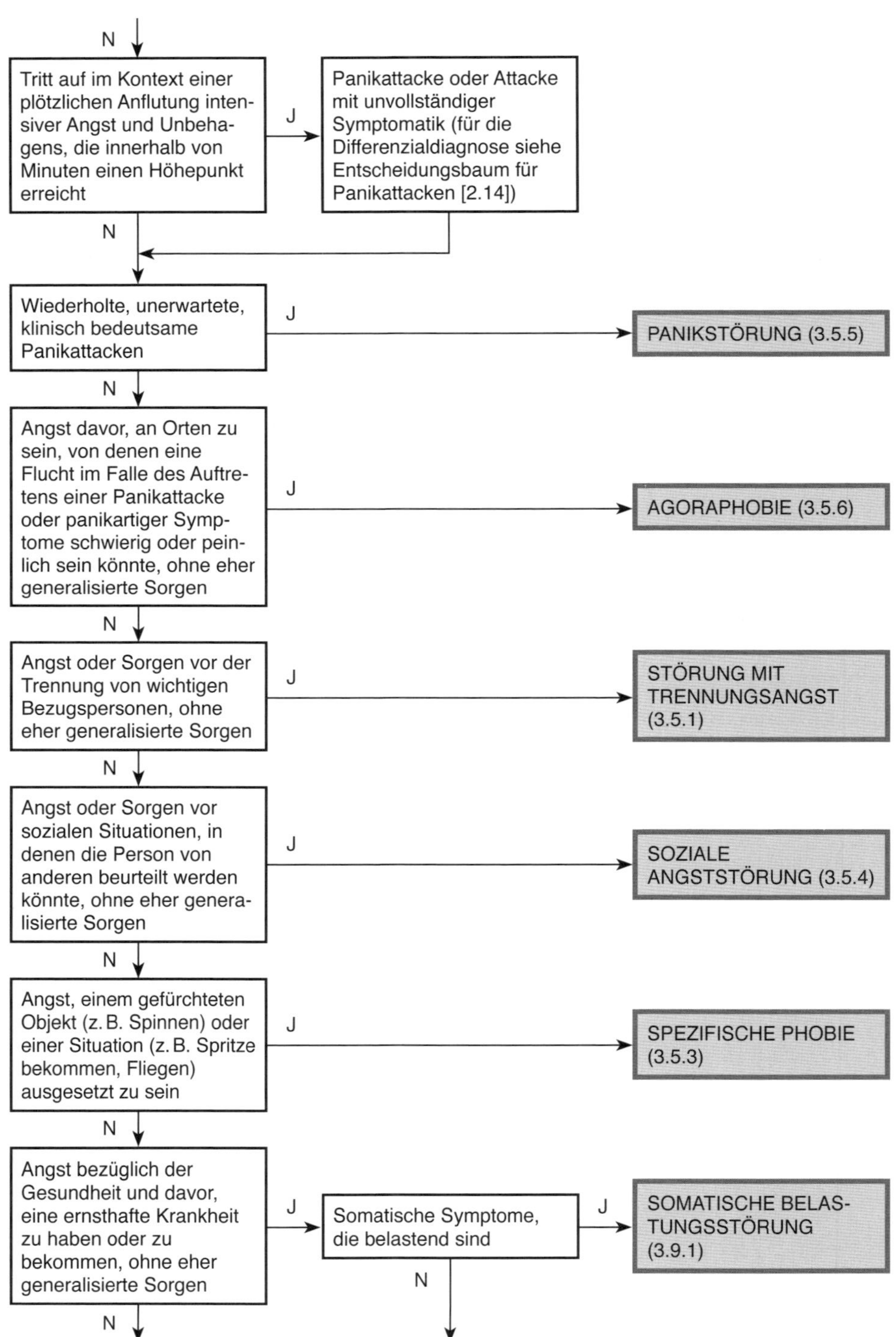
N
Tritt auf im Kontext einer plötzlichen Anflutung intensiver Angst und Unbehagens, die innerhalb von Minuten einen Höhepunkt erreicht
J
Panikattacke oder Attacke mit unvollständiger Symptomatik (für die Differenzialdiagnose siehe Entscheidungsbaum für Panikattacken [2.14])
N
Wiederholte, unerwartete, klinisch bedeutsame Panikattacken
J
PANIKSTÖRUNG (3.5.5)
N
Angst davor, an Orten zu sein, von denen eine Flucht im Falle des Auftretens einer Panikattacke oder panikartiger Symptome schwierig oder peinlich sein könnte, ohne eher generalisierte Sorgen
J
AGORAPHOBIE (3.5.6)
N
Angst oder Sorgen vor der Trennung von wichtigen Bezugspersonen, ohne eher generalisierte Sorgen
J
STÖRUNG MIT TRENNUNGSANGST (3.5.1)
N
Angst oder Sorgen vor sozialen Situationen, in denen die Person von anderen beurteilt werden könnte, ohne eher generalisierte Sorgen
J
SOZIALE ANGSTSTÖRUNG (3.5.4)
N
Angst, einem gefürchteten Objekt (z. B. Spinnen) oder einer Situation (z. B. Spritze bekommen, Fliegen) ausgesetzt zu sein
J
SPEZIFISCHE PHOBIE (3.5.3)
N
Angst bezüglich der Gesundheit und davor, eine ernsthafte Krankheit zu haben oder zu bekommen, ohne eher generalisierte Sorgen
J
Somatische Symptome, die belastend sind
J
SOMATISCHE BELASTUNGSSTÖRUNG (3.9.1)
N
N

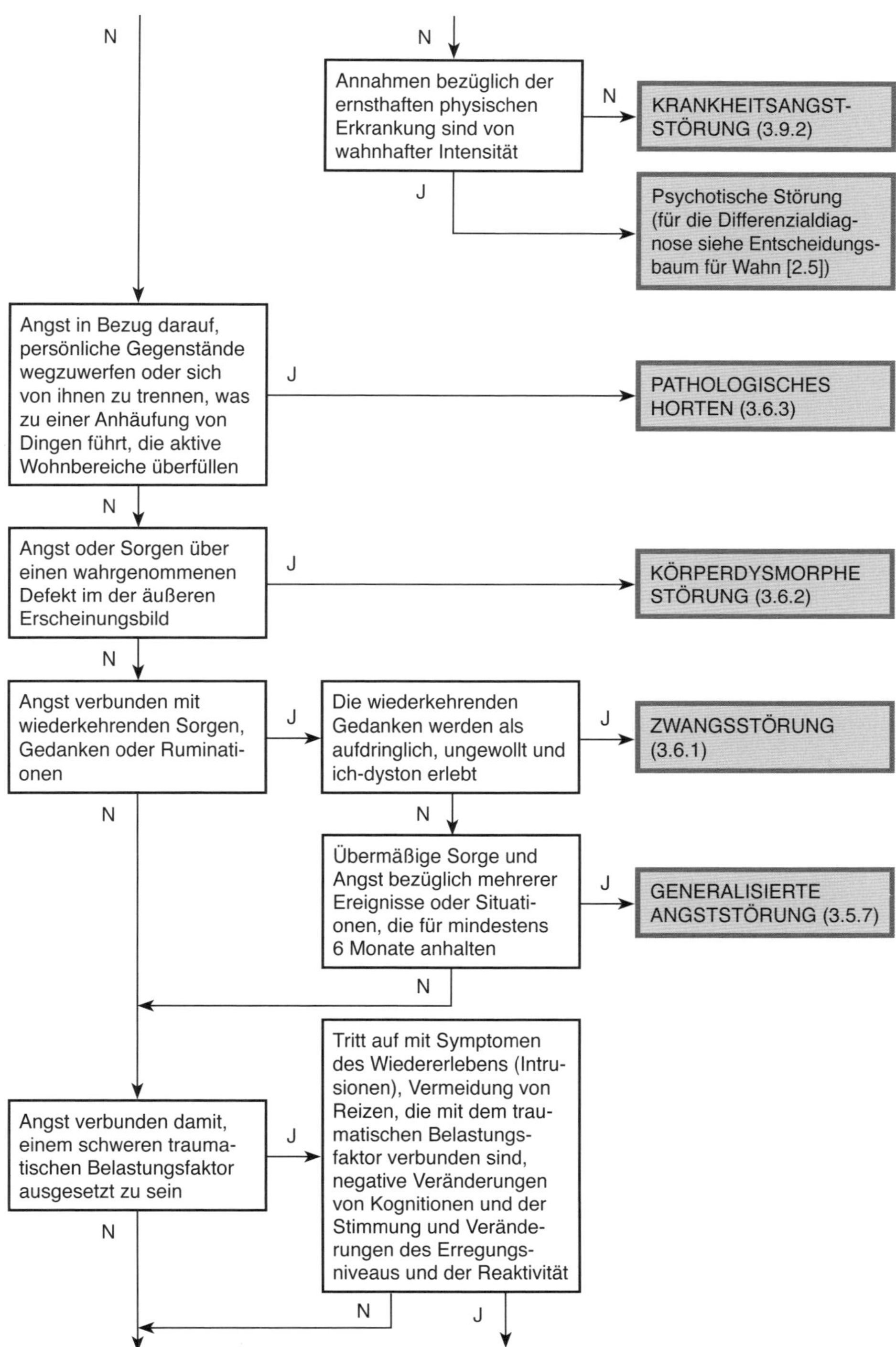
N
N
Annahmen bezüglich der ernsthaften physischen Erkrankung sind von wahnhafter Intensität
N
KRANKHEITSANGST-STÖRUNG (3.9.2)
J
Psychotische Störung (für die Differenzialdiagnose siehe Entscheidungsbaum für Wahn [2.5])
Angst in Bezug darauf, persönliche Gegenstände wegzuwerfen oder sich von ihnen zu trennen, was zu einer Anhäufung von Dingen führt, die aktive Wohnbereiche überfüllen
J
PATHOLOGISCHES HORTEN (3.6.3)
N
Angst oder Sorgen über einen wahrgenommenen Defekt im der äußeren Erscheinungsbild
J
KÖRPERDYSMORPHE STÖRUNG (3.6.2)
N
Angst verbunden mit wiederkehrenden Sorgen, Gedanken oder Ruminationen
J
Die wiederkehrenden Gedanken werden als aufdringlich, ungewollt und ich-dyston erlebt
J
ZWANGSSTÖRUNG (3.6.1)
N
N
Übermäßige Sorge und Angst bezüglich mehrerer Ereignisse oder Situationen, die für mindestens 6 Monate anhalten
J
GENERALISIERTE ANGSTSTÖRUNG (3.5.7)
N
Angst verbunden damit, einem schweren traumatischen Belastungsfaktor ausgesetzt zu sein
J
Tritt auf mit Symptomen des Wiedererlebens (Intrusionen), Vermeidung von Reizen, die mit dem traumatischen Belastungsfaktor verbunden sind, negative Veränderungen von Kognitionen und der Stimmung und Veränderungen des Erregungsniveaus und der Reaktivität
N
N
J

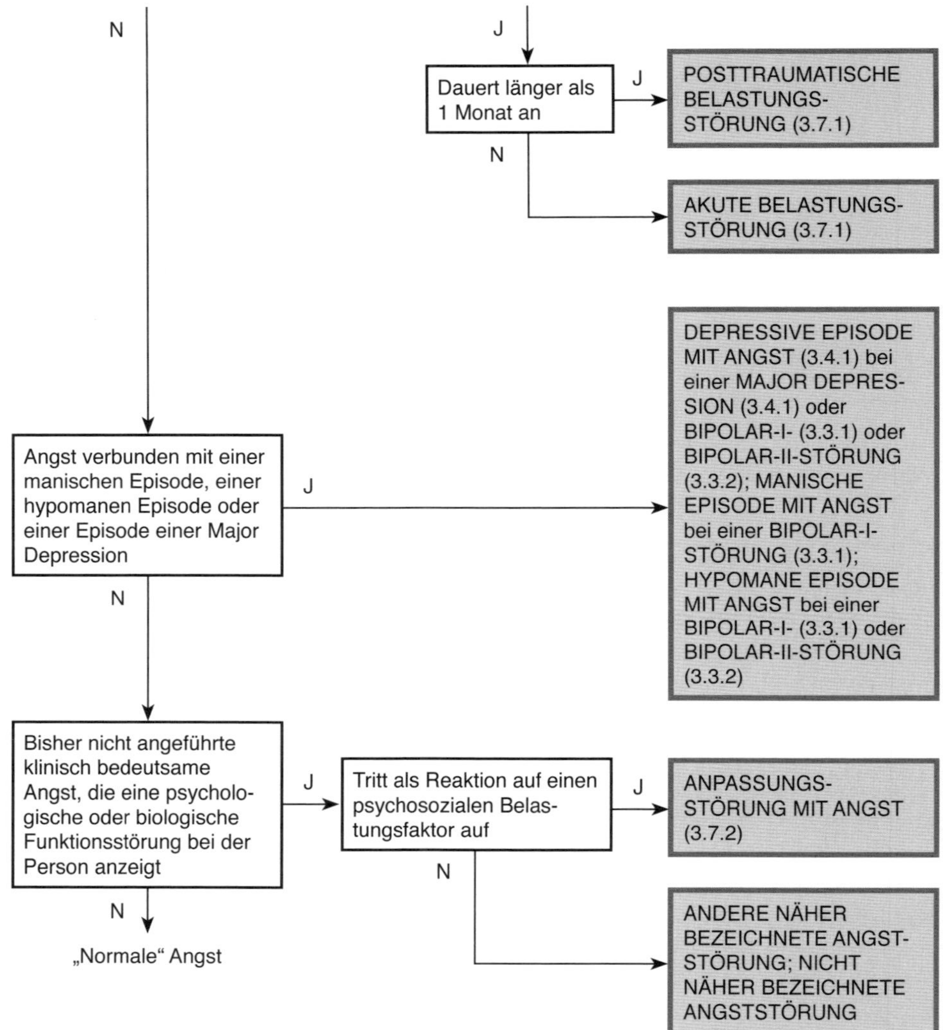
N
J
Dauert länger als 1 Monat an
J
POSTTRAUMATISCHE BELASTUNGS-STÖRUNG (3.7.1)
N
AKUTE BELASTUNGS-STÖRUNG (3.7.1)
DEPRESSIVE EPISODE MIT ANGST (3.4.1) bei einer MAJOR DEPRES-SION (3.4.1) oder BIPOLAR-I- (3.3.1) oder BIPOLAR-II-STÖRUNG (3.3.2); MANISCHE EPISODE MIT ANGST bei einer BIPOLAR-I-STÖRUNG (3.3.1); HYPOMANE EPISODE MIT ANGST bei einer BIPOLAR-I- (3.3.1) oder BIPOLAR-II-STÖRUNG (3.3.2)
Angst verbunden mit einer manischen Episode, einer hypomanen Episode oder einer Episode einer Major Depression
J
N
Bisher nicht angeführte klinisch bedeutsame Angst, die eine psycholo-gische oder biologische Funktionsstörung bei der Person anzeigt
J
Tritt als Reaktion auf einen psychosozialen Belas-tungsfaktor auf
J
ANPASSUNGS-STÖRUNG MIT ANGST (3.7.2)
N
ANDERE NÄHER BEZEICHNETE ANGST-STÖRUNG; NICHT NÄHER BEZEICHNETE ANGSTSTÖRUNG
N
„Normale" Angst

2.14 Entscheidungsbaum für Panikattacken

Übersetzung:
Marcella L. Woud

Koordination:
Jürgen Margraf

Panikattacken sind plötzlich auftretende Episoden intensiver Angst oder intensiven Unbehagens, begleitet von Symptomen wie Palpitationen, Kurzatmigkeit, Schwitzen, Zittern, Derealisation und der Angst die Kontrolle zu verlieren oder zu sterben. Obwohl das Auftreten von Panikattacken notwendig ist, um die Diagnose der Panikstörung zu vergeben, treten sie auch im Zusammenhang mit anderen DSM-5-Störungen auf, welche im Entscheidungsbaum aufgeführt werden. Beispielsweise könnte ein Patient mit einer Schlangenphobie, der während einer Wanderung auf eine Schlange tritt, eine Panikattacke erleben, was eher ein Indikator für eine Spezifische Phobie als für eine Panikstörung wäre.

Der erste Schritt bei der Differenzialdiagnostik einer Panikattacke ist der Ausschluss von ursächlichem Substanz-/Medikamentenkonsum. Bei der Einnahme einer ausreichend hohen Dosis oder während eines Substanzentzuges kann eine Vielzahl von Substanzen und Medikamenten zu Panikattacken führen. Weil auch Koffein ein typischer, aber nicht offensichtlicher Verursacher ist, ist auch eine sorgfältige Erfassung des Konsums koffeinhaltiger Substanzen wichtig. Wenn substanzinduzierte Panikattacken in klinisch bedeutsamer Weise auftreten, sollte eine Substanz-/Medikamenteninduzierte Angststörung diagnostiziert werden, anderenfalls ist die Diagnose einer Substanzintoxikation oder eines Substanzentzugs ausreichend. Manchmal haben Personen ihre erste Panikattacke, während sie eine entsprechende Substanz konsumieren, und haben dann fortlaufend weitere Attacken, auch wenn sie keine weiteren entsprechenden Substanzen mehr einnehmen. Solche nachfolgenden Panikattacken sollten nicht als substanzinduzierte Panikattacken betrachtet werden, sondern rechtfertigen stattdessen die Diagnose einer Panikstörung.

Als Nächstes sollten mögliche ätiologisch relevante allgemeinmedizinische Erkrankungen, wie die Hyperthyreose oder das Phäochromozytom, betrachtet werden. Falls sich Evidenz dafür findet, dass eine solche allgemeinmedizinische Erkrankung die direkte Ursache der Panikattacke ist (z. B. paralleler Beginn von Panikattacken und einer allgemeinen medizinischen Erkrankung und ein Remittieren der Panikattacken nach Initiierung einer erfolgreichen Behandlung der medizinischen Erkrankung), würde dies die Diagnose einer Angststörung aufgrund eines Anderen Medizinischen Krankheitsfaktors nahelegen. Obwohl ein Mitralklappenprolaps häufiger bei Personen mit Panikattacken vorzukommen scheint, konnte keine direkte ätiologische Verbindung nachgewiesen werden. Deshalb wird bei einer Person mit gleichzeitigem Mitralklappenprolaps und Panikattacken primär eine Panikstörung diagnostiziert.

Wenn klar ist, dass die Panikattacken nicht die direkte physiologische Folge einer Substanzeinnahme oder eines allgemeinen medizinischen Krankheitsfaktors sind, besteht der nächste Schritt in der Bestimmung der Beziehung zwischen den Panikattacken und einem möglichen situationsbezogenen Auslöser. Per Definition müssen mindestens zwei der Panikattacken bei einer Panikstörung unerwartet auftreten – das bedeutet, dass es keinen Zusammenhang zwischen den Attacken und einem situationsbezogenen Reiz gibt (sie treten z. B. „aus dem Nichts heraus" auf). Im Gegensatz dazu sind die Panikattacken bei Patienten mit Sozialer Angststörung (Sozialer Phobie), Spezifischer Phobie, Störung mit Trennungsangst, Posttraumatischer Belastungsstörung oder Akuter Belastungsstörung, Krankheitsangststörung, Zwangsstörung und Generalisierter Angststörung eng auf den entsprechenden situationellen Auslöser bezogen (z. B. soziale Situationen wie Sprechen in der Öffentlichkeit, spezifische Situationen wie geschlossene Räume, von wichtigen Bezugspersonen getrennt sein, mit Erinnerungen an das Trauma konfrontiert werden, die Möglichkeit an einer ernsthaften Erkrankung zu leiden, Zwangsgedanken, wie Angst vor Verschmutzung, und Sorge bezüglich mehrerer Ereignisse). Wenn die Panikattacken kein zugehöriges Merkmal einer spezifischen DSM-5-Störung sind, aber nichtsdestotrotz als klinisch bedeutsam erachtet werden, kann entweder die Diagnose einer Anpassungsstörung (falls die Panikattacken eine Reaktion auf einen psycholosozialen Belastungsfaktor sind) oder die Diagnose einer der Restkategorien (Andere Näher Bezeichnete Angststörung oder Nicht Näher Bezeichnete Angststörung) angemessen sein. Abschließend seit darauf hingewiesen, dass Panikattacken, die durch eine realistische Bedrohung ausgelöst werden (z. B. mit einer Waffe bedroht werden), oder das Erleben einer einzelnen, isolierten Panikattacke (oder selten auftretenden Panikattacken) nicht die Diagnose einer psychischen Störung rechtfertigen.

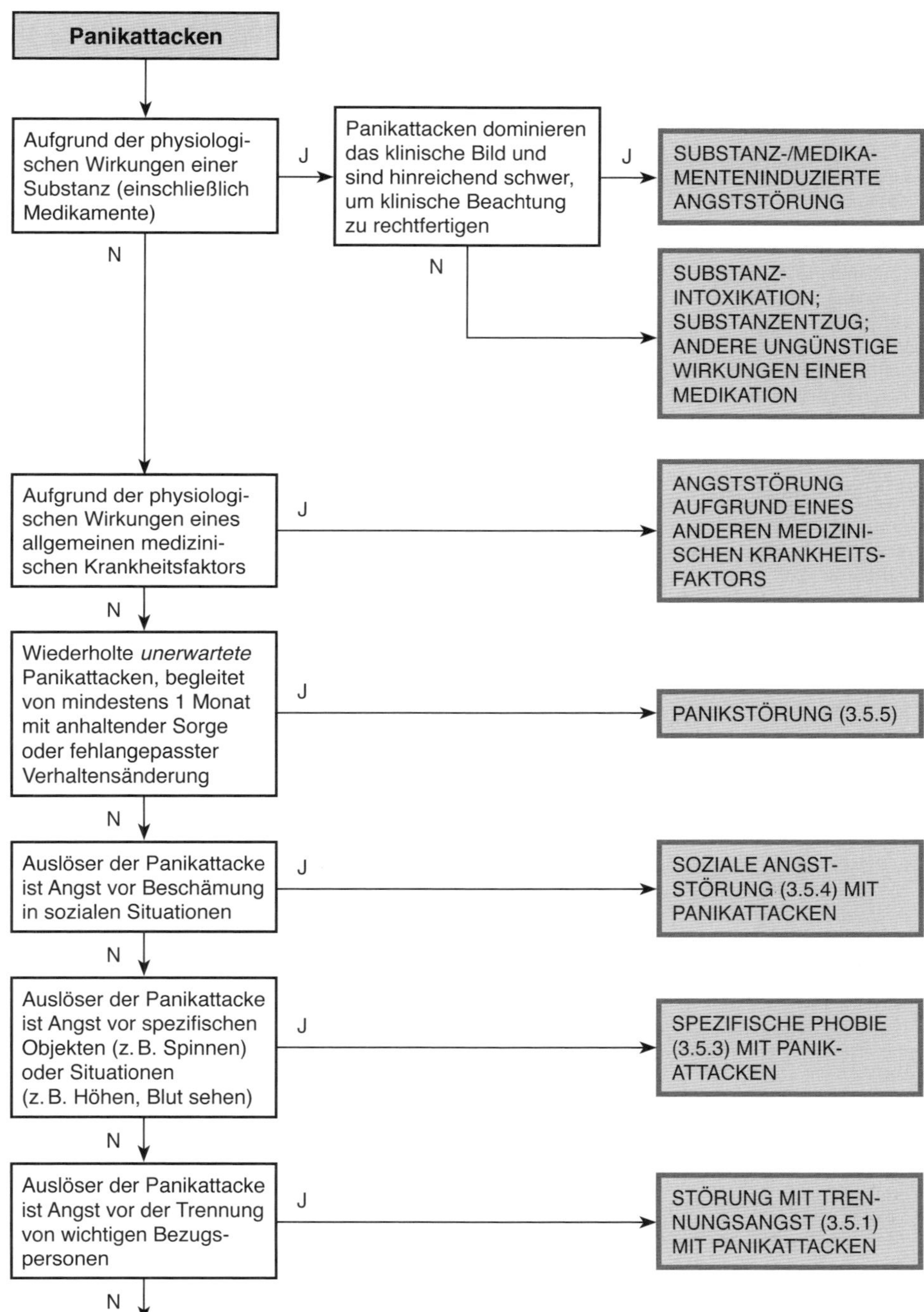
Panikattacken
Aufgrund der physiologischen Wirkungen einer Substanz (einschließlich Medikamente)
J
N
Panikattacken dominieren das klinische Bild und sind hinreichend schwer, um klinische Beachtung zu rechtfertigen
J
N
SUBSTANZ-/MEDIKAMENTENINDUZIERTE ANGSTSTÖRUNG
SUBSTANZ-INTOXIKATION; SUBSTANZENTZUG; ANDERE UNGÜNSTIGE WIRKUNGEN EINER MEDIKATION
Aufgrund der physiologischen Wirkungen eines allgemeinen medizinischen Krankheitsfaktors
J
ANGSTSTÖRUNG AUFGRUND EINES ANDEREN MEDIZINISCHEN KRANKHEITSFAKTORS
N
Wiederholte *unerwartete* Panikattacken, begleitet von mindestens 1 Monat mit anhaltender Sorge oder fehlangepasster Verhaltensänderung
J
PANIKSTÖRUNG (3.5.5)
N
Auslöser der Panikattacke ist Angst vor Beschämung in sozialen Situationen
J
SOZIALE ANGSTSTÖRUNG (3.5.4) MIT PANIKATTACKEN
N
Auslöser der Panikattacke ist Angst vor spezifischen Objekten (z. B. Spinnen) oder Situationen (z. B. Höhen, Blut sehen)
J
SPEZIFISCHE PHOBIE (3.5.3) MIT PANIKATTACKEN
N
Auslöser der Panikattacke ist Angst vor der Trennung von wichtigen Bezugspersonen
J
STÖRUNG MIT TRENNUNGSANGST (3.5.1) MIT PANIKATTACKEN
N

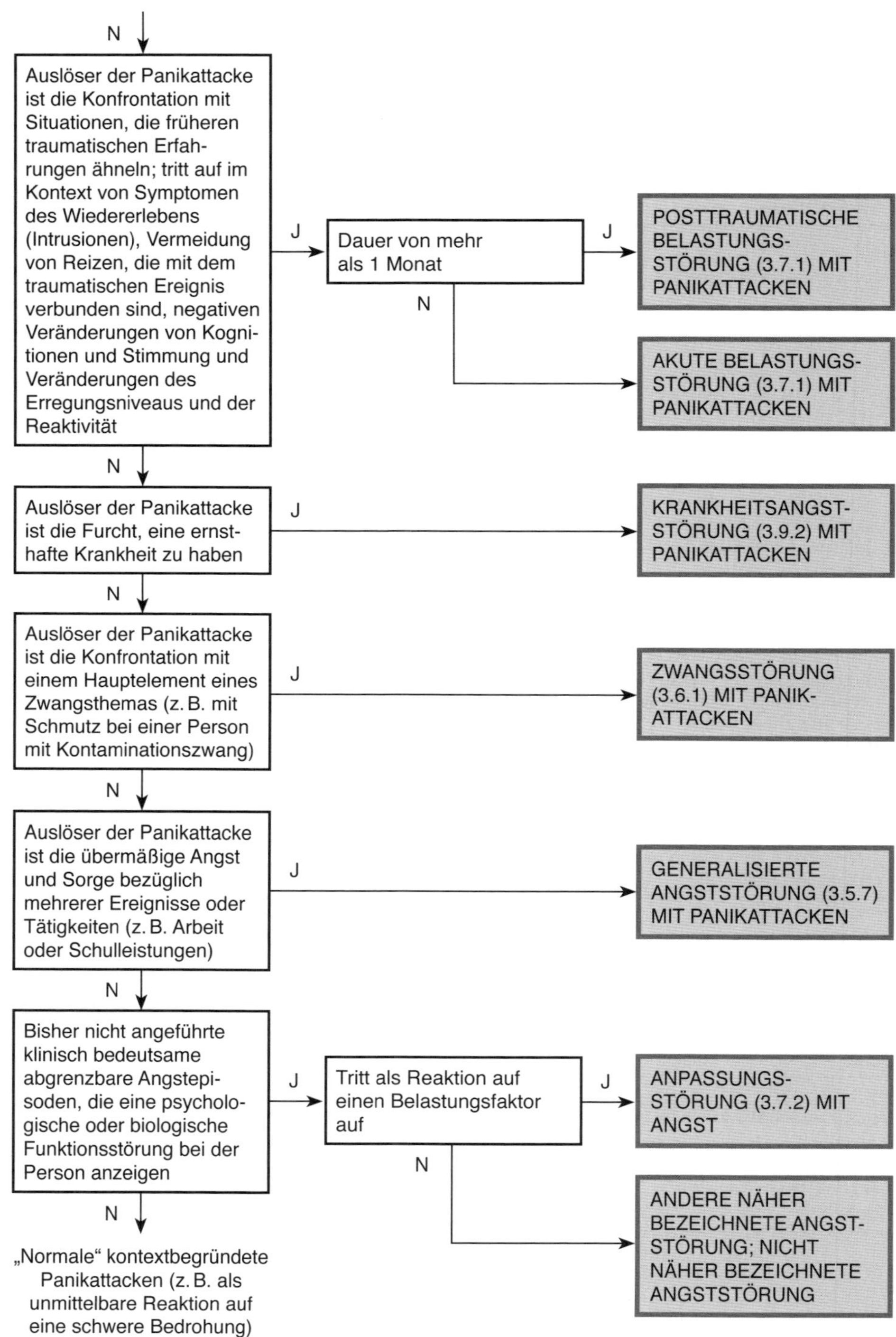
N
Auslöser der Panikattacke ist die Konfrontation mit Situationen, die früheren traumatischen Erfahrungen ähneln; tritt auf im Kontext von Symptomen des Wiedererlebens (Intrusionen), Vermeidung von Reizen, die mit dem traumatischen Ereignis verbunden sind, negativen Veränderungen von Kognitionen und Stimmung und Veränderungen des Erregungsniveaus und der Reaktivität
J
Dauer von mehr als 1 Monat
J
POSTTRAUMATISCHE BELASTUNGS-STÖRUNG (3.7.1) MIT PANIKATTACKEN
N
AKUTE BELASTUNGS-STÖRUNG (3.7.1) MIT PANIKATTACKEN
N
Auslöser der Panikattacke ist die Furcht, eine ernsthafte Krankheit zu haben
J
KRANKHEITSANGST-STÖRUNG (3.9.2) MIT PANIKATTACKEN
N
Auslöser der Panikattacke ist die Konfrontation mit einem Hauptelement eines Zwangsthemas (z. B. mit Schmutz bei einer Person mit Kontaminationszwang)
J
ZWANGSSTÖRUNG (3.6.1) MIT PANIK-ATTACKEN
N
Auslöser der Panikattacke ist die übermäßige Angst und Sorge bezüglich mehrerer Ereignisse oder Tätigkeiten (z. B. Arbeit oder Schulleistungen)
J
GENERALISIERTE ANGSTSTÖRUNG (3.5.7) MIT PANIKATTACKEN
N
Bisher nicht angeführte klinisch bedeutsame abgrenzbare Angstepisoden, die eine psychologische oder biologische Funktionsstörung bei der Person anzeigen
J
Tritt als Reaktion auf einen Belastungsfaktor auf
J
ANPASSUNGS-STÖRUNG (3.7.2) MIT ANGST
N
ANDERE NÄHER BEZEICHNETE ANGST-STÖRUNG; NICHT NÄHER BEZEICHNETE ANGSTSTÖRUNG
N
„Normale“ kontextbegründete Panikattacken (z. B. als unmittelbare Reaktion auf eine schwere Bedrohung)

2.15 Entscheidungsbaum für Vermeidungsverhalten

Übersetzung:
Julia Velten

Koordination:
Jürgen Margraf

Vermeidungsverhalten ist häufig adaptiv, insbesondere wenn es sich auf tatsächlich gefährliche Situationen bezieht. Dieser Entscheidungsbaum kommt nur zur Anwendung, wenn die Vermeidung auf unrealistischen oder übermäßigen Ängsten beruht und in klinisch bedeutsamer Weise Leiden oder Beeinträchtigungen verursacht. Vermeidung ist ein allgegenwärtiges und relativ unspezifisches Symptom und ist ein Merkmal vieler psychischer Störungen. Um dieses Symptom zu beurteilen, müssen die spezifischen Umstände, unter denen die Vermeidung auftritt, betrachtet werden. Dieser Entscheidungsbaum ist einer der wenigen in diesem Handbuch, bei dem keine Entscheidung über den Ausschluss von Substanz-/Medikamentenkonsum oder medizinischer Krankheitsfaktoren getroffen werden muss. Dies liegt daran, dass Vermeidungsverhalten nahezu ohne Ausnahme eine psychologische Reaktion auf Angst oder Furcht ist. Obgleich Substanz-/Medikamentenkonsum oder andere medizinische Krankheitsfaktoren Ängste auslösen können, macht die fehlende Kontextabhängigkeit die Entwicklung von Vermeidungsverhalten im Rahmen einer Substanz-/Medikamenteninduzierten Angststörung oder Angststörung aufgrund eines Anderen Medizinischen Krankheitsfaktors unwahrscheinlich.

Zunächst muss bestimmt werden, ob das Vermeidungsverhalten in mehreren Situationen oder an mehreren Orten auftritt. Wenn dies der Fall ist und die Situationen aufgrund von Gedanken vermieden werden, dass Flucht aus der Situation schwierig oder im Falle des Auftretens von panikartigen Symptomen Hilfe nicht erreichbar sein könnte, kann die Diagnose Agoraphobie erwogen werden. Betroffene Personen verbinden das Risiko einer Panikattacke oder panikartiger Symptome mit besonderen Situationen oder Orten, die dann als konditionierte Stimuli wiederum die Wahrscheinlichkeit weiterer Panikattacken erhöhen. Die betroffenen Personen vermeiden dann diese vermeintlichen Auslösesituationen, um das Risiko für Panikattacken oder panikartige Symptome zu minimieren.

Die Vermeidung bei der Sozialen Angststörung (Sozialen Phobie) ist mit Furcht vor negativer sozialer Bewertung verbunden. Diese Vermeidung kommt in zwei Erscheinungsformen vor: Der Leistungssituationen-Typ der Sozialen Angststörung beinhaltet die Vermeidung von öffentlichen Aktivitäten (z. B. reden, musizieren, schauspielern, essen, urinieren oder schreiben), die von der betroffenen Person im privaten Umfeld problemlos ausgeführt werden können. Diese Form kann mit der Zusatzcodierung „nur in Leistungssituationen“ spezifiziert werden. Die generalisierte Form der Sozialen Angststörung bezieht sich auf nahezu alle

Situationen, die soziale Interaktionen beinhalten, und ist in ihrer Erscheinung in vielen Fällen fast identisch mit der Vermeidend-Selbstunsicheren Persönlichkeitsstörung. Die Spezifischen Phobien beruhen vermutlich auf einem Zusammenspiel aus evolutionär prädisponierten, angeborenen Ängsten und dem Auftreten von aversiven frühkindlichen Erfahrungen, die diese Ängste verstärken. Bei der Störung mit Trennungsangst, die im Kindes- und Erwachsenenalter auftreten kann, werden Situationen vermieden, die mit einer Trennung von den wichtigsten Bezugspersonen verbunden sind. Bei der Posttraumatischen Belastungsstörung und der Akuten Belastungsstörung vermeiden die Betroffenen Situationen, die an das traumatische Ereignis erinnern (z. B. eine Person, die einem Angreifer ähnlich sieht, laute Geräusche, die an Krieg erinnern, Vibrationen, die einem Erdbeben ähneln). Manche Personen mit einer Zwangsstörung lernen, dass die Vermeidung bestimmter Situationen ein Auftreten von Zwangsgedanken verhindern kann (z. B. Reduktion von Verschmutzungsängsten durch die Vermeidung von Händeschütteln). Gleichermaßen vermeiden Personen mit Krankheitsangststörung Situationen, bei denen sie das Gefühl haben, ihre Gesundheit aufs Spiel zu setzen (z. B. ein krankes Familienmitglied zu besuchen), da diese Situationen Befürchtungen über eine mögliche Ansteckung auslösen können.

Bei vielen psychischen Störungen besteht Vermeidungsverhalten als begleitendes Merkmal. So kann z. B. bei psychotischen Störungen Vermeidung im Kontext eines bestimmten Wahnsystems auftreten, z. B. wenn die betroffene Person es vermeidet, das Haus zu verlassen, aus Angst von der Polizei verfolgt zu werden. Geringe Motivation, z. B. durch Anhedonie im Rahmen einer depressiven Episode oder als Teil der Negativsymptomatik einer Schizophrenie, kann ebenfalls zu einer generellen Vermeidung führen, das Haus zu verlassen. Sexuelle Funktionsstörungen können dazu führen, dass sexuelle Situationen aus Angst zu versagen vermieden werden. Personen mit Anorexia Nervosa und einer Störung mit Vermeidung oder Einschränkung der Nahrungsaufnahme vermeiden bestimmte Nahrungsmittel (z. B. hochkalorische Nahrung bei Anorexia Nervosa oder aversive Nahrungsmittel bei der Störung mit Vermeidung oder Einschränkung der Nahrungsaufnahme), was zu klinisch bedeutsamem Gewichtsverlust bzw. potenzieller Mangelernährung führen kann.

Ein generalisiertes Muster von Vermeidungsverhalten kennzeichnet die Vermeidend-Selbstunsichere Persönlichkeitsstörung, die per definitionem ihren Beginn im frühen Erwachsenenalter hat und meist relativ überdauernd und stabil über die Lebensspanne verläuft.

Falls Vermeidungsverhalten durch die bisherigen Entscheidungspunkte nicht angemessen erklärt wird, kann dennoch eine DSM-5-Diagnose gerechtfertigt sein. Wenn Vermeidungsverhalten als maladaptive Reaktion auf eine psychosoziale Belastung auftritt, kann eine Anpassungsstörung gerechtfertigt sein. Falls dies nicht der Fall ist, die Vermeidung dennoch klinisch bedeutsam ist und eine psychische oder biologische Funktionsstörung anzeigt (und somit eine psychische Störung rechtfertigt), kommt eine Restkategorie infrage. Das DSM-5 beinhaltet keine Restkategorie für Vermeidungsverhalten an sich. Die naheliegenden Störungskategorien wären demnach die Andere Näher Bezeichnete Angststörung oder Nicht Näher Bezeichnete Angststörung, da die Vermeidung aller Wahrscheinlichkeit nach dazu dient, bestimmte Ängste zu verhindern. Die Wahl der Störung hängt in diesem Fall davon ab, ob der Kliniker den Grund für das Symptombild vermerken möchte oder nicht. Falls ja, wird die Andere Näher Bezeichnete Angststörung, ergänzt durch den bestimmten Grund, verwendet, falls nicht, wird die Nicht Näher Bezeichnete Angststörung verwendet. Anderenfalls wird die Vermeidung als Teil eines normalen menschlichen Verhaltensrepertoires und nicht als Zeichen einer psychischen Störung betrachtet.

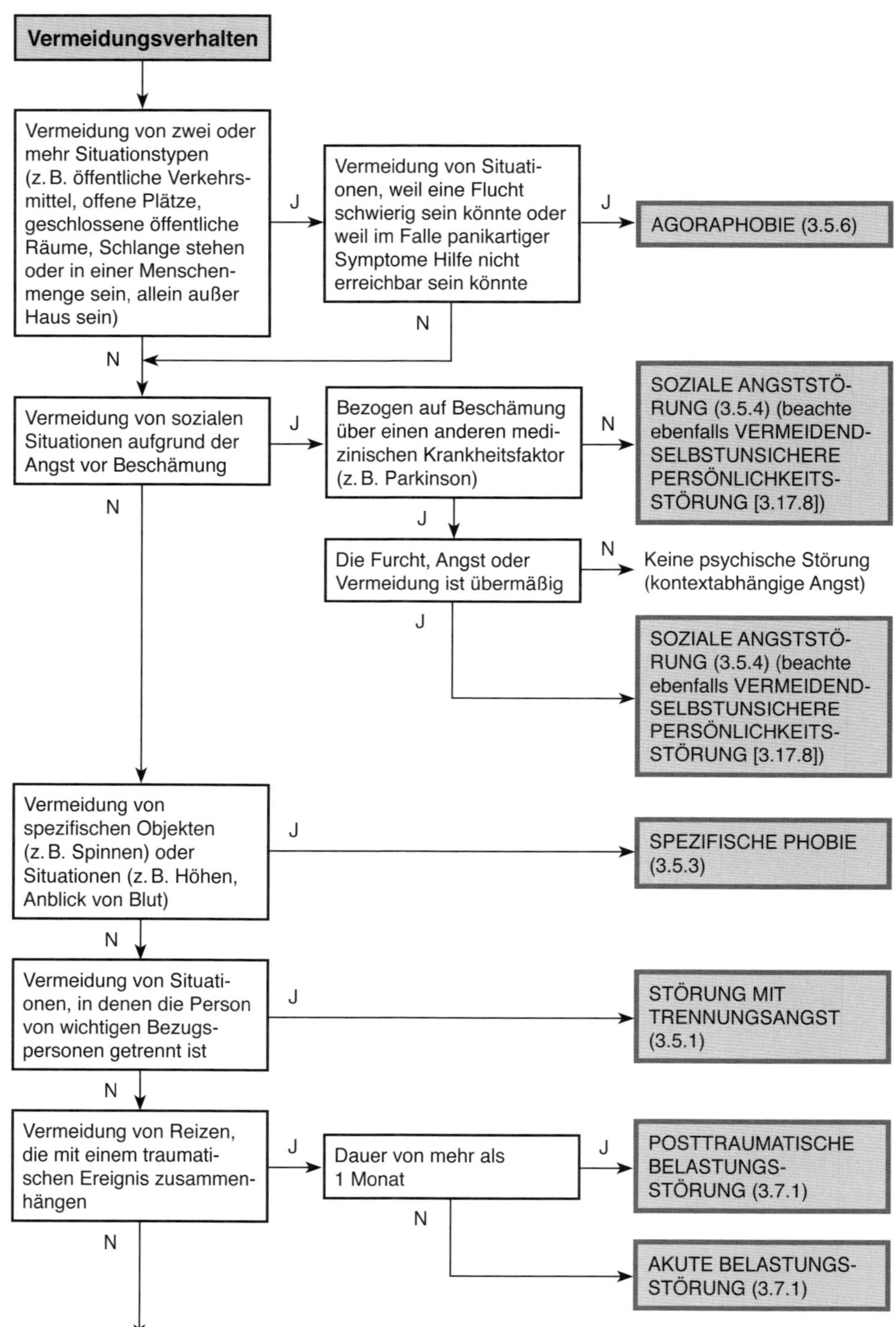
Vermeidungsverhalten
Vermeidung von zwei oder mehr Situationstypen (z. B. öffentliche Verkehrsmittel, offene Plätze, geschlossene öffentliche Räume, Schlange stehen oder in einer Menschenmenge sein, allein außer Haus sein)
J
Vermeidung von Situationen, weil eine Flucht schwierig sein könnte oder weil im Falle panikartiger Symptome Hilfe nicht erreichbar sein könnte
J
AGORAPHOBIE (3.5.6)
N
N
Vermeidung von sozialen Situationen aufgrund der Angst vor Beschämung
J
Bezogen auf Beschämung über einen anderen medizinischen Krankheitsfaktor (z. B. Parkinson)
N
SOZIALE ANGSTSTÖRUNG (3.5.4) (beachte ebenfalls VERMEIDEND-SELBSTUNSICHERE PERSÖNLICHKEITSSTÖRUNG [3.17.8])
J
Die Furcht, Angst oder Vermeidung ist übermäßig
N
Keine psychische Störung (kontextabhängige Angst)
J
SOZIALE ANGSTSTÖRUNG (3.5.4) (beachte ebenfalls VERMEIDEND-SELBSTUNSICHERE PERSÖNLICHKEITSSTÖRUNG [3.17.8])
N
Vermeidung von spezifischen Objekten (z. B. Spinnen) oder Situationen (z. B. Höhen, Anblick von Blut)
J
SPEZIFISCHE PHOBIE (3.5.3)
N
Vermeidung von Situationen, in denen die Person von wichtigen Bezugspersonen getrennt ist
J
STÖRUNG MIT TRENNUNGSANGST (3.5.1)
N
Vermeidung von Reizen, die mit einem traumatischen Ereignis zusammenhängen
J
Dauer von mehr als 1 Monat
J
POSTTRAUMATISCHE BELASTUNGSSTÖRUNG (3.7.1)
N
AKUTE BELASTUNGSSTÖRUNG (3.7.1)
N

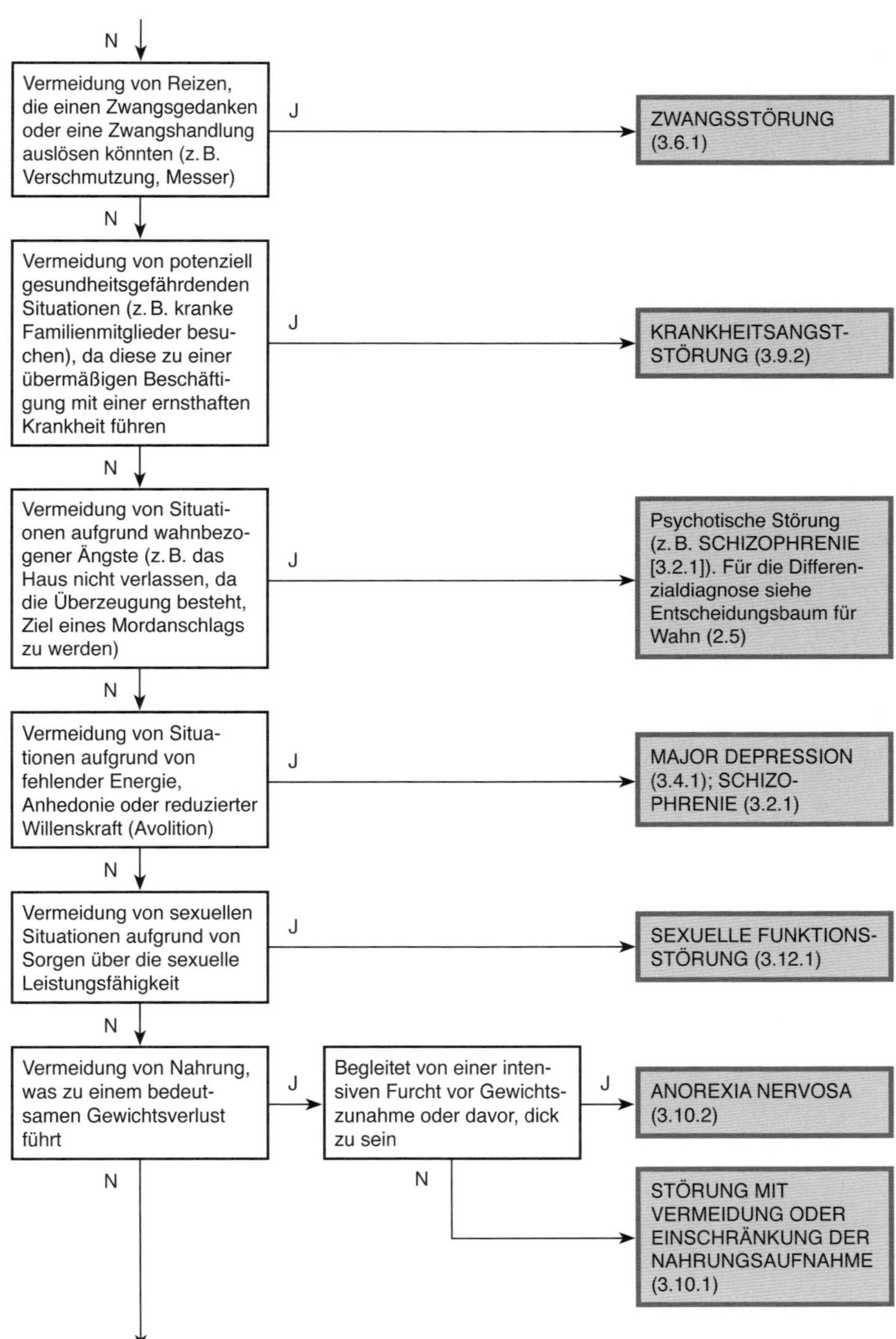
N
Vermeidung von Reizen, die einen Zwangsgedanken oder eine Zwangshandlung auslösen könnten (z. B. Verschmutzung, Messer)
J
ZWANGSSTÖRUNG (3.6.1)
N
Vermeidung von potenziell gesundheitsgefährdenden Situationen (z. B. kranke Familienmitglieder besuchen), da diese zu einer übermäßigen Beschäftigung mit einer ernsthaften Krankheit führen
J
KRANKHEITSANGST-STÖRUNG (3.9.2)
N
Vermeidung von Situationen aufgrund wahnbezogener Ängste (z. B. das Haus nicht verlassen, da die Überzeugung besteht, Ziel eines Mordanschlags zu werden)
J
Psychotische Störung (z. B. SCHIZOPHRENIE [3.2.1]). Für die Differenzialdiagnose siehe Entscheidungsbaum für Wahn (2.5)
N
Vermeidung von Situationen aufgrund von fehlender Energie, Anhedonie oder reduzierter Willenskraft (Avolition)
J
MAJOR DEPRESSION (3.4.1); SCHIZOPHRENIE (3.2.1)
N
Vermeidung von sexuellen Situationen aufgrund von Sorgen über die sexuelle Leistungsfähigkeit
J
SEXUELLE FUNKTIONSSTÖRUNG (3.12.1)
N
Vermeidung von Nahrung, was zu einem bedeutsamen Gewichtsverlust führt
J
Begleitet von einer intensiven Furcht vor Gewichtszunahme oder davor, dick zu sein
J
ANOREXIA NERVOSA (3.10.2)
N
STÖRUNG MIT VERMEIDUNG ODER EINSCHRÄNKUNG DER NAHRUNGSAUFNAHME (3.10.1)
N

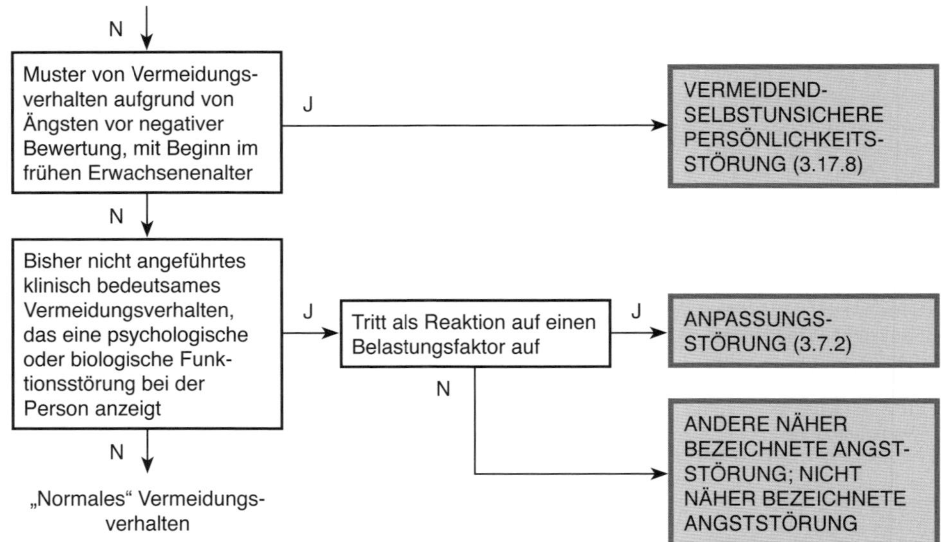
N
Muster von Vermeidungsverhalten aufgrund von Ängsten vor negativer Bewertung, mit Beginn im frühen Erwachsenenalter
J
VERMEIDEND-SELBSTUNSICHERE PERSÖNLICHKEITS-STÖRUNG (3.17.8)
N
Bisher nicht angeführtes klinisch bedeutsames Vermeidungsverhalten, das eine psychologische oder biologische Funktionsstörung bei der Person anzeigt
J
Tritt als Reaktion auf einen Belastungsfaktor auf
J
ANPASSUNGS-STÖRUNG (3.7.2)
N
ANDERE NÄHER BEZEICHNETE ANGST-STÖRUNG; NICHT NÄHER BEZEICHNETE ANGSTSTÖRUNG
N
„Normales“ Vermeidungsverhalten

2.16 Entscheidungsbaum für Trauma oder an der Ätiologie beteiligte psychosoziale Belastungsfaktoren

Übersetzung:
Jan Christopher Cwik

Koordination:
Jürgen Margraf

Psychosoziale Belastungsfaktoren sind bedeutsam für die Pathogenese von allen im DSM-5 aufgeführten Störungen. Allerdings haben sie nur für einige wenige dieser Störungen eine spezifische ätiologische Rolle. Vier Störungen im DSM-5 können nur dann diagnostiziert werden, wenn die Person mit einem extremen Belastungsfaktor konfrontiert wurde: Posttraumatische Belastungsstörung, Akute Belastungsstörung, Reaktive Bindungsstörung und Beziehungsstörung mit Enthemmung. Die Posttraumatische Belastungsstörung erfordert die Konfrontation mit einem Ereignis, das tatsächlichen oder drohenden Tod, ernsthafte Verletzung oder sexuelle Gewalt beinhaltet; und sie ist gekennzeichnet durch andauernde Symptome des Wiedererlebens (Intrusionen) in Bezug auf das traumatische Ereignis (z. B. intrusive Erinnerungen des Ereignisses, belastende Träume, Flashbacks, Belastung bei Konfrontation mit Hinweisreizen, die an das Ereignis erinnern), Vermeidung von Reizen, die mit dem Ereignis verbunden sind, negative Veränderungen von Kognitionen und der Stimmung im Zusammenhang mit dem Ereignis (z. B. negative Überzeugungen in Bezug auf die eigene Person oder die Welt, verzerrte Schuldzuschreibungen gegenüber sich selbst oder anderen, Gefühle der Entfremdung, andauernde negative emotionale Zustände, Unfähigkeit, positive Gefühle zu empfinden) und deutliche Veränderungen der Reaktivität und des Erregungsniveaus. Das Symptomprofil der Akuten Belastungsstörung ähnelt sehr dem der Posttraumatischen Belastungsstörung mit der Ausnahme, dass die Symptome weniger als 1 Monat bestehen. Die Reaktive Bindungsstörung und die Beziehungsstörung mit Enthemmung erfordern beide das Erleben langanhaltender, unzureichender Fürsorge als Kleinkind, wie es bei einem häufigem Wechsel der primären Bezugsperson oder dem Aufwachsen unter institutionellen Bedingungen mit einer schlechten personellen Ausstattung der Fall sein kann.

Auch wenn es nicht als Teil der Störungsdefinitionen gefordert wird, entstehen die Kurze Psychotische Störung, die Dissoziative Amnesie und die Konversionsstörung (Störung mit Funktionellen Neurologischen Symptomen) oft infolge eines starken psychosozialen Belastungsfaktors. Eine Diagnose der Kurzen Psychotischen Störung wird vergeben, wenn die Reaktion auf einen extremen Belastungsfaktor die Entwicklung von psychotischen Symptomen beinhaltet, die über weniger als 1 Monat bestehen. Wenn die Person nicht mehr in der Lage ist, wichtige autobiografische Informationen im Zusammenhang mit der traumatischen Erfahrung zu erinnern, könnte eine Dissoziative Amnesie vorliegen. Wenn die Person Symptome veränderter willkürmotorischer oder sensorischer Funktionen infolge eines psychosozialen Belastungsfaktors entwickelt, die nicht mit bekannten neurologischen Störungen in Einklang stehen, kann eine Konversionsstörung vorliegen. Auch wenn die Entwicklung jeder dieser Störungen oft mit der Konfrontation mit einem traumatischen Belastungsfaktor zusammenhängt, kann jede dieser Störungen auch ohne einen Belastungsfaktor entstehen.

Viele Kliniker sind unsicher über den Zusammenhang zwischen der Anpassungsstörung und den anderen im DSM-5 aufgeführten Störungsbildern, die häufig durch das Vorhandensein eines psychosozialen Belastungsfaktors herbeigeführt werden. Die Anpassungsstörung wird diagnostiziert, wenn maladaptive Reaktionen auf einen Belastungsfaktor gezeigt werden, die in klinisch bedeutsamer Weise Leiden oder Beeinträchtigungen verursachen, aber nicht die Kriterien einer anderen bestimmten DSM-5-Störung erfüllen. Im Gegensatz dazu wird eine andere spezifische DSM-5-Störung diagnostiziert, wenn deren Kriterien erfüllt sind, ungeachtet dessen, ob ein damit zusammenhängender Belastungsfaktor vorliegt oder nicht. Zum Beispiel lautet die Diagnose Major Depression, wenn eine depressive Reaktion infolge des Verlusts einer Arbeitsstelle oder der Mitteilung über eine schwere Krankheit auftritt, sobald die Reaktionen die Kriterien einer Episode der Major Depression vollständig erfüllen. Eine weniger schwere, aber nichtdestotrotz klinisch bedeutsame depressive Reaktion könnte stattdessen als Anpassungsstörung mit Depressiver Stimmung diagnostiziert werden.

Schlussendlich kann eine Personen als Reaktion auf den Verlust einer geliebten Person auch eine andauernde, langwierige und übermäßige Trauerreaktion entwickeln, die als Anhaltende Komplexe Trauerreaktion bezeichnet wird (siehe das Kapitel „Klinische Erscheinungsbilder mit weiterem Forschungsbedarf“ in Teil III des DSM-5). Hierzu müssen Symptome wie Sehnsucht oder Verlangen nach dem Verstorbenen, intensive Sorge und emotionaler Schmerz und gedankliches Verhaftetsein mit dem Verstorbenen oder den Umständen des Todes über mindestens 12 Monate fortbestehen. Auch wenn es fraglos Personen gibt, die unter diesem Syndrom leiden und von einer Behandlung profitieren würden, befanden die Entwickler des DSM-5, dass nur unzureichende Daten zu den Merkmalen der Störungsdefinition vorliegen, um eine Aufnahme dieser Störung in den Hauptteil des DSM-5 zu rechtfertigen. Kliniker, die diese Diagnose vergeben möchten, müssen die Kategorie Andere Näher Bezeichnete Trauma- und Belastungsbezogene Störungen verwenden und die nähere Beschreibung „Störung durch eine Anhaltende Komplexe Trauerreaktion“ verwenden.

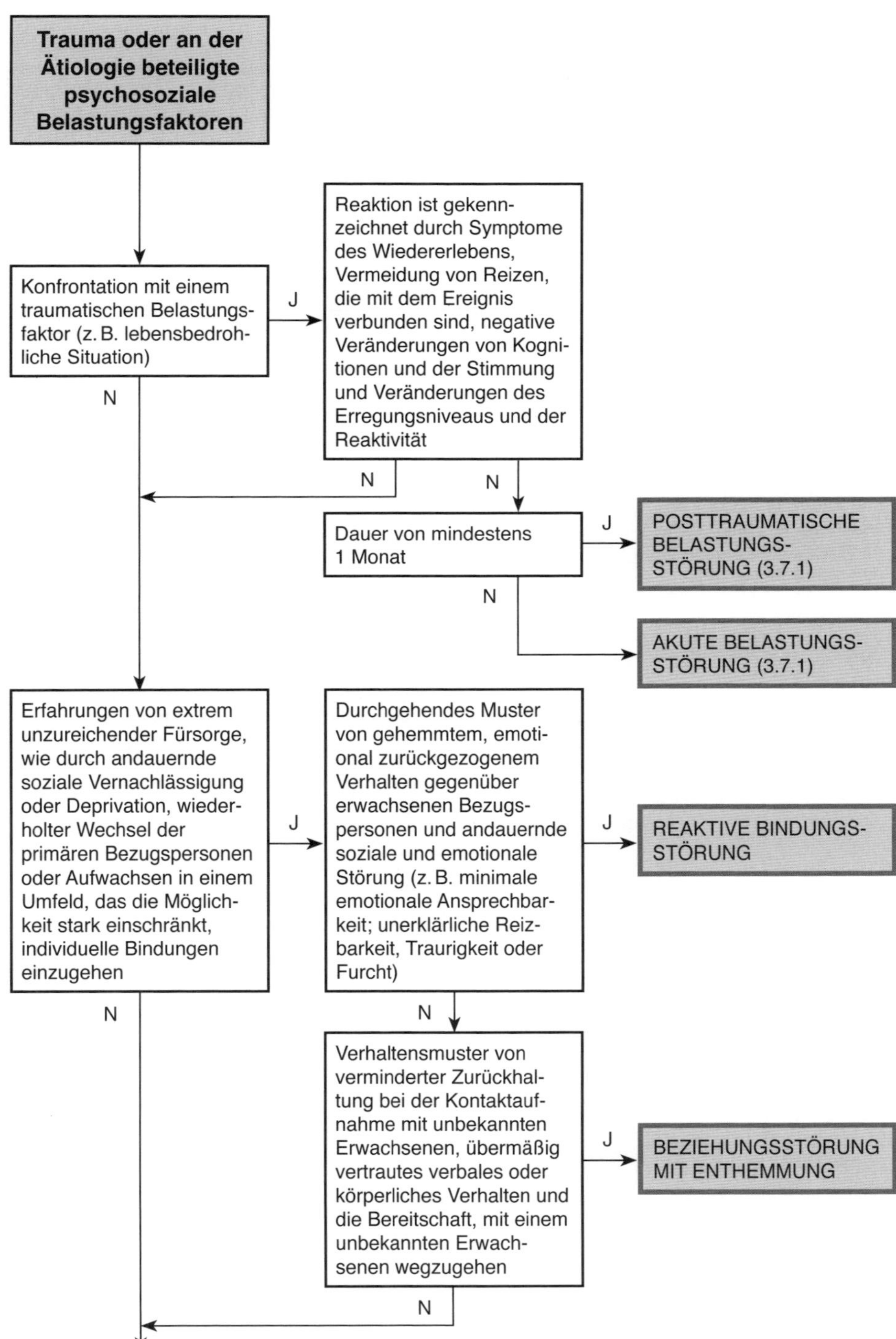
Trauma oder an der Ätiologie beteiligte psychosoziale Belastungsfaktoren
Konfrontation mit einem traumatischen Belastungsfaktor (z. B. lebensbedrohliche Situation)
J
N
Reaktion ist gekennzeichnet durch Symptome des Wiedererlebens, Vermeidung von Reizen, die mit dem Ereignis verbunden sind, negative Veränderungen von Kognitionen und der Stimmung und Veränderungen des Erregungsniveaus und der Reaktivität
N
N
Dauer von mindestens 1 Monat
J
POSTTRAUMATISCHE BELASTUNGS-STÖRUNG (3.7.1)
N
AKUTE BELASTUNGS-STÖRUNG (3.7.1)
Erfahrungen von extrem unzureichender Fürsorge, wie durch andauernde soziale Vernachlässigung oder Deprivation, wiederholter Wechsel der primären Bezugspersonen oder Aufwachsen in einem Umfeld, das die Möglichkeit stark einschränkt, individuelle Bindungen einzugehen
J
Durchgehendes Muster von gehemmtem, emotional zurückgezogenem Verhalten gegenüber erwachsenen Bezugspersonen und andauernde soziale und emotionale Störung (z. B. minimale emotionale Ansprechbarkeit; unerklärliche Reizbarkeit, Traurigkeit oder Furcht)
J
REAKTIVE BINDUNGS-STÖRUNG
N
N
Verhaltensmuster von verminderter Zurückhaltung bei der Kontaktaufnahme mit unbekannten Erwachsenen, übermäßig vertrautes verbales oder körperliches Verhalten und die Bereitschaft, mit einem unbekannten Erwachsenen wegzugehen
J
BEZIEHUNGSSTÖRUNG MIT ENTHEMMUNG
N

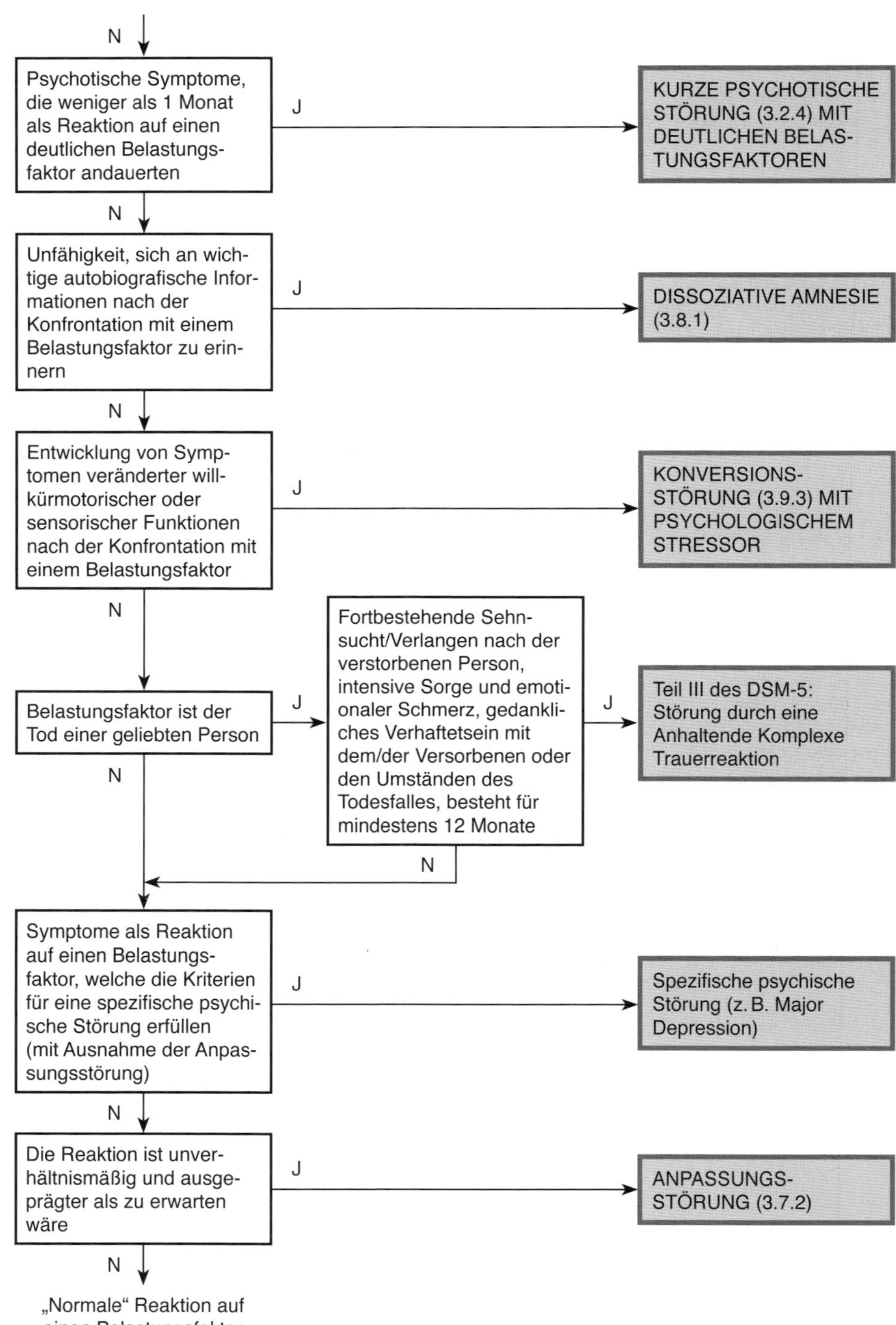
N
Psychotische Symptome, die weniger als 1 Monat als Reaktion auf einen deutlichen Belastungsfaktor andauerten
J
KURZE PSYCHOTISCHE STÖRUNG (3.2.4) MIT DEUTLICHEN BELASTUNGSFAKTOREN
N
Unfähigkeit, sich an wichtige autobiografische Informationen nach der Konfrontation mit einem Belastungsfaktor zu erinnern
J
DISSOZIATIVE AMNESIE (3.8.1)
N
Entwicklung von Symptomen veränderter willkürmotorischer oder sensorischer Funktionen nach der Konfrontation mit einem Belastungsfaktor
J
KONVERSIONSSTÖRUNG (3.9.3) MIT PSYCHOLOGISCHEM STRESSOR
N
Belastungsfaktor ist der Tod einer geliebten Person
J
Fortbestehende Sehnsucht/Verlangen nach der verstorbenen Person, intensive Sorge und emotionaler Schmerz, gedankliches Verhaftetsein mit dem/der Versorbenen oder den Umständen des Todesfalles, besteht für mindestens 12 Monate
J
Teil III des DSM-5: Störung durch eine Anhaltende Komplexe Trauerreaktion
N
N
Symptome als Reaktion auf einen Belastungsfaktor, welche die Kriterien für eine spezifische psychische Störung erfüllen (mit Ausnahme der Anpassungsstörung)
J
Spezifische psychische Störung (z. B. Major Depression)
N
Die Reaktion ist unverhältnismäßig und ausgeprägter als zu erwarten wäre
J
ANPASSUNGSSTÖRUNG (3.7.2)
N
„Normale“ Reaktion auf einen Belastungsfaktor

2.17 Entscheidungsbaum für somatische Beschwerden oder Ängste in Bezug auf Krankheiten oder das äußere Erscheinungsbild

Übersetzung:
Maria Kleinstäuber

Wird ein Patient mit belastenden somatischen Beschwerden vorstellig, steht bei der Differenzialdiagnostik in der Regel die Frage im Vordergrund, welcher allgemeine medizinische Krankheitsfaktor die Symptomatik am besten erklären kann. Wenn jedoch die körperlichen Symptome von abnormalen Gedanken, Gefühlen und Verhaltensweisen begleitet werden, sollte das Vorliegen einer Somatischen Belastungsstörung oder einer anderen psychischen Störung in Betracht gezogen werden.

Körperliche Beschwerden, die durch den Patienten vorgetäuscht werden, erfordern entweder die Diagnose einer Vorgetäuschten Störung oder werden einem nicht krankheitswertigen Zustand zugeordnet, der als Simulation bekannt ist. Die Unterscheidung zwischen diesen beiden Zuständen ist abhängig von dem Kontext, in welchem sich die somatischen Symptome entwickelt haben. Wenn das Vortäuschen der Symptome in Abwesenheit von offensichtlichen externen Anreizen auftritt, spricht das für die Diagnose einer Vorgetäuschten Störung. Werden die Symptome hingegen in Situationen vorgetäuscht, in denen offensichtlich ein finanzieller oder anderer Nutzen für den Patienten besteht, deutet das auf eine Simulation hin.

Somatische Beschwerden können als Manifestation zahlreicher psychischer Störungen auftreten. Eine Substanzintoxikation oder ein Substanzentzug können typischerweise somatische und Verhaltenssymptome zeigen. Zustände stark ausgeprägter Angst gehen überlicherweise mit einer Vielzahl an somatischen Beschwerden einher. Folglich stehen körperliche Beschwerden häufig mit vielen Angststörungen in Verbindung. Für einige Angststörungen, wie z. B. Panikstörung und Generalisierte Angststörung, können die für diese Störungsbilder charakteristischen, belastendenden Körperbeschwerden der Grund für den Patienten sein, eine Behandlung aufzusuchen. In anderen Fällen hängen die somatischen Beschwerden mit den Manifestationen einer psychotischen Störung (z. B. körperbezogene Wahnvorstellungen) oder einer Zwangsstörung und verwandten Störung zusammen, wie z. B. die übermäßige Beschäftigung mit einer eingebildeten körperlichen Entstellung im Rahmen der Körperdysmorphen Störung.

Wenn die körperlichen Beschwerden für den Patienten vorrangig im Mittelpunkt stehen, erscheint die Diagnose einer Störung aus der DSM-5-Kategorie der Somatischen Belastungsstörung und verwandten Störungen am besten geeignet. Bei Patienten mit neurologischen Symptomen, wie Lähmungen oder Krampfanfällen, die im Rahmen einer medizinischen Untersuchung bzw. eines Laborbefunds nicht das charakteristische Muster einer bekannten neurologischen oder anderen körperlichen Erkrankung aufweisen, kann die Diagnose einer Konversionsstörung (Störung mit Funktionellen Neurologischen Symptomen) gestellt werden. Andere somatische Beschwerden können die Diagnose einer Somatischen Belastungsstörung rechtfertigen, sobald sie von unangemessenen Gedanken bezüglich der Ernsthaftigkeit der Erkrankung begleitet werden oder von anhaltend stark ausgeprägten Ängsten in Bezug auf die Gesundheit oder die Symptome oder wenn sie von einem exzessiven Aufwand an Zeit und Energie hinsichtlich der Symptome oder Gesundheitssorgen begleitet werden. Im Gegensatz zu den Diagnosen der Somatoformen Störungen im DSM-IV, in denen die somatischen Beschwerden per Definition medizinisch unerklärt waren, kann die Diagnose einer Somatischen Belastungsstörung im DSM-5 bei Patienten mit einer glaubhaften organischen Erkrankung vergeben werden. Die DSM-5-Diagnose hängt vom Vorliegen von Kognitionen, Gefühlen und Verhaltensweisen ab, die nach der Beurteilung des Klinikers als exzessiv angesichts der Art der allgemeinen körperlichen Erkrankung angesehen werden. Zur Vermeidung der Pathologisierung angemessener Reaktionen auf ernsthafte und behindernde allgemeine körperliche Erkrankungen sollte diese Diagnose nur mit Vorsicht bei organisch erkrankten Personen vergeben werden. Sie sollte nur für Fälle, in denen die Reaktionen einer Person auf eine körperliche Erkrankung eindeutig extrem und maladaptiv sind, in Betracht gezogen werden.

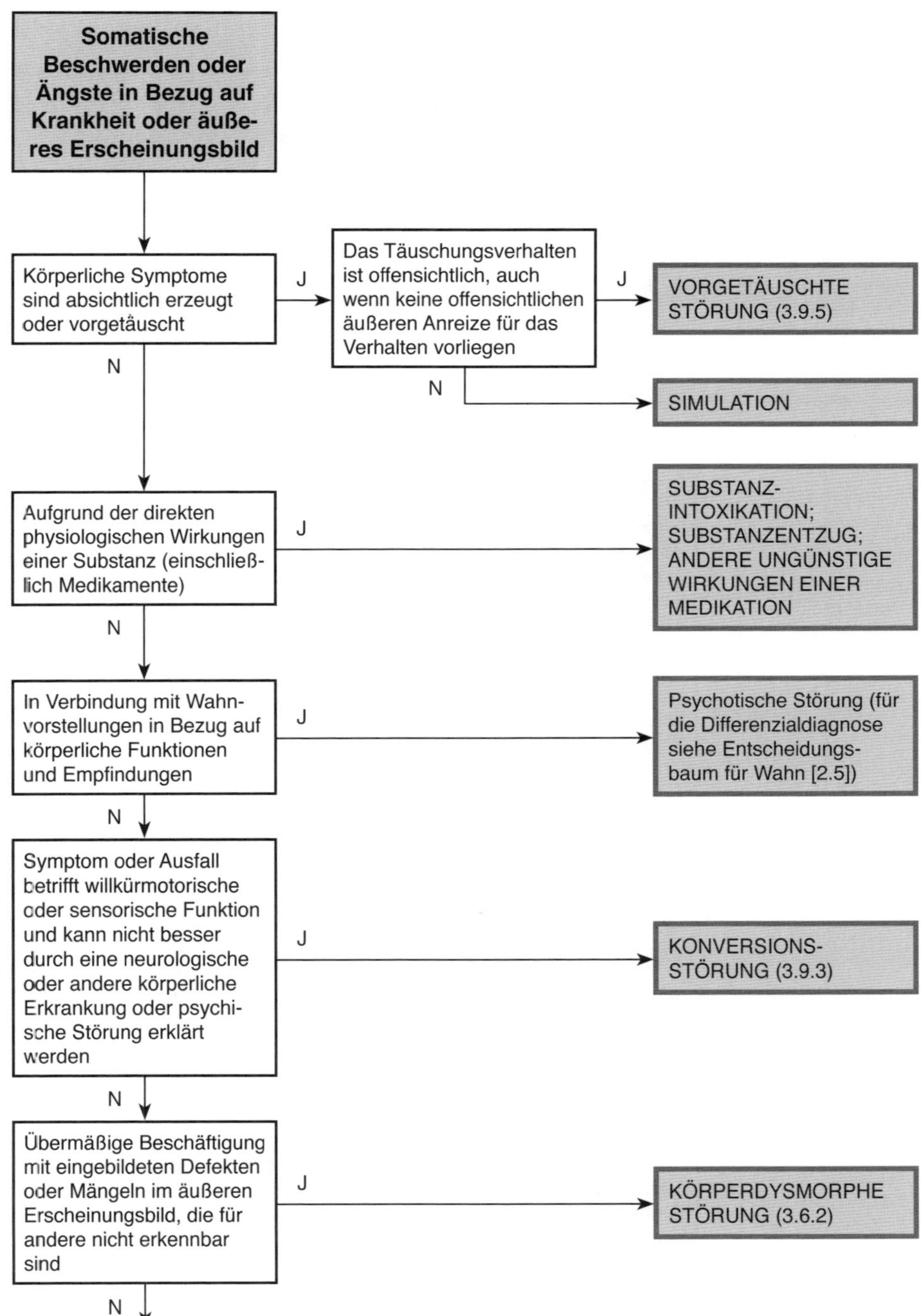
Somatische Beschwerden oder Ängste in Bezug auf Krankheit oder äußeres Erscheinungsbild
Körperliche Symptome sind absichtlich erzeugt oder vorgetäuscht
J
Das Täuschungsverhalten ist offensichtlich, auch wenn keine offensichtlichen äußeren Anreize für das Verhalten vorliegen
J
VORGETÄUSCHTE STÖRUNG (3.9.5)
N
SIMULATION
N
Aufgrund der direkten physiologischen Wirkungen einer Substanz (einschließlich Medikamente)
J
SUBSTANZ-INTOXIKATION; SUBSTANZENTZUG; ANDERE UNGÜNSTIGE WIRKUNGEN EINER MEDIKATION
N
In Verbindung mit Wahnvorstellungen in Bezug auf körperliche Funktionen und Empfindungen
J
Psychotische Störung (für die Differenzialdiagnose siehe Entscheidungsbaum für Wahn [2.5])
N
Symptom oder Ausfall betrifft willkürmotorische oder sensorische Funktion und kann nicht besser durch eine neurologische oder andere körperliche Erkrankung oder psychische Störung erklärt werden
J
KONVERSIONS-STÖRUNG (3.9.3)
N
Übermäßige Beschäftigung mit eingebildeten Defekten oder Mängeln im äußeren Erscheinungsbild, die für andere nicht erkennbar sind
J
KÖRPERDYSMORPHE STÖRUNG (3.6.2)
N

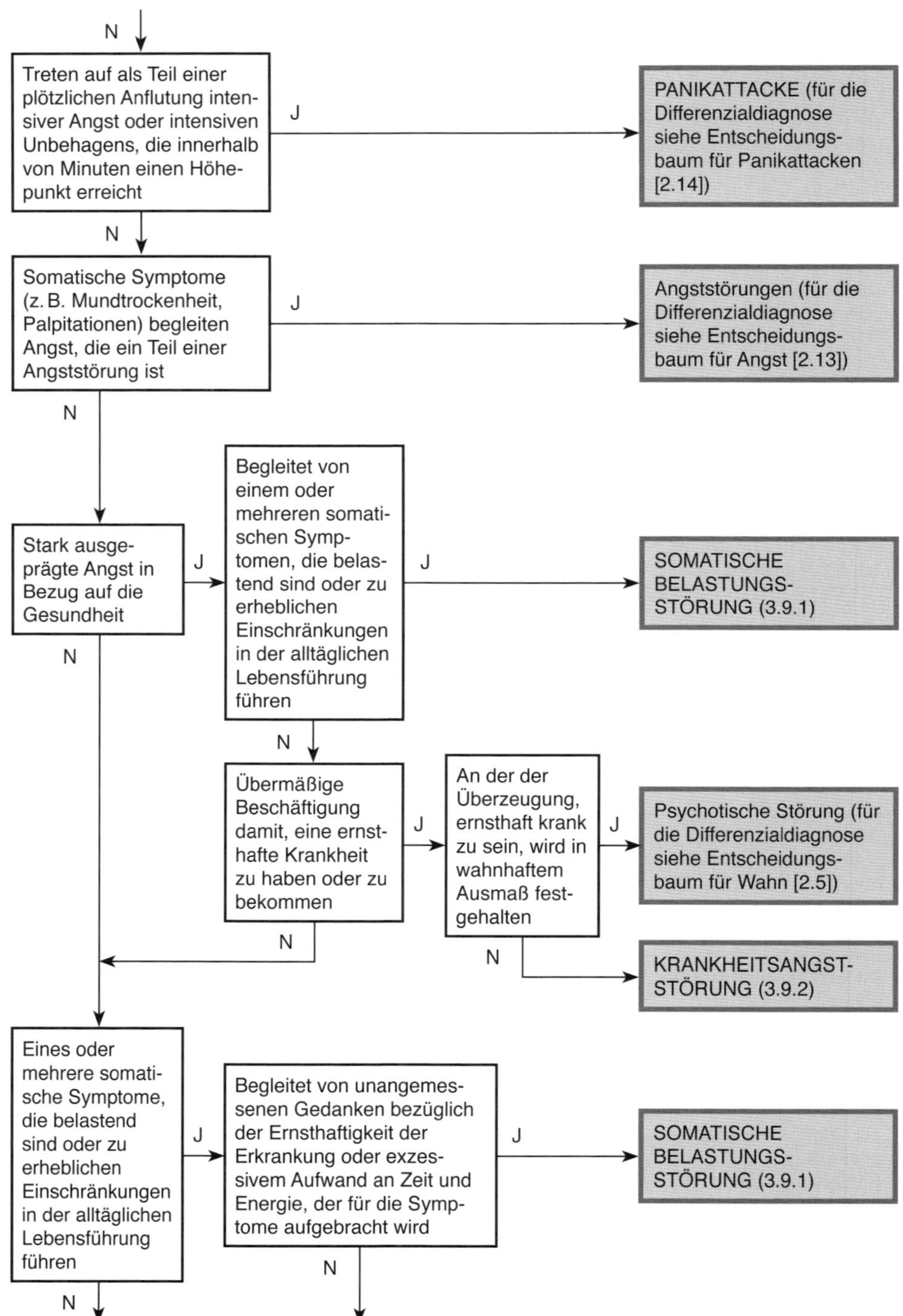
N
Treten auf als Teil einer plötzlichen Anflutung intensiver Angst oder intensiven Unbehagens, die innerhalb von Minuten einen Höhepunkt erreicht
J
PANIKATTACKE (für die Differenzialdiagnose siehe Entscheidungsbaum für Panikattacken [2.14])
N
Somatische Symptome (z. B. Mundtrockenheit, Palpitationen) begleiten Angst, die ein Teil einer Angststörung ist
J
Angststörungen (für die Differenzialdiagnose siehe Entscheidungsbaum für Angst [2.13])
N
Stark ausgeprägte Angst in Bezug auf die Gesundheit
J
Begleitet von einem oder mehreren somatischen Symptomen, die belastend sind oder zu erheblichen Einschränkungen in der alltäglichen Lebensführung führen
J
SOMATISCHE BELASTUNGSSTÖRUNG (3.9.1)
N
N
Übermäßige Beschäftigung damit, eine ernsthafte Krankheit zu haben oder zu bekommen
J
An der der Überzeugung, ernsthaft krank zu sein, wird in wahnhaftem Ausmaß festgehalten
J
Psychotische Störung (für die Differenzialdiagnose siehe Entscheidungsbaum für Wahn [2.5])
N
N
KRANKHEITSANGSTSTÖRUNG (3.9.2)
Eines oder mehrere somatische Symptome, die belastend sind oder zu erheblichen Einschränkungen in der alltäglichen Lebensführung führen
J
Begleitet von unangemessenen Gedanken bezüglich der Ernsthaftigkeit der Erkrankung oder exzessivem Aufwand an Zeit und Energie, der für die Symptome aufgebracht wird
J
SOMATISCHE BELASTUNGSSTÖRUNG (3.9.1)
N
N

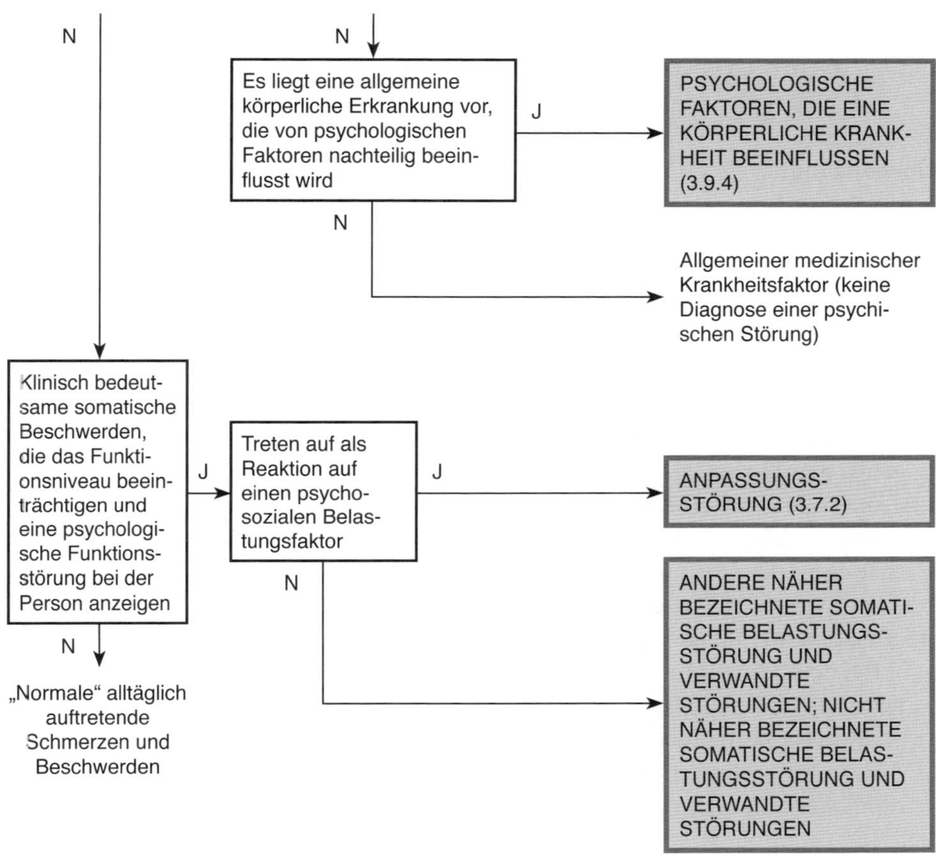
N
N
Es liegt eine allgemeine körperliche Erkrankung vor, die von psychologischen Faktoren nachteilig beeinflusst wird
J
PSYCHOLOGISCHE FAKTOREN, DIE EINE KÖRPERLICHE KRANKHEIT BEEINFLUSSEN (3.9.4)
N
Allgemeiner medizinischer Krankheitsfaktor (keine Diagnose einer psychischen Störung)
Klinisch bedeutsame somatische Beschwerden, die das Funktionsniveau beeinträchtigen und eine psychologische Funktionsstörung bei der Person anzeigen
J
Treten auf als Reaktion auf einen psychosozialen Belastungsfaktor
J
ANPASSUNGSSTÖRUNG (3.7.2)
N
ANDERE NÄHER BEZEICHNETE SOMATISCHE BELASTUNGSSTÖRUNG UND VERWANDTE STÖRUNGEN; NICHT NÄHER BEZEICHNETE SOMATISCHE BELASTUNGSSTÖRUNG UND VERWANDTE STÖRUNGEN
N
„Normale“ alltäglich auftretende Schmerzen und Beschwerden

2.18 Entscheidungsbaum für Appetitveränderungen oder ungewöhnliches Essverhalten

Übersetzung:
Cornelia Weise

Dieser Entscheidungsbaum umfasst einige unterschiedliche Symptome in Zusammenhang mit dem Essen: Gewichts- und Appetitveränderungen, Binge-Eating, Rumination und Pica. Da Veränderungen des Appetits und Gewichts häufig durch medizinische Krankheitsfaktoren verursacht werden, sollte der erste Gedanke immer sein, Krebs, endokrine Störungen, chronische Infektionen und andere Erkrankungen auszuschließen, bevor angenommen wird, dass die Symptome psychischen Ursprungs sind. Dies gilt besonders dann, wenn der Gewichtsverlust oder die Gewichtszunahme von großem Ausmaß sind und in Verbindung mit anderen körperlichen Symptomen auftreten. Es ist zu beachten, dass bei der Beurteilung des Vorliegens eines ätiologischen medizinischen Krankheitsfaktors im Zweig des Entscheidungsbaums, der die Differenzialdiagnosen von Gewichtszunahme abdeckt, Adipositas als ein möglicher ätiologischer medizinischer Krankheitsfaktor aufgelistet ist. Dies spiegelt die Tatsache wider, dass Adipositas (definiert als Body-Mass-Index [BMI] ≥ 30) selbst nicht als psychische Störung betrachtet wird, sondern als medizinischer Krankheitsfaktor. Ein BMI von ≥ 30 würde nur dann als Komponente einer psychischen Störung betrachtet werden, wenn es eine Konsequenz eines gestörten Essmusters (wie bei der Binge-Eating-Störung) ist.

Weiterhin sind Änderungen des Appetits oder Gewichts (in beide Richtungen) häufig durch den Konsum bestimmter Drogen (besonders Stimulanzien und Cannabis) und durch Medikamente verursacht. Tatsächlich ist einer der Hauptgründe für die Noncompliance bei vielen psychotropen Medikamenten (z. B. Selektive Serotonin-Wiederaufnahme-Hemmer, Serotonin-Noradrenalin-Wiederaufnahme-Hemmer, trizyklische Antidepressiva, Lithium, Divalproex, MAO-Hemmer, „atypische" Antipsychotika) die Angst vor Gewichtszunahme, die oft mit der Einnahme einhergeht. Es kann schwierig sein, Gewichtsveränderungen zuzuordnen, vor allem weil viele der Beschwerden, die durch diese Psychopharmaka behandelt werden, mit Gewichtsveränderungen verbunden sind, und zwar unabhängig von der Medikamenteneinnahme selbst. Wenn beispielsweise ein depressiver Patient an Gewicht zunimmt, während er mit einem Antidepressivum behandelt wird, könnte dies eine Nebenwirkung des Antidepressivums, ein charakteristisches Symptom der Depression oder ein erwünschter Behandlungserfolg sein (z. B. Zunahme des Appetits bei einem Patienten, der vorher unter Appetitverlust gelitten hat).

Da Änderungen des Appetits und Gewichtszu- oder -abnahmen häufig bei vielen verschiedenen psychischen Störungen vorkommen, sind sie zu unspezifisch, um für sich genommen Hinweise zur Differenzialdiagnose zu liefern. Deshalb ist man auf den zeitlichen Zusammenhang mit den anderen gezeigten Symptomen angewiesen, um zu entscheiden, welches die geeignetste Erklärung für die Änderung des Appetits oder Gewichts ist. Isst die Person z.B. deshalb nicht, weil sie die Wahnidee hat, dass das Essen vergiftet ist (wie bei Wahnhafter Störung), weil sie das Gefühl hat, wertlos zu sein oder die Freude am Essen verloren hat (wie bei einer Episode einer Major Depression) oder weil sie einen verminderten Appetit hat oder „zu beschäftigt ist" (wie bei einer manischen Episode)?

Bei manchen Patienten ist Gewichtsverlust oder -zunahme meist mit einer schweren Verzerrung des Körperbildes und/oder Essanfällen verbunden. Bei der Anorexia Nervosa führt die pathologische Angst, dick zu sein (oder zu werden), zu einem oft gefährlich niedrigen Gewicht. Manche Personen mit Anorexia Nervosa greifen zu Essanfällen und „Purging"- Verhalten, wohingegen andere ein geringes Gewicht ausschließlich durch Fasten und übermäßige körperliche Betätigung erreichen. Im Gegensatz zu Personen mit Anorexia Nervosa haben jene mit Bulimia Nervosa ein normales Gewicht oder sind übergewichtig. Sie kämpfen in einem Teufelskreis, bei dem Essanfälle kompensiert werden durch unangemessene, den Folgen der übermäßigen Kalorienaufnahme gegensteuernde Maßnahmen (z.B. selbstinduziertes Erbrechen, Laxanzienmissbrauch, Fasten, übermäßige körperliche Betätigung). Personen mit Binge-Eating-Störung hingegen haben regelmäßig Essanfälle (d.h. mindestens einmal pro Woche über mindestens 3 Monate) ohne unangemessene kompensatorische Maßnahmen anzuwenden, um einer Gewichtszunahme entgegenzusteuern. Infolgedessen sind diese Patienten typischerweise übergewichtig. Bei anderen Personen zeigt sich eine signifikante Gewichtsabnahme (oder das Ausbleiben einer zu erwartenden Gewichtszunahme) bei fehlender Angst vor einer Gewichtszunahme oder davor, dick zu werden. Stattdessen ist die Gewichtsabnahme Folge eines Desinteresses an Essen oder Folge des Vermeidens von Nahrungsmitteln aufgrund einer außerordentlichen Sensibilität gegenüber seinen sensorischen Eigenschaften (z.B. der äußeren Erscheinung, der Farbe, der Konsistenz, der Temperatur oder dem Geschmack), oder aufgrund der Antizipation aversiver Folgen des Essens wie beispielsweise Erstickungsgefühl. Bei diesen Personen kann die Diagnose einer Störung mit Vermeidung oder Einschränkung der Nahrungsaufnahme gestellt werden.

Der Entscheidungsbaum enthält einige Essstörungen, die in erster Linie bei Säuglingen, kleinen Kindern oder Personen mit Intellektueller Beeinträchtigung (Intellektueller Entwicklungsstörung) auftreten. Pica bezeichnet das entwicklungsgemäß unangemessene und ständige Essen ungenießbarer Stoffe (z.B. Farbe, Bindfaden, Dreck, tierische Exkremente). Eine Ruminationsstörung ist gekennzeichnet durch das wiederholte Heraufwürgen und Wiederkauen von Nahrung. Die weiter oben erwähnte Kategorie der Störung mit Vermeidung oder Einschränkung der Nahrungsaufnahme ist auch anzuwenden auf Säuglinge oder Kleinkinder mit bedeutsamem Gewichtsverlust (oder Ausbleiben einer zu erwartenden Gewichtszunahme), die gewöhnlich aus einer Kombination eines schwierig zu fütternden Kindes und einer unerfahrenen Pflegeperson resultiert.

Klinisch bedeutsame Veränderungen des Gewichts und pathologisches Essverhalten, welche bisher nicht im Entscheidungsbaum abgedeckt sind, können auch als Reaktion auf psychosoziale Belastungsfaktoren auftreten. In diesem Fall kann die Diagnose einer Anpassungsstörung angebracht sein. Andere klinisch bedeutsame Essstörungen, welche nicht die Kriterien für eine spezifische Störung aus der DSM-5-Kategorie der Essstörungen erfüllen (z. B. wiederkehrendes „Purging"-Verhalten ohne Essanfälle), würden mit einer Restkategorie diagnostiziert werden. Die Wahl ist dabei abhängig davon, ob der Kliniker den Grund angeben möchte, warum die Kriterien für eine bestimmte Fütter- oder Essstörung erfüllt sind (in diesem Fall wird die Diagnose Andere Näher Bezeichnete Fütter- oder Essstörung vergeben, gefolgt vom jeweiligen Grund) oder nicht (in diesem Fall wird Nicht Näher Bezeichnete Fütter- oder Essstörung verwendet).

Schließlich sollte im Gedächtnis behalten werden, dass Sorgen über das körperliche Erscheinungsbild, über das Zu- und Abnehmen sowie die Beschäftigung mit Diäten ziemlich weit verbreitete Phänomene sind. Die Diagnose einer Anderen Näher Bezeichneten oder Nicht Näher Bezeichneten Fütter- oder Essstörung sollte nur dann vergeben werden, wenn die Essstörung Ausdruck eines dysfunktionalen psychischen oder biologischen Prozesses der Person ist.

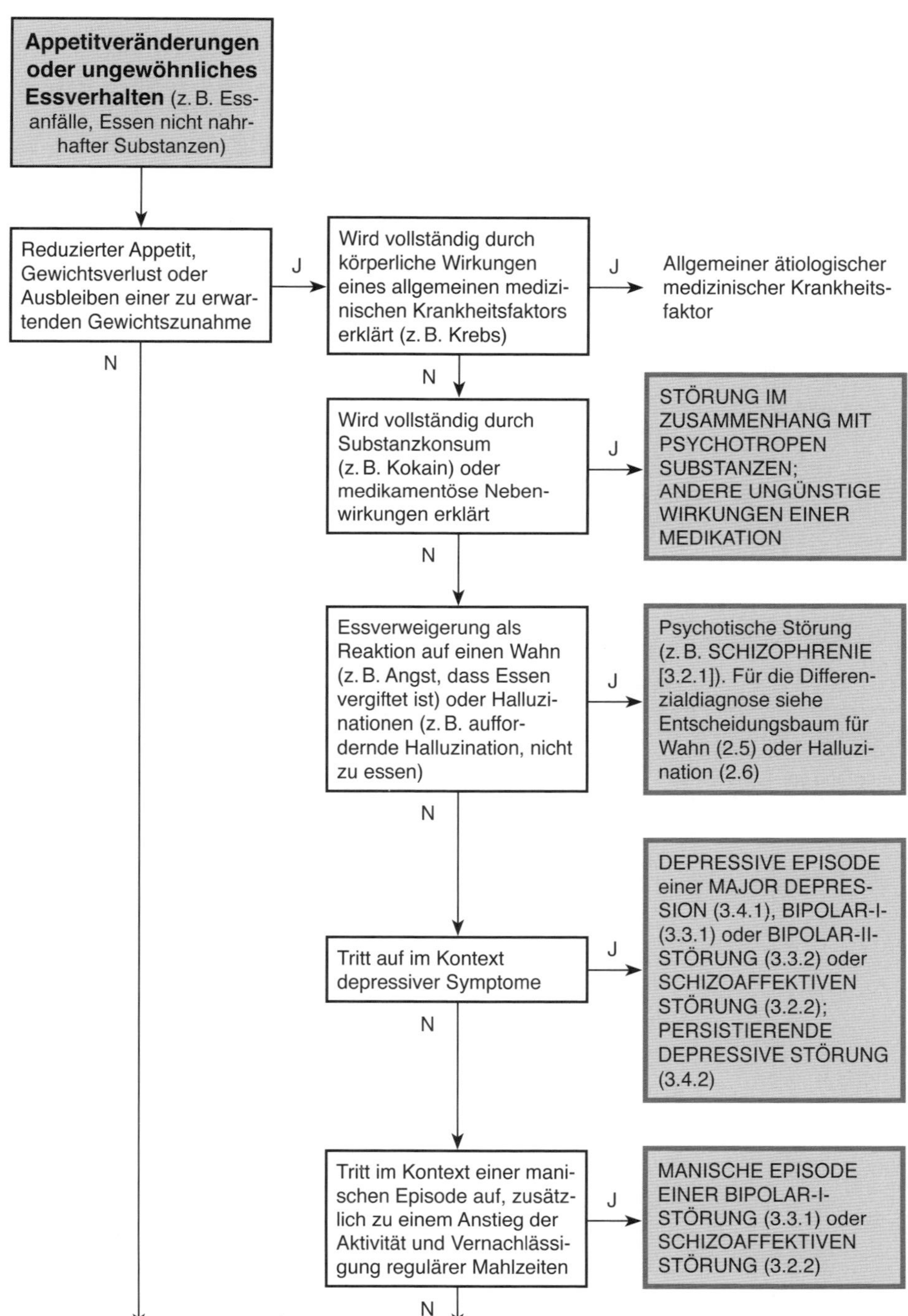
Appetitveränderungen oder ungewöhnliches Essverhalten (z. B. Essanfälle, Essen nicht nahrhafter Substanzen)
Reduzierter Appetit, Gewichtsverlust oder Ausbleiben einer zu erwartenden Gewichtszunahme
J
N
Wird vollständig durch körperliche Wirkungen eines allgemeinen medizinischen Krankheitsfaktors erklärt (z. B. Krebs)
J
Allgemeiner ätiologischer medizinischer Krankheitsfaktor
N
Wird vollständig durch Substanzkonsum (z. B. Kokain) oder medikamentöse Nebenwirkungen erklärt
J
STÖRUNG IM ZUSAMMENHANG MIT PSYCHOTROPEN SUBSTANZEN; ANDERE UNGÜNSTIGE WIRKUNGEN EINER MEDIKATION
N
Essverweigerung als Reaktion auf einen Wahn (z. B. Angst, dass Essen vergiftet ist) oder Halluzinationen (z. B. auffordernde Halluzination, nicht zu essen)
J
Psychotische Störung (z. B. SCHIZOPHRENIE [3.2.1]). Für die Differenzialdiagnose siehe Entscheidungsbaum für Wahn (2.5) oder Halluzination (2.6)
N
Tritt auf im Kontext depressiver Symptome
J
DEPRESSIVE EPISODE einer MAJOR DEPRESSION (3.4.1), BIPOLAR-I- (3.3.1) oder BIPOLAR-II-STÖRUNG (3.3.2) oder SCHIZOAFFEKTIVEN STÖRUNG (3.2.2); PERSISTIERENDE DEPRESSIVE STÖRUNG (3.4.2)
N
Tritt im Kontext einer manischen Episode auf, zusätzlich zu einem Anstieg der Aktivität und Vernachlässigung regulärer Mahlzeiten
J
MANISCHE EPISODE EINER BIPOLAR-I-STÖRUNG (3.3.1) oder SCHIZOAFFEKTIVEN STÖRUNG (3.2.2)
N

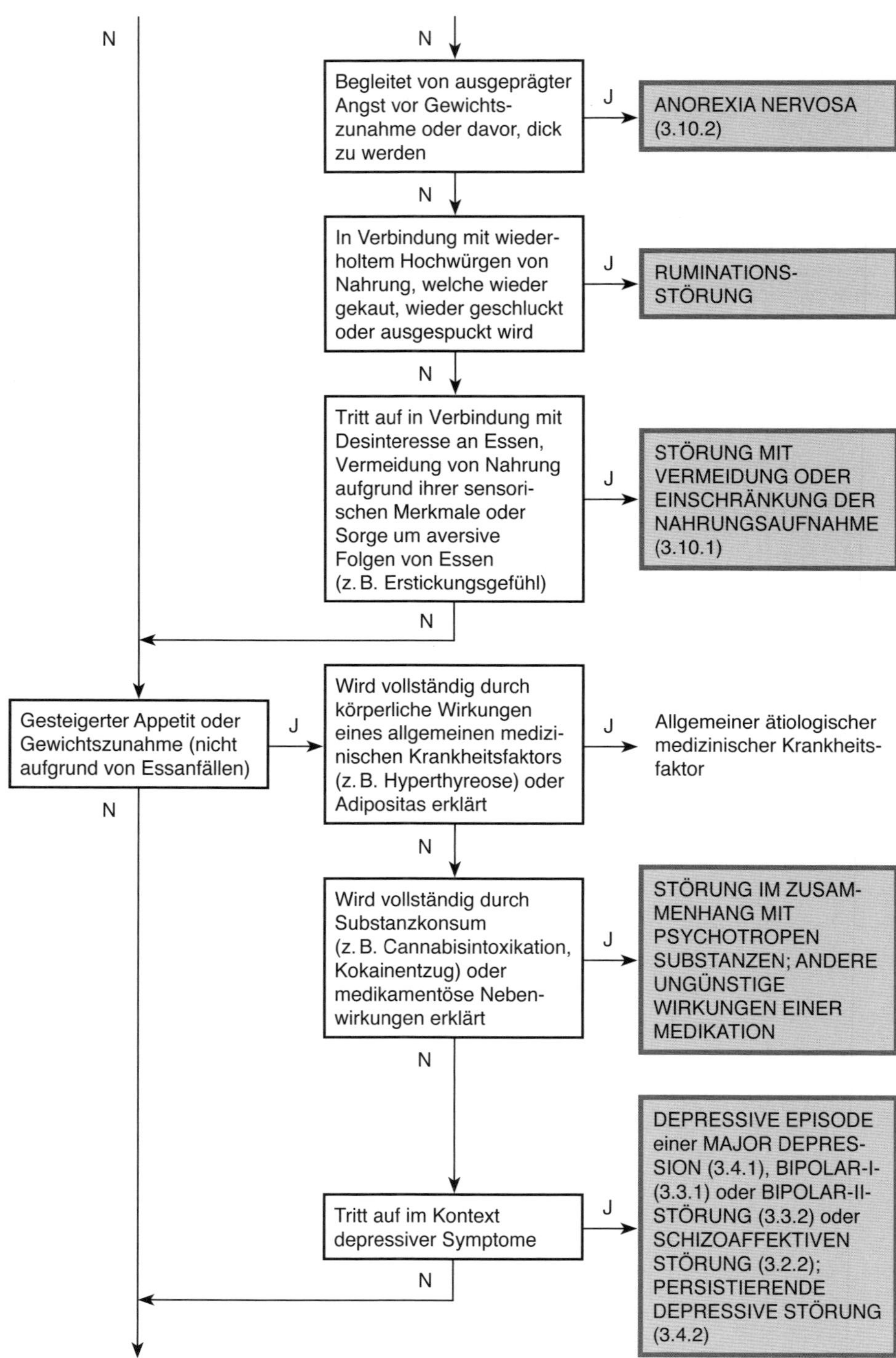
N
N
Begleitet von ausgeprägter Angst vor Gewichtszunahme oder davor, dick zu werden
J
ANOREXIA NERVOSA (3.10.2)
N
In Verbindung mit wiederholtem Hochwürgen von Nahrung, welche wieder gekaut, wieder geschluckt oder ausgespuckt wird
J
RUMINATIONS-STÖRUNG
N
Tritt auf in Verbindung mit Desinteresse an Essen, Vermeidung von Nahrung aufgrund ihrer sensorischen Merkmale oder Sorge um aversive Folgen von Essen (z. B. Erstickungsgefühl)
J
STÖRUNG MIT VERMEIDUNG ODER EINSCHRÄNKUNG DER NAHRUNGSAUFNAHME (3.10.1)
N
Gesteigerter Appetit oder Gewichtszunahme (nicht aufgrund von Essanfällen)
J
Wird vollständig durch körperliche Wirkungen eines allgemeinen medizinischen Krankheitsfaktors (z. B. Hyperthyreose) oder Adipositas erklärt
J
Allgemeiner ätiologischer medizinischer Krankheitsfaktor
N
N
Wird vollständig durch Substanzkonsum (z. B. Cannabisintoxikation, Kokainentzug) oder medikamentöse Nebenwirkungen erklärt
J
STÖRUNG IM ZUSAMMENHANG MIT PSYCHOTROPEN SUBSTANZEN; ANDERE UNGÜNSTIGE WIRKUNGEN EINER MEDIKATION
N
Tritt auf im Kontext depressiver Symptome
J
DEPRESSIVE EPISODE einer MAJOR DEPRESSION (3.4.1), BIPOLAR-I- (3.3.1) oder BIPOLAR-II-STÖRUNG (3.3.2) oder SCHIZOAFFEKTIVEN STÖRUNG (3.2.2); PERSISTIERENDE DEPRESSIVE STÖRUNG (3.4.2)
N

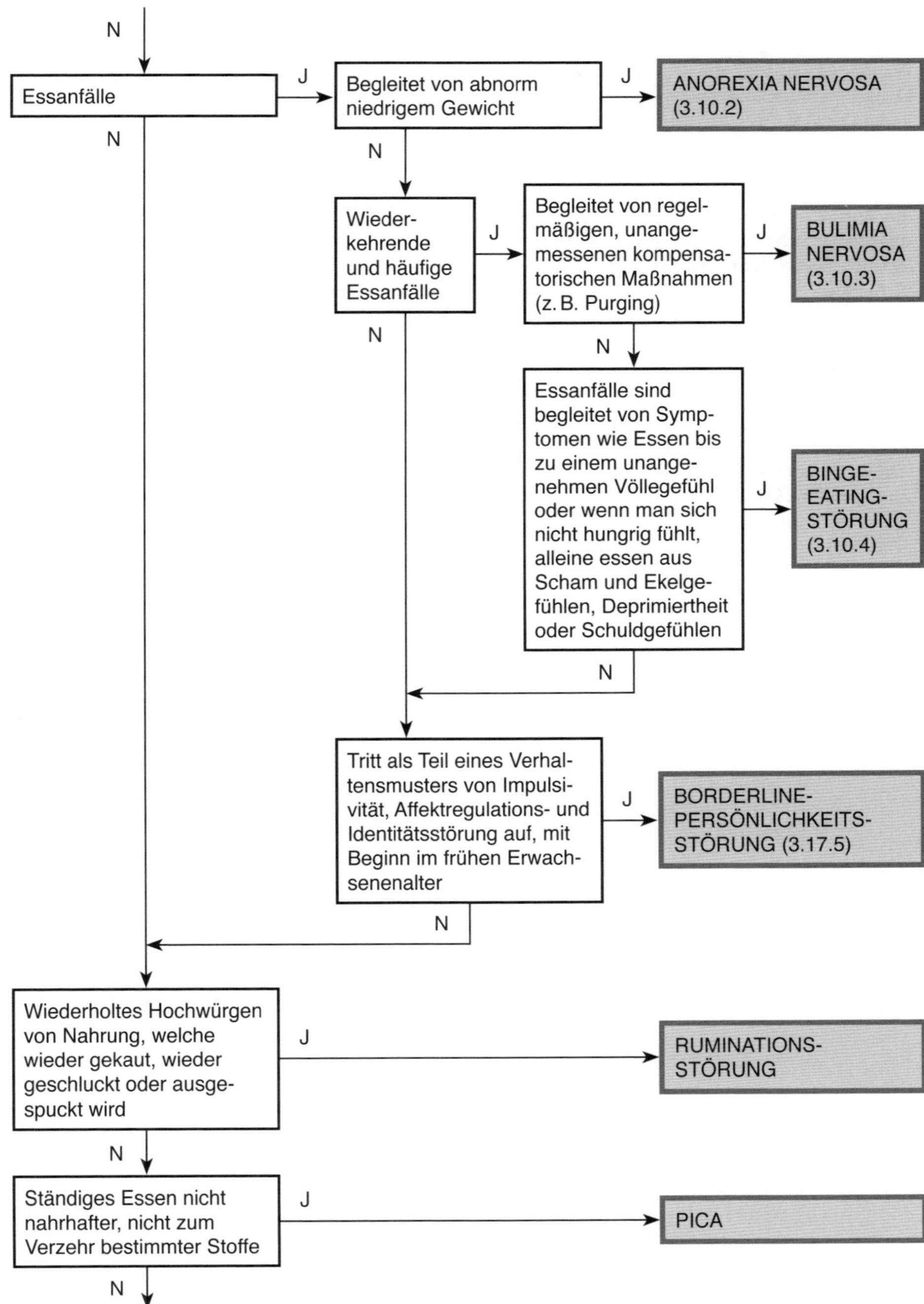
N
Essanfälle
J
N
Begleitet von abnorm niedrigem Gewicht
J
ANOREXIA NERVOSA (3.10.2)
N
Wieder-kehrende und häufige Essanfälle
J
Begleitet von regel-mäßigen, unange-messenen kompensa-torischen Maßnahmen (z. B. Purging)
J
BULIMIA NERVOSA (3.10.3)
N
N
Essanfälle sind begleitet von Symp-tomen wie Essen bis zu einem unange-nehmen Völlegefühl oder wenn man sich nicht hungrig fühlt, alleine essen aus Scham und Ekelge-fühlen, Deprimiertheit oder Schuldgefühlen
J
BINGE-EATING-STÖRUNG (3.10.4)
N
Tritt als Teil eines Verhal-tensmusters von Impulsi-vität, Affektregulations- und Identitätsstörung auf, mit Beginn im frühen Erwach-senenalter
J
BORDERLINE-PERSÖNLICHKEITS-STÖRUNG (3.17.5)
N
Wiederholtes Hochwürgen von Nahrung, welche wieder gekaut, wieder geschluckt oder ausge-spuckt wird
J
RUMINATIONS-STÖRUNG
N
Ständiges Essen nicht nahrhafter, nicht zum Verzehr bestimmter Stoffe
J
PICA
N

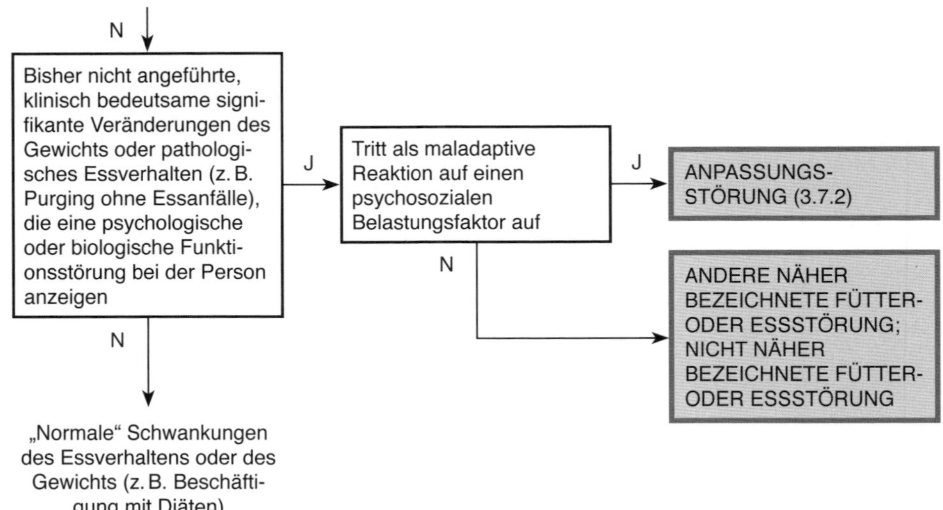
N
Bisher nicht angeführte, klinisch bedeutsame signifikante Veränderungen des Gewichts oder pathologisches Essverhalten (z. B. Purging ohne Essanfälle), die eine psychologische oder biologische Funktionsstörung bei der Person anzeigen
J
Tritt als maladaptive Reaktion auf einen psychosozialen Belastungsfaktor auf
J
ANPASSUNGS-STÖRUNG (3.7.2)
N
ANDERE NÄHER BEZEICHNETE FÜTTER- ODER ESSSTÖRUNG; NICHT NÄHER BEZEICHNETE FÜTTER- ODER ESSSTÖRUNG
N
„Normale“ Schwankungen des Essverhaltens oder des Gewichts (z. B. Beschäftigung mit Diäten)

2.19 Entscheidungsbaum für Insomnie

Übersetzung:
Bettina Doering

Insomnie ist im DSM-5 definiert als Unzufriedenheit mit der Schlafmenge oder -qualität verbunden mit Beschwerden über Einschlaf- oder Durchschlafschwierigkeiten. Insomnie kann als eine relevante Nebenwirkung von Substanzen mit Missbrauchspotenzial und vielen verschreibungspflichtigen und verschreibungsfreien Medikamenten auftreten. Bei Substanzen mit Missbrauchspotenzial genügt typischerweise die Diagnose der Substanzintoxikation oder des Substanzentzugs, um die Insomnie-Symptome abzubilden. Die Diagnose einer Substanz- oder Medikamenteninduzierten Schlafstörung vom Insomnie-Typ sollte nur erwogen werden, wenn die Insomnie das klinische Bild bestimmt und schwer genug ist, um eine eigenständige klinische Beachtung zu rechtfertigen. Die Diagnose einer Substanz- oder Medikamenteninduzierten Schlafstörung kann auch bei klinisch auffallender Insomnie in Verbindung mit einer Medikation vergeben werden.

Als nächstes müssen andere spezifischere Schlafstörungen als Ursache der Insomnie ausgeschlossen werden, da auch das Symptombild anderer Schlafstörungen den nächtlichen Schlaf unterbrechen kann. Narkolepsie ist gekennzeichnet durch wiederholte Phasen eines unkontrollierbaren Schlafbedürfnisses verbunden mit Kataplexie (d. h. kurzzeitiger, plötzlicher bilateraler Verlust der Muskelspannung, ausgelöst durch Lachen), Hypokretin-Mangel (gemessen im Liquor) oder charakteristischen polysomnografischen Befunden (d. h. Rapid-Eye-Movement-[REM-]Schlaflatenz von höchstens 15 Minuten oder eine mittlere Einschlaflatenz von höchstens 8 Minuten im Multiplen Schlaflatenztest oder zwei oder mehr Einschlaf-REM-Perioden). Das DSM-5 führt unter der Kategorie der atmungsbezogenen Schlafstörungen drei verschiedene Störungen an, die alle durch nächtliches Erwachen zu Insomnie führen können. Das Obstruktive Schlafapnoe-Syndrom als häufigste Form der atmungsbezogenen Schlafstörungen ist gekennzeichnet durch wiederholte Episoden von Obstruktionen der oberen Atemwege während des Schlafs. Zentrale Schlafapnoe ist gekennzeichnet durch wiederholte Episoden von Apnoe und Hypopnoe während des Schlafs aufgrund von Schwankungen der Atemanstrengung. Schlafbezogene Hypoventilation ist charakterisiert durch Episoden verminderter Atmung verbunden mit erhöhter CO_2-Konzentration während des Schlafs. Arousal-Störungen des Non-Rapid-Eye-Movement-Schlafs (NREM-Parasomnien) sind gekennzeichnet durch wiederholte Episoden unvollständigen Erwachens, meist im ersten Drittel der Hauptschlafphase, die vom Typ Schlafwandeln oder Typ Schlafterror sein können. Die Alptraum-Störung und die REM-Schlaf-Verhaltensstörung beschreiben problematische Phänomene, die während des REM-Schlafs auftreten: ausgedehnte, extrem dysphorische und gut erinnerte Träume im Fall der Alptraum-Störung und wiederholte Episoden von Arousal während des REM-Schlafs in Verbindung mit Vokalisationen oder komplexen Bewegungen im Fall der REM-Schlaf-Verhaltensstörung. Das Restless-Legs-Syndrom ist gekennzeichnet durch einen wiederholten oder andauernden Bewegungsdrang der Beine als Reaktion auf unangenehme Empfindungen. Eine Zirkadiane Schlaf-Wach-Rhythmus-Störung ist charakterisiert durch eine Verschiebung zwischen dem Schlaf-Wach-Plan und dem endogenen zirkadianen Rhythmus einer Person. Eine Insomnie, die ausschließlich während einer dieser Schlafstörungen auftritt oder besser durch sie erklärt wird, rechtfertigt keine separate Diagnose. Wenn aber die Schwere der Insomnie über das hinausgeht, was bei einer anderen Schlafstörung zu erwarten wäre oder die Insomnie zu anderen Zeiten als diese Schlafstörung auftritt, dann kann die Diagnose einer komorbiden Insomnie angemessen sein.

Der nächste Schritt bei der Diagnostik ist die Überlegung, ob die Insomnie eher ein Symptom einer anderen psychischen Störung darstellt. Zahlreiche psychische Störungen, z. B. Major Depression, können typische Insomnie-Beschwerden beinhalten. Wenn die Insomnie angemessen durch die psychische Störung erklärt wird, wird nur die psychische Störung diagnostiziert und keine zusätzliche Diagnose einer Insomnie vergeben. Wenn aber die Insomnie das klinische Bild bestimmt und eine eigenständige klinische Beachtung rechtfertigt, kann eine Diagnose einer komorbiden Insomnie angemessen sein. Ebenso können zahlreiche medizinische Krankheitsfaktoren zu bedeutsamen Schlafunterbrechungen führen. Die zusätzliche Diagnose einer Insomnie kann insbesondere in solchen Fällen gerechtfertigt sein, wenn die Schlafstörung nicht angemessen durch den medizinischen Krankheitsfaktor erklärt wird.

Gewisse Schwierigkeiten einzuschlafen (oder durchzuschlafen) sind im Leben einer jeden Person zu erwarten, insbesondere in Verbindung mit psychosozialen Stressoren und mit zunehmendem Lebensalter. Insomnie sollte nur als Anzeichen einer psychischen Störung berücksichtigt werden, wenn sie stark ausgeprägt ist, wenn sie andauert und wenn sie zu klinisch bedeutsamen Leiden oder Beeinträchtigungen führt.

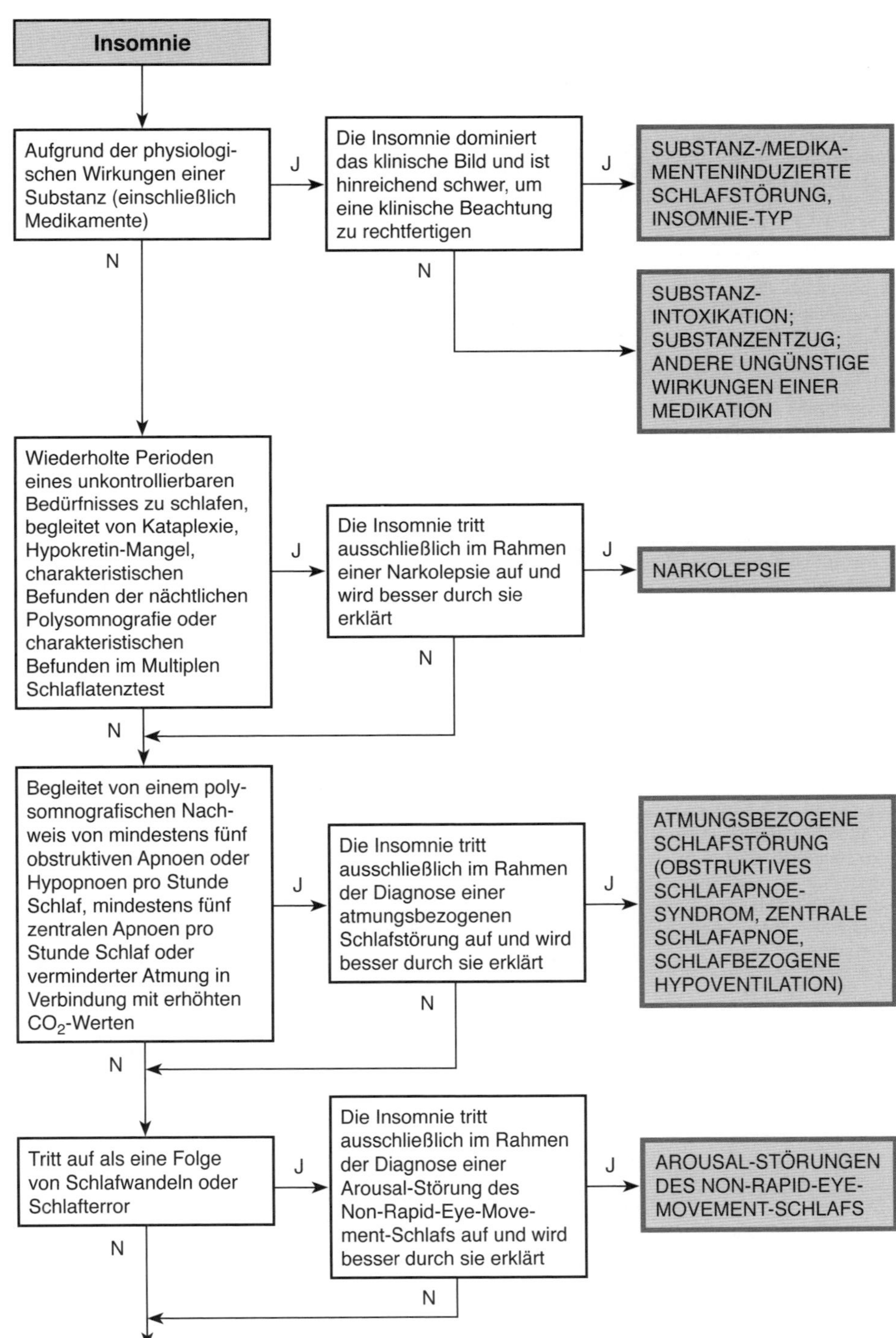
Insomnie
Aufgrund der physiologischen Wirkungen einer Substanz (einschließlich Medikamente)
J
Die Insomnie dominiert das klinische Bild und ist hinreichend schwer, um eine klinische Beachtung zu rechtfertigen
J
SUBSTANZ-/MEDIKAMENTENINDUZIERTE SCHLAFSTÖRUNG, INSOMNIE-TYP
N
SUBSTANZ-INTOXIKATION; SUBSTANZENTZUG; ANDERE UNGÜNSTIGE WIRKUNGEN EINER MEDIKATION
N
Wiederholte Perioden eines unkontrollierbaren Bedürfnisses zu schlafen, begleitet von Kataplexie, Hypokretin-Mangel, charakteristischen Befunden der nächtlichen Polysomnografie oder charakteristischen Befunden im Multiplen Schlaflatenztest
J
Die Insomnie tritt ausschließlich im Rahmen einer Narkolepsie auf und wird besser durch sie erklärt
J
NARKOLEPSIE
N
N
Begleitet von einem polysomnografischen Nachweis von mindestens fünf obstruktiven Apnoen oder Hypopnoen pro Stunde Schlaf, mindestens fünf zentralen Apnoen pro Stunde Schlaf oder verminderter Atmung in Verbindung mit erhöhten CO_2-Werten
J
Die Insomnie tritt ausschließlich im Rahmen der Diagnose einer atmungsbezogenen Schlafstörung auf und wird besser durch sie erklärt
J
ATMUNGSBEZOGENE SCHLAFSTÖRUNG (OBSTRUKTIVES SCHLAFAPNOE-SYNDROM, ZENTRALE SCHLAFAPNOE, SCHLAFBEZOGENE HYPOVENTILATION)
N
N
Tritt auf als eine Folge von Schlafwandeln oder Schlafterror
J
Die Insomnie tritt ausschließlich im Rahmen der Diagnose einer Arousal-Störung des Non-Rapid-Eye-Movement-Schlafs auf und wird besser durch sie erklärt
J
AROUSAL-STÖRUNGEN DES NON-RAPID-EYE-MOVEMENT-SCHLAFS
N
N

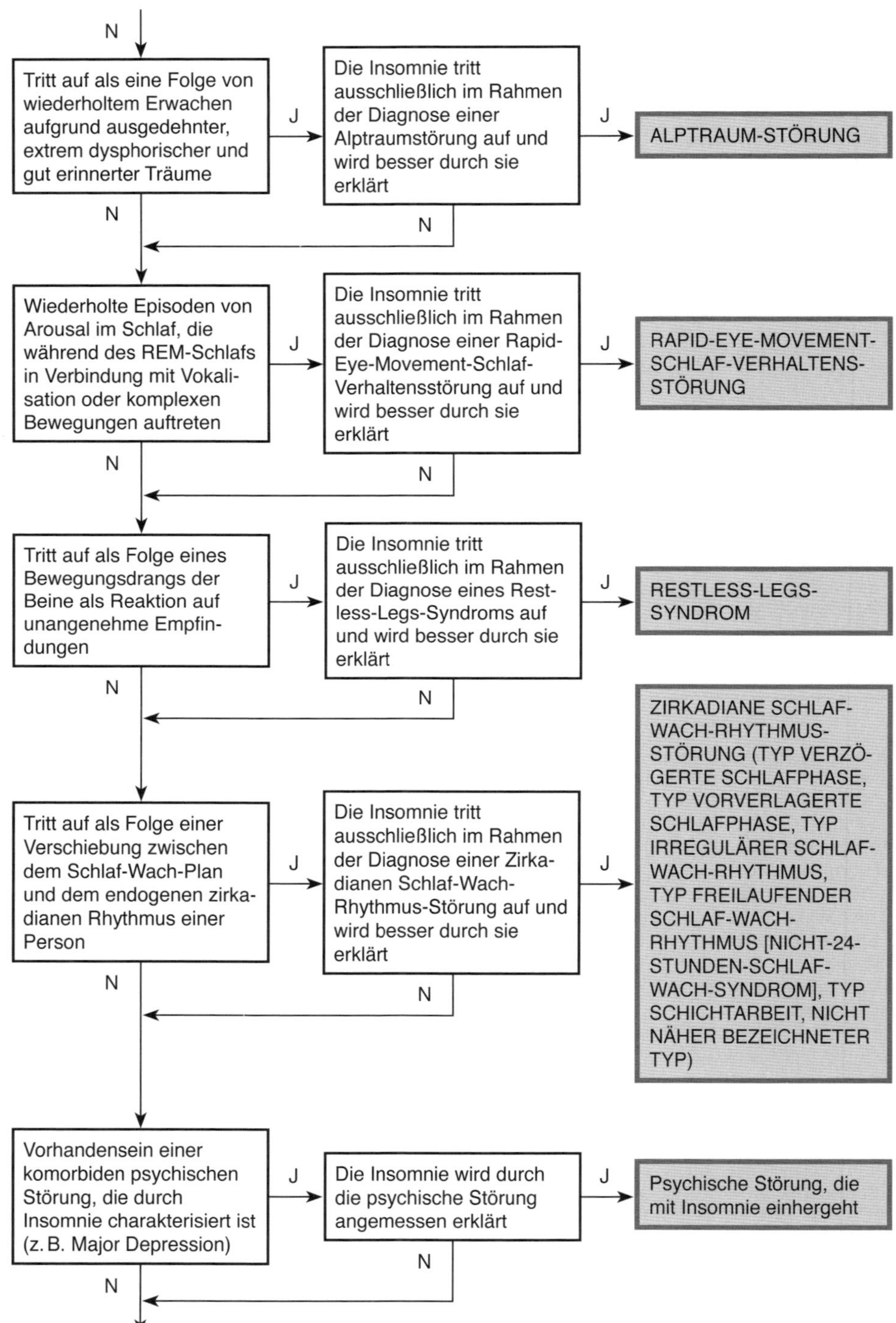
N
Tritt auf als eine Folge von wiederholtem Erwachen aufgrund ausgedehnter, extrem dysphorischer und gut erinnerter Träume
J
Die Insomnie tritt ausschließlich im Rahmen der Diagnose einer Alptraumstörung auf und wird besser durch sie erklärt
J
ALPTRAUM-STÖRUNG
N
N
Wiederholte Episoden von Arousal im Schlaf, die während des REM-Schlafs in Verbindung mit Vokalisation oder komplexen Bewegungen auftreten
J
Die Insomnie tritt ausschließlich im Rahmen der Diagnose einer Rapid-Eye-Movement-Schlaf-Verhaltensstörung auf und wird besser durch sie erklärt
J
RAPID-EYE-MOVEMENT-SCHLAF-VERHALTENS-STÖRUNG
N
N
Tritt auf als Folge eines Bewegungsdrangs der Beine als Reaktion auf unangenehme Empfindungen
J
Die Insomnie tritt ausschließlich im Rahmen der Diagnose eines Restless-Legs-Syndroms auf und wird besser durch sie erklärt
J
RESTLESS-LEGS-SYNDROM
N
N
Tritt auf als Folge einer Verschiebung zwischen dem Schlaf-Wach-Plan und dem endogenen zirkadianen Rhythmus einer Person
J
Die Insomnie tritt ausschließlich im Rahmen der Diagnose einer Zirkadianen Schlaf-Wach-Rhythmus-Störung auf und wird besser durch sie erklärt
J
ZIRKADIANE SCHLAF-WACH-RHYTHMUS-STÖRUNG (TYP VERZÖGERTE SCHLAFPHASE, TYP VORVERLAGERTE SCHLAFPHASE, TYP IRREGULÄRER SCHLAF-WACH-RHYTHMUS, TYP FREILAUFENDER SCHLAF-WACH-RHYTHMUS [NICHT-24-STUNDEN-SCHLAF-WACH-SYNDROM], TYP SCHICHTARBEIT, NICHT NÄHER BEZEICHNETER TYP)
N
N
Vorhandensein einer komorbiden psychischen Störung, die durch Insomnie charakterisiert ist (z. B. Major Depression)
J
Die Insomnie wird durch die psychische Störung angemessen erklärt
J
Psychische Störung, die mit Insomnie einhergeht
N
N

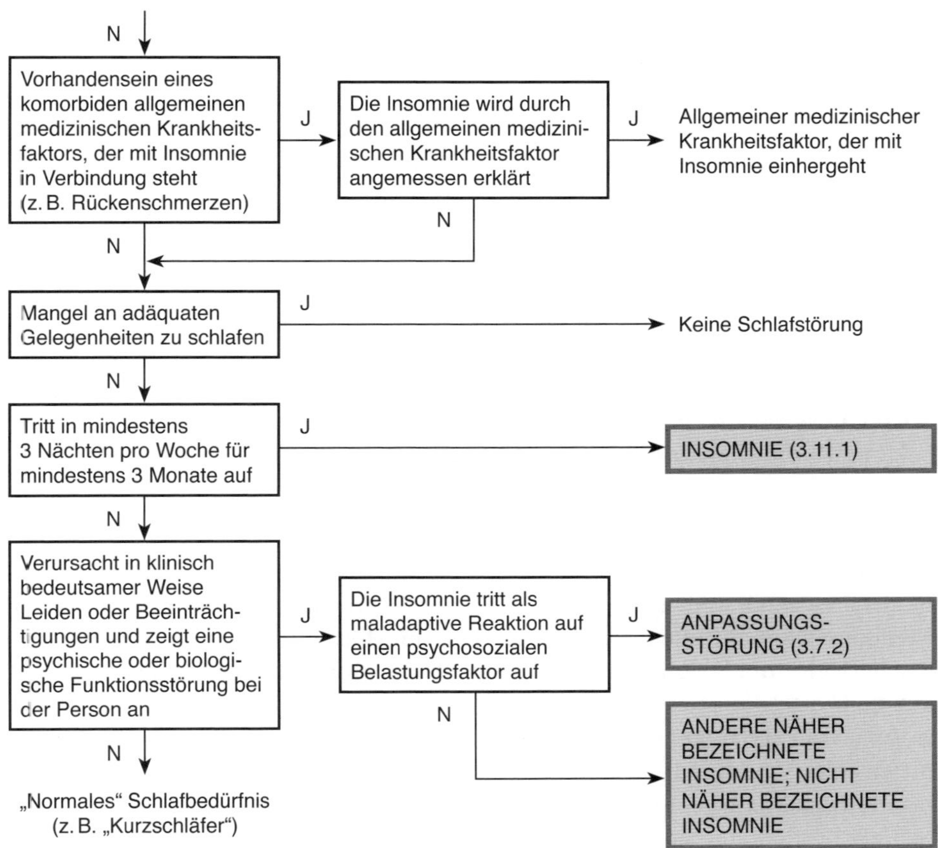
N
Vorhandensein eines komorbiden allgemeinen medizinischen Krankheitsfaktors, der mit Insomnie in Verbindung steht (z. B. Rückenschmerzen)
J
Die Insomnie wird durch den allgemeinen medizinischen Krankheitsfaktor angemessen erklärt
J
Allgemeiner medizinischer Krankheitsfaktor, der mit Insomnie einhergeht
N
N
Mangel an adäquaten Gelegenheiten zu schlafen
J
Keine Schlafstörung
N
Tritt in mindestens 3 Nächten pro Woche für mindestens 3 Monate auf
J
INSOMNIE (3.11.1)
N
Verursacht in klinisch bedeutsamer Weise Leiden oder Beeinträchtigungen und zeigt eine psychische oder biologische Funktionsstörung bei der Person an
J
Die Insomnie tritt als maladaptive Reaktion auf einen psychosozialen Belastungsfaktor auf
J
ANPASSUNGSSTÖRUNG (3.7.2)
N
ANDERE NÄHER BEZEICHNETE INSOMNIE; NICHT NÄHER BEZEICHNETE INSOMNIE
N
„Normales“ Schlafbedürfnis (z. B. „Kurzschläfer“)

2.20 Entscheidungsbaum für Hypersomnie

Übersetzung:
Bettina Doering

Hypersomnie ist ein breiter diagnostischer Begriff und beinhaltet Symptome einer übermäßigen Schlafdauer (z. B. verlängerter nächtlicher Schlaf oder unwillkürliches Einnicken tagsüber), eine verschlechterte Qualität des Wachseins (Schwierigkeiten aufzuwachen oder Unfähigkeit wachzubleiben, wenn dies erforderlich wäre) und Schlaftrunkenheit (ein Zeitraum verschlechterter Leistung und reduzierter Vigilanz nach dem Erwachen). Die Diagnose einer Hypersomnie sollte nur erwogen werden, wenn die Person regelmäßig eine angemessene Menge Schlaf bekommt – die Diagnose ist nicht geeignet für Personen, die schlafdepriviert sind, entweder aufgrund einer Insomnie oder weil sie ihrem terminüberfrachteten Leben Rechnung tragen.

Tagesmüdigkeit kann als relevante Nebenwirkung von Substanzen mit Missbrauchspotenzial und vielen verschreibungspflichtigen und verschreibungsfreien Medikamenten auftreten. Bei Substanzen mit Missbrauchspotenzial genügt typischerweise die Diagnose der Substanzintoxikation oder des Substanzentzugs, um die Hypersomnie abzubilden. Die Diagnose einer Substanzinduzierten Schlafstörung vom Hypersomnie-Typ sollte nur erwogen werden, wenn die Hypersomnie das klinische Bild bestimmt und schwer genug ist, dass sie eigenständige klinische Beachtung rechtfertigt. Die Diagnose einer Medikamenteninduzierten Schlafstörung kann auch bei klinisch auffallender Hypersomnie in Verbindung mit einer Medikation vergeben werden.

Als nächstes müssen andere spezifische Schlafstörungen als Ursache der Hypersomnie ausgeschlossen werden, da Tagesschläfrigkeit ein charakteristisches Merkmal einiger spezifischer Schlafstörungen darstellt (z. B. Narkolepsie) oder auch eine Konsequenz des gestörten Nachtschlafs durch andere Schlafstörungen sein kann (z. B. Alptraum-Störung). Narkolepsie ist gekennzeichnet durch wiederholte Phasen eines unkontrollierbaren Schlafbedürfnisses verbunden mit Kataplexie (d. h. kurzzeitiger, plötzlicher bilateraler Verlust der Muskelspannung, ausgelöst durch Lachen), Hypokretin-Mangel (gemessen im Liquor) oder charakteristischen polysomnografischen Befunden (d. h. Rapid-Eye-Movement-[REM-]Schlaflatenz von höchstens 15 Minuten oder eine mittlere Einschlaflatenz von höchstens 8 Minuten im Multiplen Schlaflatenztest oder zwei oder mehr Einschlaf-REM-Perioden). Das DSM-5 führt unter der Kategorie der atmungsbezogenen Schlafstörungen drei verschiedene Störungen an, die alle durch nächtliches Erwachen zu Tagesmüdigkeit führen können. Das Obstruktive Schlafapnoe-Syndrom als häufigste Form der atmungsbezogenen Schlafstörungen ist gekennzeichnet durch wiederholte Episoden von Obstruktionen der oberen Atemwege während des Schlafs. Zentrale Schlafapnoe ist gekennzeichnet durch wiederholte Episoden von Apnoe und Hypopnoe während des Schlafs aufgrund von Schwankungen der Atemanstrengung. Schlafbezogene Hypoventilation ist charakterisiert durch Episoden verminderter Atmung verbunden mit erhöhter CO_2-Konzentration während des Schlafs. Arousal-Störungen des Non-Rapid-Eye-Movement-Schlafs (NREM-Parasomnien) sind gekennzeichnet durch wiederholte Episoden unvollständigen Erwachens, meist im ersten Drittel der Hauptschlafphase, die vom Typ Schlafwandeln oder Typ Schlafterror sein können. Die Alptraum-Störung und die REM-Schlaf-Verhaltensstörung beschreiben problematische Phänomene, die während des REM-Schlafs auftreten: ausgedehnte, extrem dysphorische und gut erinnerte Träume im Fall der Alptraum-Störung und wiederholte Episoden von Arousal während des REM-Schlafs in Verbindung mit Vokalisationen oder komplexen Bewegungen im Fall der REM-Schlaf-Verhaltensstörung. Das Restless-Legs-Syndrom ist gekennzeichnet durch einen wiederholten oder andauernden Bewegungsdrang der Beine als Reaktion auf unangenehme Empfindungen. Eine Zirkadiane Schlaf-Wach-Rhythmus-Störung ist charakterisiert durch eine Verschiebung zwischen dem Schlaf-Wach-Plan und dem endogenen zirkadianen Rhythmus einer Person. Die Insomnie schließlich ist charakterisiert durch vorherrschende Beschwerden über Unzufriedenheit mit der Schlafqualität oder -menge, verbunden mit Schwierigkeiten einzuschlafen, durchzuschlafen oder morgendlichem Früherwachen. Eine Hypersomnie, die ausschließlich im Rahmen einer dieser Schlafstörungen auftritt und durch sie besser erklärt wird, rechtfertigt keine separate Diagnose. Wenn aber das Ausmaß an Hypersomnie über das hinausgeht, was bei einer anderen Schlafstörung zu erwarten wäre oder die Hypersomnie zu anderen Zeiten als diese Schlafstörung auftritt, dann kann die Diagnose einer komorbiden Hypersomnie angemessen sein.

Der nächste Schritt in der Diagnostik ist die Überlegung, ob die Hypersomnie eher ein Symptom einer anderen psychischen Störung darstellt. Zahlreiche psychische Störungen können typische Symptome einer Hypersomnie beinhalten, z. B. Episoden einer Major Depression mit Atypischen Merkmalen, wie sie bei einer Major Depression, Bipolar-I-Störung und Bipolar-II-Störung auftreten. Wenn die Erschöpfung (Fatigue) am Tag angemessen durch die psychische Störung erklärt wird, wird nur die psychische Störung diagnostiziert und keine zusätzliche Diagnose einer Hypersomnie vergeben. Wenn aber die Hypersomnie das klinische Bild bestimmt und eigenständige klinische Beachtung rechtfertigt, kann die Diagnose einer komorbiden Hypersomnie angemessen sein. Ebenso sind einige medizinische Krankheitsfaktoren wie z. B. Mononukleose durch Erschöpfung (Fatigue) am Tag gekennzeichnet. Die zusätzliche Diagnose einer Hypersomnie kann auch in solchen Fällen gerechtfertigt sein, wenn das Ausmaß der Hypersomnie nicht angemessen durch den medizinischen Krankheitsfaktor erklärt wird.

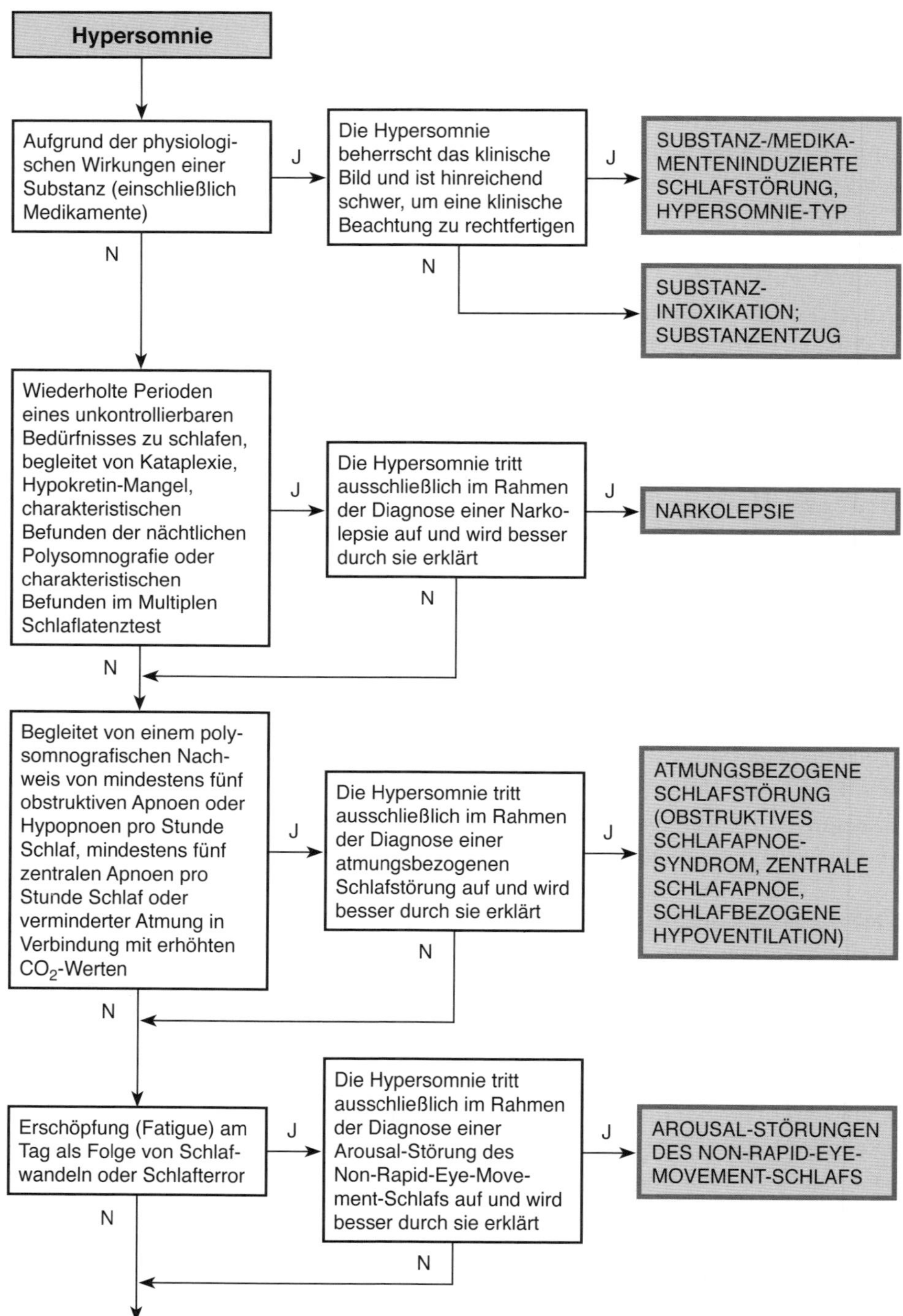
Hypersomnie
Aufgrund der physiologischen Wirkungen einer Substanz (einschließlich Medikamente)
J
Die Hypersomnie beherrscht das klinische Bild und ist hinreichend schwer, um eine klinische Beachtung zu rechtfertigen
J
SUBSTANZ-/MEDIKAMENTENINDUZIERTE SCHLAFSTÖRUNG, HYPERSOMNIE-TYP
N
SUBSTANZINTOXIKATION; SUBSTANZENTZUG
N
Wiederholte Perioden eines unkontrollierbaren Bedürfnisses zu schlafen, begleitet von Kataplexie, Hypokretin-Mangel, charakteristischen Befunden der nächtlichen Polysomnografie oder charakteristischen Befunden im Multiplen Schlaflatenztest
J
Die Hypersomnie tritt ausschließlich im Rahmen der Diagnose einer Narkolepsie auf und wird besser durch sie erklärt
J
NARKOLEPSIE
N
N
Begleitet von einem polysomnografischen Nachweis von mindestens fünf obstruktiven Apnoen oder Hypopnoen pro Stunde Schlaf, mindestens fünf zentralen Apnoen pro Stunde Schlaf oder verminderter Atmung in Verbindung mit erhöhten CO_2-Werten
J
Die Hypersomnie tritt ausschließlich im Rahmen der Diagnose einer atmungsbezogenen Schlafstörung auf und wird besser durch sie erklärt
J
ATMUNGSBEZOGENE SCHLAFSTÖRUNG (OBSTRUKTIVES SCHLAFAPNOE-SYNDROM, ZENTRALE SCHLAFAPNOE, SCHLAFBEZOGENE HYPOVENTILATION)
N
N
Erschöpfung (Fatigue) am Tag als Folge von Schlafwandeln oder Schlafterror
J
Die Hypersomnie tritt ausschließlich im Rahmen der Diagnose einer Arousal-Störung des Non-Rapid-Eye-Movement-Schlafs auf und wird besser durch sie erklärt
J
AROUSAL-STÖRUNGEN DES NON-RAPID-EYE-MOVEMENT-SCHLAFS
N
N

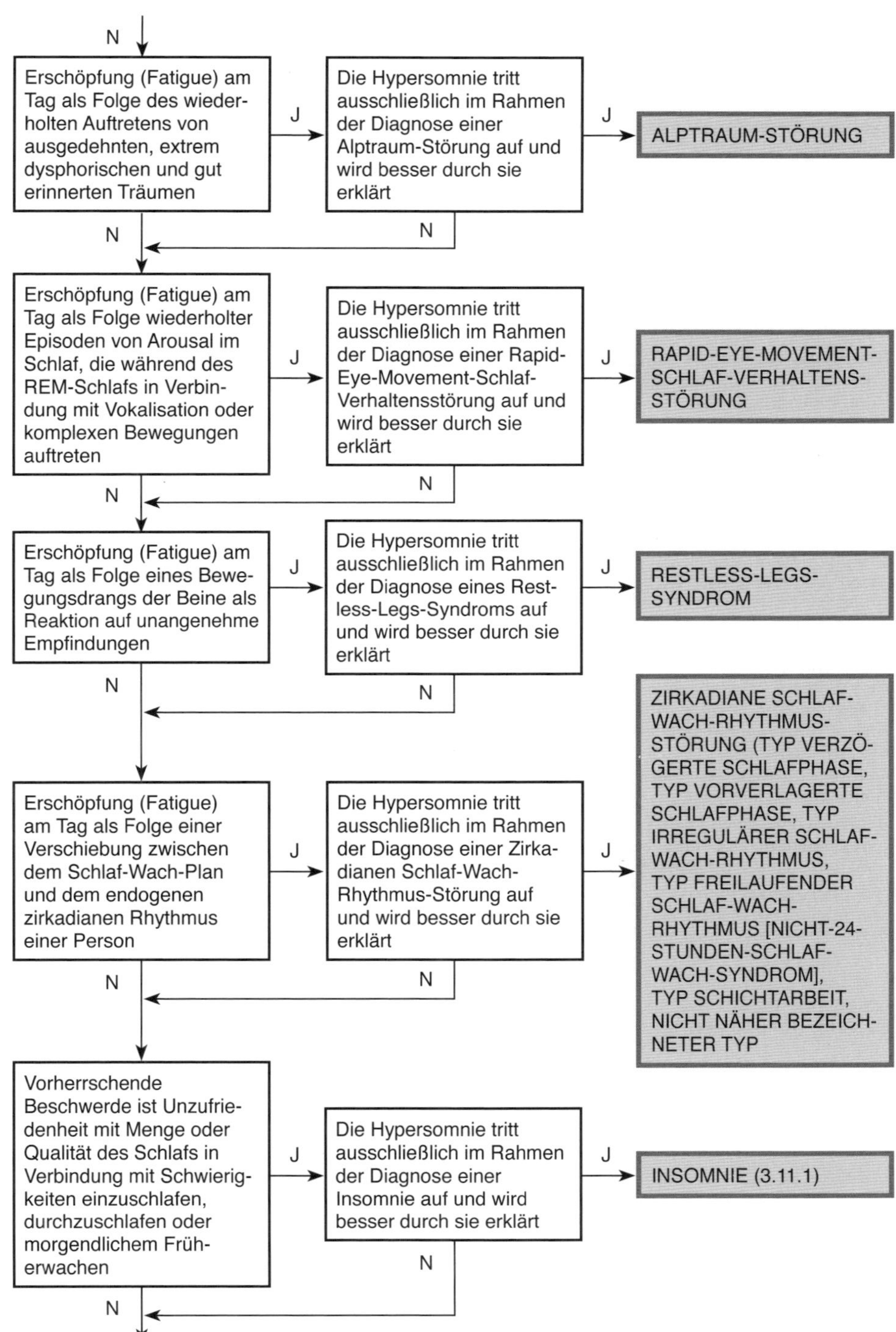
N
Erschöpfung (Fatigue) am Tag als Folge des wiederholten Auftretens von ausgedehnten, extrem dysphorischen und gut erinnerten Träumen
J
Die Hypersomnie tritt ausschließlich im Rahmen der Diagnose einer Alptraum-Störung auf und wird besser durch sie erklärt
J
ALPTRAUM-STÖRUNG
N
N
Erschöpfung (Fatigue) am Tag als Folge wiederholter Episoden von Arousal im Schlaf, die während des REM-Schlafs in Verbindung mit Vokalisation oder komplexen Bewegungen auftreten
J
Die Hypersomnie tritt ausschließlich im Rahmen der Diagnose einer Rapid-Eye-Movement-Schlaf-Verhaltensstörung auf und wird besser durch sie erklärt
J
RAPID-EYE-MOVEMENT-SCHLAF-VERHALTENS-STÖRUNG
N
N
Erschöpfung (Fatigue) am Tag als Folge eines Bewegungsdrangs der Beine als Reaktion auf unangenehme Empfindungen
J
Die Hypersomnie tritt ausschließlich im Rahmen der Diagnose eines Restless-Legs-Syndroms auf und wird besser durch sie erklärt
J
RESTLESS-LEGS-SYNDROM
N
N
Erschöpfung (Fatigue) am Tag als Folge einer Verschiebung zwischen dem Schlaf-Wach-Plan und dem endogenen zirkadianen Rhythmus einer Person
J
Die Hypersomnie tritt ausschließlich im Rahmen der Diagnose einer Zirkadianen Schlaf-Wach-Rhythmus-Störung auf und wird besser durch sie erklärt
J
ZIRKADIANE SCHLAF-WACH-RHYTHMUS-STÖRUNG (TYP VERZÖGERTE SCHLAFPHASE, TYP VORVERLAGERTE SCHLAFPHASE, TYP IRREGULÄRER SCHLAF-WACH-RHYTHMUS, TYP FREILAUFENDER SCHLAF-WACH-RHYTHMUS [NICHT-24-STUNDEN-SCHLAF-WACH-SYNDROM], TYP SCHICHTARBEIT, NICHT NÄHER BEZEICHNETER TYP
N
N
Vorherrschende Beschwerde ist Unzufriedenheit mit Menge oder Qualität des Schlafs in Verbindung mit Schwierigkeiten einzuschlafen, durchzuschlafen oder morgendlichem Früherwachen
J
Die Hypersomnie tritt ausschließlich im Rahmen der Diagnose einer Insomnie auf und wird besser durch sie erklärt
J
INSOMNIE (3.11.1)
N
N

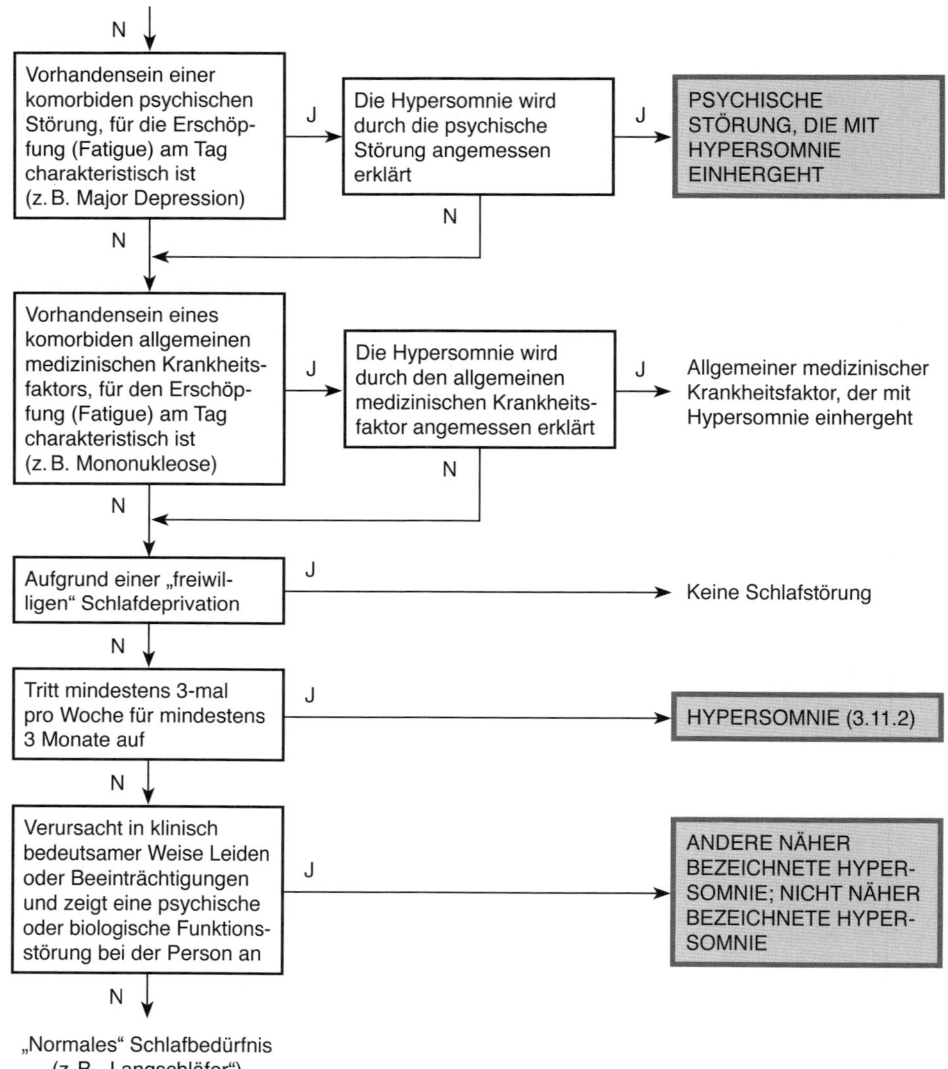
N
Vorhandensein einer komorbiden psychischen Störung, für die Erschöpfung (Fatigue) am Tag charakteristisch ist (z. B. Major Depression)
J
Die Hypersomnie wird durch die psychische Störung angemessen erklärt
J
PSYCHISCHE STÖRUNG, DIE MIT HYPERSOMNIE EINHERGEHT
N
N
Vorhandensein eines komorbiden allgemeinen medizinischen Krankheitsfaktors, für den Erschöpfung (Fatigue) am Tag charakteristisch ist (z. B. Mononukleose)
J
Die Hypersomnie wird durch den allgemeinen medizinischen Krankheitsfaktor angemessen erklärt
J
Allgemeiner medizinischer Krankheitsfaktor, der mit Hypersomnie einhergeht
N
N
Aufgrund einer „freiwilligen" Schlafdeprivation
J
Keine Schlafstörung
N
Tritt mindestens 3-mal pro Woche für mindestens 3 Monate auf
J
HYPERSOMNIE (3.11.2)
N
Verursacht in klinisch bedeutsamer Weise Leiden oder Beeinträchtigungen und zeigt eine psychische oder biologische Funktionsstörung bei der Person an
J
ANDERE NÄHER BEZEICHNETE HYPERSOMNIE; NICHT NÄHER BEZEICHNETE HYPERSOMNIE
N
„Normales" Schlafbedürfnis (z. B. „Langschläfer")

2.21 Entscheidungsbaum für sexuelle Funktionsstörungen bei einer Frau

Übersetzung:
Antonia Barke

Die größte Schwierigkeit bei der Diagnose sexueller Funktionsstörungen bei Frauen und Männern besteht darin, dass es keine allgemein akzeptierten Richtlinien zur Feststellung „normalen" sexuellen Funktionierens gibt. Was als normales sexuelles Funktionieren angesehen wird, variiert je nach dem Alter der Frau, früheren sexuellen Erfahrungen, der Verfügbarkeit und Neuheit der Partner und den Erwartungen und Normen, die für die kulturelle, ethnische oder religiöse Gruppe, der die Frau angehört, charakteristisch sind. Erfolgreiche Erregung und Orgasmus erfordern sexuelle Stimulation, die in Hinsicht auf ihren Fokus, ihre Intensität und ihre Dauer adäquat ist. Die Diagnose der Störung des Sexuellen Interesses bzw. der Erregung bei der Frau oder die Weibliche Orgasmusstörung erfordert deshalb das klinische Urteil, dass die Frau adäquate Stimulation erfahren hat. Darüber hinaus sind gelegentliche sexuelle Schwierigkeiten ein normaler Bestandteil menschlicher Sexualität und nicht Zeichen einer sexuellen Funktionsstörung, es sei denn, sie halten an (d. h. dauern mindestens 6 Monate) oder treten wiederholt auf und führen zu bedeutsamem Leiden oder interpersonellen Problemen.

Wurden die sexuellen Schwierigkeiten als klinisch bedeutsam beurteilt, ist in einem nächsten Schritt zu klären, welche Ätiologie ihnen zugrunde liegt. Zu möglichen ätiologischen Faktoren zählen psychologische Faktoren, medizinische Krankheitsfaktoren, Nebenwirkungen verschiedener Medikamente und die Folgen von Substanzmissbrauch. Dieser diagnostische Schritt kann schwierig sein, da oft mehr als einer dieser Faktoren zu der sexuellen Funktionsstörung beiträgt. Bevor man sich darauf festlegt, dass eine sexuelle Funktionsstörung ausschließlich mit psychologischen Faktoren zusammenhängt, sollte man in Erwägung ziehen, ob möglicherweise ein medizinischer Krankheitsfaktor oder eine Substanz (inklusive Medikamentennebenwirkungen) zu der Funktionsstörung beitragen; dies ist insbesondere von Bedeutung, da solche ätiologischen Faktoren oft spezifische Konsequenzen für die Behandlung haben (z. B. Absetzen der betreffenden Medikation). Umgekehrt gilt auch zu beachten, dass die Feststellung eines medizinischen Krankheitsfaktors, einer Medikamentenwirkung oder eines Substanzmissbrauchs den wichtigen Beitrag psychologischer Faktoren zu der sexuellen Funktionsstörung nicht ausschließen.

Sexuelle Probleme kommen außerdem bei einer Reihe von psychischen Störungen vor (z. B. depressiven Störungen, Angststörungen, Störungen aus dem Schizophrenie-Spektrum und anderen psychotischen Störungen). Eine Zusatzdiagnose einer sexuellen Funktionsstörung wird nicht vergeben, wenn die sexuellen Schwierigkeiten besser durch die andere psychische Störung erklärt werden. So würde z. B. geringes sexuelles Verlangen, das ausschließlich während einer Episode einer Major Depression auftritt, keine eigene Diagnose einer Störung des Sexuellen Interesses bzw. der Erregung bei der Frau rechtfertigen. Beide Diagnosen können gemeinsam vergeben werden, jedoch nur, wenn die klinische Beurteilung ergibt, dass das geringe sexuelle Interesse unabhängig von der depressiven Störung ist (wenn es z. B. dem Auftreten der Major Depression zeitlich vorausgeht oder lange nach der Remission der Depression fortbesteht). Ebenso würden sexuelle Schwierigkeiten, die besser als Konsequenz ernsthafter Belastungen innerhalb der Paarbeziehung erklärt werden können, eher als ein Beziehungsproblem diagnostiziert werden und nicht als sexuelle Funktionsstörung, es sei denn, es gibt klare Evidenz dafür, dass die sexuellen Schwierigkeiten unabhängig von dem Beziehungsproblem auftraten.

Nachdem Substanzen, medizinische Krankheitsfaktoren und Belastungen innerhalb der Paarbeziehung erwogen und ausgeschlossen wurden, verschiebt sich der Fokus zu den primären sexuellen Funktionsstörungen. Im DSM-5 wurden die auf Frauen bezogene Variante der DSM-IV-TR-Kategorie „Störung mit Verminderter Sexueller Appetenz“ und die Störung der Sexuellen Erregung bei der Frau zu einer einzigen Diagnose zusammengefasst (Störung des Sexuellen Interesses bzw. der Erregung bei der Frau). Diese Veränderung spiegelt Befunde wieder, dass sich sexuelles Verlangen und sexuelle Erregung bei Frauen oft nicht trennen lassen. Daher deckt die Störung des Sexuellen Interesses bzw. der Erregung bei der Frau ein großes Spektrum an Problemen ab: dies beinhaltet vermindertes Interesse an sexuellen Aktivitäten, verminderte erotische Gedanken oder Fantasien, verminderte Initiative im Hinblick auf sexuelle Aktivitäten, verminderte sexuelle Erregung oder Lust während sexueller Aktivitäten, vermindertes Interesse oder verminderte Erregung bei erotischen Reizen sowie reduzierte genitale und nichtgenitale Empfindungen während sexueller Aktivitäten. Die Weibliche Orgasmusstörung beinhaltet eine deutliche Verzögerung des Orgasmus oder sehr seltene/fehlende Orgasmen oder eine verringerte Intensität des Orgasmuserlebens.

Die DSM-5-Kategorie Genito-Pelvine Schmerz-Penetrationsstörung vereint zwei DSM-IV-TR-Störungsbilder (nämlich Vaginismus und Dyspareunie) und umfasst Schwierigkeiten mit vaginalem Geschlechtsverkehr oder Penetrationsversuchen, vulvovaginale oder Beckenschmerzen während vaginalen Geschlechtsverkehrs oder Penetrationsversuchen, starke Angst oder Befürchtungen hinsichtlich vulvovaginaler oder Beckenschmerzen vor, während oder infolge von vaginaler Penetration oder starke Anspannung oder Verkrampfung der Beckenbodenmuskulatur während vaginaler Penetrationsversuche.

Wenn sexuelle Schwierigkeiten nicht die Kriterien für eine der oben beschriebenen Funktionsstörungen erfüllen (z. B. wegen geringerer Frequenz oder Dauer) oder als Teil einer maladaptiven Reaktion auf einen psychosozialen Belastungsfaktor auftreten, kann die Diagnose einer Anpassungsstörung geeignet sein.

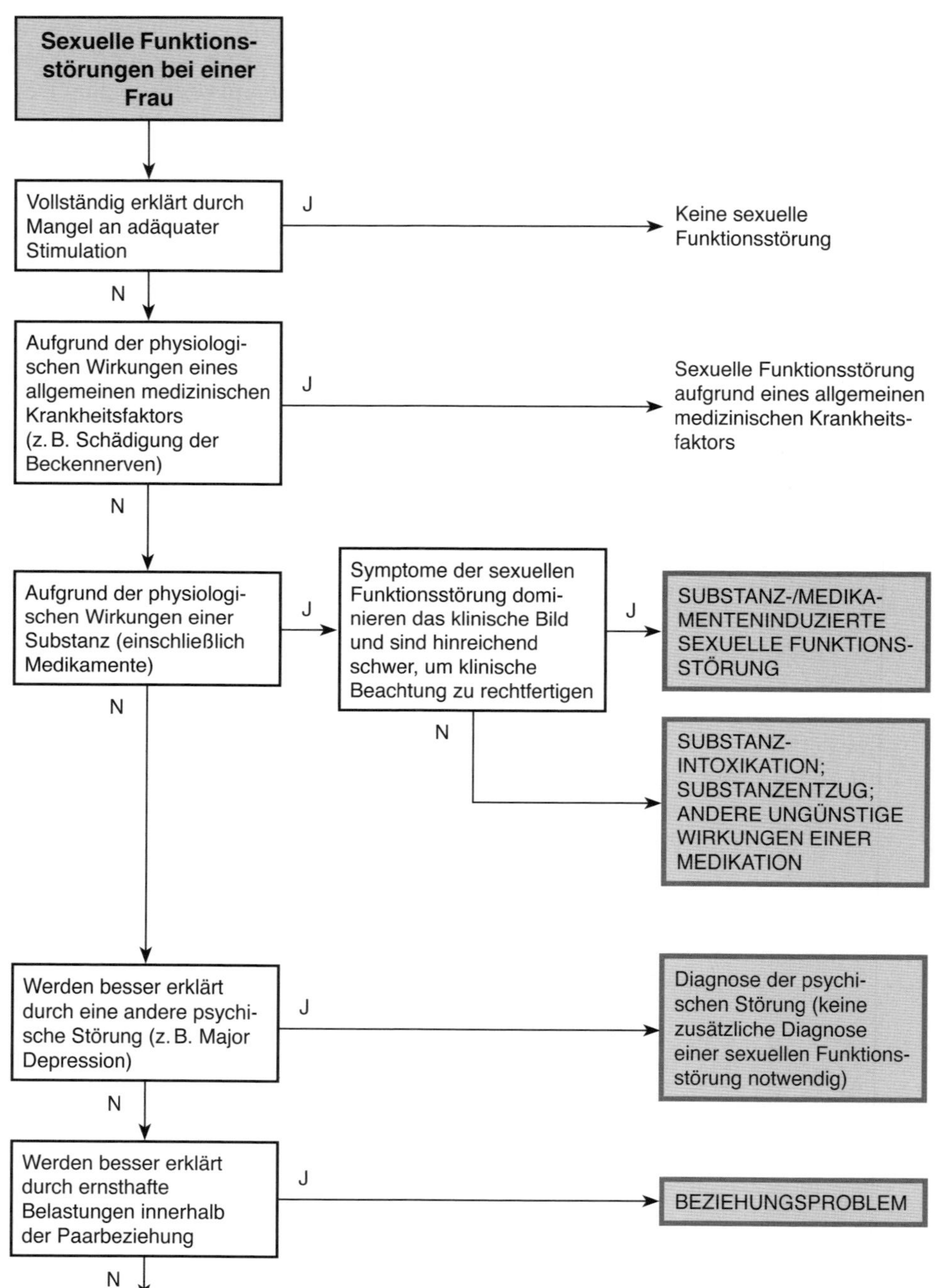
Sexuelle Funktionsstörungen bei einer Frau
Vollständig erklärt durch Mangel an adäquater Stimulation
J
Keine sexuelle Funktionsstörung
N
Aufgrund der physiologischen Wirkungen eines allgemeinen medizinischen Krankheitsfaktors (z. B. Schädigung der Beckennerven)
J
Sexuelle Funktionsstörung aufgrund eines allgemeinen medizinischen Krankheitsfaktors
N
Aufgrund der physiologischen Wirkungen einer Substanz (einschließlich Medikamente)
J
Symptome der sexuellen Funktionsstörung dominieren das klinische Bild und sind hinreichend schwer, um klinische Beachtung zu rechtfertigen
J
SUBSTANZ-/MEDIKAMENTENINDUZIERTE SEXUELLE FUNKTIONSSTÖRUNG
N
SUBSTANZ-INTOXIKATION; SUBSTANZENTZUG; ANDERE UNGÜNSTIGE WIRKUNGEN EINER MEDIKATION
N
Werden besser erklärt durch eine andere psychische Störung (z. B. Major Depression)
J
Diagnose der psychischen Störung (keine zusätzliche Diagnose einer sexuellen Funktionsstörung notwendig)
N
Werden besser erklärt durch ernsthafte Belastungen innerhalb der Paarbeziehung
J
BEZIEHUNGSPROBLEM
N

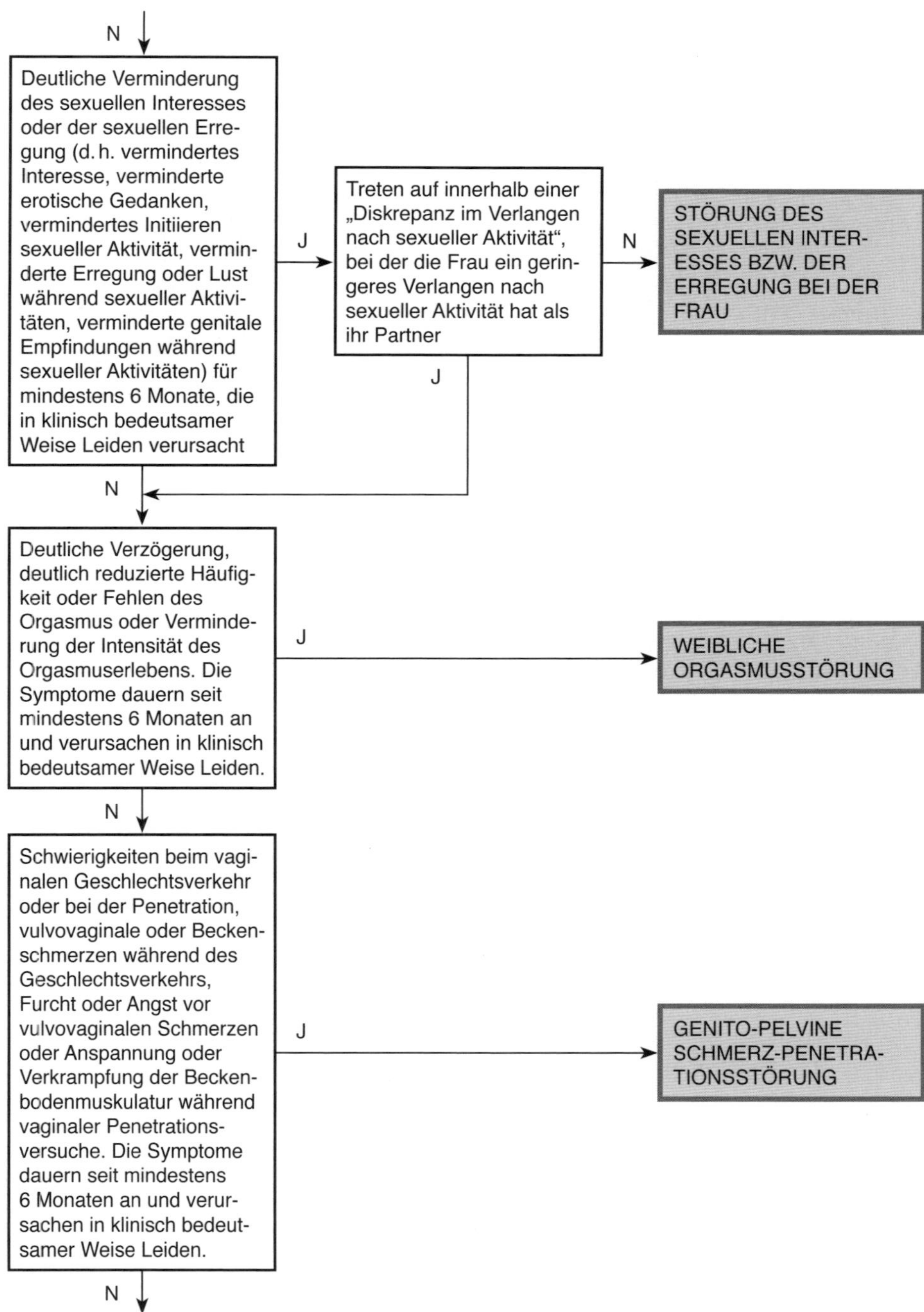
N
Deutliche Verminderung des sexuellen Interesses oder der sexuellen Erregung (d. h. vermindertes Interesse, verminderte erotische Gedanken, vermindertes Initiieren sexueller Aktivität, verminderte Erregung oder Lust während sexueller Aktivitäten, verminderte genitale Empfindungen während sexueller Aktivitäten) für mindestens 6 Monate, die in klinisch bedeutsamer Weise Leiden verursacht
J
Treten auf innerhalb einer „Diskrepanz im Verlangen nach sexueller Aktivität", bei der die Frau ein geringeres Verlangen nach sexueller Aktivität hat als ihr Partner
N
STÖRUNG DES SEXUELLEN INTERESSES BZW. DER ERREGUNG BEI DER FRAU
J
N
Deutliche Verzögerung, deutlich reduzierte Häufigkeit oder Fehlen des Orgasmus oder Verminderung der Intensität des Orgasmuserlebens. Die Symptome dauern seit mindestens 6 Monaten an und verursachen in klinisch bedeutsamer Weise Leiden.
J
WEIBLICHE ORGASMUSSTÖRUNG
N
Schwierigkeiten beim vaginalen Geschlechtsverkehr oder bei der Penetration, vulvovaginale oder Beckenschmerzen während des Geschlechtsverkehrs, Furcht oder Angst vor vulvovaginalen Schmerzen oder Anspannung oder Verkrampfung der Beckenbodenmuskulatur während vaginaler Penetrationsversuche. Die Symptome dauern seit mindestens 6 Monaten an und verursachen in klinisch bedeutsamer Weise Leiden.
J
GENITO-PELVINE SCHMERZ-PENETRATIONSSTÖRUNG
N

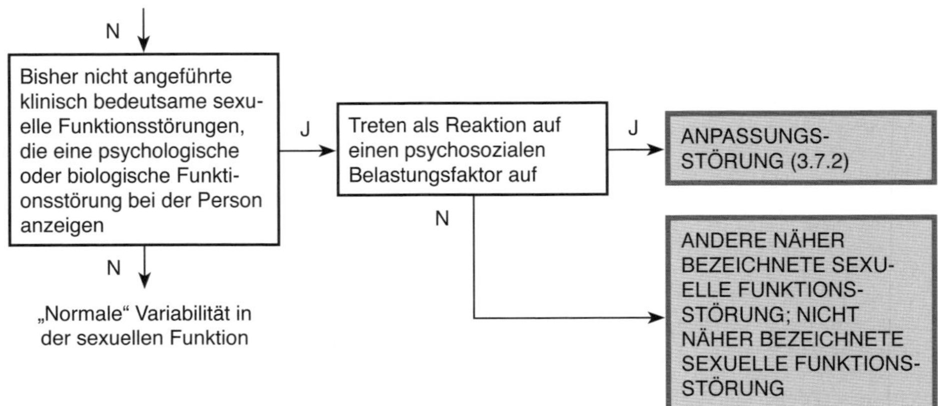
N
Bisher nicht angeführte klinisch bedeutsame sexuelle Funktionsstörungen, die eine psychologische oder biologische Funktionsstörung bei der Person anzeigen
J
Treten als Reaktion auf einen psychosozialen Belastungsfaktor auf
J
ANPASSUNGS-STÖRUNG (3.7.2)
N
ANDERE NÄHER BEZEICHNETE SEXUELLE FUNKTIONS-STÖRUNG; NICHT NÄHER BEZEICHNETE SEXUELLE FUNKTIONS-STÖRUNG
N
„Normale“ Variabilität in der sexuellen Funktion

2.22 Entscheidungsbaum für sexuelle Funktionsstörungen bei einem Mann

Übersetzung:
Antonia Barke

Die größte Schwierigkeit bei der Diagnose sexueller Funktionsstörungen bei Frauen und Männern besteht darin, dass es keine allgemein akzeptierten Richtlinien zur Feststellung „normalen" sexuellen Funktionierens gibt. Was als normales sexuelles Funktionieren angesehen wird, variiert je nach dem Alter des Mannes, früheren sexuellen Erfahrungen, der Verfügbarkeit und Neuheit der Partner und den Erwartungen und Normen, die für die kulturelle, ethnische oder religiöse Gruppe, der der Mann angehört, charakteristisch sind. Eine erfolgreiche Erregung und Orgasmus erfordern sexuelle Stimulation, die in Hinsicht auf ihren Fokus, ihre Intensität und ihre Dauer adäquat ist. Die Diagnose einer Erektionsstörung oder Verzögerter Ejakulation erfordert deshalb das klinische Urteil, dass der Mann adäquate Stimulation erfahren hat. Darüber hinaus sind gelegentliche sexuelle Schwierigkeiten ein normaler Bestandteil menschlicher Sexualität und zeigen keine sexuelle Funktionsstörung an, es sei denn, sie halten an (d. h. dauern mindestens 6 Monate) oder treten wiederholt auf und führen zu bedeutsamem Leiden oder interpersonellen Problemen.

Wurden die sexuellen Schwierigkeiten als klinisch bedeutsam beurteilt, ist in einem nächsten Schritt festzustellen, welche Ätiologie ihnen zugrunde liegt. Zu möglichen ätiologischen Faktoren zählen psychologische Faktoren, medizinische Krankheitsfaktoren, Nebenwirkungen verschiedener Medikamente und die Folgen von Substanzmissbrauch. Dieser diagnostische Schritt kann schwierig sein, da oft mehr als einer der Faktoren zu der sexuellen Funktionsstörung beiträgt. So ist es z. B. nicht selten, dass jemand, der leichte Erektionsstörungen aufgrund eines medizinischen Krankheitsfaktors (z. B. vaskuläre Probleme) entwickelt, weitere sexuelle Schwierigkeiten (z. B. geringes Verlangen) durch psychologische Konsequenzen entwickelt. Bevor man sich darauf festlegt, dass eine sexuelle Funktionsstörung ausschließlich von psychologischen Faktoren vermittelt ist, sollte man in Erwägung ziehen, ob möglicherweise ein medizinischer Krankheitsfaktor oder eine Substanz (inklusive Medikamentennebenwirkungen) zu der Funktionsstörung beitragen; dies ist besonders von Bedeutung, da diese ätiologischen Faktoren oft spezifische Konsequenzen für die Behandlung haben (z. B. Absetzen der betreffenden Medikation). Umgekehrt gilt auch zu beachten, dass die Feststellung eines medizinischen Krankheitsfaktors, einer Medikamentenwirkung oder eines Substanzmissbrauchs den wichtigen Beitrag psychologischer Faktoren zu einer sexuellen Funktionsstörung nicht ausschließt.

Sexuelle Probleme kommen außerdem bei einer Reihe von psychischen Störungen vor (z. B. depressiven Störungen, Angststörungen, Störungen aus dem Schizophrenie-Spektrum und anderen psychotischen Störungen). Eine Zusatzdiagnose einer sexuellen Funktionsstörung wird nicht vergeben, wenn die sexuellen Schwierigkeiten besser durch die andere psychische Störung erklärt werden. So würde z. B. geringes sexuelles Verlangen, das ausschließlich während einer Episode einer Major Depression auftritt, keine eigene Diagnose einer Störung mit Verminderter Sexueller Appetenz beim Mann rechtfertigen. Beide Diagnosen können gemeinsam vergeben werden, aber nur, wenn die Beurteilung ergibt, dass das geringe sexuelle Interesse unabhängig von der depressiven Störung ist (wenn es z. B. dem Auftreten der Major Depression zeitlich vorausgeht oder lange nach der Remission der Depression fortbesteht). Ebenso würden sexuelle Schwierigkeiten, die besser als Konsequenz ernsthafter Belastungen innerhalb der Paarbeziehung erklärt werden können, eher als ein Beziehungsproblem diagnostiziert werden und nicht als sexuelle Funktionsstörung, es sei denn, es gibt klare Evidenz dafür, dass die sexuellen Schwierigkeiten unabhängig von dem Beziehungsproblem auftraten.

Die primären sexuellen Funktionsstörungen beim Mann sind nach dem Zeitpunkt im sexuellen Reaktionszyklus, an dem das Problem auftritt, organisiert. Die Störung mit Verminderter Sexueller Appetenz beim Mann betrifft die erste Phase, das sexuelle Verlangen. Die Erektionsstörung betrifft die zweite Phase, die sexuelle Erregung. Die Verzögerte Ejakulation und die Vorzeitige (Frühe) Ejakulation sind Probleme, die in der dritten Phase, dem Orgasmus, auftreten. Nicht selten treten Probleme in mehr als einer Phase des Reaktionszyklus auf. Da die Phasen des sexuellen Reaktionszyklus sequenziell ablaufen, ist für die sexuelle Funktion in einer späteren Phase im Allgemeinen das erfolgreiche Funktionieren in den vorhergehenden Phasen nötig (z. B. erfordert ein Orgasmus eine gewisse Erregung, die wiederum ein gewisses Maß an Verlangen voraussetzt). Andererseits führt oft die Erwartung, dass in einer späteren Phase erneut Probleme auftreten könnten (z. B. Ejakulationsprobleme), oft zu Problemen in einer früheren Phase (z. B. in der Form einer Erektionsstörung oder von geringem sexuellen Verlangen).

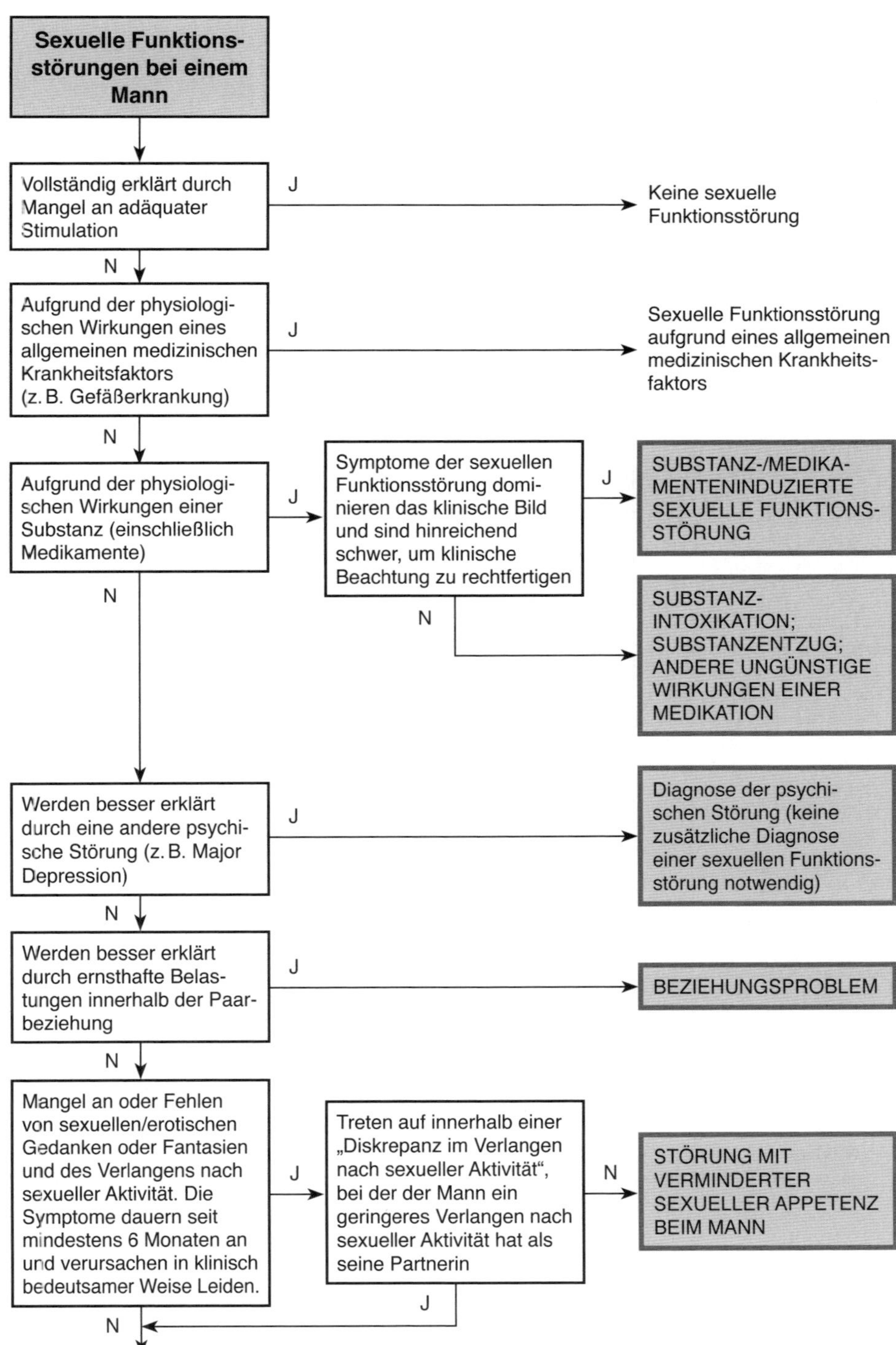
Sexuelle Funktionsstörungen bei einem Mann
Vollständig erklärt durch Mangel an adäquater Stimulation
J
Keine sexuelle Funktionsstörung
N
Aufgrund der physiologischen Wirkungen eines allgemeinen medizinischen Krankheitsfaktors (z. B. Gefäßerkrankung)
J
Sexuelle Funktionsstörung aufgrund eines allgemeinen medizinischen Krankheitsfaktors
N
Aufgrund der physiologischen Wirkungen einer Substanz (einschließlich Medikamente)
J
Symptome der sexuellen Funktionsstörung dominieren das klinische Bild und sind hinreichend schwer, um klinische Beachtung zu rechtfertigen
J
SUBSTANZ-/MEDIKAMENTENINDUZIERTE SEXUELLE FUNKTIONSSTÖRUNG
N
SUBSTANZINTOXIKATION; SUBSTANZENTZUG; ANDERE UNGÜNSTIGE WIRKUNGEN EINER MEDIKATION
N
Werden besser erklärt durch eine andere psychische Störung (z. B. Major Depression)
J
Diagnose der psychischen Störung (keine zusätzliche Diagnose einer sexuellen Funktionsstörung notwendig)
N
Werden besser erklärt durch ernsthafte Belastungen innerhalb der Paarbeziehung
J
BEZIEHUNGSPROBLEM
N
Mangel an oder Fehlen von sexuellen/erotischen Gedanken oder Fantasien und des Verlangens nach sexueller Aktivität. Die Symptome dauern seit mindestens 6 Monaten an und verursachen in klinisch bedeutsamer Weise Leiden.
J
Treten auf innerhalb einer „Diskrepanz im Verlangen nach sexueller Aktivität“, bei der der Mann ein geringeres Verlangen nach sexueller Aktivität hat als seine Partnerin
N
STÖRUNG MIT VERMINDERTER SEXUELLER APPETENZ BEIM MANN
J
N

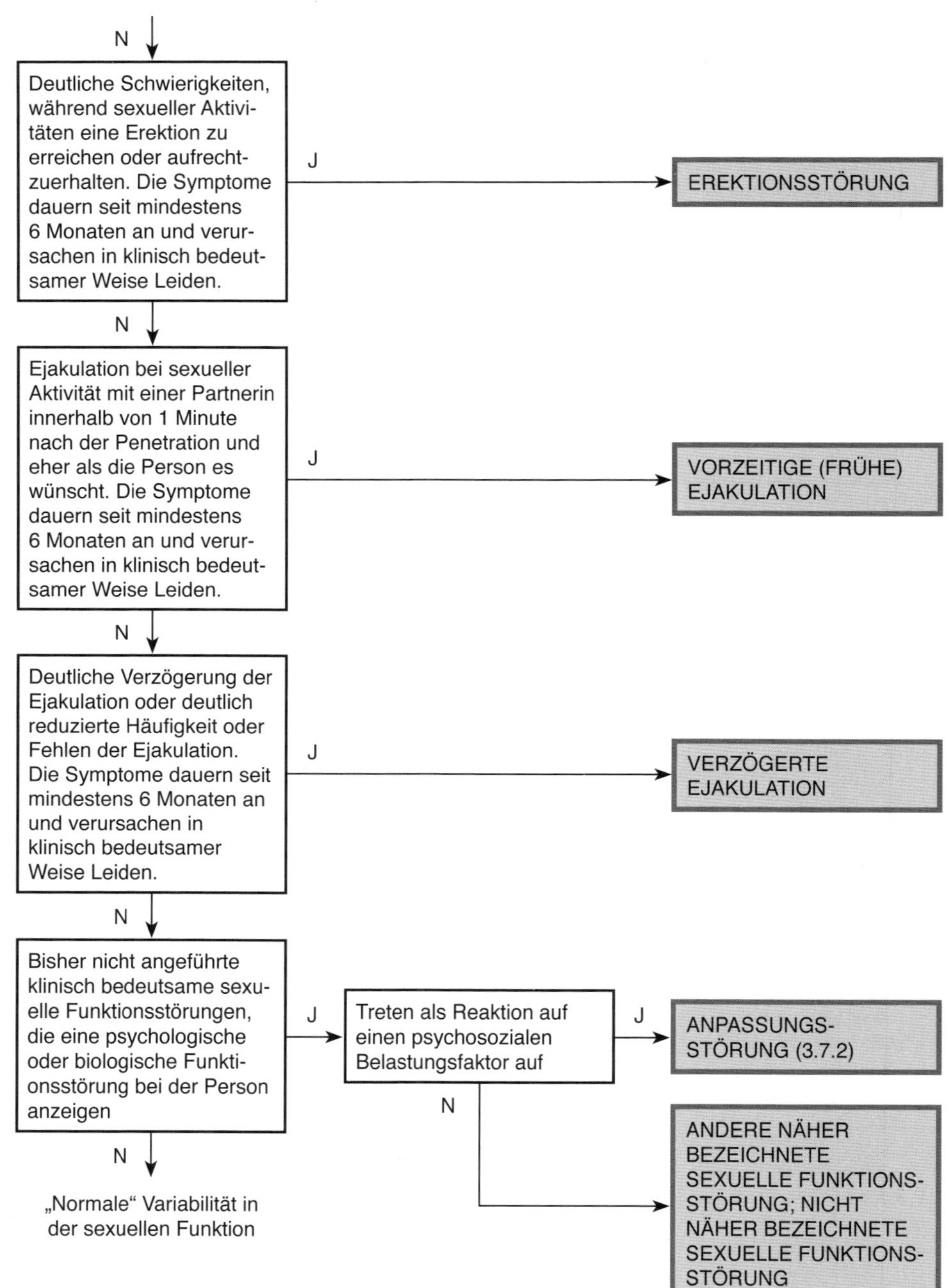
N
Deutliche Schwierigkeiten, während sexueller Aktivitäten eine Erektion zu erreichen oder aufrechtzuerhalten. Die Symptome dauern seit mindestens 6 Monaten an und verursachen in klinisch bedeutsamer Weise Leiden.
J
EREKTIONSSTÖRUNG
N
Ejakulation bei sexueller Aktivität mit einer Partnerin innerhalb von 1 Minute nach der Penetration und eher als die Person es wünscht. Die Symptome dauern seit mindestens 6 Monaten an und verursachen in klinisch bedeutsamer Weise Leiden.
J
VORZEITIGE (FRÜHE) EJAKULATION
N
Deutliche Verzögerung der Ejakulation oder deutlich reduzierte Häufigkeit oder Fehlen der Ejakulation. Die Symptome dauern seit mindestens 6 Monaten an und verursachen in klinisch bedeutsamer Weise Leiden.
J
VERZÖGERTE EJAKULATION
N
Bisher nicht angeführte klinisch bedeutsame sexuelle Funktionsstörungen, die eine psychologische oder biologische Funktionsstörung bei der Person anzeigen
J
Treten als Reaktion auf einen psychosozialen Belastungsfaktor auf
J
ANPASSUNGSSTÖRUNG (3.7.2)
N
ANDERE NÄHER BEZEICHNETE SEXUELLE FUNKTIONSSTÖRUNG; NICHT NÄHER BEZEICHNETE SEXUELLE FUNKTIONSSTÖRUNG
N
„Normale“ Variabilität in der sexuellen Funktion

2.23 Entscheidungsbaum für aggressives Verhalten

Übersetzung:
Dorothee Gescher
Haang Jeung
Falk Mancke

Koordination:
Sabine C. Herpertz

Obwohl aggressives Verhalten nur für einige DSM-5-Störungen ein typisches Kennzeichen darstellt (d. B. Intermittierende Explosible Störung, Antisoziale Persönlichkeitsstörung und Disruptive Affektregulationsstörung), ist es eine Komplikation bei einer Reihe von psychischen Störungen. Wichtig ist zu betonen, dass gewalttätiges Verhalten überwiegend aus Gründen auftritt, die weit außerhalb des Bereichs psychischer Erkrankungen liegen (z. B. materieller Gewinn, Status, sadistisches Vergnügen, Rache sowie politische oder religiöse Gründe). Dies spiegelt sich in der letzten Entscheidung des Baumes wider, wo aggressives Verhalten, das nicht Ausdruck einer psychologischen oder biologischen Funktionsstörung der Person ist, als nichtpsychiatrisches antisoziales Verhalten erachtet wird. Zudem entlastet die Tatsache, dass aggressives Verhalten mit einer psychischen Störung einhergeht, nicht automatisch von strafrechtlicher Verantwortlichkeit.

Unter den DSM-5-Störungen sind die Störungen im Zusammenhang mit psychotropen Substanzen bei Weitem der häufigste Grund für aggressives Verhalten. Aggressivität kann auch aus kognitiver Beeinträchtigung oder einer Herabsetzung der Impulskontrolle resultieren, was charakteristisch für Delir und eine Schwere oder Leichte Neurokognitive Störung (NCD) aufgrund eines Anderen Medizinischen Krankheitsfaktors ist. Wenn das aggressive Verhalten eine direkte körperliche Folge eines medizinischen Krankheitsfaktors ist, aber ohne kognitive Beeinträchtigung auftritt, so sollte eine Persönlichkeitsveränderung aufgrund eines Anderen Medizinischen Krankheitsfaktors diagnostiziert werden. Ein Problem, das manchmal bei der Diagnose einer Persönlichkeitsveränderung aufgrund eines Anderen Medizinischen Krankheitsfaktors auftaucht, betrifft die Frage, ob unspezifische medizinische Befunde (z. B. neurologische *soft signs*, diffuse EEG-Verlangsamung) als Nachweis für einen verursachenden medizinischen Krankheitsfaktor betrachtet werden sollen. Die Konvention gemäß DSM-5 ist, dass eine Persönlichkeitsveränderung aufgrund eines Anderen Medizinischen Krankheitsfaktors nur dann diagnostiziert wird, wenn die Befunde einen diagnostizierbaren medizinischen Krankheitsfaktor nachweisen. Falls die klinische Beurteilung jedoch deutlich darauf hinweist, dass eine Funktionsstörung des zentralen Nervensystems vorliegt und verantwortlich für die Persönlichkeitsveränderung ist, aber keine spezifische Diagnose gestellt werden kann, kann die allgemeine medizinische Diagnose „Krankheit des Gehirns, nicht näher bezeichnet" genannt, als verursachende Störung angegeben und als zusätzliche Störung codiert werden (ICD-9-CM: 348.9, ICD-10-CM: G93.9).

Episoden aggressiven Verhaltens können auch in leicht erhöhtem Maß bei Personen mit Schizophrenie, einer anderen psychotischen Störung oder bipolaren Störung auftreten, auch wenn dieser Zusammenhang deutlich schwächer ist. Ein langandauerndes Muster aggressiven Verhaltens deutet darauf hin, dass das Verhalten Teil einer Persönlichkeitsstörung ist (z. B. Antisoziale Persönlichkeitsstörung, Borderline-Persönlichkeitsstörung). Aggressives Verhalten bei Kindern kann im Zusammenhang mit einer Reihe von Störungen auftreten. Wenn es Teil eines Musters antisozialer Verhaltensweisen eines Kindes ist, sollte die Diagnose einer Störung des Sozialverhaltens verwendet werden. Falls das aggressive Verhalten im Zusammenhang mit schweren wiederkehrenden Wutausbrüchen auftritt, die in ihrer Intensität und Dauer in Bezug auf die Situation und den Anlass völlig unangemessen sind, und die Stimmung zwischen den Ausbrüchen anhaltend reizbar oder ärgerlich ist, sollte die neue DSM-5-Diagnose Disruptive Affektregulationsstörung in Betracht gezogen werden. Sehr viel seltener kann aggressives Verhalten in Verbindung mit anderen Störungen des Kindesalters auftreten, einschließlich der Störung mit Oppositionellem Trotzverhalten, Aufmerksamkeitsdefizit-/Hyperaktivitätsstörung, Störung mit Trennungsangst, Autismus-Spektrum-Störung und Intellektueller Beeinträchtigung (Intellektueller Entwicklungsstörung).

Wiederholte Episoden aggressiven Verhaltens (d. h. verbale Aggression oder körperliche Aggression gegenüber Personen, Tieren oder Gegenständen), die nicht durch eine andere psychische Störung (einschließlich einer Persönlichkeitsstörung) erklärt werden können, können die Diagnose einer Intermittierenden Explosiblen Störung rechtfertigen, falls die Mindestanzahl an Ausbrüchen erfüllt wird (zweimal pro Woche über einen Zeitraum von 3 Monaten für verbale und körperliche Aggression oder drei Verhaltensausbrüche innerhalb eines Zeitraums von 12 Monaten, die mit Verletzungen oder Beschädigung von Gegenständen einhergehen).

Aggressives Verhalten kann auch als Reaktion auf eine Belastung auftreten. Wenn die Belastung traumatischer Art ist, könnte das aggressive Verhalten Teil einer Posttraumatischen Belastungsstörung sein (oder einer Akuten Belastungsstörung falls die Dauer weniger als 1 Monat beträgt). Außerdem kann aggressives Verhalten Ausdruck einer Anpassungsstörung sein.

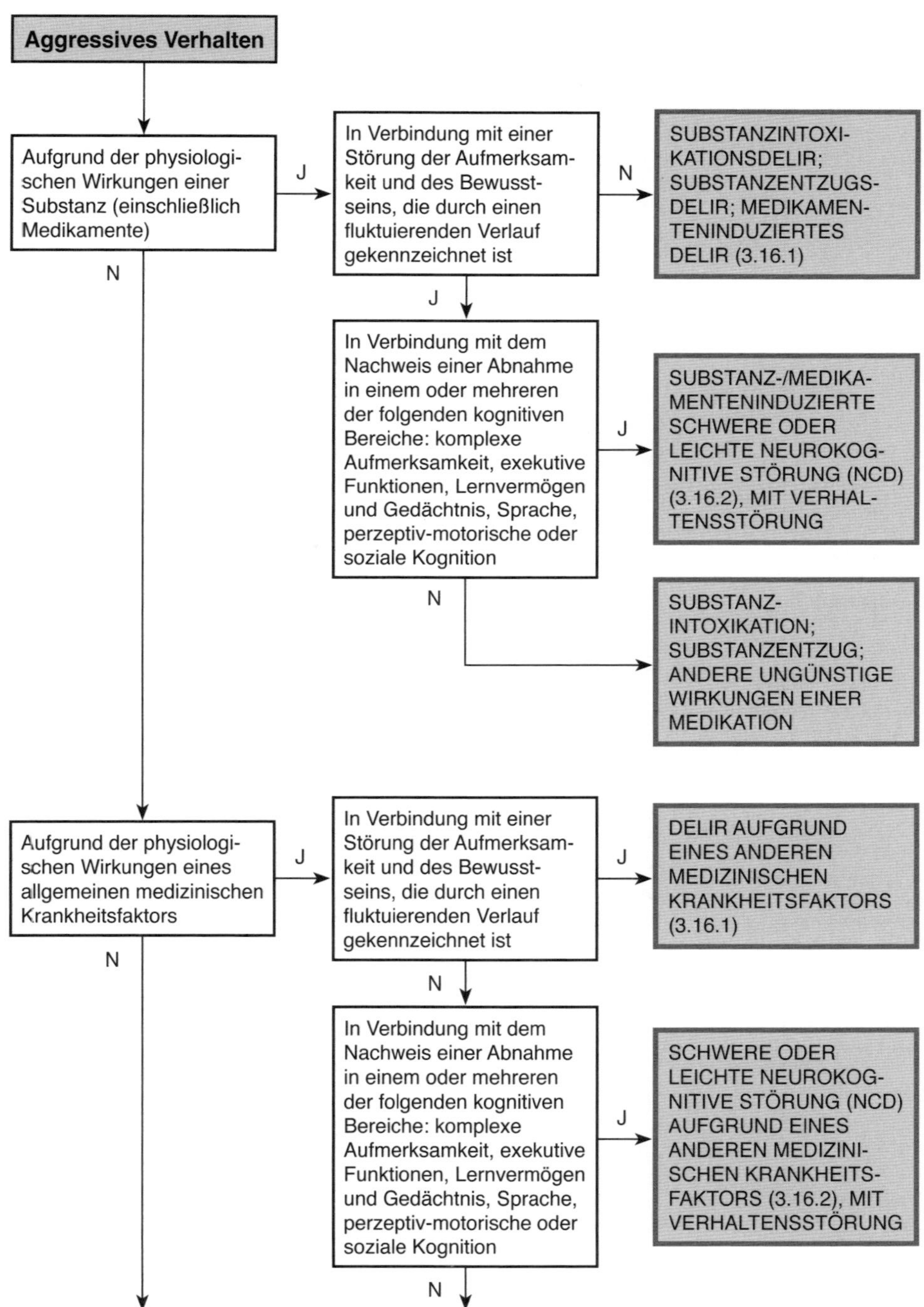
Aggressives Verhalten
Aufgrund der physiologischen Wirkungen einer Substanz (einschließlich Medikamente)
J
In Verbindung mit einer Störung der Aufmerksamkeit und des Bewusstseins, die durch einen fluktuierenden Verlauf gekennzeichnet ist
N
SUBSTANZINTOXIKATIONSDELIR; SUBSTANZENTZUGSDELIR; MEDIKAMENTENINDUZIERTES DELIR (3.16.1)
J
In Verbindung mit dem Nachweis einer Abnahme in einem oder mehreren der folgenden kognitiven Bereiche: komplexe Aufmerksamkeit, exekutive Funktionen, Lernvermögen und Gedächtnis, Sprache, perzeptiv-motorische oder soziale Kognition
J
SUBSTANZ-/MEDIKAMENTENINDUZIERTE SCHWERE ODER LEICHTE NEUROKOGNITIVE STÖRUNG (NCD) (3.16.2), MIT VERHALTENSSTÖRUNG
N
SUBSTANZ-INTOXIKATION; SUBSTANZENTZUG; ANDERE UNGÜNSTIGE WIRKUNGEN EINER MEDIKATION
N
Aufgrund der physiologischen Wirkungen eines allgemeinen medizinischen Krankheitsfaktors
J
In Verbindung mit einer Störung der Aufmerksamkeit und des Bewusstseins, die durch einen fluktuierenden Verlauf gekennzeichnet ist
J
DELIR AUFGRUND EINES ANDEREN MEDIZINISCHEN KRANKHEITSFAKTORS (3.16.1)
N
In Verbindung mit dem Nachweis einer Abnahme in einem oder mehreren der folgenden kognitiven Bereiche: komplexe Aufmerksamkeit, exekutive Funktionen, Lernvermögen und Gedächtnis, Sprache, perzeptiv-motorische oder soziale Kognition
J
SCHWERE ODER LEICHTE NEUROKOGNITIVE STÖRUNG (NCD) AUFGRUND EINES ANDEREN MEDIZINISCHEN KRANKHEITSFAKTORS (3.16.2), MIT VERHALTENSSTÖRUNG
N
N

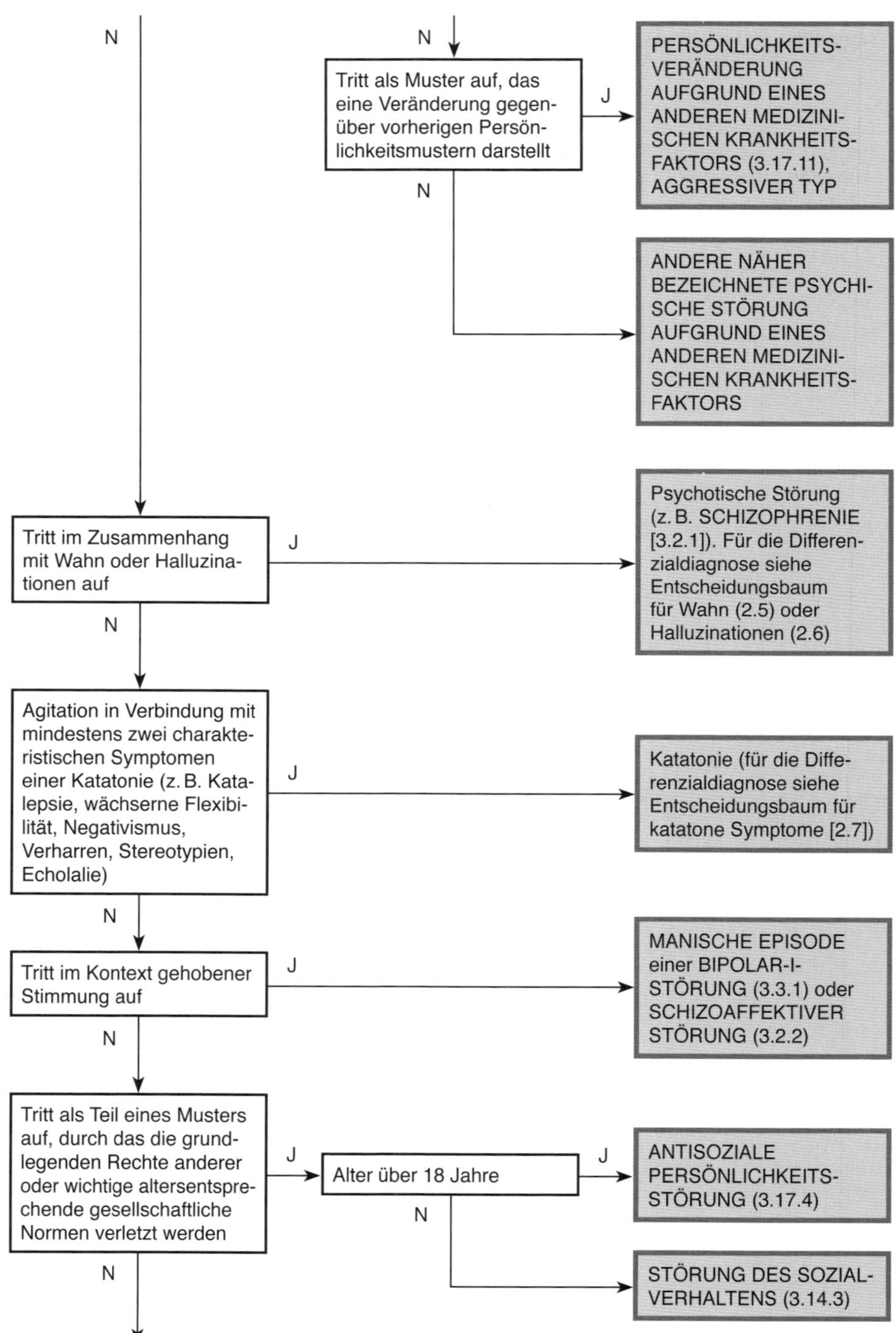
N
N
Tritt als Muster auf, das eine Veränderung gegenüber vorherigen Persönlichkeitsmustern darstellt
J
PERSÖNLICHKEITS-VERÄNDERUNG AUFGRUND EINES ANDEREN MEDIZINISCHEN KRANKHEITSFAKTORS (3.17.11), AGGRESSIVER TYP
N
ANDERE NÄHER BEZEICHNETE PSYCHISCHE STÖRUNG AUFGRUND EINES ANDEREN MEDIZINISCHEN KRANKHEITSFAKTORS
Tritt im Zusammenhang mit Wahn oder Halluzinationen auf
J
Psychotische Störung (z. B. SCHIZOPHRENIE [3.2.1]). Für die Differenzialdiagnose siehe Entscheidungsbaum für Wahn (2.5) oder Halluzinationen (2.6)
N
Agitation in Verbindung mit mindestens zwei charakteristischen Symptomen einer Katatonie (z. B. Katalepsie, wächserne Flexibilität, Negativismus, Verharren, Stereotypien, Echolalie)
J
Katatonie (für die Differenzialdiagnose siehe Entscheidungsbaum für katatone Symptome [2.7])
N
Tritt im Kontext gehobener Stimmung auf
J
MANISCHE EPISODE einer BIPOLAR-I-STÖRUNG (3.3.1) oder SCHIZOAFFEKTIVER STÖRUNG (3.2.2)
N
Tritt als Teil eines Musters auf, durch das die grundlegenden Rechte anderer oder wichtige altersentsprechende gesellschaftliche Normen verletzt werden
J
Alter über 18 Jahre
J
ANTISOZIALE PERSÖNLICHKEITS-STÖRUNG (3.17.4)
N
STÖRUNG DES SOZIALVERHALTENS (3.14.3)
N

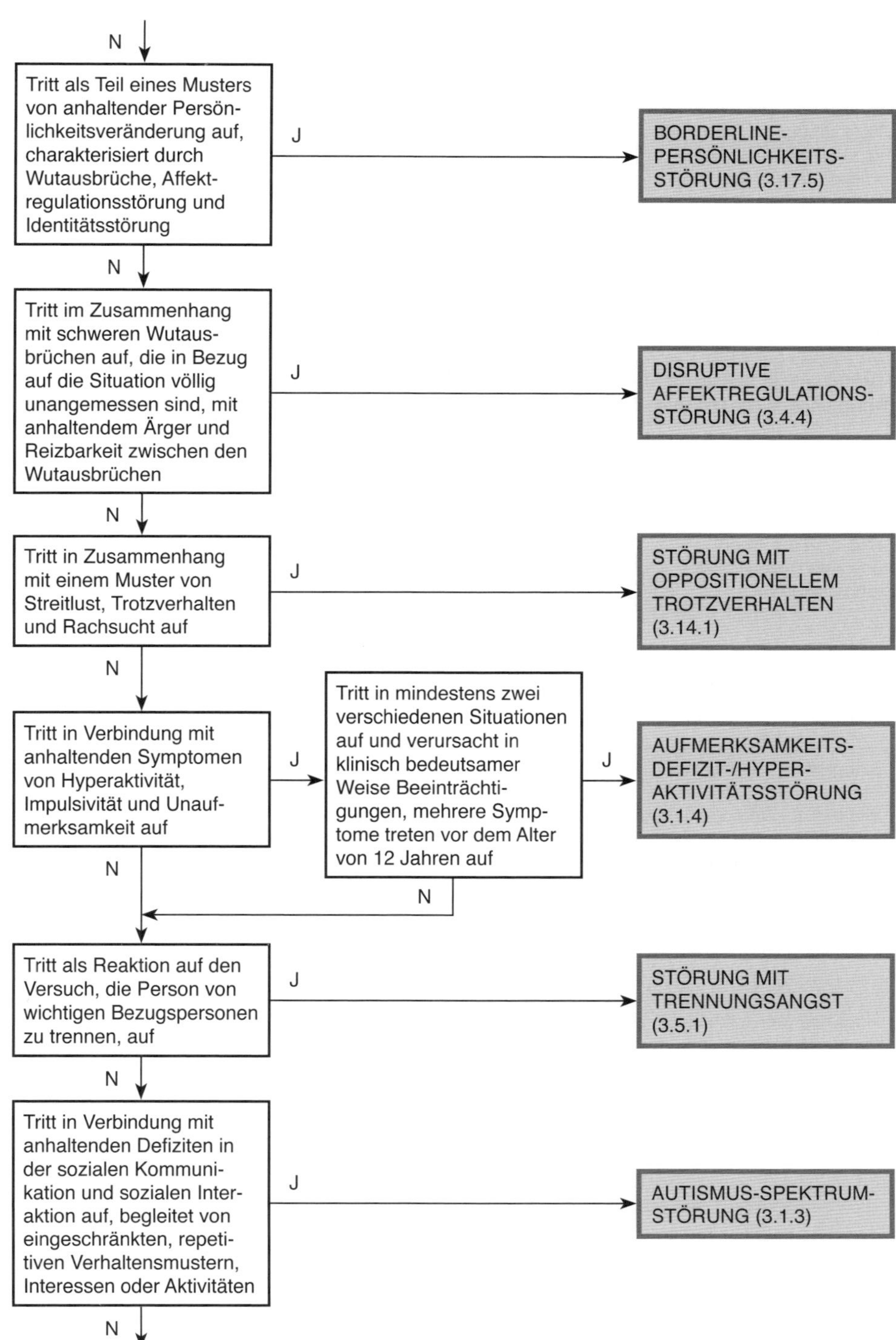
N
Tritt als Teil eines Musters von anhaltender Persönlichkeitsveränderung auf, charakterisiert durch Wutausbrüche, Affektregulationsstörung und Identitätsstörung
J
BORDERLINE-PERSÖNLICHKEITS-STÖRUNG (3.17.5)
N
Tritt im Zusammenhang mit schweren Wutausbrüchen auf, die in Bezug auf die Situation völlig unangemessen sind, mit anhaltendem Ärger und Reizbarkeit zwischen den Wutausbrüchen
J
DISRUPTIVE AFFEKTREGULATIONS-STÖRUNG (3.4.4)
N
Tritt in Zusammenhang mit einem Muster von Streitlust, Trotzverhalten und Rachsucht auf
J
STÖRUNG MIT OPPOSITIONELLEM TROTZVERHALTEN (3.14.1)
N
Tritt in Verbindung mit anhaltenden Symptomen von Hyperaktivität, Impulsivität und Unaufmerksamkeit auf
J
Tritt in mindestens zwei verschiedenen Situationen auf und verursacht in klinisch bedeutsamer Weise Beeinträchtigungen, mehrere Symptome treten vor dem Alter von 12 Jahren auf
J
AUFMERKSAMKEITS-DEFIZIT-/HYPER-AKTIVITÄTSSTÖRUNG (3.1.4)
N
N
Tritt als Reaktion auf den Versuch, die Person von wichtigen Bezugspersonen zu trennen, auf
J
STÖRUNG MIT TRENNUNGSANGST (3.5.1)
N
Tritt in Verbindung mit anhaltenden Defiziten in der sozialen Kommunikation und sozialen Interaktion auf, begleitet von eingeschränkten, repetitiven Verhaltensmustern, Interessen oder Aktivitäten
J
AUTISMUS-SPEKTRUM-STÖRUNG (3.1.3)
N

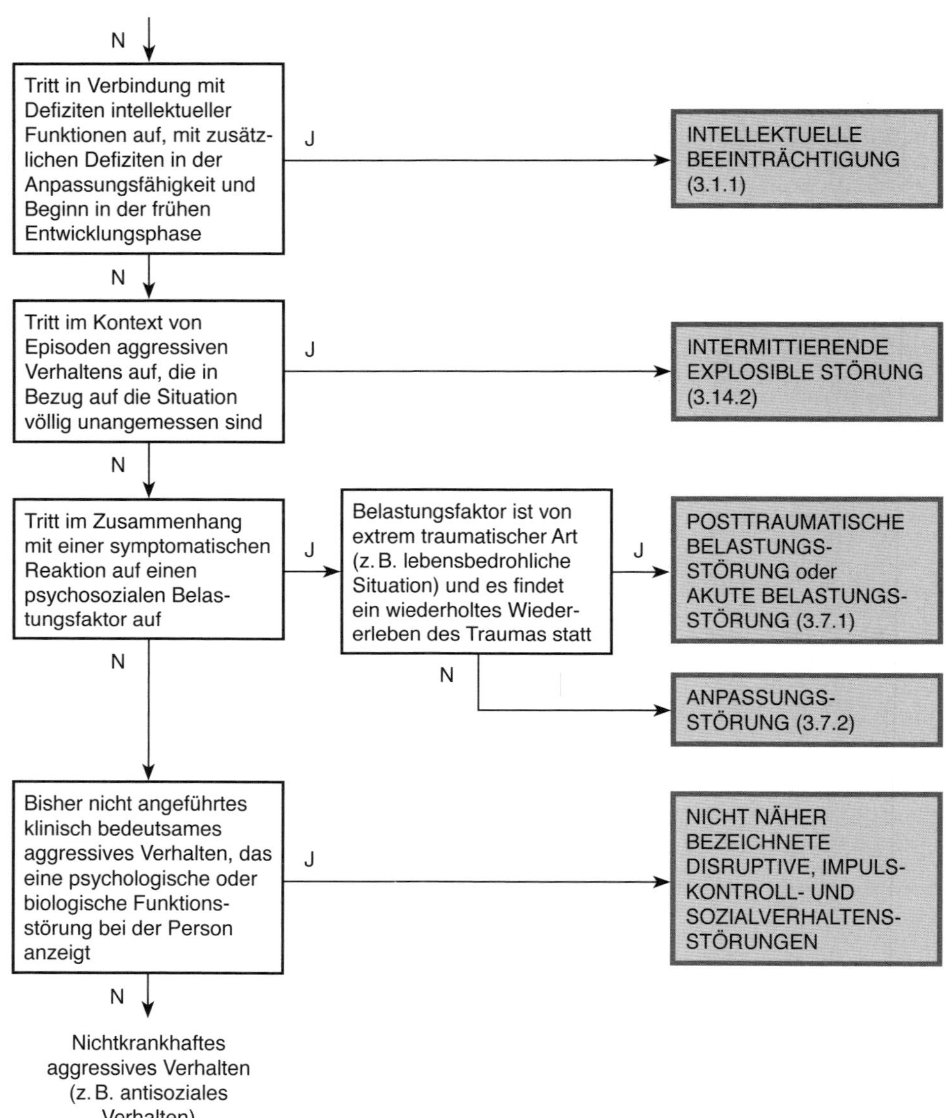
N
Tritt in Verbindung mit Defiziten intellektueller Funktionen auf, mit zusätzlichen Defiziten in der Anpassungsfähigkeit und Beginn in der frühen Entwicklungsphase
J
INTELLEKTUELLE BEEINTRÄCHTIGUNG (3.1.1)
N
Tritt im Kontext von Episoden aggressiven Verhaltens auf, die in Bezug auf die Situation völlig unangemessen sind
J
INTERMITTIERENDE EXPLOSIBLE STÖRUNG (3.14.2)
N
Tritt im Zusammenhang mit einer symptomatischen Reaktion auf einen psychosozialen Belastungsfaktor auf
J
Belastungsfaktor ist von extrem traumatischer Art (z. B. lebensbedrohliche Situation) und es findet ein wiederholtes Wiedererleben des Traumas statt
J
POSTTRAUMATISCHE BELASTUNGS-STÖRUNG oder AKUTE BELASTUNGS-STÖRUNG (3.7.1)
N
ANPASSUNGS-STÖRUNG (3.7.2)
N
Bisher nicht angeführtes klinisch bedeutsames aggressives Verhalten, das eine psychologische oder biologische Funktionsstörung bei der Person anzeigt
J
NICHT NÄHER BEZEICHNETE DISRUPTIVE, IMPULS-KONTROLL- UND SOZIALVERHALTENS-STÖRUNGEN
N
Nichtkrankhaftes aggressives Verhalten (z. B. antisoziales Verhalten)

2.24 Entscheidungsbaum für Impulsivität oder Probleme der Impulskontrolle

Übersetzung:
Dorothee Gescher
Haang Jeung
Falk Mancke

Koordination:
Sabine C. Herpertz

Entscheidungsbaum 2.24 deckt zwei verwandte Symptome ab: das Merkmal der Impulsivität und das Problem der verminderten Impulskontrolle. Impulsivität geht mit der Tendenz einher, aus einer Laune heraus zu handeln sowie Verhaltensweisen zu zeigen, die gekennzeichnet sind durch wenig oder keine Vorausschau, Reflexion oder Berücksichtigung von Konsequenzen. Eine Reihe von DSM-5-Störungen ist durch exzessive Impulsivität charakterisiert. Andere Störungen sind durch Probleme, bestimmte Impulse zu kontrollieren, gekennzeichnet (z. B. den Impuls, sich Haare auszureißen, bei der Trichotillomanie; den Impuls nach Essanfällen bei der Binge-Eating-Störung). Sowohl exzessive Impulsivität als auch Beeinträchtigungen darin, spezifische Impulse zu kontrollieren, kann zu impulsiven Verhaltensweisen führen, die sowohl selbstzerstörerisch als auch schädlich für andere sein können.

Substanzkonsum ist eine häufige und verheerende Ursache für Impulsivität und muss bei jedem Bild impulsiven Verhaltens als ein möglicher einzelner oder beitragender Faktor berücksichtigt werden. Medizinische Krankheitsfaktoren können ebenfalls zu einer Beeinträchtigung der Impulskontrolle führen. Hier findet man oft gleichzeitig ein eingeschränktes Urteilsvermögen und andere kognitive Symptome, was die Diagnose eines Delirs oder einer Schweren oder Leichten Neurokognitiven Störung (NCD) rechtfertigt. Wenn ein medizinischer Krankheitsfaktor zu anhaltender Impulsivität ohne klinisch bedeutsame kognitive Beeinträchtigungen führt, lautet die Diagnose Persönlichkeitsveränderung aufgrund eines Anderen Medizinischen Krankheitsfaktors (normalerweise vom Enthemmten oder Aggressiven Typ).

Bestimmte Störungen sind durch Impulsivität charakterisiert, die ausschließlich auf die Episode der Störung begrenzt ist. Sind Substanzkonsum und medizinischer Krankheitsfaktor einmal ausgeschlossen, wird im nächsten Schritt bestimmt, ob das Erscheinungsbild Symptome umfasst, die zur Diagnose einer bipolaren Störung, einer depressiven Störung, einer Schizophrenie oder einer der anderen psychotischen Störungen oder einer Posttraumatischen Belastungsstörung oder einer Akuten Belastungsstörung führen könnten. Allgemeine Impulsivität mit frühem Beginn und anhaltendem Verlauf steht am wahrscheinlichsten in Verbindung mit einer Aufmerksamkeitsdefizit-/Hyperaktivitätsstörung, einer

Störung des Sozialverhaltens oder einer Antisozialen oder Borderline-Persönlichkeitsstörung.

Ein breites Spektrum von DSM-5-Störungen ist durch spezifische Verhaltensweisen gekennzeichnet, die als eine Beeinträchtigung der Impulskontrolle aufgefasst werden können. Dies beinhaltet die Störung durch Glücksspielen, bei welcher die Fähigkeit einer Person, Spielverhalten zu kontrollieren, eingeschränkt ist; Bulimia Nervosa und Binge-Eating-Störung, welche durch außer Kontrolle geratene Essanfälle gekennzeichnet sind; die Pyromanie und Kleptomanie, welche durch eine Unfähigkeit gekennzeichnet sind, Impulsen zu widerstehen, Feuer zu legen bzw. Gegenstände von geringem Wert zu stehlen; die Trichotillomanie und Dermatillomanie, gekennzeichnet durch eine Unfähigkeit, Impulse zu kontrollieren, sich Haare auszureißen bzw. die eigene Haut zu zupfen oder zu quetschen; und die Intermittierende Explosible Störung, gekennzeichnet durch eine intermittierende Unfähigkeit, aggressiven Impulsen zu widerstehen.

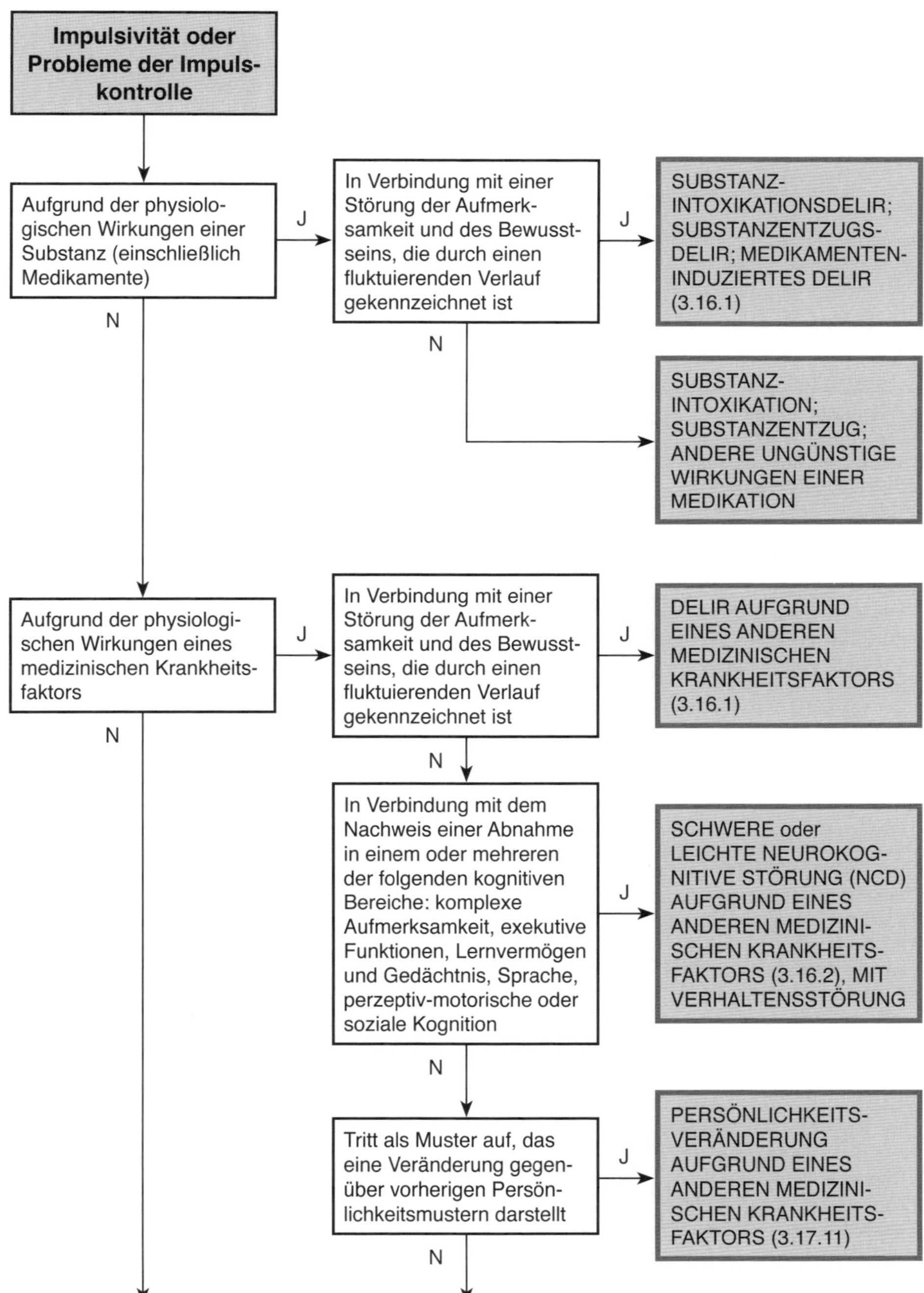
Impulsivität oder Probleme der Impulskontrolle
Aufgrund der physiologischen Wirkungen einer Substanz (einschließlich Medikamente)
J
In Verbindung mit einer Störung der Aufmerksamkeit und des Bewusstseins, die durch einen fluktuierenden Verlauf gekennzeichnet ist
J
SUBSTANZINTOXIKATIONSDELIR; SUBSTANZENTZUGSDELIR; MEDIKAMENTENINDUZIERTES DELIR (3.16.1)
N
SUBSTANZINTOXIKATION; SUBSTANZENTZUG; ANDERE UNGÜNSTIGE WIRKUNGEN EINER MEDIKATION
N
Aufgrund der physiologischen Wirkungen eines medizinischen Krankheitsfaktors
J
In Verbindung mit einer Störung der Aufmerksamkeit und des Bewusstseins, die durch einen fluktuierenden Verlauf gekennzeichnet ist
J
DELIR AUFGRUND EINES ANDEREN MEDIZINISCHEN KRANKHEITSFAKTORS (3.16.1)
N
In Verbindung mit dem Nachweis einer Abnahme in einem oder mehreren der folgenden kognitiven Bereiche: komplexe Aufmerksamkeit, exekutive Funktionen, Lernvermögen und Gedächtnis, Sprache, perzeptiv-motorische oder soziale Kognition
J
SCHWERE oder LEICHTE NEUROKOGNITIVE STÖRUNG (NCD) AUFGRUND EINES ANDEREN MEDIZINISCHEN KRANKHEITSFAKTORS (3.16.2), MIT VERHALTENSSTÖRUNG
N
Tritt als Muster auf, das eine Veränderung gegenüber vorherigen Persönlichkeitsmustern darstellt
J
PERSÖNLICHKEITSVERÄNDERUNG AUFGRUND EINES ANDEREN MEDIZINISCHEN KRANKHEITSFAKTORS (3.17.11)
N
N

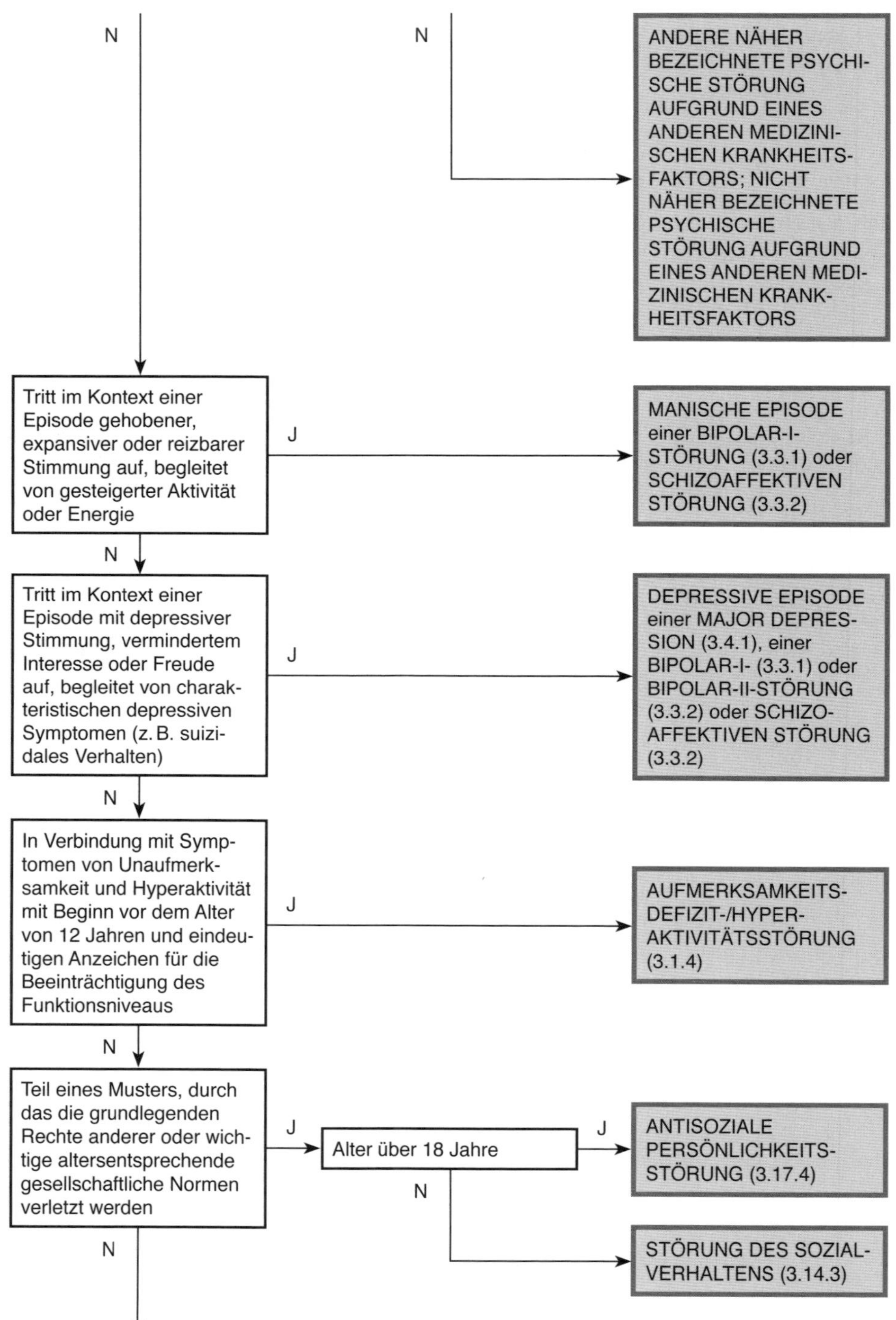
N
N
ANDERE NÄHER BEZEICHNETE PSYCHISCHE STÖRUNG AUFGRUND EINES ANDEREN MEDIZINISCHEN KRANKHEITSFAKTORS; NICHT NÄHER BEZEICHNETE PSYCHISCHE STÖRUNG AUFGRUND EINES ANDEREN MEDIZINISCHEN KRANKHEITSFAKTORS
Tritt im Kontext einer Episode gehobener, expansiver oder reizbarer Stimmung auf, begleitet von gesteigerter Aktivität oder Energie
J
MANISCHE EPISODE einer BIPOLAR-I-STÖRUNG (3.3.1) oder SCHIZOAFFEKTIVEN STÖRUNG (3.3.2)
N
Tritt im Kontext einer Episode mit depressiver Stimmung, vermindertem Interesse oder Freude auf, begleitet von charakteristischen depressiven Symptomen (z. B. suizidales Verhalten)
J
DEPRESSIVE EPISODE einer MAJOR DEPRESSION (3.4.1), einer BIPOLAR-I- (3.3.1) oder BIPOLAR-II-STÖRUNG (3.3.2) oder SCHIZOAFFEKTIVEN STÖRUNG (3.3.2)
N
In Verbindung mit Symptomen von Unaufmerksamkeit und Hyperaktivität mit Beginn vor dem Alter von 12 Jahren und eindeutigen Anzeichen für die Beeinträchtigung des Funktionsniveaus
J
AUFMERKSAMKEITSDEFIZIT-/HYPERAKTIVITÄTSSTÖRUNG (3.1.4)
N
Teil eines Musters, durch das die grundlegenden Rechte anderer oder wichtige altersentsprechende gesellschaftliche Normen verletzt werden
J
Alter über 18 Jahre
J
ANTISOZIALE PERSÖNLICHKEITSSTÖRUNG (3.17.4)
N
STÖRUNG DES SOZIALVERHALTENS (3.14.3)
N

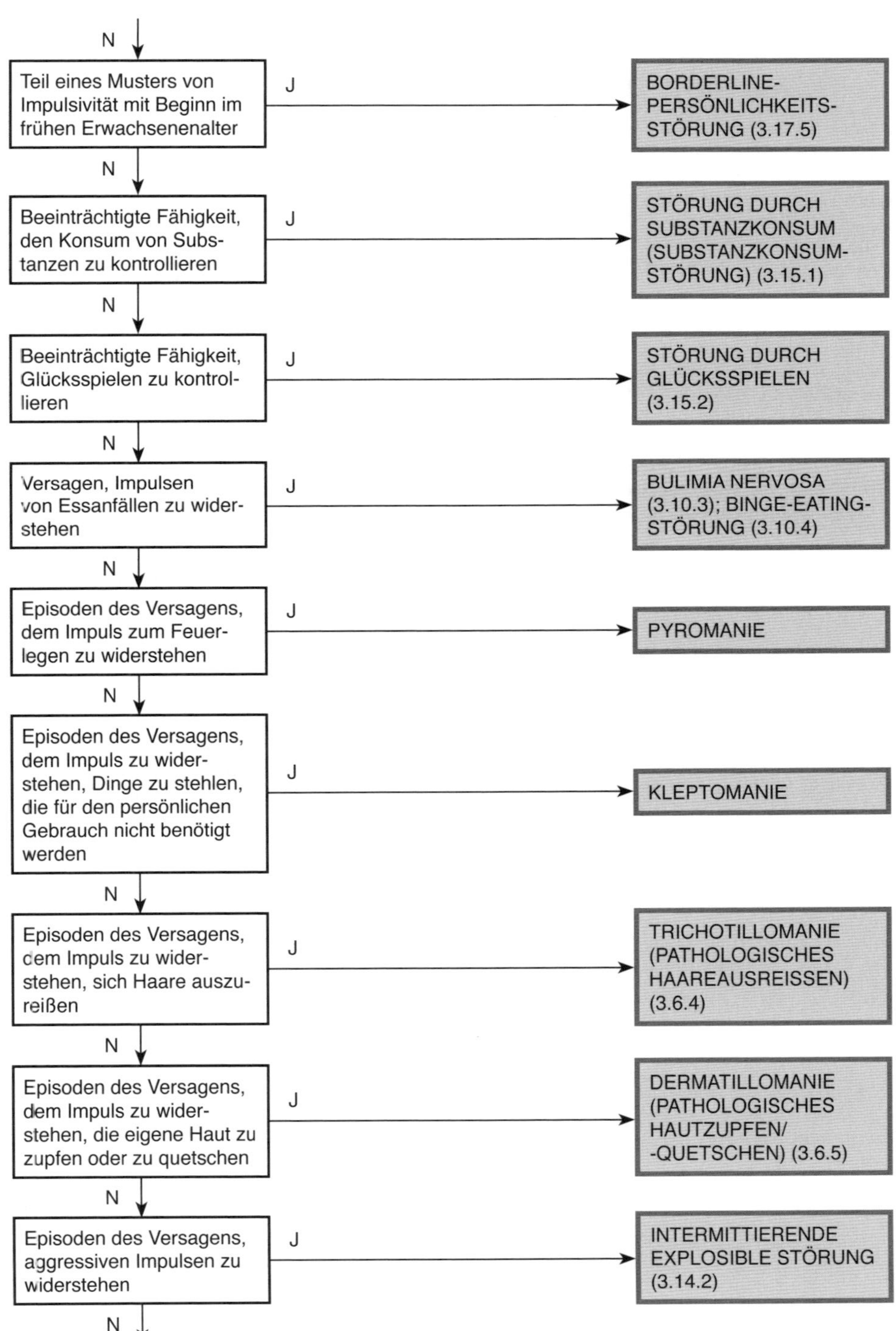
N
Teil eines Musters von Impulsivität mit Beginn im frühen Erwachsenenalter
J
BORDERLINE-PERSÖNLICHKEITS-STÖRUNG (3.17.5)
N
Beeinträchtigte Fähigkeit, den Konsum von Substanzen zu kontrollieren
J
STÖRUNG DURCH SUBSTANZKONSUM (SUBSTANZKONSUM-STÖRUNG) (3.15.1)
N
Beeinträchtigte Fähigkeit, Glücksspielen zu kontrollieren
J
STÖRUNG DURCH GLÜCKSSPIELEN (3.15.2)
N
Versagen, Impulsen von Essanfällen zu widerstehen
J
BULIMIA NERVOSA (3.10.3); BINGE-EATING-STÖRUNG (3.10.4)
N
Episoden des Versagens, dem Impuls zum Feuerlegen zu widerstehen
J
PYROMANIE
N
Episoden des Versagens, dem Impuls zu widerstehen, Dinge zu stehlen, die für den persönlichen Gebrauch nicht benötigt werden
J
KLEPTOMANIE
N
Episoden des Versagens, dem Impuls zu widerstehen, sich Haare auszureißen
J
TRICHOTILLOMANIE (PATHOLOGISCHES HAAREAUSREISSEN) (3.6.4)
N
Episoden des Versagens, dem Impuls zu widerstehen, die eigene Haut zu zupfen oder zu quetschen
J
DERMATILLOMANIE (PATHOLOGISCHES HAUTZUPFEN/ -QUETSCHEN) (3.6.5)
N
Episoden des Versagens, aggressiven Impulsen zu widerstehen
J
INTERMITTIERENDE EXPLOSIBLE STÖRUNG (3.14.2)
N

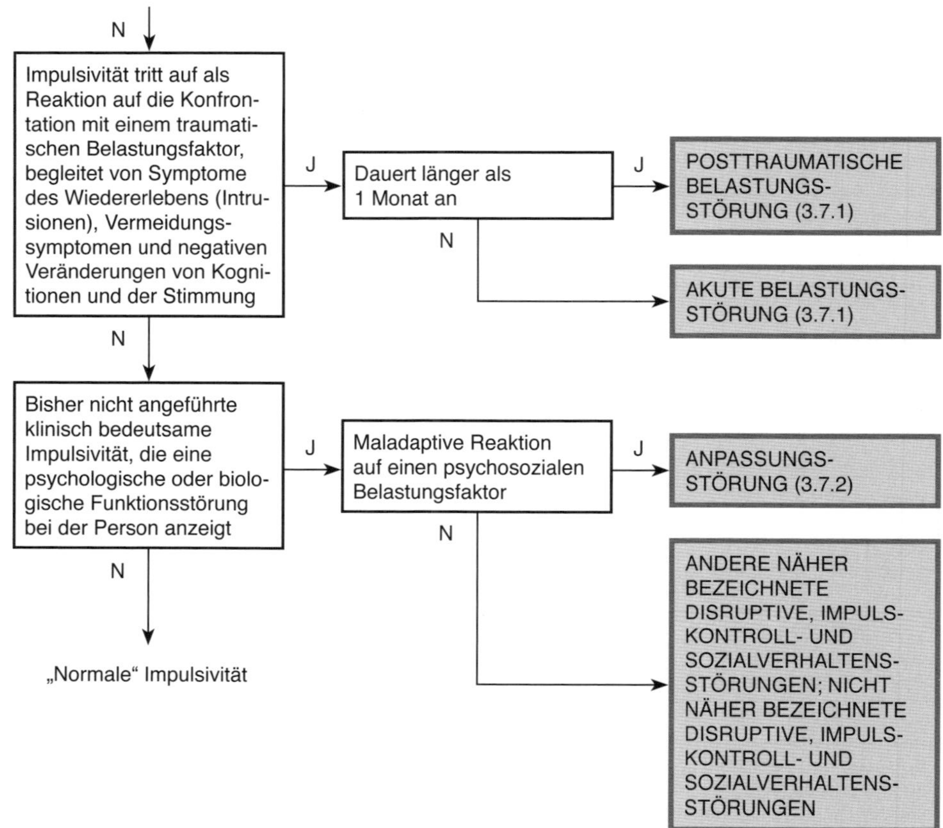
N
Impulsivität tritt auf als Reaktion auf die Konfrontation mit einem traumatischen Belastungsfaktor, begleitet von Symptome des Wiedererlebens (Intrusionen), Vermeidungssymptomen und negativen Veränderungen von Kognitionen und der Stimmung
J
Dauert länger als 1 Monat an
J
POSTTRAUMATISCHE BELASTUNGS-STÖRUNG (3.7.1)
N
AKUTE BELASTUNGS-STÖRUNG (3.7.1)
N
Bisher nicht angeführte klinisch bedeutsame Impulsivität, die eine psychologische oder biologische Funktionsstörung bei der Person anzeigt
J
Maladaptive Reaktion auf einen psychosozialen Belastungsfaktor
J
ANPASSUNGS-STÖRUNG (3.7.2)
N
ANDERE NÄHER BEZEICHNETE DISRUPTIVE, IMPULS-KONTROLL- UND SOZIALVERHALTENS-STÖRUNGEN; NICHT NÄHER BEZEICHNETE DISRUPTIVE, IMPULS-KONTROLL- UND SOZIALVERHALTENS-STÖRUNGEN
N
„Normale“ Impulsivität

2.25 Entscheidungsbaum für Selbstverletzungen

Übersetzung:
Dorothee Gescher
Haang Jeung
Falk Mancke

Koordination:
Sabine C. Herpertz

Selbstverletzungen umfassen Schneiden, Brennen, Kopfanschlagen, Haareausreißen, Hautzupfen, Beißen und Schlagen des eigenen Körpers. Interessanterweise scheint selbstverletzendes Verhalten am häufigsten in solchen Situationen vorzukommen, in denen die Person eingesperrt ist (z. B. Krankenhaus, Gefängnis, Kinderheim). Dies führt zu einem Dilemma, wenn ein Patient, der aus dem Krankenhaus entlassen werden soll, zunehmend selbstverletzendes Verhalten zeigt, welches andererseits durch Verbleiben dort noch weiter verstärkt werden könnte.

Die Beweggründe für Selbstverletzungen sind je nach Diagnose unterschiedlich, daher stellt dieses Verhalten keine eigenständige Diagnose dar, sondern wird als komplizierender Faktor angesehen. Am häufigsten tritt selbstverletzendes Verhalten bei der Borderline-Persönlichkeitsstörung auf. Für einige Patienten mit dieser Störung sind Selbstverletzungen ein oft eingesetztes Mittel, um dissoziative Zustände zu „behandeln", in denen sie sich nur dann wieder lebendig fühlen, wenn sie Schmerz erleben oder Blut sehen. Bei anderen Patienten mit Borderline-Persönlichkeitsstörung stellt Selbstverletzung ein Mittel zur „Behandlung" ausgeprägter Dysphorie oder zur Neutralisierung heftiger Wut dar. Die Wahrscheinlichkeit von selbstverletzendem Verhalten ist bei Substanzintoxikation und Substanzentzug deutlich erhöht. Bei psychotischen Patienten liegt das Motiv für eine Selbstverletzung normalerweise in einer wahnhaften Überzeugung (z. B. der Notwendigkeit, teuflische Geister zu bestrafen), oder das Verhalten ist die Antwort auf eine imperative Halluzination. Bei einem Delir oder einer Schweren Neurokognitiven Störung (NCD) treten Selbstverletzungen manchmal als Nebenprodukt der Verwirrung auf (z. B. Kampf gegen Einschränkungen). Selbstverletzendes Verhalten als selten auftretende Komplikation einer Zwangsstörung resultiert aus der Unfähigkeit, dem anhaltenden Bedürfnis zu widerstehen, eine Zwangshandlung auszuführen (z. B. bei einem Waschzwang sich die Hände bis auf das rohe Fleisch zu waschen). Bei der Trichotillomanie besteht eine Unfähigkeit, dem Impuls zum Ausreißen der eigenen Haare zu widerstehen, was zu erheblichem Haarausfall führt. Ähnlich führt bei der Dermatillomanie das Unvermögen, den Impulsen zum Zupfen oder Quetschen der eigenen Haut zu widerstehen, zu auffallenden Hautschäden. Das Motiv für Selbstverletzungen bei der Sexuell Masochistischen Störung ist sexuelle Lust.

Zentraler Bestandteil der Stereotypen Bewegungsstörung sind Stereotypien, die zu Selbstverletzungen führen können. Wenn bei der Stereotypen Bewegungsstörung klinisch bedeutsame Selbstverletzungen auftreten, kann dies durch die Zusatzcodierung „mit Selbstschädigendem Verhalten" spezifiziert werden. Stereotypien sind bei Intellektueller Beeinträchtigung (Intellektueller Entwicklungsstörung) nicht selten und sollten nur dann separat als Stereotype Bewegungsstörung diagnostiziert werden, wenn sie nicht besser durch die zugrunde liegende Ursache der Intellektuellen Beeinträchtigung erklärt werden können.

Selbstverletzendes Verhalten ist manchmal auch eine Erscheinungsform der Vorgetäuschten Störung oder von Simulation. Der Patient lernt, dass Schneiden oder Brennen zur gewünschten Hospitalisierung führt oder vor unerwünschter Entlassung bewahrt. Vorgetäuschte Störung und Simulation sind dadurch zu unterscheiden, ob das vorgetäuschte Verhalten bei Fehlen offensichtlicher äußerer Belohnungen auftritt. Trifft dies zu, wird die Vorgetäuschte Störung diagnostiziert. Tritt das vorgetäuschte selbstverletzende Verhalten nur im Zusammenhang mit offenkundigen äußeren Belohnungen auf, handelt es sich um Simulation.

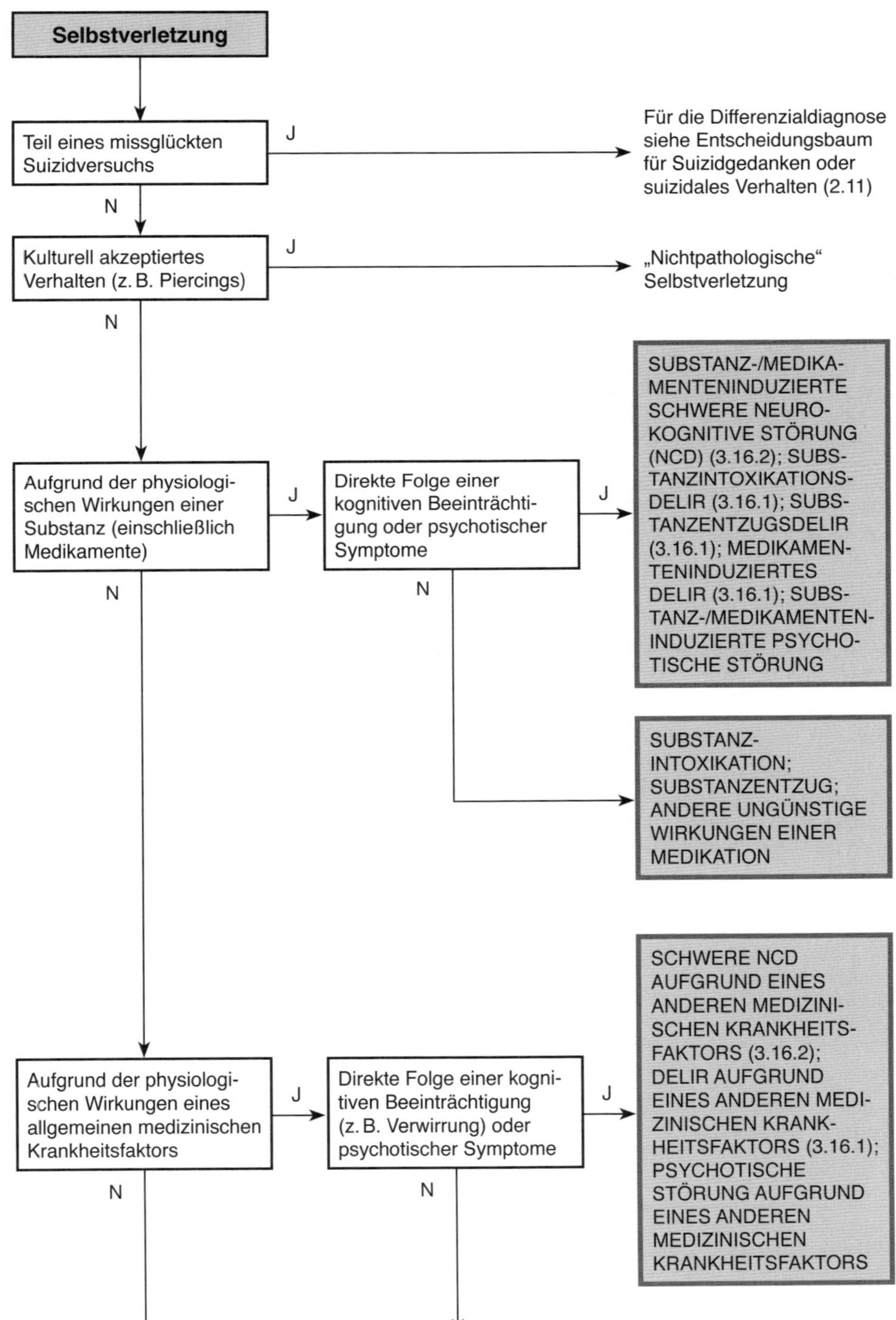
Selbstverletzung
Teil eines missglückten Suizidversuchs
J
Für die Differenzialdiagnose siehe Entscheidungsbaum für Suizidgedanken oder suizidales Verhalten (2.11)
N
Kulturell akzeptiertes Verhalten (z. B. Piercings)
J
„Nichtpathologische" Selbstverletzung
N
Aufgrund der physiologischen Wirkungen einer Substanz (einschließlich Medikamente)
J
Direkte Folge einer kognitiven Beeinträchtigung oder psychotischer Symptome
J
SUBSTANZ-/MEDIKAMENTENINDUZIERTE SCHWERE NEUROKOGNITIVE STÖRUNG (NCD) (3.16.2); SUBSTANZINTOXIKATIONSDELIR (3.16.1); SUBSTANZENTZUGSDELIR (3.16.1); MEDIKAMENTENINDUZIERTES DELIR (3.16.1); SUBSTANZ-/MEDIKAMENTENINDUZIERTE PSYCHOTISCHE STÖRUNG
N
N
SUBSTANZINTOXIKATION; SUBSTANZENTZUG; ANDERE UNGÜNSTIGE WIRKUNGEN EINER MEDIKATION
Aufgrund der physiologischen Wirkungen eines allgemeinen medizinischen Krankheitsfaktors
J
Direkte Folge einer kognitiven Beeinträchtigung (z. B. Verwirrung) oder psychotischer Symptome
J
SCHWERE NCD AUFGRUND EINES ANDEREN MEDIZINISCHEN KRANKHEITSFAKTORS (3.16.2); DELIR AUFGRUND EINES ANDEREN MEDIZINISCHEN KRANKHEITSFAKTORS (3.16.1); PSYCHOTISCHE STÖRUNG AUFGRUND EINES ANDEREN MEDIZINISCHEN KRANKHEITSFAKTORS
N
N

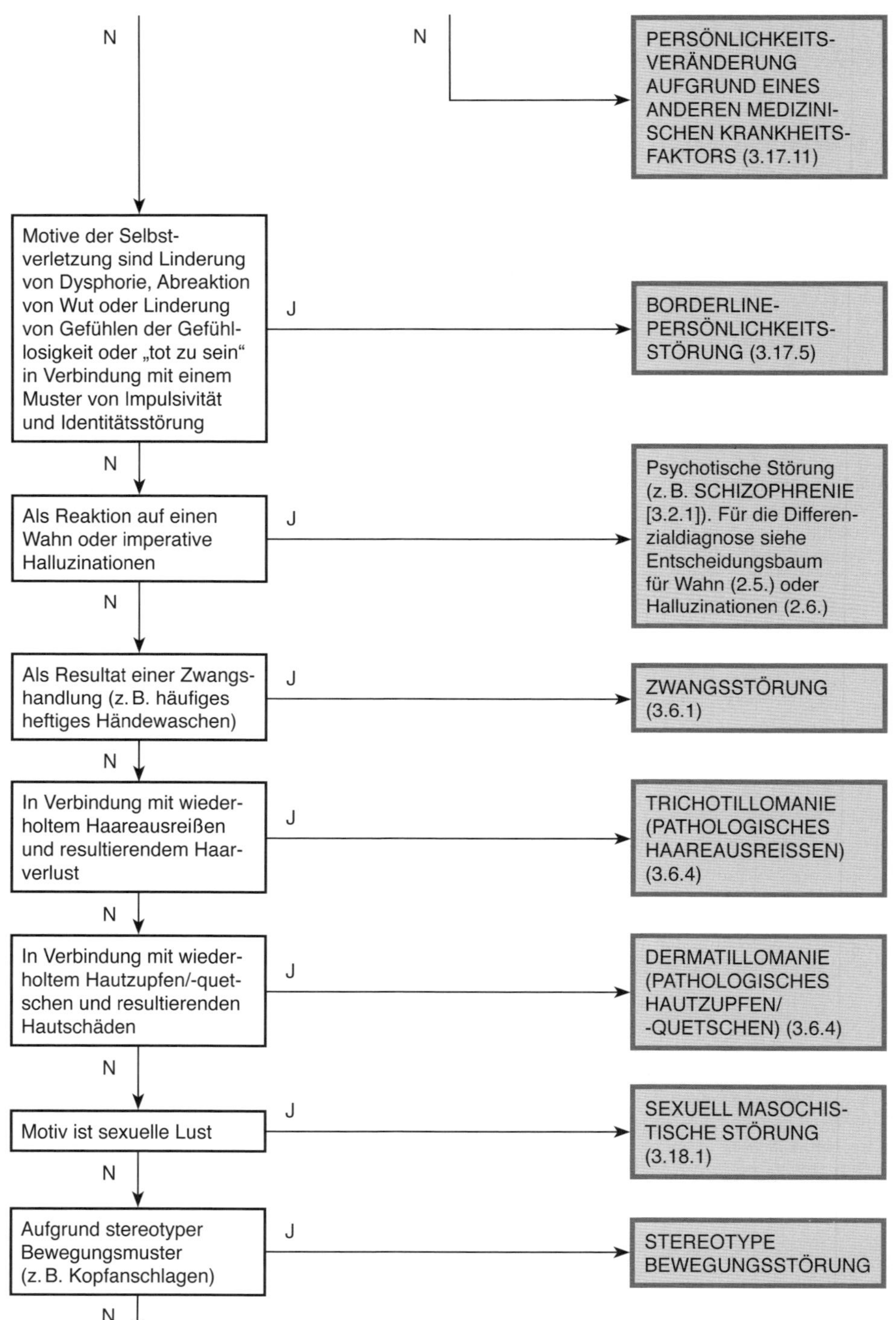
N
N
PERSÖNLICHKEITS-VERÄNDERUNG AUFGRUND EINES ANDEREN MEDIZINISCHEN KRANKHEITS-FAKTORS (3.17.11)
Motive der Selbstverletzung sind Linderung von Dysphorie, Abreaktion von Wut oder Linderung von Gefühlen der Gefühllosigkeit oder „tot zu sein" in Verbindung mit einem Muster von Impulsivität und Identitätsstörung
J
BORDERLINE-PERSÖNLICHKEITS-STÖRUNG (3.17.5)
N
Als Reaktion auf einen Wahn oder imperative Halluzinationen
J
Psychotische Störung (z. B. SCHIZOPHRENIE [3.2.1]). Für die Differenzialdiagnose siehe Entscheidungsbaum für Wahn (2.5.) oder Halluzinationen (2.6.)
N
Als Resultat einer Zwangshandlung (z. B. häufiges heftiges Händewaschen)
J
ZWANGSSTÖRUNG (3.6.1)
N
In Verbindung mit wiederholtem Haareausreißen und resultierendem Haarverlust
J
TRICHOTILLOMANIE (PATHOLOGISCHES HAAREAUSREISSEN) (3.6.4)
N
In Verbindung mit wiederholtem Hautzupfen/-quetschen und resultierenden Hautschäden
J
DERMATILLOMANIE (PATHOLOGISCHES HAUTZUPFEN/ -QUETSCHEN) (3.6.4)
N
Motiv ist sexuelle Lust
J
SEXUELL MASOCHISTISCHE STÖRUNG (3.18.1)
N
Aufgrund stereotyper Bewegungsmuster (z. B. Kopfanschlagen)
J
STEREOTYPE BEWEGUNGSSTÖRUNG
N

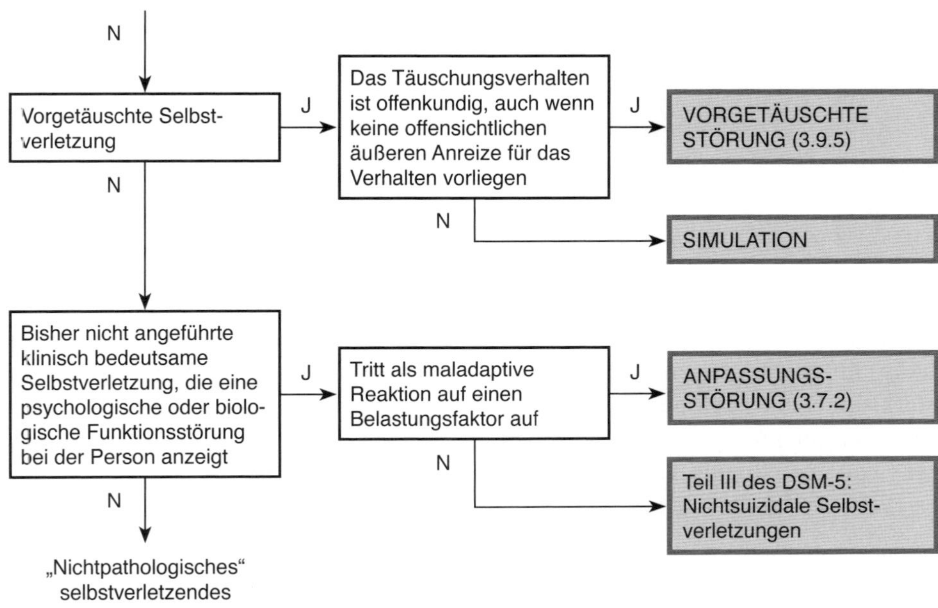
N
Vorgetäuschte Selbstverletzung
J
Das Täuschungsverhalten ist offenkundig, auch wenn keine offensichtlichen äußeren Anreize für das Verhalten vorliegen
J
VORGETÄUSCHTE STÖRUNG (3.9.5)
N
SIMULATION
N
Bisher nicht angeführte klinisch bedeutsame Selbstverletzung, die eine psychologische oder biologische Funktionsstörung bei der Person anzeigt
J
Tritt als maladaptive Reaktion auf einen Belastungsfaktor auf
J
ANPASSUNGS-STÖRUNG (3.7.2)
N
Teil III des DSM-5: Nichtsuizidale Selbstverletzungen
N
„Nichtpathologisches“ selbstverletzendes Verhalten

2.26 Entscheidungsbaum für exzessiven Substanzkonsum

Übersetzung:
Johannes Lindenmeyer

Viele Menschen konsumieren psychotrope Substanzen, ohne dass dadurch jemals klinisch relevante Probleme entstehen, die den Kriterien einer DSM-5-Diagnose entsprechen würden. Andererseits gehören Störungen im Zusammenhang mit psychotropen Substanzen zu den häufigsten und die Betroffenen am stärksten beeinträchtigenden psychischen Störungen überhaupt. Weil Störungen im Zusammenhang mit psychotropen Substanzen damit auch häufig bei Patienten in allen medizinischen Versorgungseinrichtungen anzutreffen sind, sollte hier in jedem Fall eine entsprechende diagnostische Abklärung erfolgen.

Der Begriff *Störungen im Zusammenhang mit psychotropen Substanzen* im DSM-5 umfasst sowohl eine mit einem dauerhaften Substanzmissbrauch verbundene Problematik, unerwünschte Nebenwirkungen von Medikamenten als auch den Zustand einer akuten Substanzintoxikation. Es werden zwei Arten von Störungen im Zusammenhang mit psychotropen Substanzen unterschieden:

- Störungen durch Substanzkonsum (Substanzkonsumstörungen), die die Art und Weise eines problematischen Substanzkonsum beschreiben,
- substanzinduzierte Störungen, die sowohl die Folgen eines problematischen Substanzkonsums (z. B. Intoxikation, Entzug, substanzinduzierte psychische Störungen) als auch Verhaltensauffälligkeiten beschreiben, die durch die unmittelbare Wirkung einer Substanz auf das zentrale Nervensystem (ZNS) bedingt sind.

Meistens treten substanzinduzierte Störungen als Begleiterscheinung einer Substanzkonsumstörung auf. In diesem Fall sollten beide diagnostiziert werden. Die Codierung hängt dabei davon ab, ob nach ICD-9-CM oder ICD-10-CM verschlüsselt werden soll. Nach ICD-9-CM wären zwei eigenständige Diagnosen zu vergeben (z. B. Schwergradige Alkoholkonsumstörung und Alkoholentzug), nach ICD-10-CM würde eine einzige Diagnose vergeben werden (z. B. Schwergradige Alkoholkonsumstörung mit Alkoholentzug). Weitere Hinweise zur Verschlüsselung von Substanzkonsumstörungen finden sich im DSM-5. Aus genau diesem Grund beginnt auch der Entscheidungsbaum mit der Frage, ob Hinweise auf eine komorbide substanzinduzierte Störung vorliegen, und weist für diesen Fall eindeutig auf die Notwendigkeit der vollständigen Abarbeitung des Entscheidungsbaums hin, um eine Differentialdiagnose hinsichtlich der zutreffenden substanzinduzierten Störung stellen zu können.

Substanzintoxikation und Substanzentzug können eine psychopathologische Symptomatik bedingen, die anderen Störungen des DSM-5 sehr stark ähnelt. Sie müssen daher bei der Diagnostik einer psychischen Störung differentialdiagnostisch immer in Betracht gezogen werden (siehe Schritt 2 in Kapitel 1). Substanz-/medikamenteninduzierte psychische Störungen (z. B. Substanz-/Medikamenten-induzierte Psychotische Störung, Substanz-/Medikamenteninduzierte Bipolare und Verwandte Störungen usw.) wurden im DSM-5 als eigenständiges Störungsbild für den Fall aufgenommen, dass ein bestimmtes Symptom wie Wahn, Halluzinationen oder eine Manie das klinische Bild derart dominieren, dass klinische Beachtung erforderlich ist. Beispielsweise wird fast jeder kokainabhängige Patient während des Entzugs unter einer dysphorischen Verstimmung leiden, die Diagnose Kokainentzug wird allerdings ausreichend sein. Falls der Betroffene dagegen suizidal wird, wäre ggf. die Diagnose einer Kokaininduzierten Depressiven Störung angezeigt. Häufig werden gleichzeitig mehrere substanzinduzierte Symptome (z. B. depressive Verstimmung und Angstzustände) derart hervorstechend sein, dass sie klinische Beachtung notwendig machen. In diesem Fall wird in der Regel empfohlen, nur eine (die dominante) substanzinduzierte Störung zu verschlüsseln.

Psychische Folgestörungen eines Substanz- bzw. Medikamentenkonsums können in vier verschiedenen Zusammenhängen auftreten: 1) akute Folge einer Substanzintoxikation, 2) akute Folge eines Substanzentzugs, 3) unerwünschte Nebenwirkung eines Medikamentengebrauchs, 4) Langzeitschäden nach Abklingen von Intoxikation bzw. Entzug (z. B. in Form von Substanz-/Medikamenteninduzierter Schwerer oder Leichter Neurokognitiver Störung [NCD] oder Halluzinogen-induzierter Persistierender Wahrnehmungsstörung).

Delir aufgrund Multipler Ätiologien sowie Schwere und Leichte NCD aufgrund Multipler Atiologien wurden ebenfalls als eigenständige Diagnosen in das DSM-5 (und damit auch im Entscheidungsbaum) aufgenommen, um die mögliche Multigenese dieser Störungsbilder zu unterstreichen. Ein häufiger – manchmal fataler – Fehler besteht darin, dass Kliniker eine Substanz vorschnell als einzige Ursache für ein Delir ansehen und dabei die Mitverursachung durch eine Kopfverletzung oder einen anderen medizinischen Krankheitsfaktor übersehen.

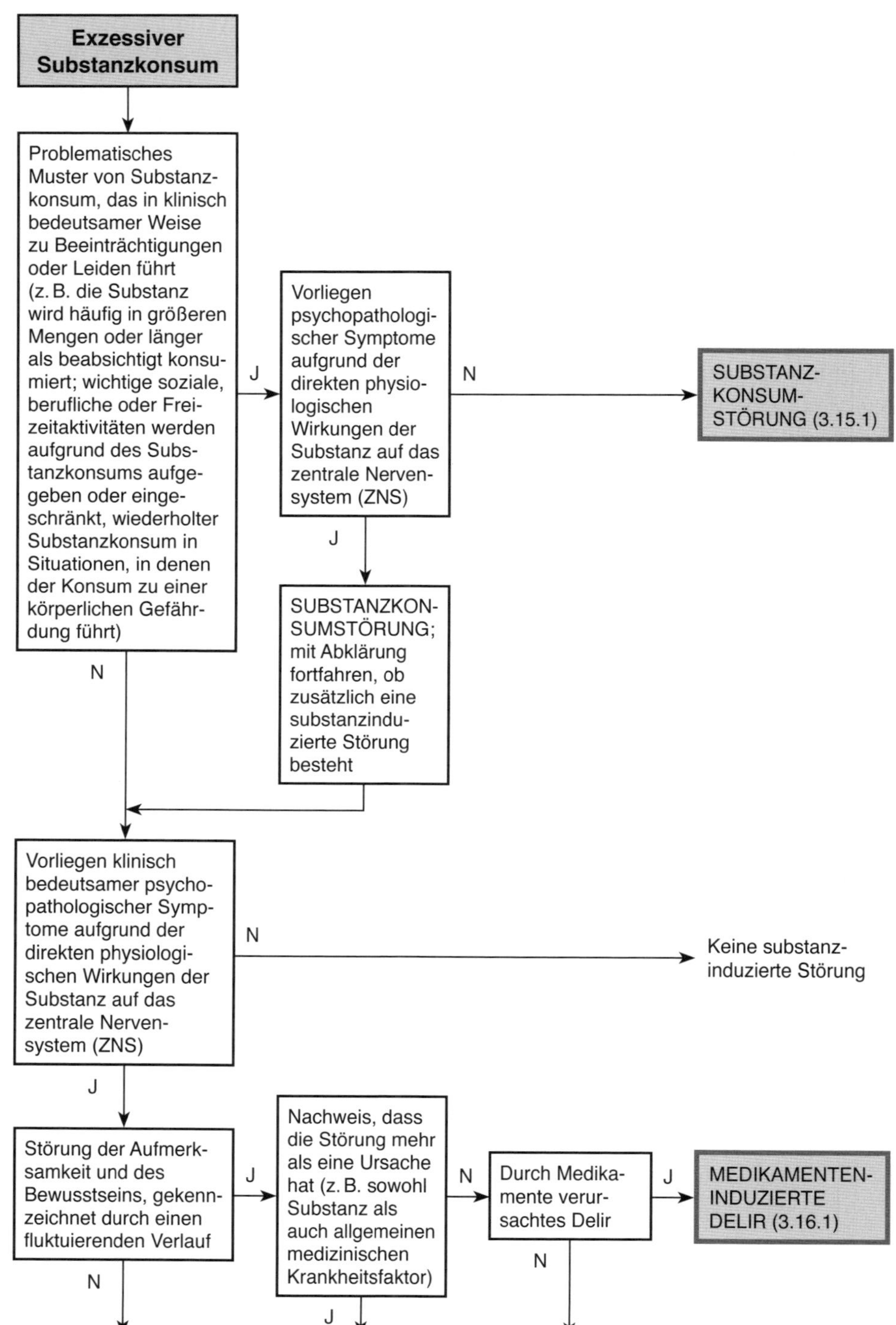
Exzessiver Substanzkonsum
Problematisches Muster von Substanzkonsum, das in klinisch bedeutsamer Weise zu Beeinträchtigungen oder Leiden führt (z. B. die Substanz wird häufig in größeren Mengen oder länger als beabsichtigt konsumiert; wichtige soziale, berufliche oder Freizeitaktivitäten werden aufgrund des Substanzkonsums aufgegeben oder eingeschränkt, wiederholter Substanzkonsum in Situationen, in denen der Konsum zu einer körperlichen Gefährdung führt)
J
Vorliegen psychopathologischer Symptome aufgrund der direkten physiologischen Wirkungen der Substanz auf das zentrale Nervensystem (ZNS)
N
SUBSTANZ-KONSUM-STÖRUNG (3.15.1)
J
SUBSTANZKONSUMSTÖRUNG; mit Abklärung fortfahren, ob zusätzlich eine substanzinduzierte Störung besteht
N
Vorliegen klinisch bedeutsamer psychopathologischer Symptome aufgrund der direkten physiologischen Wirkungen der Substanz auf das zentrale Nervensystem (ZNS)
N
Keine substanzinduzierte Störung
J
Störung der Aufmerksamkeit und des Bewusstseins, gekennzeichnet durch einen fluktuierenden Verlauf
J
Nachweis, dass die Störung mehr als eine Ursache hat (z. B. sowohl Substanz als auch allgemeinen medizinischen Krankheitsfaktor)
N
Durch Medikamente verursachtes Delir
J
MEDIKAMENTEN-INDUZIERTE DELIR (3.16.1)
N
N
J

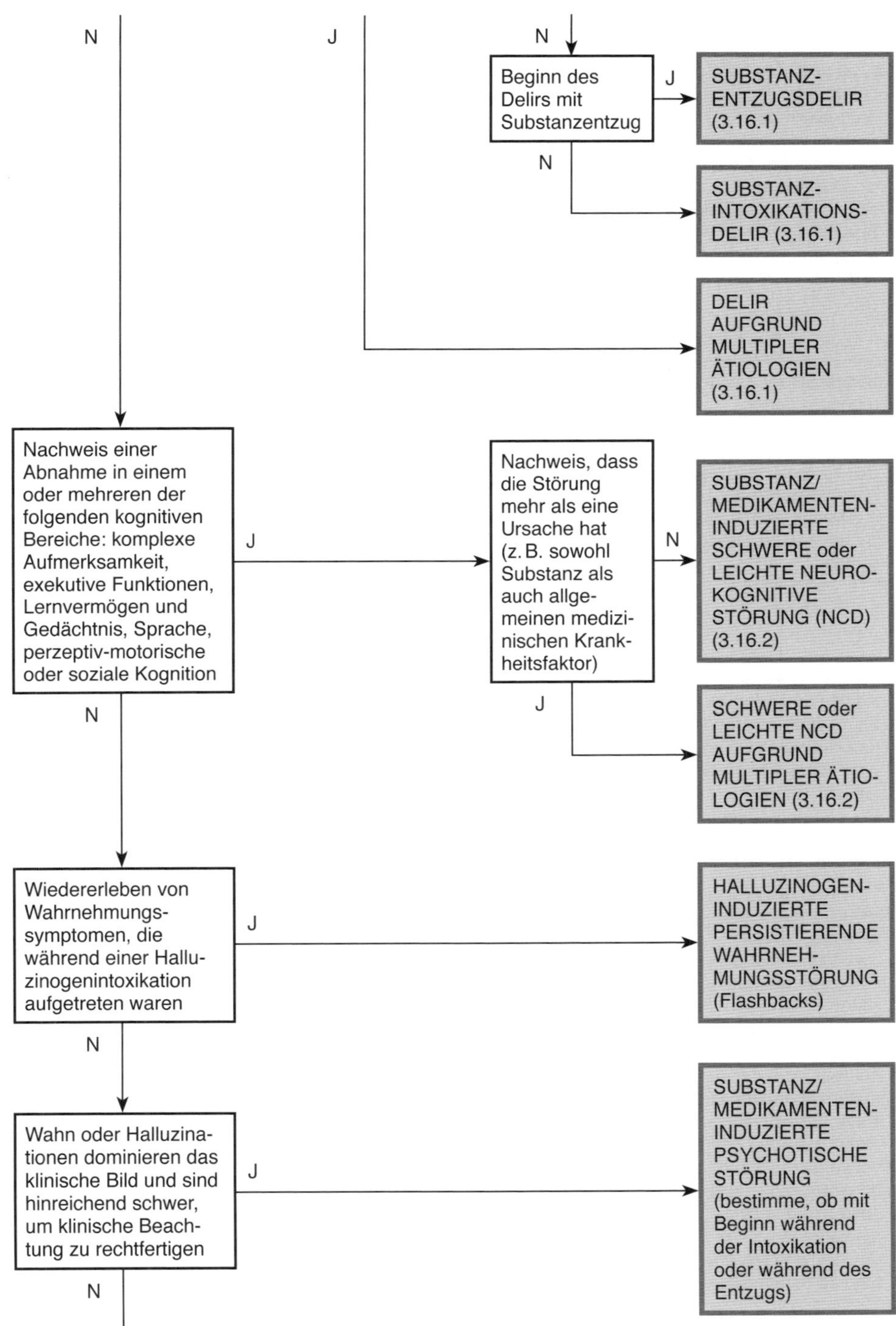
N
J
N
Beginn des Delirs mit Substanzentzug
J
SUBSTANZ-ENTZUGSDELIR (3.16.1)
N
SUBSTANZ-INTOXIKATIONS-DELIR (3.16.1)
DELIR AUFGRUND MULTIPLER ÄTIOLOGIEN (3.16.1)
Nachweis einer Abnahme in einem oder mehreren der folgenden kognitiven Bereiche: komplexe Aufmerksamkeit, exekutive Funktionen, Lernvermögen und Gedächtnis, Sprache, perzeptiv-motorische oder soziale Kognition
J
Nachweis, dass die Störung mehr als eine Ursache hat (z. B. sowohl Substanz als auch allgemeinen medizinischen Krankheitsfaktor)
N
SUBSTANZ/MEDIKAMENTEN-INDUZIERTE SCHWERE oder LEICHTE NEUROKOGNITIVE STÖRUNG (NCD) (3.16.2)
J
SCHWERE oder LEICHTE NCD AUFGRUND MULTIPLER ÄTIOLOGIEN (3.16.2)
N
Wiedererleben von Wahrnehmungssymptomen, die während einer Halluzinogenintoxikation aufgetreten waren
J
HALLUZINOGEN-INDUZIERTE PERSISTIERENDE WAHRNEHMUNGSSTÖRUNG (Flashbacks)
N
Wahn oder Halluzinationen dominieren das klinische Bild und sind hinreichend schwer, um klinische Beachtung zu rechtfertigen
J
SUBSTANZ/MEDIKAMENTEN-INDUZIERTE PSYCHOTISCHE STÖRUNG (bestimme, ob mit Beginn während der Intoxikation oder während des Entzugs)
N

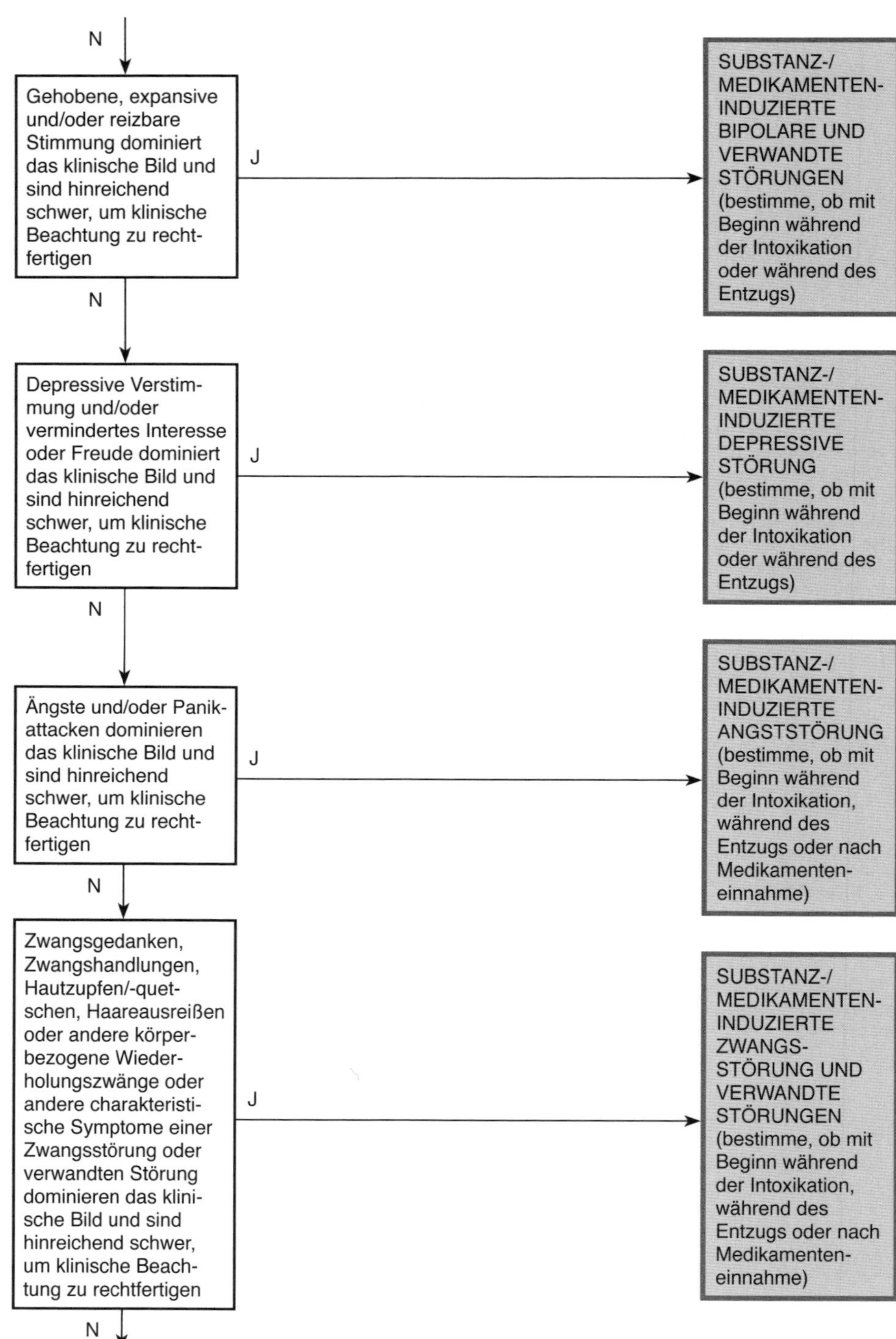
N
Gehobene, expansive und/oder reizbare Stimmung dominiert das klinische Bild und sind hinreichend schwer, um klinische Beachtung zu rechtfertigen
J
SUBSTANZ-/ MEDIKAMENTEN-INDUZIERTE BIPOLARE UND VERWANDTE STÖRUNGEN (bestimme, ob mit Beginn während der Intoxikation oder während des Entzugs)
N
Depressive Verstimmung und/oder vermindertes Interesse oder Freude dominiert das klinische Bild und sind hinreichend schwer, um klinische Beachtung zu rechtfertigen
J
SUBSTANZ-/ MEDIKAMENTEN-INDUZIERTE DEPRESSIVE STÖRUNG (bestimme, ob mit Beginn während der Intoxikation oder während des Entzugs)
N
Ängste und/oder Panikattacken dominieren das klinische Bild und sind hinreichend schwer, um klinische Beachtung zu rechtfertigen
J
SUBSTANZ-/ MEDIKAMENTEN-INDUZIERTE ANGSTSTÖRUNG (bestimme, ob mit Beginn während der Intoxikation, während des Entzugs oder nach Medikamenteneinnahme)
N
Zwangsgedanken, Zwangshandlungen, Hautzupfen/-quetschen, Haareausreißen oder andere körperbezogene Wiederholungszwänge oder andere charakteristische Symptome einer Zwangsstörung oder verwandten Störung dominieren das klinische Bild und sind hinreichend schwer, um klinische Beachtung zu rechtfertigen
J
SUBSTANZ-/ MEDIKAMENTEN-INDUZIERTE ZWANGSSTÖRUNG UND VERWANDTE STÖRUNGEN (bestimme, ob mit Beginn während der Intoxikation, während des Entzugs oder nach Medikamenteneinnahme)
N

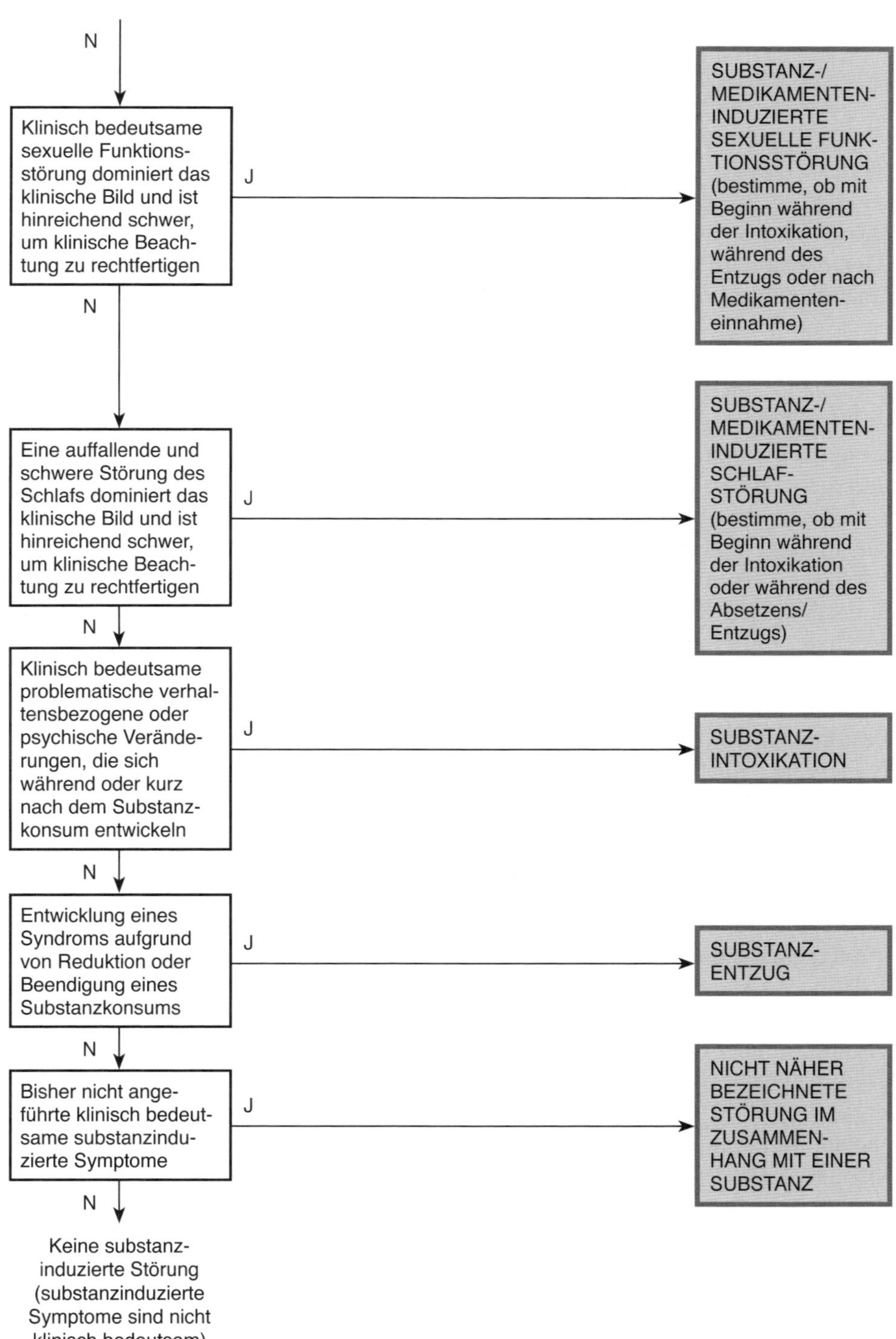
N
Klinisch bedeutsame sexuelle Funktionsstörung dominiert das klinische Bild und ist hinreichend schwer, um klinische Beachtung zu rechtfertigen
J
SUBSTANZ-/ MEDIKAMENTEN-INDUZIERTE SEXUELLE FUNKTIONSSTÖRUNG (bestimme, ob mit Beginn während der Intoxikation, während des Entzugs oder nach Medikamenteneinnahme)
N
Eine auffallende und schwere Störung des Schlafs dominiert das klinische Bild und ist hinreichend schwer, um klinische Beachtung zu rechtfertigen
J
SUBSTANZ-/ MEDIKAMENTEN-INDUZIERTE SCHLAF-STÖRUNG (bestimme, ob mit Beginn während der Intoxikation oder während des Absetzens/ Entzugs)
N
Klinisch bedeutsame problematische verhaltensbezogene oder psychische Veränderungen, die sich während oder kurz nach dem Substanzkonsum entwickeln
J
SUBSTANZ-INTOXIKATION
N
Entwicklung eines Syndroms aufgrund von Reduktion oder Beendigung eines Substanzkonsums
J
SUBSTANZ-ENTZUG
N
Bisher nicht angeführte klinisch bedeutsame substanzinduzierte Symptome
J
NICHT NÄHER BEZEICHNETE STÖRUNG IM ZUSAMMENHANG MIT EINER SUBSTANZ
N
Keine substanzinduzierte Störung (substanzinduzierte Symptome sind nicht klinisch bedeutsam)

2.27 Entscheidungsbaum für Gedächtnisdefizite

Übersetzung:
Cornelia Exner

Eine Beeinträchtigung des Gedächtnisses kann durch Schwierigkeiten, neue Gedächtniseinträge zu speichern und/oder zurückliegende Erinnerungen abzurufen, gekennzeichnet sein. Die verschiedenen Gedächtnisfunktionen können separat erfasst werden. Diese beinhalten: 1) die unmittelbare Gedächtnisspanne (die Fähigkeit des Patienten, Zahlen oder Wörter unmittelbar, nachdem er sie gehört hat, wiederzugeben), 2) das kurzzeitige Behalten (die Fähigkeit des Patienten, die Bezeichnung für drei nicht miteinander in Zusammenhang stehende Objekte nach einem Intervall von wenigen Minuten wiederzugeben), 3) das Wiedererkennen (die Fähigkeit, sich an zuvor vergessene Gedächtnisinhalte zu erinnern, wenn entsprechende Hinweisreize gegeben werden), 4) das Altgedächtnis (die Fähigkeit, länger zurückliegende persönliche oder historische Ereignisse zu erinnern). Die differenzialdiagnostischen Entscheidungen im folgenden Entscheidungsbaum betreffen die Fragen, ob die Gedächtnisdefizite in kausalem Zusammenhang mit einem physiologischen Prozess im Gehirn stehen, der durch die Einnahme von Substanzen oder Medikamenten oder einen medizinischen Krankheitsfaktor bedingt ist, ob sie assoziiertes Merkmal einer anderen psychischen Erkrankung sind oder ob die Gedächtnisbeeinträchtigung ein dissoziatives Phänomen darstellt (wie z. B. im Rahmen einer Posttraumatischen Belastungsstörung oder einer dissoziativen Störung).

Beeinträchtigungen des Gedächtnisses stellen kognitive Defizite dar, wie sie auch das Delir sowie die Schwere und Leichte Neurokognitive Störung (NCD) kennzeichnen. Hauptmerkmal des Delirs sind fluktuierend verlaufende Bewusstseinstrübungen, die durch eine Störung der Aufmerksamkeit (d. h. eine reduzierte Fähigkeit, die Aufmerksamkeit zu steuern, zu fokussieren, aufrechtzuerhalten und zu wechseln) und des Bewusstseins (verminderte Orientierung in der Umgebung) gekennzeichnet sind. Die Definition des Delirs erfordert zusätzlich eine Störung der kognitiven Funktionen (z. B. des Gedächtnisses, der Sprache, der visuell-räumlichen Fähigkeiten oder der Wahrnehmung). Eine neurokognitive Störung (NCD) ist definiert als Leistungsabfall in einem oder mehreren kognitiven Funktionsbereichen, welche nach DSM-5 komplexe Aufmerksamkeit, Exekutivfunktionen, Lernen und Gedächtnis, Sprache, perzeptiv-motorische und soziale Kognition umfassen. Obwohl kognitive Funktionsdefizite eher auf einem Kontinuum liegen, hat das DSM-5 hier zwei Kategorien gebildet: die Schwere NCD und die Leichte NCD. Eine Schwere NCD ist charakterisiert durch eine erhebliche Abnahme der kognitiven Leistungsfähigkeit, die so schwerwiegend ist, dass die

Unabhängigkeit in der Verrichtung alltäglicher Aktivitäten dadurch beeinträchtigt wird. Bei der Leichten NCD ist die kognitive Leistungsabnahme nicht so ausgeprägt und erreicht allenfalls ein „mäßiges" Ausmaß. Die Diagnose wird gestellt, wenn der Patient selbst, eine sachkundige andere Person oder der Kliniker eine leichte Einschränkung der kognitiven Leistungsfähigkeit der untersuchten Person wahrnimmt. Die wahrgenommene Einschränkung muss durch einen dokumentierten Leistungsabfall, möglichst erfasst durch eine standardisierte neuropsychologische Testung oder eine sonstige quantifizierte klinische Bewertung, dokumentiert werden.

Beeinträchtigungen des Gedächtnisses durch Substanzkonsum können entweder vorübergehender Natur (wie z. B. bei Substanzintoxikation, Substanzentzug, Substanzintoxikationsdelir oder Substanzentzugsdelir oder Andere Ungünstige Wirkungen einer Medikation) oder dauerhaft sein (wie bei der Substanz-/Medikamenteninduzierten Schweren oder Leichten NCD, bei der kognitive Störungen über die übliche Dauer einer akuten Intoxikation oder eines Entzugs hinaus anhalten).

Beeinträchtigungen des Gedächtnisses sind auch ein häufiges begleitendes Merkmal einer Reihe anderer psychischer Störungen. So können Gedächtnisdefizite z. B. im Rahmen einer Episode einer Major Depression so gravierend sein, dass sie einem irreversiblen demenziellen Prozess gleichen. Häufig kann erst nach einer erfolgreichen antidepressiven Behandlung, wenn die Gedächtnisbeeinträchtigungen abgeklungen sind, festgestellt werden, dass keine komorbide Schwere NCD vorliegt. Diese Unterscheidung wird zusätzlich kompliziert durch die Tatsache, dass einige Medikamente (z. B. Lithium) ebenfalls zu Gedächtnisproblemen beitragen können.

Dissoziation ist eine Störung der sonst integrierten Funktionen von Bewusstsein, Gedächtnis, Identität und Wahrnehmung der Umgebung. Gedächtnisverlust, besonders in Bezug auf traumatische Erlebnisse, ist ein Merkmal der Dissoziativen Amnesie und der Dissoziativen Identitätsstörung, ebenso auch der Posttraumatischen Belastungsstörung und der Akuten Belastungsstörung. Insbesondere, wenn jemand einem Ereignis ausgesetzt war, dass sowohl körperlich wie auch psychisch traumatisierend war (z. B. einem Autounfall), kann die Entscheidung schwerfallen, ob der Gedächtnisverlust eine psychische Reaktion auf das Ereignis darstellt oder direkte Folge einer Hirnschädigung ist. Hinzu kommt, dass im strafrechtlichen Kontext Gedächtnislücken vorgetäuscht werden können, um Verantwortung zu leugnen. In solchen Fällen lautet die Diagnose entweder Vorgetäuschte Störung oder es handelt sich um Simulation, wobei die Vorgetäuschte Störung diagnostiziert werden soll, wenn Gedächtnislücken ohne einen offensichtlichen äußeren Anreiz vorgetäuscht werden. Ansonsten handelt es sich um Simulation (was nicht als psychische Störung angesehen wird).

Es sollte festgehalten werden, dass buchstäblich jeder sich wünscht, dass sein oder ihr Gedächtnis besser sein sollte als es ist, und dass dieser Wunsch üblicherweise umso stärker wird, wenn Menschen älter werden und größere Schwierigkeiten beim Zugriff auf ihre Gedächtnisinhalte erleben. Bevor eine der Störungen im folgenden Entscheidungsbaum in Betracht gezogen wird, sollte deshalb geprüft werden, ob die Gedächtnisbeeinträchtigungen schwerwiegend genug sind, um als klinisch relevant eingeschätzt zu werden, und ob sie deutlicher sind, als aufgrund des vorherigen Leistungsniveaus der Person oder der jeweiligen Altersnorm zu erwarten wäre.

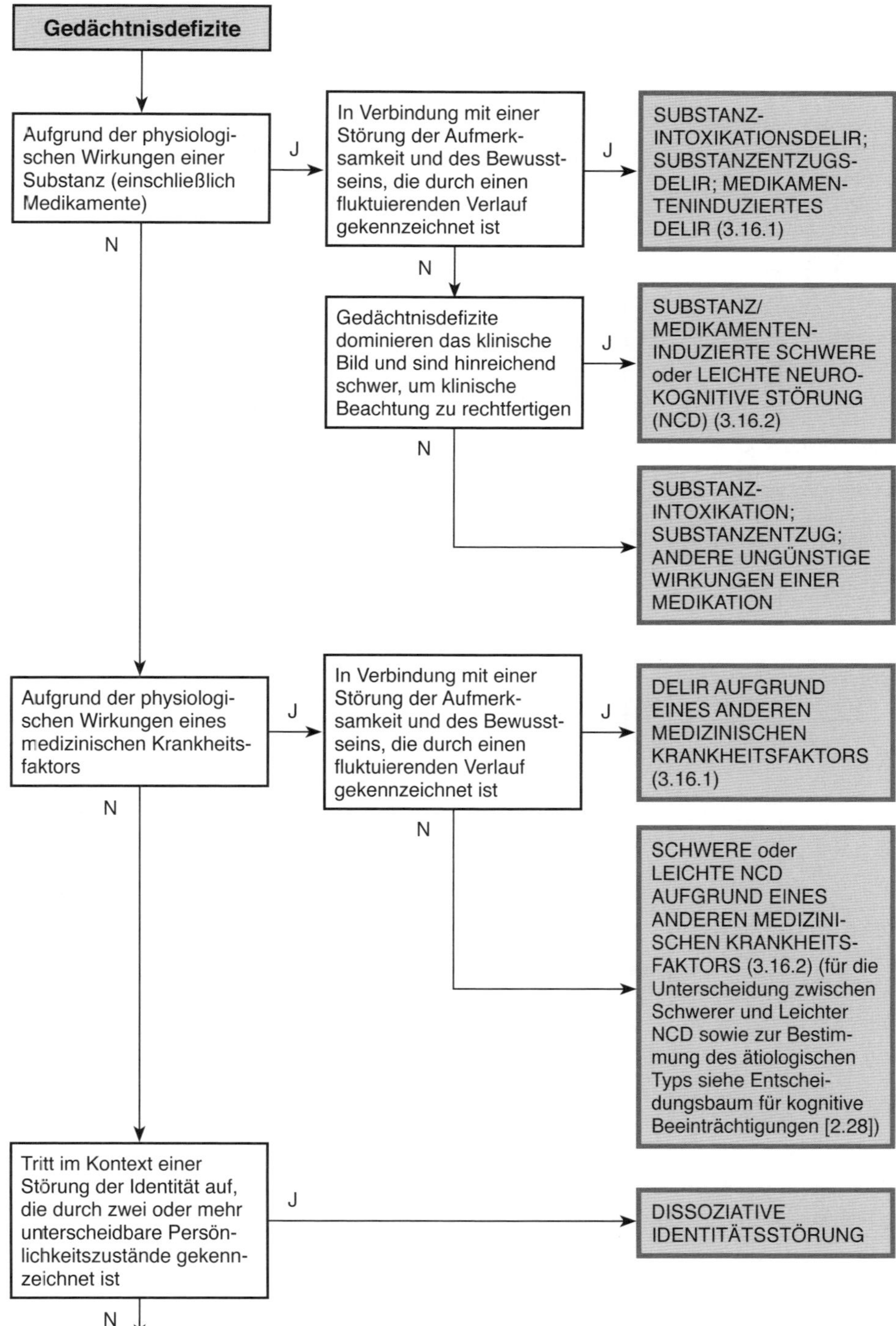
Gedächtnisdefizite
Aufgrund der physiologischen Wirkungen einer Substanz (einschließlich Medikamente)
J
In Verbindung mit einer Störung der Aufmerksamkeit und des Bewusstseins, die durch einen fluktuierenden Verlauf gekennzeichnet ist
J
SUBSTANZ-INTOXIKATIONSDELIR; SUBSTANZENTZUGS-DELIR; MEDIKAMENTENINDUZIERTES DELIR (3.16.1)
N
Gedächtnisdefizite dominieren das klinische Bild und sind hinreichend schwer, um klinische Beachtung zu rechtfertigen
J
SUBSTANZ/MEDIKAMENTEN-INDUZIERTE SCHWERE oder LEICHTE NEUROKOGNITIVE STÖRUNG (NCD) (3.16.2)
N
SUBSTANZ-INTOXIKATION; SUBSTANZENTZUG; ANDERE UNGÜNSTIGE WIRKUNGEN EINER MEDIKATION
N
Aufgrund der physiologischen Wirkungen eines medizinischen Krankheitsfaktors
J
In Verbindung mit einer Störung der Aufmerksamkeit und des Bewusstseins, die durch einen fluktuierenden Verlauf gekennzeichnet ist
J
DELIR AUFGRUND EINES ANDEREN MEDIZINISCHEN KRANKHEITSFAKTORS (3.16.1)
N
SCHWERE oder LEICHTE NCD AUFGRUND EINES ANDEREN MEDIZINISCHEN KRANKHEITSFAKTORS (3.16.2) (für die Unterscheidung zwischen Schwerer und Leichter NCD sowie zur Bestimmung des ätiologischen Typs siehe Entscheidungsbaum für kognitive Beeinträchtigungen [2.28])
N
Tritt im Kontext einer Störung der Identität auf, die durch zwei oder mehr unterscheidbare Persönlichkeitszustände gekennzeichnet ist
J
DISSOZIATIVE IDENTITÄTSSTÖRUNG
N

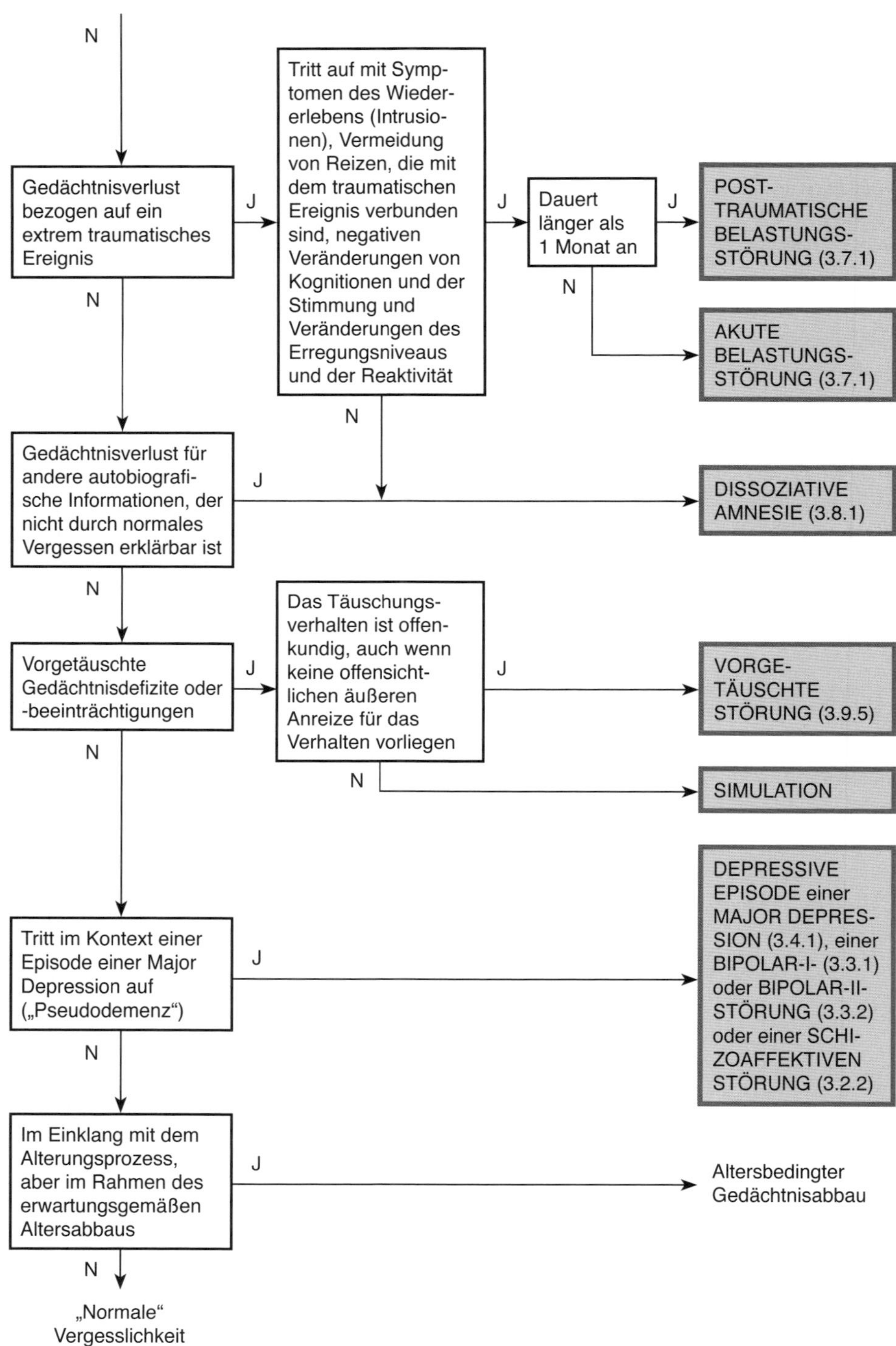
N
Gedächtnisverlust bezogen auf ein extrem traumatisches Ereignis
J
Tritt auf mit Symptomen des Wiedererlebens (Intrusionen), Vermeidung von Reizen, die mit dem traumatischen Ereignis verbunden sind, negativen Veränderungen von Kognitionen und der Stimmung und Veränderungen des Erregungsniveaus und der Reaktivität
J
Dauert länger als 1 Monat an
J
POST-TRAUMATISCHE BELASTUNGS-STÖRUNG (3.7.1)
N
AKUTE BELASTUNGS-STÖRUNG (3.7.1)
N
N
Gedächtnisverlust für andere autobiografische Informationen, der nicht durch normales Vergessen erklärbar ist
J
DISSOZIATIVE AMNESIE (3.8.1)
N
Vorgetäuschte Gedächtnisdefizite oder -beeinträchtigungen
J
Das Täuschungsverhalten ist offenkundig, auch wenn keine offensichtlichen äußeren Anreize für das Verhalten vorliegen
J
VORGE-TÄUSCHTE STÖRUNG (3.9.5)
N
SIMULATION
N
Tritt im Kontext einer Episode einer Major Depression auf („Pseudodemenz“)
J
DEPRESSIVE EPISODE einer MAJOR DEPRESSION (3.4.1), einer BIPOLAR-I- (3.3.1) oder BIPOLAR-II-STÖRUNG (3.3.2) oder einer SCHIZOAFFEKTIVEN STÖRUNG (3.2.2)
N
Im Einklang mit dem Alterungsprozess, aber im Rahmen des erwartungsgemäßen Altersabbaus
J
Altersbedingter Gedächtnisabbau
N
„Normale“ Vergesslichkeit

2.28 Entscheidungsbaum für kognitive Beeinträchtigungen

Übersetzung:
Cornelia Exner

Der Begriff *kognitive Beeinträchtigungen* ist sehr breit gefasst und kann grundsätzlich Störungen in jeglicher kognitiven Domäne einschließen. Im Kontext dieses Entscheidungsbaums bezieht sich der Begriff jedoch nur auf Störungen in einem der kognitiven Funktionsbereiche, die in den diagnostischen Kriterien für die Schwere oder Leichte Neurokognitive Störung (NCD) aufgeführt sind: komplexe Aufmerksamkeit, Exekutivfunktionen, Lernen und Gedächtnis, Sprache, perzeptiv-motorische Kognition oder soziale Kognition. Wenn kognitive Beeinträchtigungen ausschließlich im Gedächtnisbereich auftreten, sollte für die Differenzialdiagnose der Entscheidungsbaum für Gedächtnisdefizite (2.27) herangezogen werden.

Das Muster kognitiver Beeinträchtigungen, die ein Delir bestimmen, ist sehr spezifisch. Hauptmerkmal des Delirs ist eine Bewusstseinstrübung, die durch Störung der Aufmerksamkeit (d. h. eine verminderte Fähigkeit, die Aufmerksamkeit auf einzelne Stimuli zu richten, zu fokussieren, aufrechtzuerhalten und gezielt zu wechseln) und des Bewusstseins (verminderte Orientierung in der Umgebung) gekennzeichnet ist, die sich innerhalb einer kurzen Zeitspanne ausbildet und im Tagesverlauf schwankt. Die Definition des Delirs erfordert weitere kognitive Störungen, die das Gedächtnis, die Sprache, visuell-räumliche Fähigkeiten oder die Wahrnehmung betreffen können. Wenn die Diagnose eines Delirs fundiert werden konnte, hängt die letztendliche DSM-5-Diagnose von der Ätiologie ab; ein Delir kann multiple Ätiologien haben (Delir aufgrund Multipler Ätiologien), auf die physiologische Wirkung einer Substanz oder eines Medikaments zurückgeführt werden (Substanzintoxikationsdelir, Substanzentzugsdelir, Medikamenteninduziertes Delir) oder infolge der physiologischen Wirkung eines allgemeinen medizinischen Krankheitsfaktors (Delir aufgrund eines Anderen Medizinischen Krankheitsfaktors) auftreten.

Deutliche kognitive Beeinträchtigungen können auch im Kontext verschiedener anderer psychischer Störungen auftreten. Obwohl kein diagnostisches Kriterium der Schizophrenie, sind kognitive Beeinträchtigungen, vor allem Störungen des deklarativen und des Arbeitsgedächtnisses, der Sprache und der exekutiver Funktionen, sehr häufig und tragen wesentlich zur langfristig schlechten Funktionsfähigkeit schizophren Erkrankter bei. Ganz ähnlich verhält es sich bei Personen mit bipolaren Störungen: Obwohl Erkrankte sich mitten in einer manischen Episode häufig kognitiv sehr leistungsfähig fühlen, werden zwischen den Episoden kognitive Defizite deutlich, die die langfristige Funktionsfähigkeit negativ beeinflussen. Depressive Störungen wie die Major Depression oder die Persistierende Depressive Störung (Dysthymie) sind durch Denk- und Konzentrationsschwierigkeiten gekennzeichnet, die in einigen Fällen so schwer sein können, dass sie an eine Demenz denken lassen („Pseudodemenz"). Konzentrationsschwierigkeiten treten verbreitet während der dysphorischen Phasen einer Prämenstruellen Dysphorischen Störung auf und sind auch Teil des Symptombildes der Posttraumatischen Belastungsstörung, der Akuten Belastungsstörung und der Generalisierten Angststörung. Unaufmerksamkeit und Ablenkbarkeit sind definierende Merkmale der Aufmerksamkeitsdefizit-/Hyperaktivitätsstörung. Da eine Schwere oder Leichte NCD trotzdem noch komorbid zu all den genannten Störungen auftreten kann, empfiehlt der Entscheidungsbaum die Fortsetzung der diagnostischen Suche, solange nicht alle kognitiven Beeinträchtigungen, die Teil des aktuellen klinischen Bildes sind, erklärt sind.

Neurokognitive Störungen sind unterteilt in Schwere und Leichte NCD und werden spezifiziert durch die Ätiologie. Sie werden anhand der Schwere der kognitiven Funktionseinbußen unterschieden, die entweder so schwer sind, dass sie die die Unabhängigkeit in der Verrichtung alltäglicher Aktivitäten beeinträchtigen (Schwere NCD) oder nur mäßig sind, so dass die Unabhängigkeit bei Alltagsaktivitäten nicht gefährdet ist (Leichte NCD). Wegen der größeren klinischen Bedeutung der Schweren NCD gliedert der Entscheidungsbaum nur hierfür die ätiologischen Typen weiter auf. Die gleichen Entscheidungsschritte sind bei der Bestimmung des Ätiologietypus der Leichten NCD anwendbar.

Ebenso wie beim Delir wird bei Vorliegen mehrerer ätiologischer Einflussfaktoren auch bei der Schweren NCD die Diagnose Schwere NCD aufgrund Multipler Ätiologien vergeben. Anderenfalls sind die Entscheidungsschritte für einzelne spezifische Ätiologien vorgegeben, angefangen mit der Parkinson-Erkrankung, gefolgt vom Schädel-Hirn-Trauma, HIV-Infektion, Huntington-Erkrankung, Prionen-Erkrankung (z. B. Creutzfeldt-Jakob-Krankheit), frontotemporale Lobärdegeneration (z. B. Pick-Krankheit), Lewy-Körper-Demenz, vaskulärer Erkrankung und Alzheimer-Erkrankung. Verschiedene Ätiologien (z. B. Parkinson-Erkrankung, frontotemporale Lobärdegeneration, Lewy-Körper-Demenz, vaskuläre Erkrankung und Alzheimer-Erkrankung) erfordern eine Spezifizierung als „wahrscheinlich" oder „möglich" auf der Basis festgelegter diagnostischer Kriterien. Wenn eine andere körperliche Erkrankung für die Schwere NCD verantwortlich ist (z. B. Multiple Sklerose), wird eine Schwere NCD aufgrund eines Anderen Medizinischen Krankheitsfaktors diagnostiziert. Wenn die Schwere NCD durch die physiologische Wirkung einer Substanz hervorgerufen wird, die über die akute Intoxikation oder den Entzug hinaus andauert, dann wird die Diagnose einer Substanz-/Medikamenteninduzierten Schweren NCD vergeben. Wenn die Ursache für eine Schwere oder Leichte NCD nicht ermittelt werden kann, wird eine Nicht Näher Bezeichnete NCD diagnostiziert.

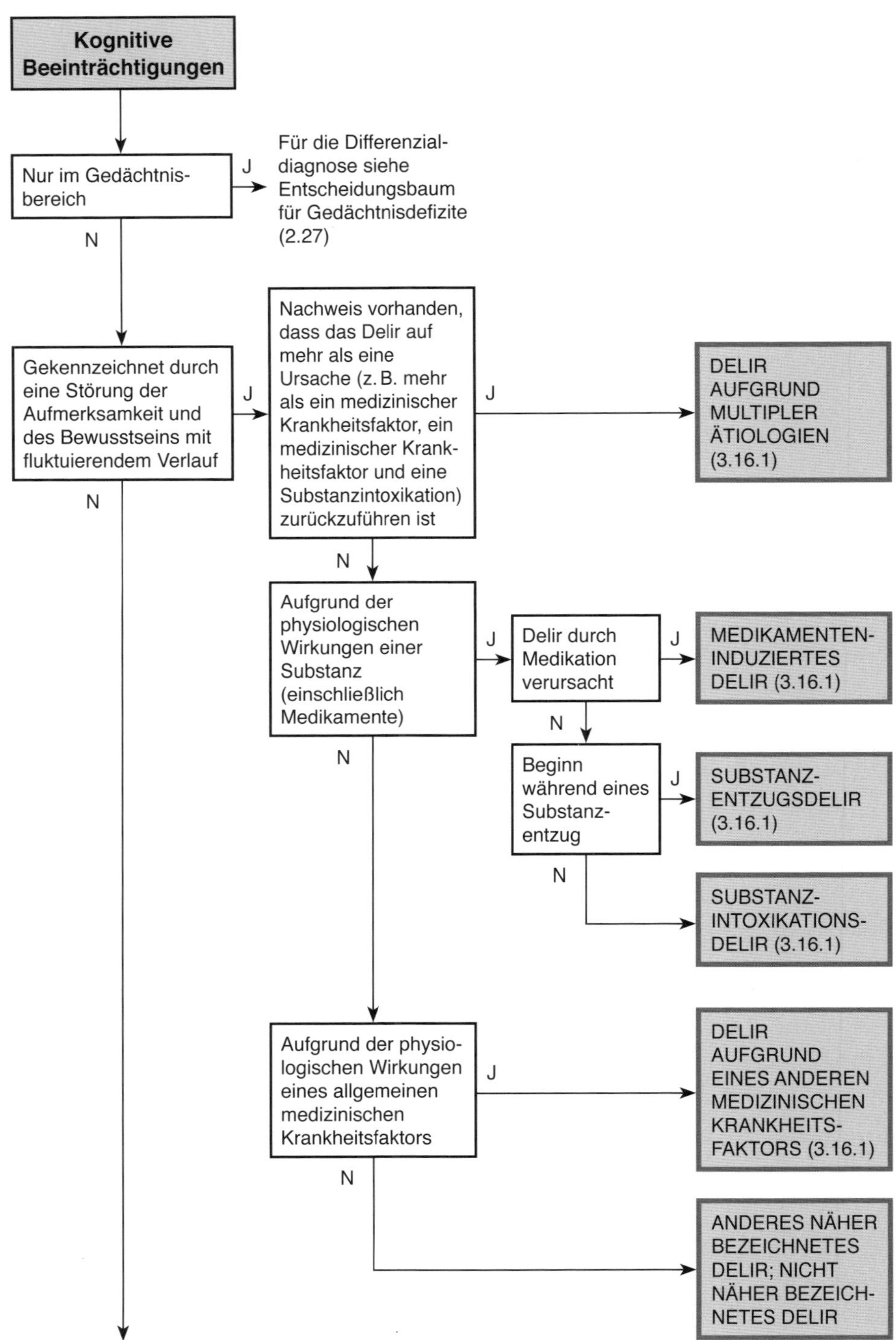
Kognitive Beeinträchtigungen
Nur im Gedächtnisbereich
J
Für die Differenzialdiagnose siehe Entscheidungsbaum für Gedächtnisdefizite (2.27)
N
Gekennzeichnet durch eine Störung der Aufmerksamkeit und des Bewusstseins mit fluktuierendem Verlauf
J
Nachweis vorhanden, dass das Delir auf mehr als eine Ursache (z. B. mehr als ein medizinischer Krankheitsfaktor, ein medizinischer Krankheitsfaktor und eine Substanzintoxikation) zurückzuführen ist
J
DELIR AUFGRUND MULTIPLER ÄTIOLOGIEN (3.16.1)
N
N
Aufgrund der physiologischen Wirkungen einer Substanz (einschließlich Medikamente)
J
Delir durch Medikation verursacht
J
MEDIKAMENTEN-INDUZIERTES DELIR (3.16.1)
N
Beginn während eines Substanzentzug
J
SUBSTANZ-ENTZUGSDELIR (3.16.1)
N
SUBSTANZ-INTOXIKATIONS-DELIR (3.16.1)
N
Aufgrund der physiologischen Wirkungen eines allgemeinen medizinischen Krankheitsfaktors
J
DELIR AUFGRUND EINES ANDEREN MEDIZINISCHEN KRANKHEITS-FAKTORS (3.16.1)
N
ANDERES NÄHER BEZEICHNETES DELIR; NICHT NÄHER BEZEICHNETES DELIR

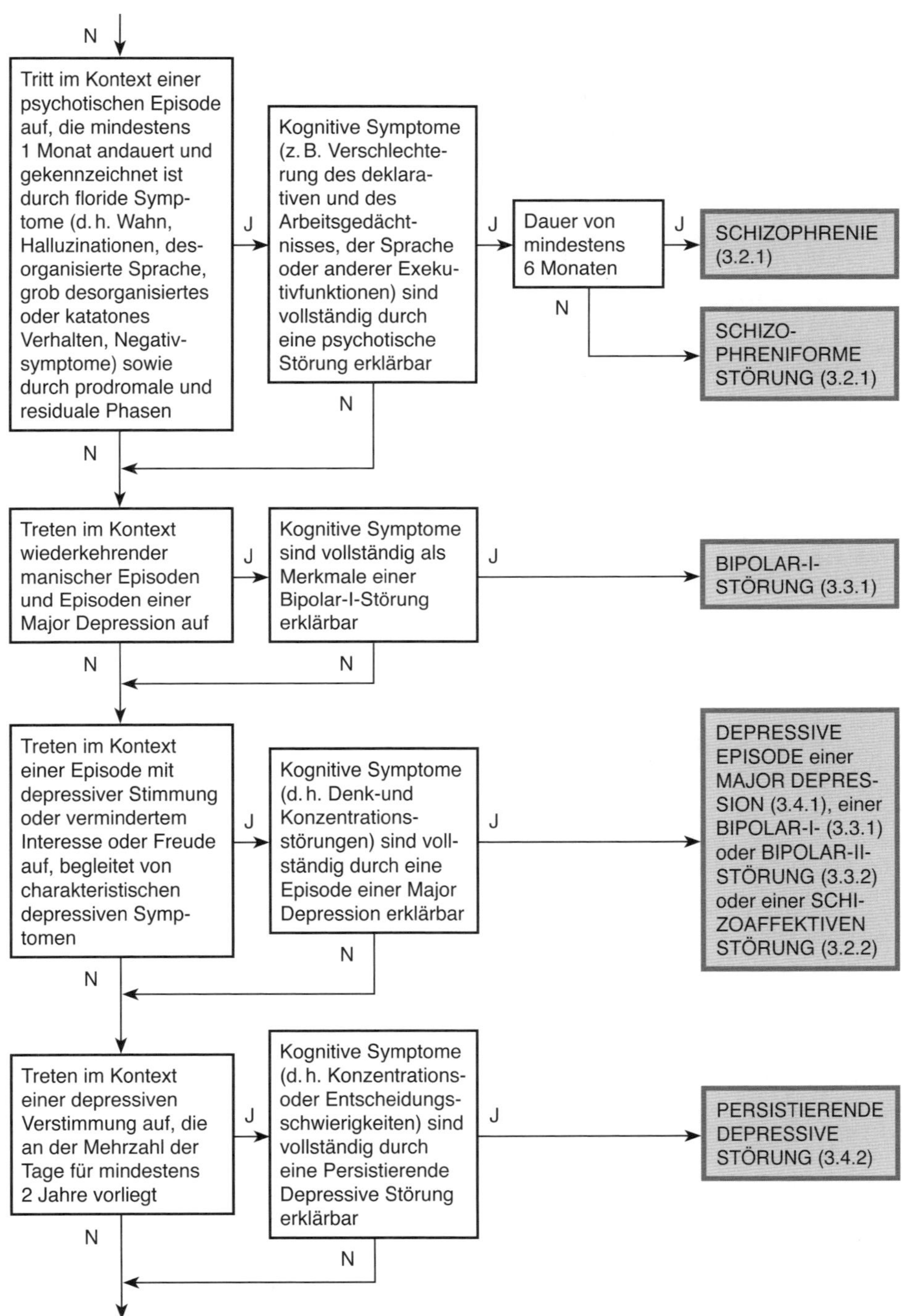
N
Tritt im Kontext einer psychotischen Episode auf, die mindestens 1 Monat andauert und gekennzeichnet ist durch floride Symptome (d. h. Wahn, Halluzinationen, desorganisierte Sprache, grob desorganisiertes oder katatones Verhalten, Negativsymptome) sowie durch prodromale und residuale Phasen
J
Kognitive Symptome (z. B. Verschlechterung des deklarativen und des Arbeitsgedächtnisses, der Sprache oder anderer Exekutivfunktionen) sind vollständig durch eine psychotische Störung erklärbar
J
Dauer von mindestens 6 Monaten
J
SCHIZOPHRENIE (3.2.1)
N
SCHIZOPHRENIFORME STÖRUNG (3.2.1)
N
N
Treten im Kontext wiederkehrender manischer Episoden und Episoden einer Major Depression auf
J
Kognitive Symptome sind vollständig als Merkmale einer Bipolar-I-Störung erklärbar
J
BIPOLAR-I-STÖRUNG (3.3.1)
N
N
Treten im Kontext einer Episode mit depressiver Stimmung oder vermindertem Interesse oder Freude auf, begleitet von charakteristischen depressiven Symptomen
J
Kognitive Symptome (d. h. Denk-und Konzentrationsstörungen) sind vollständig durch eine Episode einer Major Depression erklärbar
J
DEPRESSIVE EPISODE einer MAJOR DEPRESSION (3.4.1), einer BIPOLAR-I- (3.3.1) oder BIPOLAR-II-STÖRUNG (3.3.2) oder einer SCHIZOAFFEKTIVEN STÖRUNG (3.2.2)
N
N
Treten im Kontext einer depressiven Verstimmung auf, die an der Mehrzahl der Tage für mindestens 2 Jahre vorliegt
J
Kognitive Symptome (d. h. Konzentrations- oder Entscheidungsschwierigkeiten) sind vollständig durch eine Persistierende Depressive Störung erklärbar
J
PERSISTIERENDE DEPRESSIVE STÖRUNG (3.4.2)
N
N

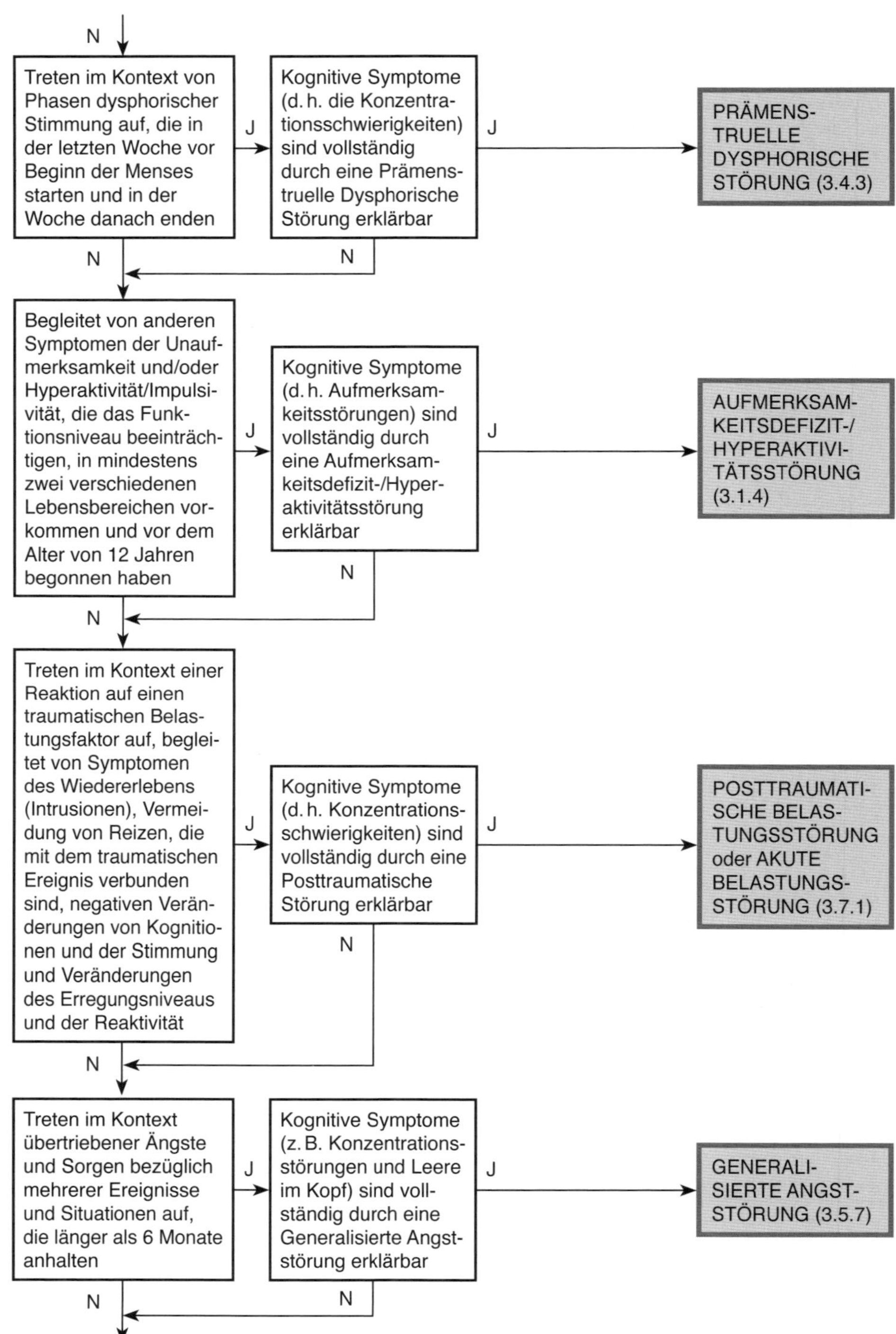
N
Treten im Kontext von Phasen dysphorischer Stimmung auf, die in der letzten Woche vor Beginn der Menses starten und in der Woche danach enden
J
Kognitive Symptome (d. h. die Konzentrationsschwierigkeiten) sind vollständig durch eine Prämenstruelle Dysphorische Störung erklärbar
J
PRÄMENSTRUELLE DYSPHORISCHE STÖRUNG (3.4.3)
N
N
Begleitet von anderen Symptomen der Unaufmerksamkeit und/oder Hyperaktivität/Impulsivität, die das Funktionsniveau beeinträchtigen, in mindestens zwei verschiedenen Lebensbereichen vorkommen und vor dem Alter von 12 Jahren begonnen haben
J
Kognitive Symptome (d. h. Aufmerksamkeitsstörungen) sind vollständig durch eine Aufmerksamkeitsdefizit-/Hyperaktivitätsstörung erklärbar
J
AUFMERKSAMKEITSDEFIZIT-/HYPERAKTIVITÄTSSTÖRUNG (3.1.4)
N
N
Treten im Kontext einer Reaktion auf einen traumatischen Belastungsfaktor auf, begleitet von Symptomen des Wiedererlebens (Intrusionen), Vermeidung von Reizen, die mit dem traumatischen Ereignis verbunden sind, negativen Veränderungen von Kognitionen und der Stimmung und Veränderungen des Erregungsniveaus und der Reaktivität
J
Kognitive Symptome (d. h. Konzentrationsschwierigkeiten) sind vollständig durch eine Posttraumatische Störung erklärbar
J
POSTTRAUMATISCHE BELASTUNGSSTÖRUNG oder AKUTE BELASTUNGSSTÖRUNG (3.7.1)
N
N
Treten im Kontext übertriebener Ängste und Sorgen bezüglich mehrerer Ereignisse und Situationen auf, die länger als 6 Monate anhalten
J
Kognitive Symptome (z. B. Konzentrationsstörungen und Leere im Kopf) sind vollständig durch eine Generalisierte Angststörung erklärbar
J
GENERALISIERTE ANGSTSTÖRUNG (3.5.7)
N
N

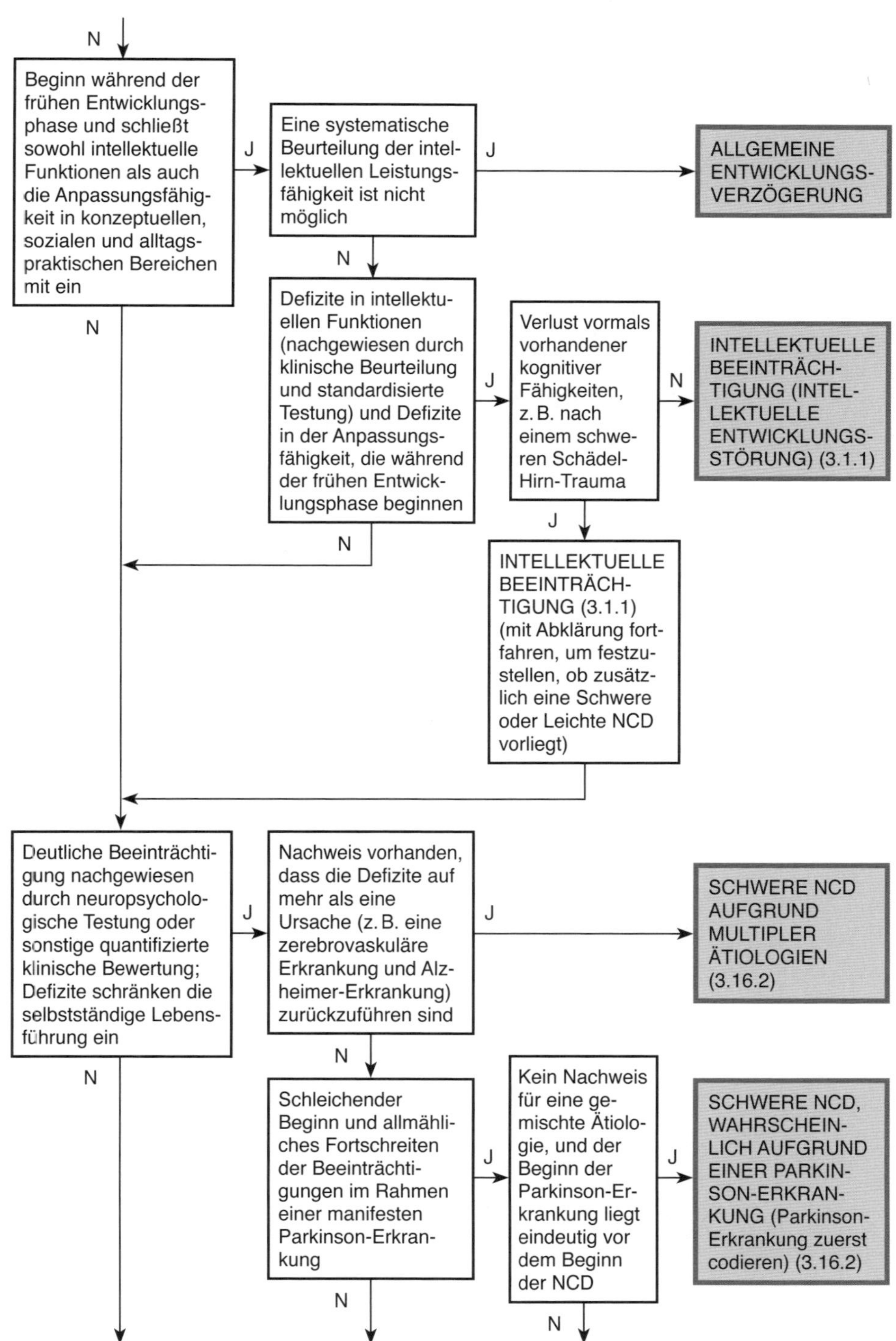
N
Beginn während der frühen Entwicklungsphase und schließt sowohl intellektuelle Funktionen als auch die Anpassungsfähigkeit in konzeptuellen, sozialen und alltagspraktischen Bereichen mit ein
J
Eine systematische Beurteilung der intellektuellen Leistungsfähigkeit ist nicht möglich
J
ALLGEMEINE ENTWICKLUNGSVERZÖGERUNG
N
Defizite in intellektuellen Funktionen (nachgewiesen durch klinische Beurteilung und standardisierte Testung) und Defizite in der Anpassungsfähigkeit, die während der frühen Entwicklungsphase beginnen
J
Verlust vormals vorhandener kognitiver Fähigkeiten, z. B. nach einem schweren Schädel-Hirn-Trauma
N
INTELLEKTUELLE BEEINTRÄCHTIGUNG (INTELLEKTUELLE ENTWICKLUNGSSTÖRUNG) (3.1.1)
J
INTELLEKTUELLE BEEINTRÄCHTIGUNG (3.1.1) (mit Abklärung fortfahren, um festzustellen, ob zusätzlich eine Schwere oder Leichte NCD vorliegt)
N
N
Deutliche Beeinträchtigung nachgewiesen durch neuropsychologische Testung oder sonstige quantifizierte klinische Bewertung; Defizite schränken die selbstständige Lebensführung ein
J
Nachweis vorhanden, dass die Defizite auf mehr als eine Ursache (z. B. eine zerebrovaskuläre Erkrankung und Alzheimer-Erkrankung) zurückzuführen sind
J
SCHWERE NCD AUFGRUND MULTIPLER ÄTIOLOGIEN (3.16.2)
N
Schleichender Beginn und allmähliches Fortschreiten der Beeinträchtigungen im Rahmen einer manifesten Parkinson-Erkrankung
J
Kein Nachweis für eine gemischte Ätiologie, und der Beginn der Parkinson-Erkrankung liegt eindeutig vor dem Beginn der NCD
J
SCHWERE NCD, WAHRSCHEINLICH AUFGRUND EINER PARKINSON-ERKRANKUNG (Parkinson-Erkrankung zuerst codieren) (3.16.2)
N
N
N

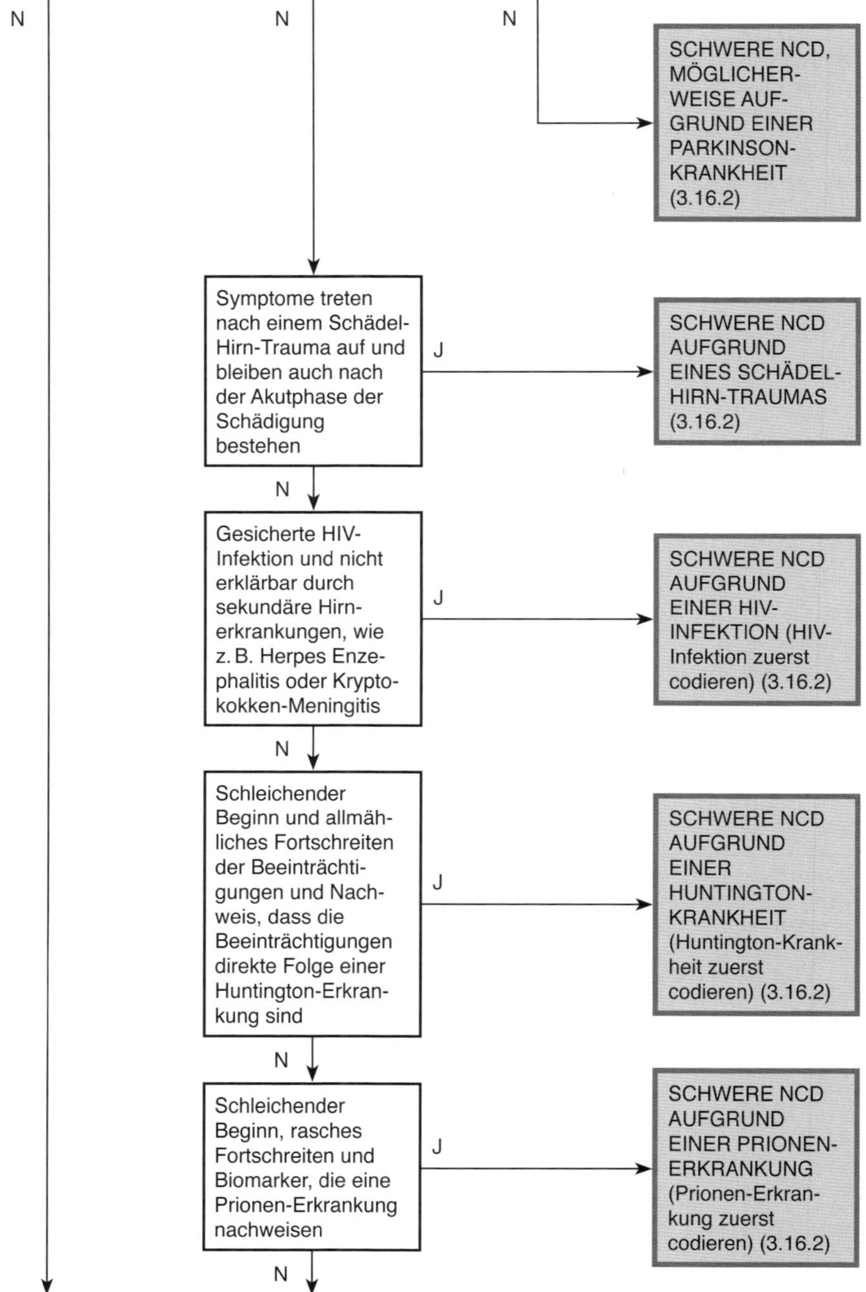
N
N
N
SCHWERE NCD, MÖGLICHERWEISE AUFGRUND EINER PARKINSON-KRANKHEIT (3.16.2)
Symptome treten nach einem Schädel-Hirn-Trauma auf und bleiben auch nach der Akutphase der Schädigung bestehen
J
SCHWERE NCD AUFGRUND EINES SCHÄDEL-HIRN-TRAUMAS (3.16.2)
N
Gesicherte HIV-Infektion und nicht erklärbar durch sekundäre Hirnerkrankungen, wie z. B. Herpes Enzephalitis oder Kryptokokken-Meningitis
J
SCHWERE NCD AUFGRUND EINER HIV-INFEKTION (HIV-Infektion zuerst codieren) (3.16.2)
N
Schleichender Beginn und allmähliches Fortschreiten der Beeinträchtigungen und Nachweis, dass die Beeinträchtigungen direkte Folge einer Huntington-Erkrankung sind
J
SCHWERE NCD AUFGRUND EINER HUNTINGTON-KRANKHEIT (Huntington-Krankheit zuerst codieren) (3.16.2)
N
Schleichender Beginn, rasches Fortschreiten und Biomarker, die eine Prionen-Erkrankung nachweisen
J
SCHWERE NCD AUFGRUND EINER PRIONEN-ERKRANKUNG (Prionen-Erkrankung zuerst codieren) (3.16.2)
N

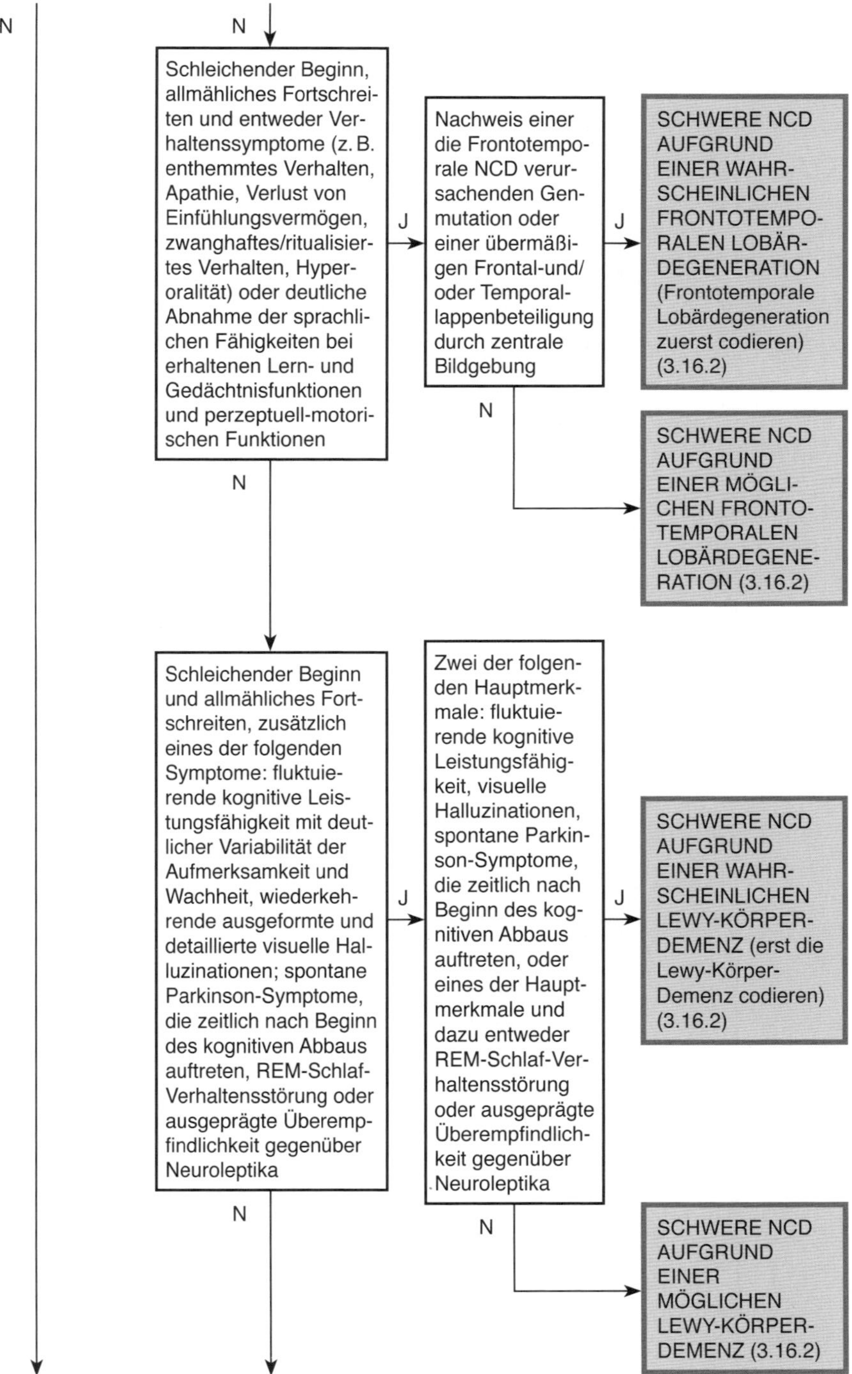
N
N
Schleichender Beginn, allmähliches Fortschreiten und entweder Verhaltenssymptome (z. B. enthemmtes Verhalten, Apathie, Verlust von Einfühlungsvermögen, zwanghaftes/ritualisiertes Verhalten, Hyperoralität) oder deutliche Abnahme der sprachlichen Fähigkeiten bei erhaltenen Lern- und Gedächtnisfunktionen und perzeptuell-motorischen Funktionen
J
Nachweis einer die Frontotemporale NCD verursachenden Genmutation oder einer übermäßigen Frontal-und/oder Temporallappenbeteiligung durch zentrale Bildgebung
J
SCHWERE NCD AUFGRUND EINER WAHRSCHEINLICHEN FRONTOTEMPORALEN LOBÄRDEGENERATION (Frontotemporale Lobärdegeneration zuerst codieren) (3.16.2)
N
SCHWERE NCD AUFGRUND EINER MÖGLICHEN FRONTOTEMPORALEN LOBÄRDEGENERATION (3.16.2)
N
Schleichender Beginn und allmähliches Fortschreiten, zusätzlich eines der folgenden Symptome: fluktuierende kognitive Leistungsfähigkeit mit deutlicher Variabilität der Aufmerksamkeit und Wachheit, wiederkehrende ausgeformte und detaillierte visuelle Halluzinationen; spontane Parkinson-Symptome, die zeitlich nach Beginn des kognitiven Abbaus auftreten, REM-Schlaf-Verhaltensstörung oder ausgeprägte Überempfindlichkeit gegenüber Neuroleptika
J
Zwei der folgenden Hauptmerkmale: fluktuierende kognitive Leistungsfähigkeit, visuelle Halluzinationen, spontane Parkinson-Symptome, die zeitlich nach Beginn des kognitiven Abbaus auftreten, oder eines der Hauptmerkmale und dazu entweder REM-Schlaf-Verhaltensstörung oder ausgeprägte Überempfindlichkeit gegenüber Neuroleptika
J
SCHWERE NCD AUFGRUND EINER WAHRSCHEINLICHEN LEWY-KÖRPER-DEMENZ (erst die Lewy-Körper-Demenz codieren) (3.16.2)
N
SCHWERE NCD AUFGRUND EINER MÖGLICHEN LEWY-KÖRPER-DEMENZ (3.16.2)
N

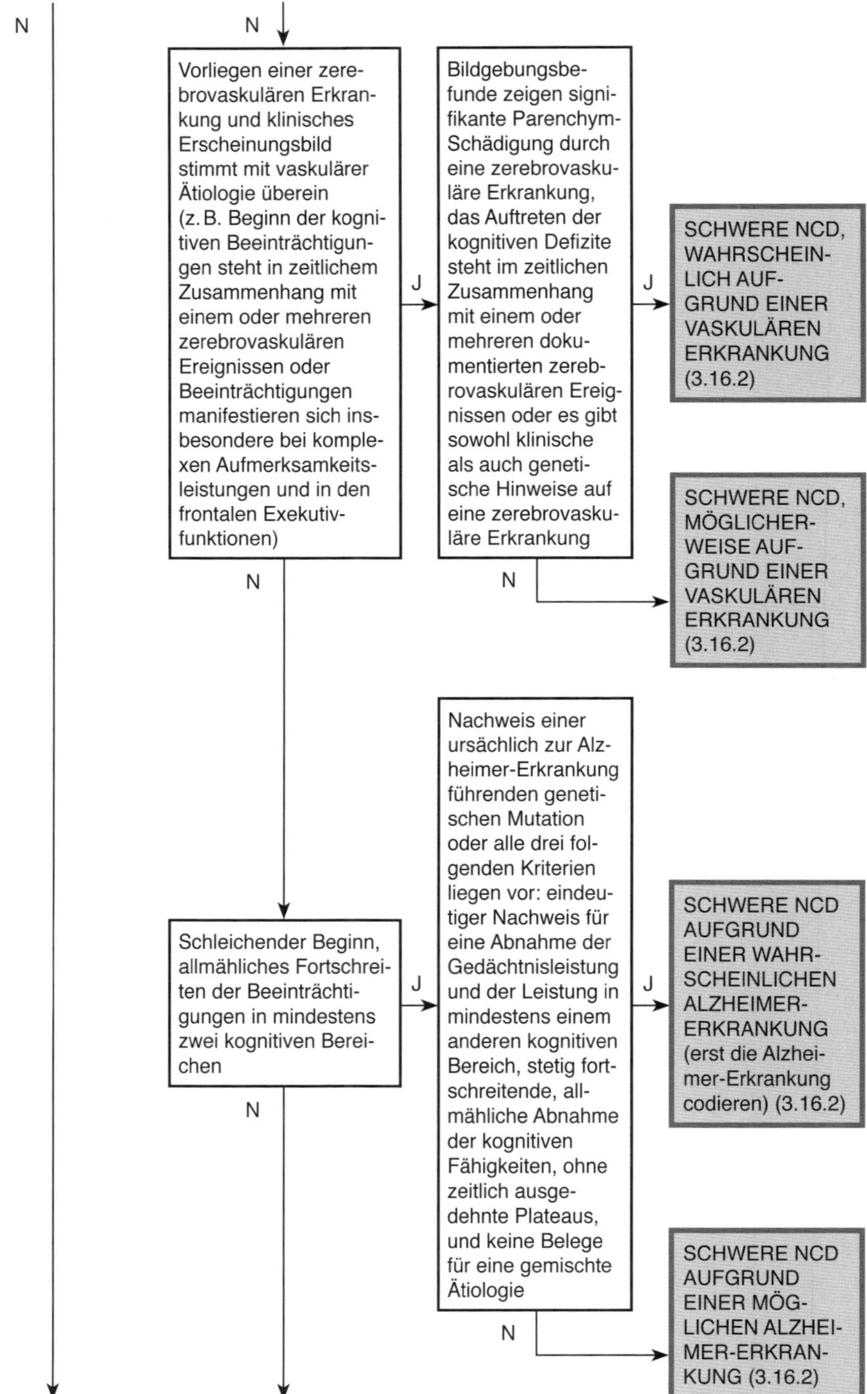
N
N
Vorliegen einer zerebrovaskulären Erkrankung und klinisches Erscheinungsbild stimmt mit vaskulärer Ätiologie überein (z. B. Beginn der kognitiven Beeinträchtigungen steht in zeitlichem Zusammenhang mit einem oder mehreren zerebrovaskulären Ereignissen oder Beeinträchtigungen manifestieren sich insbesondere bei komplexen Aufmerksamkeitsleistungen und in den frontalen Exekutivfunktionen)
J
Bildgebungsbefunde zeigen signifikante Parenchym-Schädigung durch eine zerebrovaskuläre Erkrankung, das Auftreten der kognitiven Defizite steht im zeitlichen Zusammenhang mit einem oder mehreren dokumentierten zerebrovaskulären Ereignissen oder es gibt sowohl klinische als auch genetische Hinweise auf eine zerebrovaskuläre Erkrankung
J
SCHWERE NCD, WAHRSCHEINLICH AUFGRUND EINER VASKULÄREN ERKRANKUNG (3.16.2)
N
SCHWERE NCD, MÖGLICHERWEISE AUFGRUND EINER VASKULÄREN ERKRANKUNG (3.16.2)
N
Schleichender Beginn, allmähliches Fortschreiten der Beeinträchtigungen in mindestens zwei kognitiven Bereichen
J
Nachweis einer ursächlich zur Alzheimer-Erkrankung führenden genetischen Mutation oder alle drei folgenden Kriterien liegen vor: eindeutiger Nachweis für eine Abnahme der Gedächtnisleistung und der Leistung in mindestens einem anderen kognitiven Bereich, stetig fortschreitende, allmähliche Abnahme der kognitiven Fähigkeiten, ohne zeitlich ausgedehnte Plateaus, und keine Belege für eine gemischte Ätiologie
J
SCHWERE NCD AUFGRUND EINER WAHRSCHEINLICHEN ALZHEIMER-ERKRANKUNG (erst die Alzheimer-Erkrankung codieren) (3.16.2)
N
SCHWERE NCD AUFGRUND EINER MÖGLICHEN ALZHEIMER-ERKRANKUNG (3.16.2)
N

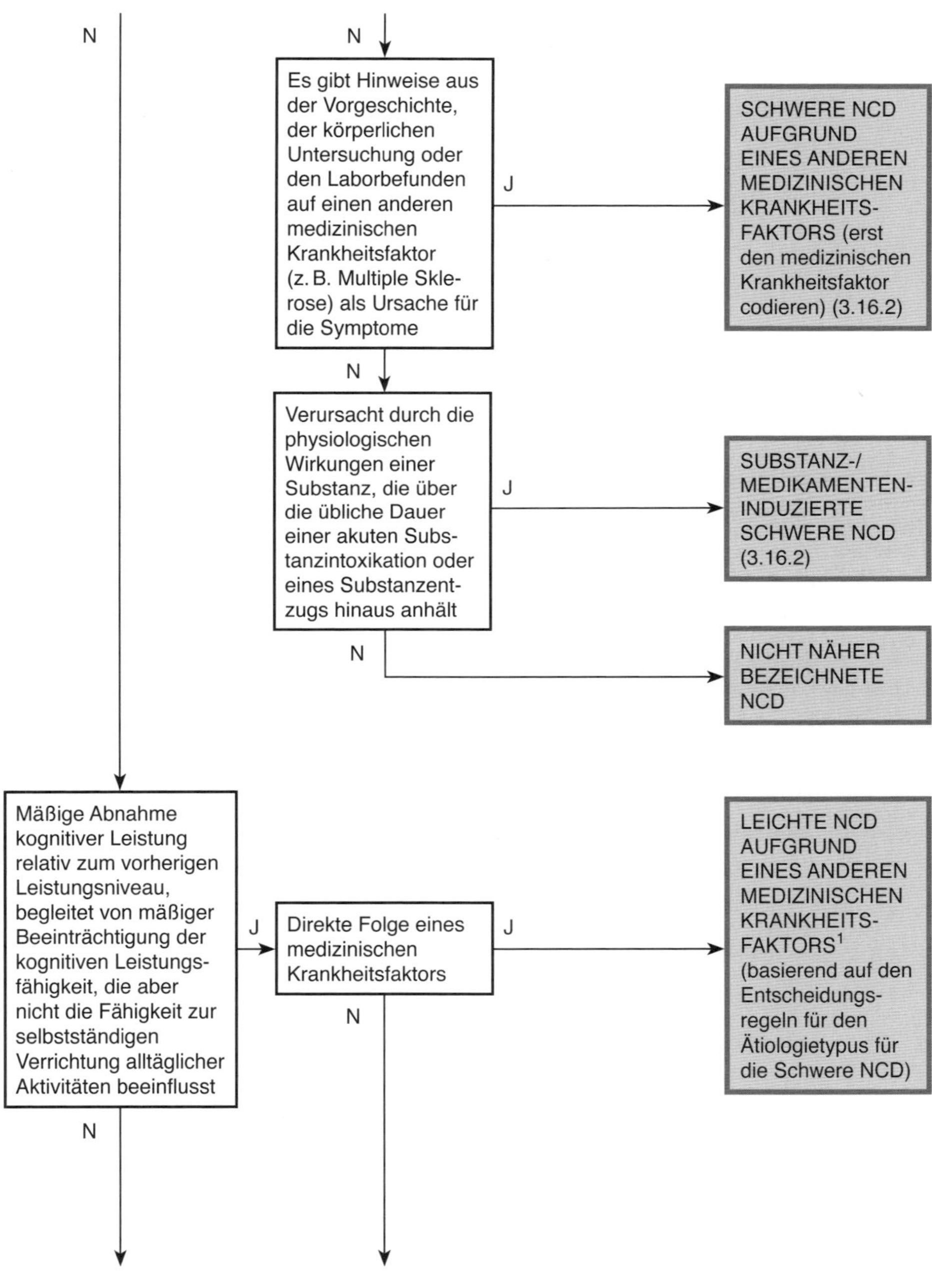

1 Zugunsten einer kurzen übersichtlichen Darstellung wurden die Entscheidungsschritte zur Bestimmung des Ätiologietypus der Leichten NCD in diesem Entscheidungsbaum nicht dargestellt. Die Entscheidungsregeln für die Schwere NCD und die DSM-5-Kriterien sind analog anwendbar.

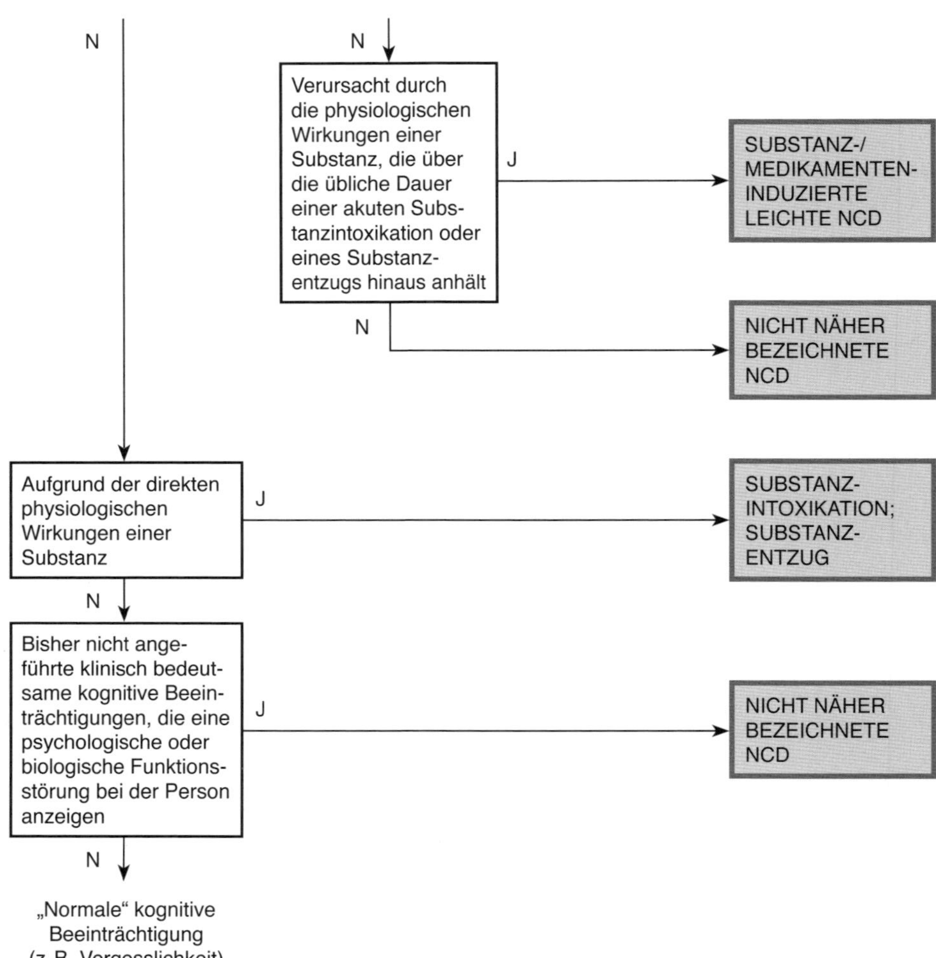
N
N
Verursacht durch die physiologischen Wirkungen einer Substanz, die über die übliche Dauer einer akuten Substanzintoxikation oder eines Substanzentzugs hinaus anhält
J
SUBSTANZ-/ MEDIKAMENTEN-INDUZIERTE LEICHTE NCD
N
NICHT NÄHER BEZEICHNETE NCD
Aufgrund der direkten physiologischen Wirkungen einer Substanz
J
SUBSTANZ-INTOXIKATION; SUBSTANZ-ENTZUG
N
Bisher nicht angeführte klinisch bedeutsame kognitive Beeinträchtigungen, die eine psychologische oder biologische Funktionsstörung bei der Person anzeigen
J
NICHT NÄHER BEZEICHNETE NCD
N
„Normale“ kognitive Beeinträchtigung (z. B. Vergesslichkeit)

2.29 Entscheidungsbaum für ätiologische medizinische Krankheitsfaktoren

Übersetzung:
Cornelia Exner

Ein entscheidender Schritt in der Beurteilung jedes Patienten ist die Prüfung, ob die Symptome möglicherweise auf die direkte physiologische Wirkung eines allgemeinen medizinischen Krankheitsfaktors zurückzuführen sind (siehe Schritt 3 in Kapitel 1). Tatsächlich stellen psychische Auffälligkeiten manchmal die ersten Vorboten einer noch unerkannten medizinischen Erkrankung dar. Die Feststellung, dass eine organische Erkrankung Ursache der psychopathologischen Auffälligkeiten ist, hat offensichtliche Auswirkungen auf die Behandlungsentscheidungen, denn die Behandlung der zugrunde liegenden Erkrankung steht dann zunächst im Vordergrund und resultiert häufig bereits in einem Rückgang der psychischen Auffälligkeiten.

Nicht jede Verhaltensauffälligkeit, die aus einer organischen Erkrankung resultiert, erfordert die Diagnose einer psychischen Störung aufgrund eines medizinischen Krankheitsfaktors. Die meisten Patienten, die Angst, Traurigkeit, Müdigkeit oder Schlafstörungen im Rahmen einer körperlichen Erkrankung erleben, haben sicherlich keine psychische Störung, die im nachfolgenden Entscheidungsbaum enthalten ist. Die Störungen innerhalb dieses Entscheidungsbaums werden nur dann in Betracht gezogen, wenn die Symptome schwerwiegend und anhaltend genug sind, um klinische Beachtung zu rechtfertigen. Es ist nicht ungewöhnlich, dass psychische Symptome infolge einer körperlichen Erkrankung als Kombination von Symptomen aus verschiedenen Kapiteln des Klassifikationssystems auftreten (z. B. depressive Störungen, Angststörungen und Schlaf-Wach-Störungen). In den meisten Fällen sollte dann die Diagnose gewählt werden, die den hervorstechenden Aspekt der Symptomatik abbildet.

Delir aufgrund Multipler Ätiologien ist im DSM-5 (und in diesem Entscheidungsbaum) enthalten, um zu betonen, dass diese Zustände häufig multiple, interagierende Ursachen haben. Zusätzlich haben die Medikamente, die zur Behandlung organischer Erkrankungen eingesetzt werden, häufig Nebenwirkungen auf Erleben und Verhalten, die mit primär psychischen Störungen oder mit psychischen Auffälligkeiten infolge der organischen Erkrankung verwechselt werden können. Das betrifft besonders ältere Patienten, die oft mehrere Medikamente einnehmen und einen veränderten Metabolismus aufweisen.

Schwere und Leichte Neurokognitive Störungen (NCD), besonders wenn sie über längere Zeit anhalten, sind meistens durch einen medizinischen Krankheitsfaktor verursacht und werden entsprechend der medizinischen Ätiologie in Subgruppen eingeteilt. Sie werden anhand der Schwere der kognitiven Funktionseinbußen unterschieden, die entweder so schwer sind, dass sie die unabhängige Lebensführung beeinträchtigen (d. h. Schwere NCD) oder weniger schwer, so dass die Unabhängigkeit bei Alltagsaktivitäten nicht gefährdet ist (d. h. Leichte NCD). Wegen der größeren klinischen Bedeutung der Schweren NCD gliedert der Entscheidungsbaum nur hierfür die ätiologischen Typen weiter auf. Die gleichen Entscheidungsschritte sind bei der Bestimmung des Ätiologietypus der Leichten NCD anwendbar.

Wenn die Diagnosen dieses Entscheidungsbaums dokumentiert oder kommuniziert werden, sollte der konkrete Name der ätiologischen medizinischen Erkrankung abschließend benannt werden, anstatt den allgemeinen Ausdruck „aufgrund eines Anderen Medizinischen Krankheitsfaktors" zu verwenden (z. B. 293.83 [F06.32] Depressive Störung aufgrund von Schilddrüsenunterfunktion mit schweren depressionsähnlichen Episoden). Zusätzlich ist es erforderlich, den medizinischen Krankheitsfaktor auf entsprechenden Dokumentationsbögen *vor* der psychischen Störung aufgrund eines medizinischen Krankheitsfaktors zu benennen und zu codieren (z. B. 244.9 [E03.9] Schilddrüsenunterfunktion; 293.83 [F06.32] Depressive Störung aufgrund von Schilddrüsenunterfunktion mit schweren depressionsähnlichen Episoden).

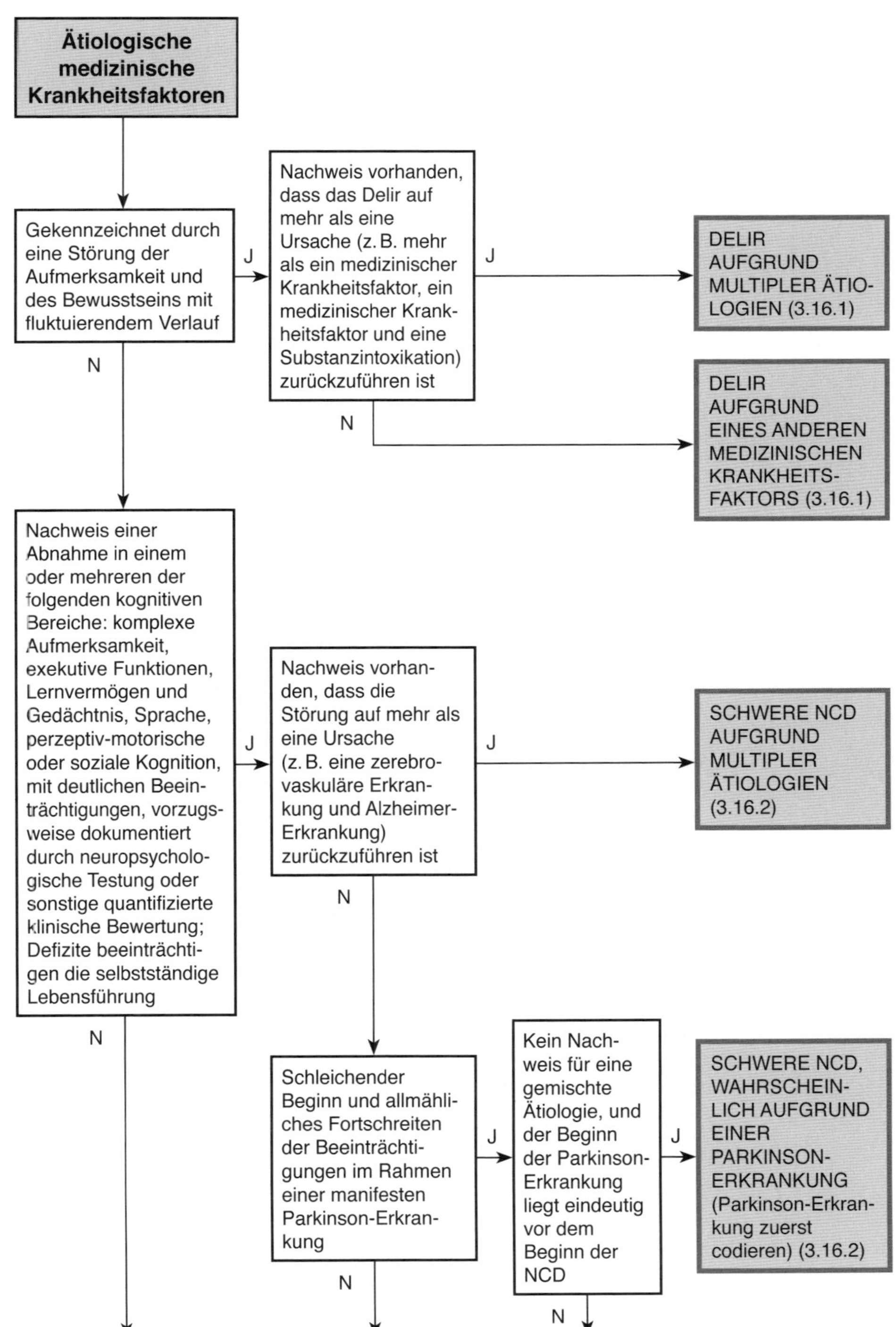
Ätiologische medizinische Krankheitsfaktoren
Gekennzeichnet durch eine Störung der Aufmerksamkeit und des Bewusstseins mit fluktuierendem Verlauf
J
Nachweis vorhanden, dass das Delir auf mehr als eine Ursache (z. B. mehr als ein medizinischer Krankheitsfaktor, ein medizinischer Krankheitsfaktor und eine Substanzintoxikation) zurückzuführen ist
J
DELIR AUFGRUND MULTIPLER ÄTIOLOGIEN (3.16.1)
N
DELIR AUFGRUND EINES ANDEREN MEDIZINISCHEN KRANKHEITSFAKTORS (3.16.1)
N
Nachweis einer Abnahme in einem oder mehreren der folgenden kognitiven Bereiche: komplexe Aufmerksamkeit, exekutive Funktionen, Lernvermögen und Gedächtnis, Sprache, perzeptiv-motorische oder soziale Kognition, mit deutlichen Beeinträchtigungen, vorzugsweise dokumentiert durch neuropsychologische Testung oder sonstige quantifizierte klinische Bewertung; Defizite beeinträchtigen die selbstständige Lebensführung
J
Nachweis vorhanden, dass die Störung auf mehr als eine Ursache (z. B. eine zerebrovaskuläre Erkrankung und Alzheimer-Erkrankung) zurückzuführen ist
J
SCHWERE NCD AUFGRUND MULTIPLER ÄTIOLOGIEN (3.16.2)
N
Schleichender Beginn und allmähliches Fortschreiten der Beeinträchtigungen im Rahmen einer manifesten Parkinson-Erkrankung
J
Kein Nachweis für eine gemischte Ätiologie, und der Beginn der Parkinson-Erkrankung liegt eindeutig vor dem Beginn der NCD
J
SCHWERE NCD, WAHRSCHEINLICH AUFGRUND EINER PARKINSON-ERKRANKUNG (Parkinson-Erkrankung zuerst codieren) (3.16.2)
N
N
N

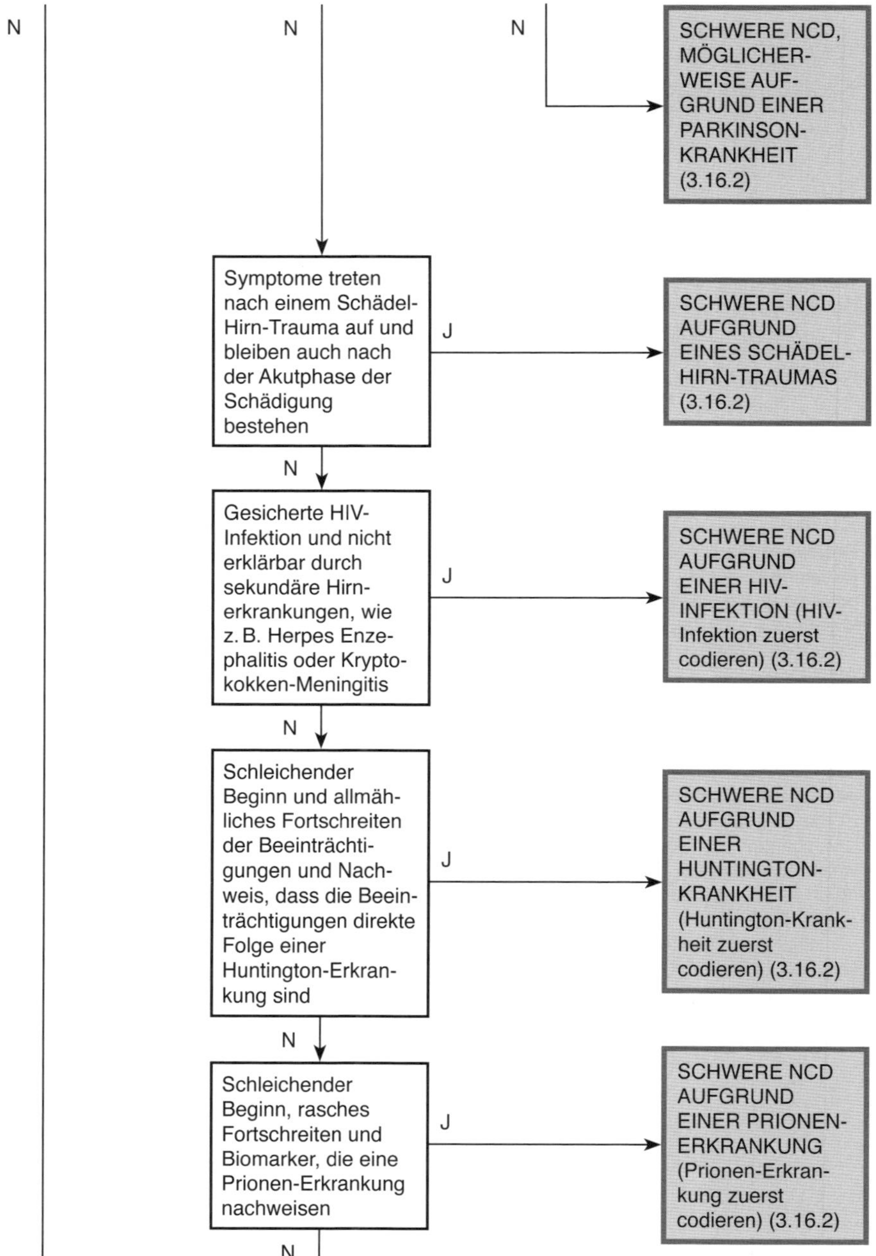
N
N
N
SCHWERE NCD, MÖGLICHERWEISE AUFGRUND EINER PARKINSON-KRANKHEIT (3.16.2)
Symptome treten nach einem Schädel-Hirn-Trauma auf und bleiben auch nach der Akutphase der Schädigung bestehen
J
SCHWERE NCD AUFGRUND EINES SCHÄDEL-HIRN-TRAUMAS (3.16.2)
N
Gesicherte HIV-Infektion und nicht erklärbar durch sekundäre Hirnerkrankungen, wie z. B. Herpes Enzephalitis oder Kryptokokken-Meningitis
J
SCHWERE NCD AUFGRUND EINER HIV-INFEKTION (HIV-Infektion zuerst codieren) (3.16.2)
N
Schleichender Beginn und allmähliches Fortschreiten der Beeinträchtigungen und Nachweis, dass die Beeinträchtigungen direkte Folge einer Huntington-Erkrankung sind
J
SCHWERE NCD AUFGRUND EINER HUNTINGTON-KRANKHEIT (Huntington-Krankheit zuerst codieren) (3.16.2)
N
Schleichender Beginn, rasches Fortschreiten und Biomarker, die eine Prionen-Erkrankung nachweisen
J
SCHWERE NCD AUFGRUND EINER PRIONEN-ERKRANKUNG (Prionen-Erkrankung zuerst codieren) (3.16.2)
N

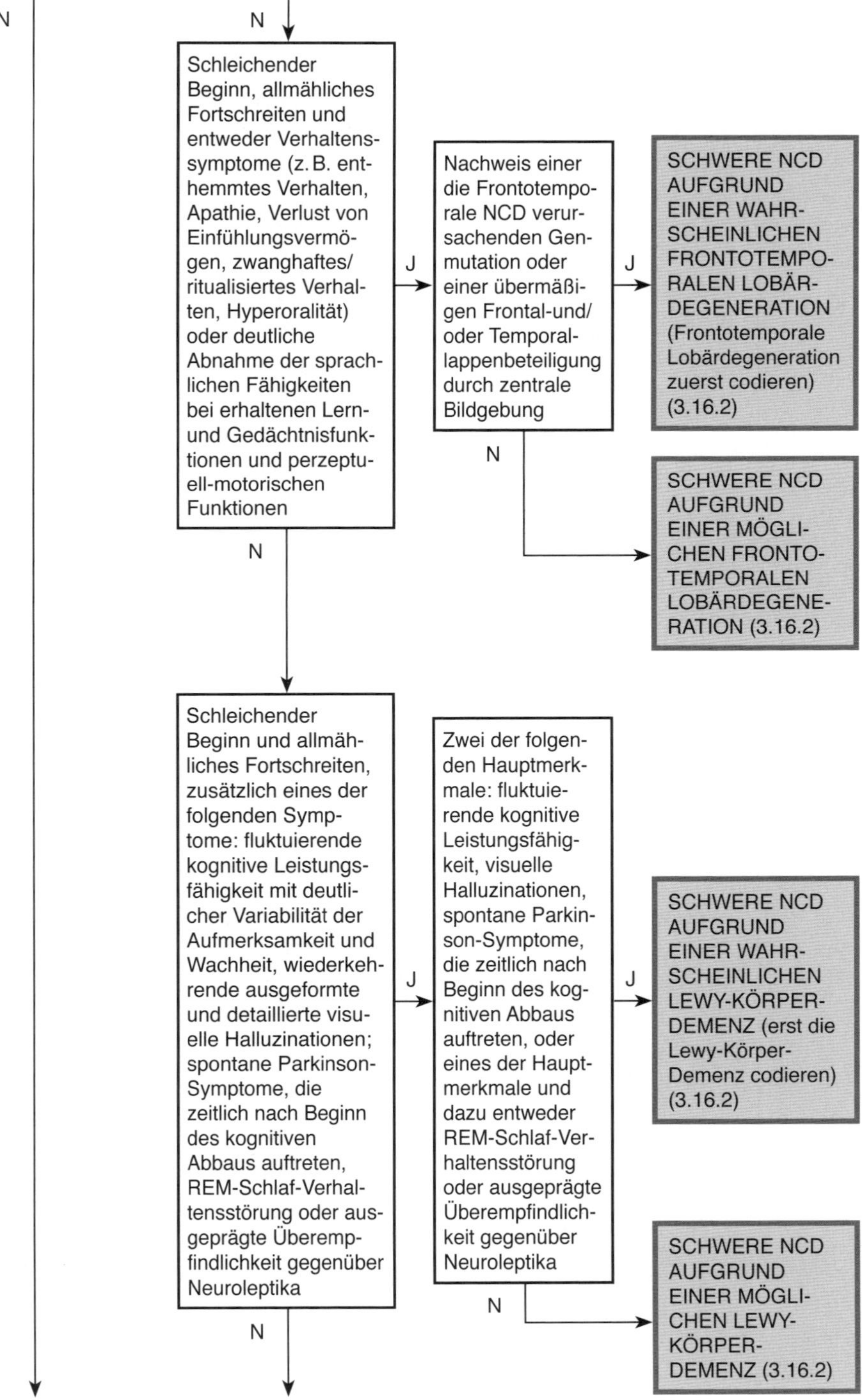
N
N
Schleichender Beginn, allmähliches Fortschreiten und entweder Verhaltenssymptome (z. B. enthemmtes Verhalten, Apathie, Verlust von Einfühlungsvermögen, zwanghaftes/ritualisiertes Verhalten, Hyperoralität) oder deutliche Abnahme der sprachlichen Fähigkeiten bei erhaltenen Lern- und Gedächtnisfunktionen und perzeptuell-motorischen Funktionen
J
Nachweis einer die Frontotemporale NCD verursachenden Genmutation oder einer übermäßigen Frontal-und/oder Temporallappenbeteiligung durch zentrale Bildgebung
J
SCHWERE NCD AUFGRUND EINER WAHRSCHEINLICHEN FRONTOTEMPORALEN LOBÄRDEGENERATION (Frontotemporale Lobärdegeneration zuerst codieren) (3.16.2)
N
SCHWERE NCD AUFGRUND EINER MÖGLICHEN FRONTOTEMPORALEN LOBÄRDEGENERATION (3.16.2)
N
Schleichender Beginn und allmähliches Fortschreiten, zusätzlich eines der folgenden Symptome: fluktuierende kognitive Leistungsfähigkeit mit deutlicher Variabilität der Aufmerksamkeit und Wachheit, wiederkehrende ausgeformte und detaillierte visuelle Halluzinationen; spontane Parkinson-Symptome, die zeitlich nach Beginn des kognitiven Abbaus auftreten, REM-Schlaf-Verhaltensstörung oder ausgeprägte Überempfindlichkeit gegenüber Neuroleptika
J
Zwei der folgenden Hauptmerkmale: fluktuierende kognitive Leistungsfähigkeit, visuelle Halluzinationen, spontane Parkinson-Symptome, die zeitlich nach Beginn des kognitiven Abbaus auftreten, oder eines der Hauptmerkmale und dazu entweder REM-Schlaf-Verhaltensstörung oder ausgeprägte Überempfindlichkeit gegenüber Neuroleptika
J
SCHWERE NCD AUFGRUND EINER WAHRSCHEINLICHEN LEWY-KÖRPER-DEMENZ (erst die Lewy-Körper-Demenz codieren) (3.16.2)
N
SCHWERE NCD AUFGRUND EINER MÖGLICHEN LEWY-KÖRPER-DEMENZ (3.16.2)
N

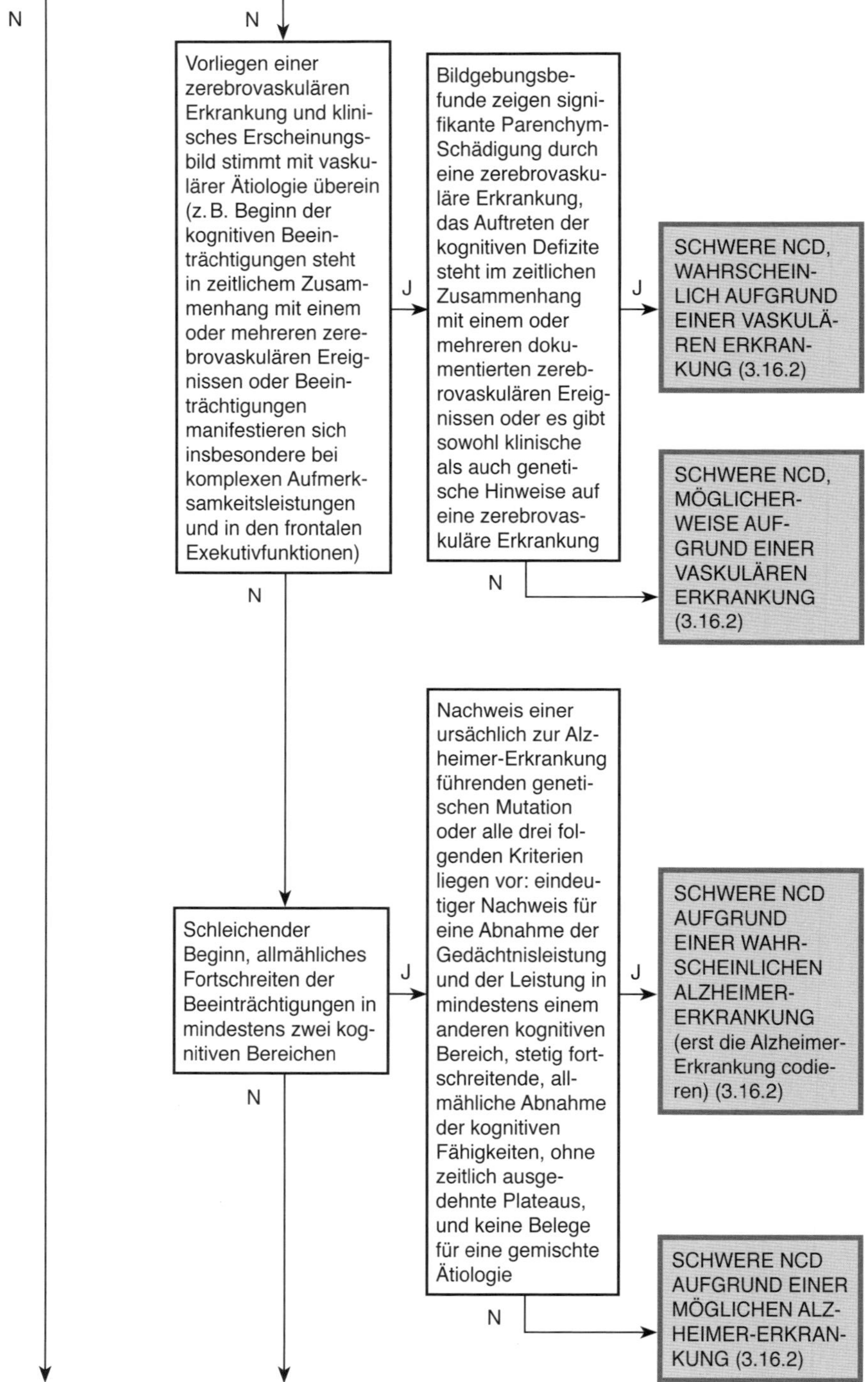
N
N
Vorliegen einer zerebrovaskulären Erkrankung und klinisches Erscheinungsbild stimmt mit vaskulärer Ätiologie überein (z. B. Beginn der kognitiven Beeinträchtigungen steht in zeitlichem Zusammenhang mit einem oder mehreren zerebrovaskulären Ereignissen oder Beeinträchtigungen manifestieren sich insbesondere bei komplexen Aufmerksamkeitsleistungen und in den frontalen Exekutivfunktionen)
J
Bildgebungsbefunde zeigen signifikante Parenchym-Schädigung durch eine zerebrovaskuläre Erkrankung, das Auftreten der kognitiven Defizite steht im zeitlichen Zusammenhang mit einem oder mehreren dokumentierten zerebrovaskulären Ereignissen oder es gibt sowohl klinische als auch genetische Hinweise auf eine zerebrovaskuläre Erkrankung
J
SCHWERE NCD, WAHRSCHEINLICH AUFGRUND EINER VASKULÄREN ERKRANKUNG (3.16.2)
N
SCHWERE NCD, MÖGLICHERWEISE AUFGRUND EINER VASKULÄREN ERKRANKUNG (3.16.2)
N
Schleichender Beginn, allmähliches Fortschreiten der Beeinträchtigungen in mindestens zwei kognitiven Bereichen
J
Nachweis einer ursächlich zur Alzheimer-Erkrankung führenden genetischen Mutation oder alle drei folgenden Kriterien liegen vor: eindeutiger Nachweis für eine Abnahme der Gedächtnisleistung und der Leistung in mindestens einem anderen kognitiven Bereich, stetig fortschreitende, allmähliche Abnahme der kognitiven Fähigkeiten, ohne zeitlich ausgedehnte Plateaus, und keine Belege für eine gemischte Ätiologie
J
SCHWERE NCD AUFGRUND EINER WAHRSCHEINLICHEN ALZHEIMER-ERKRANKUNG (erst die Alzheimer-Erkrankung codieren) (3.16.2)
N
SCHWERE NCD AUFGRUND EINER MÖGLICHEN ALZHEIMER-ERKRANKUNG (3.16.2)
N

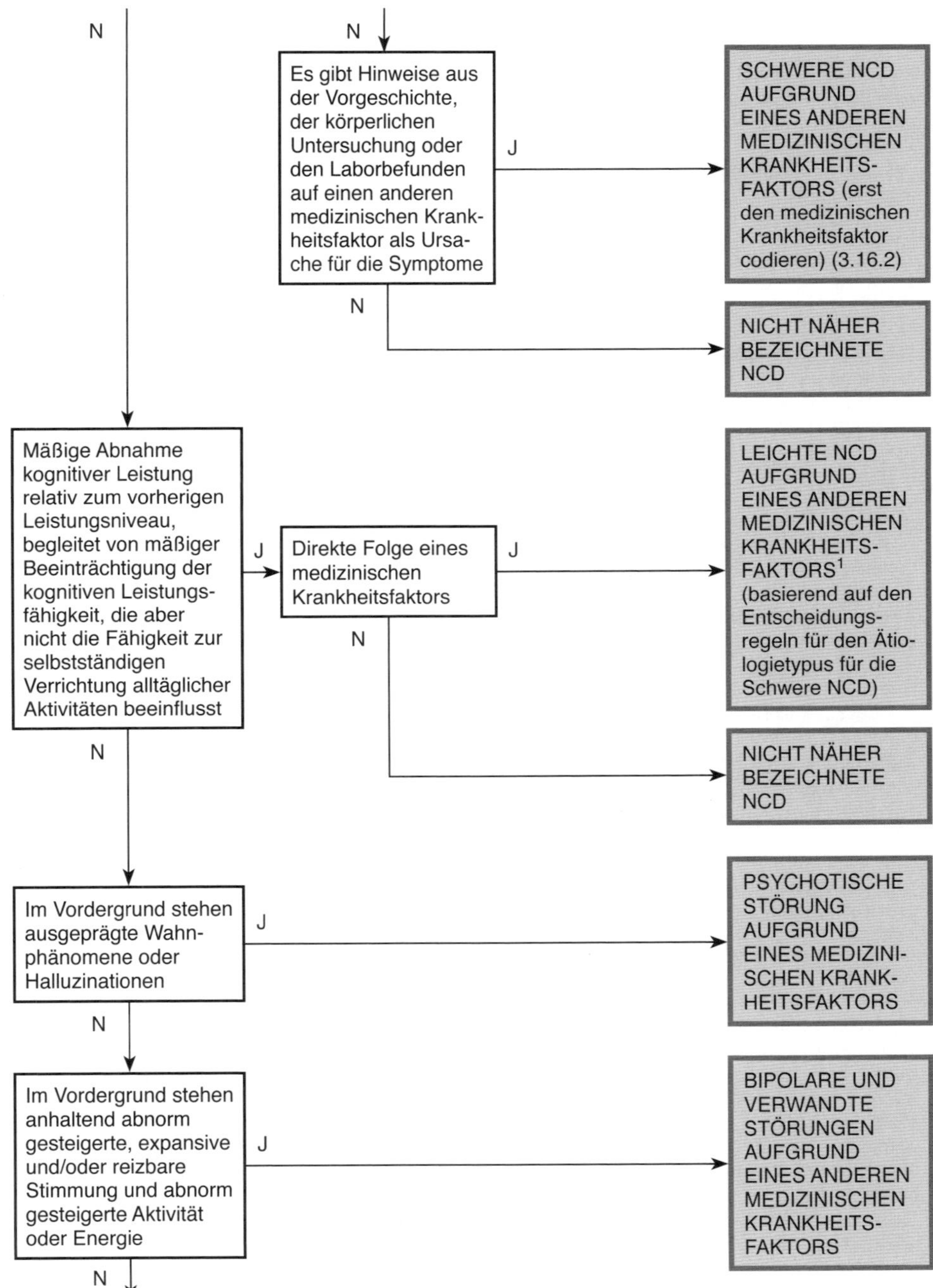

1 Zugunsten einer kurzen übersichtlichen Darstellung wurden die Entscheidungsschritte zur Bestimmung des Ätiologietypus der Leichten NCD in diesem Entscheidungsbaum nicht dargestellt. Die Entscheidungsregeln für die Schwere NCD und die DSM-5-Kriterien sind analog anwendbar.

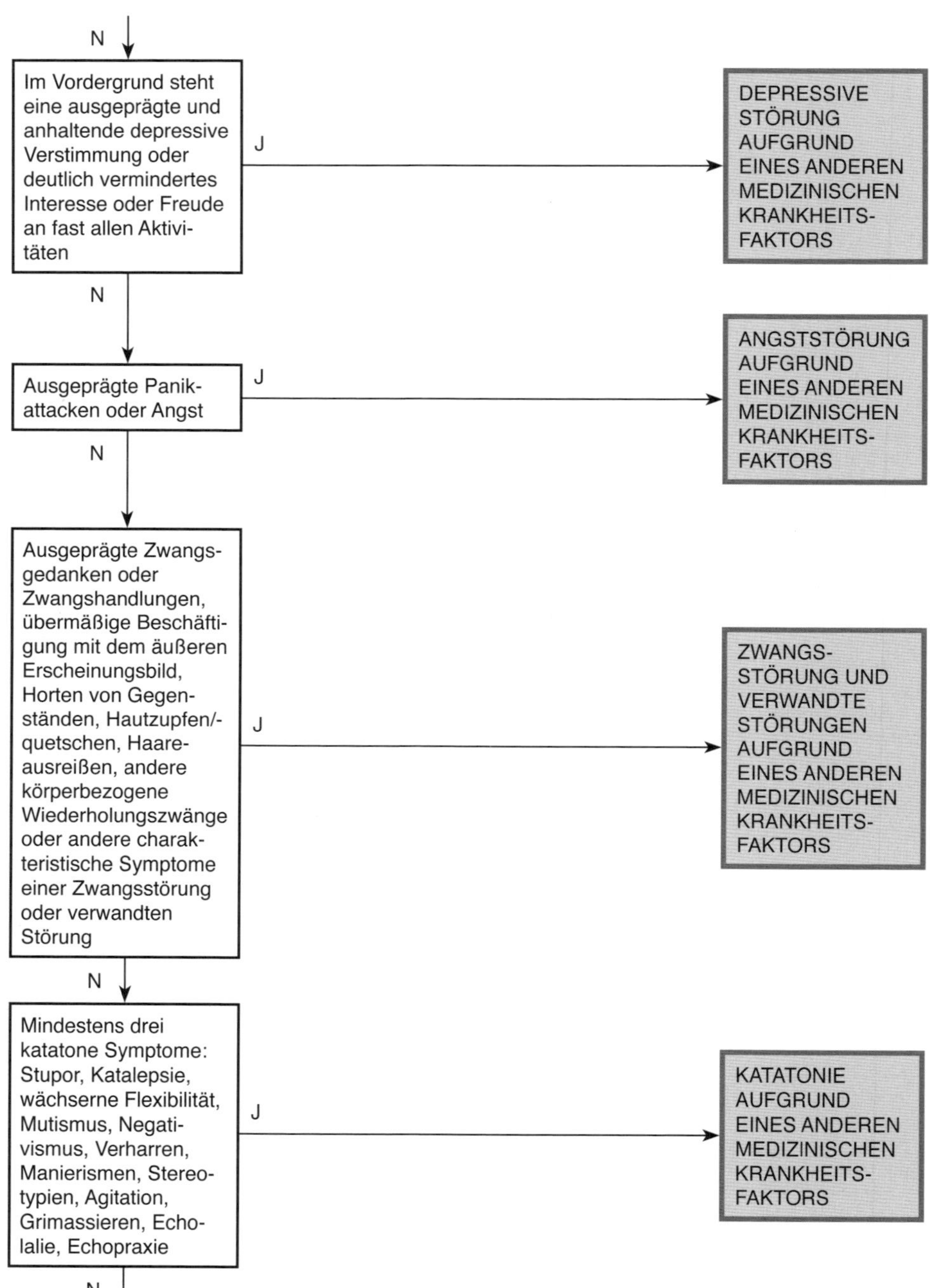
N
Im Vordergrund steht eine ausgeprägte und anhaltende depressive Verstimmung oder deutlich vermindertes Interesse oder Freude an fast allen Aktivitäten
J
DEPRESSIVE STÖRUNG AUFGRUND EINES ANDEREN MEDIZINISCHEN KRANKHEITSFAKTORS
N
Ausgeprägte Panikattacken oder Angst
J
ANGSTSTÖRUNG AUFGRUND EINES ANDEREN MEDIZINISCHEN KRANKHEITSFAKTORS
N
Ausgeprägte Zwangsgedanken oder Zwangshandlungen, übermäßige Beschäftigung mit dem äußeren Erscheinungsbild, Horten von Gegenständen, Hautzupfen/-quetschen, Haareausreißen, andere körperbezogene Wiederholungszwänge oder andere charakteristische Symptome einer Zwangsstörung oder verwandten Störung
J
ZWANGSSTÖRUNG UND VERWANDTE STÖRUNGEN AUFGRUND EINES ANDEREN MEDIZINISCHEN KRANKHEITSFAKTORS
N
Mindestens drei katatone Symptome: Stupor, Katalepsie, wächserne Flexibilität, Mutismus, Negativismus, Verharren, Manierismen, Stereotypien, Agitation, Grimassieren, Echolalie, Echopraxie
J
KATATONIE AUFGRUND EINES ANDEREN MEDIZINISCHEN KRANKHEITSFAKTORS
N

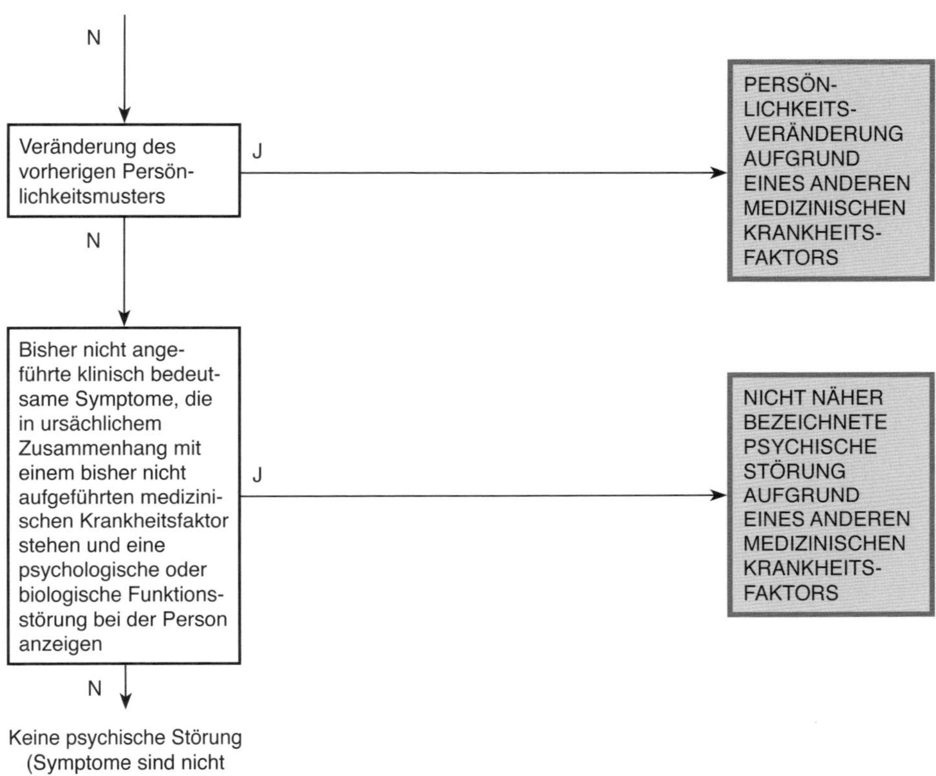
N
Veränderung des vorherigen Persönlichkeitsmusters
J
PERSÖNLICHKEITSVERÄNDERUNG AUFGRUND EINES ANDEREN MEDIZINISCHEN KRANKHEITSFAKTORS
N
Bisher nicht angeführte klinisch bedeutsame Symptome, die in ursächlichem Zusammenhang mit einem bisher nicht aufgeführten medizinischen Krankheitsfaktor stehen und eine psychologische oder biologische Funktionsstörung bei der Person anzeigen
J
NICHT NÄHER BEZEICHNETE PSYCHISCHE STÖRUNG AUFGRUND EINES ANDEREN MEDIZINISCHEN KRANKHEITSFAKTORS
N
Keine psychische Störung (Symptome sind nicht klinisch bedeutsam)

3 Differenzialdiagnostik nach Tabellen

Übersetzung:
Winfried Rief
Stefan Weyring

In Gegensatz zu den 29 Entscheidungsbäumen aus Kapitel 2, bei denen man symptomgeleitet vorgeht, stehen am Anfang der 66 differenzialdiagnostischen Tabellen in diesem Kapitel die DSM-5-Störungen selbst. Obwohl das Vorgehen, mit einer schnell getroffenen Diagnose anhand der Gestalt und des Eindrucks eines Patienten zu arbeiten, seine Risiken birgt, z. B. in der Form, dass der Kliniker sich vorzeitig gegenüber anderen gleichbedeutenden möglichen Diagnosen verschließt, wird diese Methode wahrscheinlich am meisten von erfahrenen Klinkern verwendet. Um sicherzustellen, dass man mit seiner für die Behandlung gestellten Diagnose die bestmögliche für die Symptome des Patienten getroffen hat, listen die störungsorientierten Differenzialdiagnostik-Tabellen alle weiteren Störungen auf, die wichtige Eigenschaften mit der Erstdiagnose teilen und so in Erwägung gezogen und gegebenenfalls ausgeschlossen werden können.

Der erste Schritt ist nun, diejenige(n) Tabelle(n) zur Differenzialdiagnostik zu finden, die mit unserer Erstdiagnose übereinstimmt bzw. übereinstimmen (oder mit den Erstdiagnosen, wenn mehrere Diagnosen anfänglich möglich scheinen). In der Auflistung am Ende dieser Einleitung sind die verschiedenen Tabellen nach der DSM-Klassifikation sortiert, sodass die passende Tabelle schneller gefunden werden kann. (Ein alphabetisches Verzeichnis aller differenzialdiagnostischen Tabellen ist im Anhang des Handbuchs angefügt). Jede störungsgeleitete Tabelle zur Differenzialdiagnostik in diesem Kapitel beinhaltet zwei Spalten. Der erste Eintrag in der linken Spalte jeder Tabelle fasst die Definition der zur Tabelle gehörigen Hauptstörung zusammen, um sie von den anderen Diagnosen in der Tabelle zu unterscheiden. Die linke Spalte führt zudem diejenigen Störungen (oder nichtpathologischen Symptome) auf, die der Hauptstörung der Tabelle ähnlich sind und somit in die Differenzialdiagnostik ein- oder aus der Differenzialdiagnostik ausgeschlossen werden müssen. Für jede Störung oder jedes nichtpathologische Symptom steht dann in dem dazugehörigen Eintrag in der rechten Spalte das diagnostische Merkmal, dass es von der Hauptstörung der Tabelle unterscheidet. Zum Beispiel schließt die Tabelle zur Differenzialdiagnostik von Störung mit Trennungsangst die Agoraphobie mit ein, weil sich Störung mit Trennungsangst und Agoraphobie Angst und Vermeidung als Symptome teilen und der Kliniker bei der Absicherung seiner Erstdiagnose (Störung mit Trennungsangst) die Agoraphobie als erklärende Störung in Betracht ziehen muss. Der zu Agoraphobie zugehörige Eintrag in der rechten

Spalte gibt an, wie man die beiden Störungen trennen kann: [Agoraphobie] ist gekennzeichnet durch Angst, in Situationen eingeschlossen oder handlungsunfähig zu sein, in denen eine Flucht im Falle des Auftretens panikähnlicher oder anderer stark beeinträchtigender Symptome schwierig wäre. Bei der Störung mit Trennungsangst bezieht sich die Angst auf die Trennung von wichtigen Bezugspersonen."

Manchmal mag es nicht offensichtlich erscheinen, welches Symptom oder welche Eigenschaft die anderen Störungen mit der Hauptstörung der Tabelle teilen, die ihr Erscheinen in der Tabelle rechtfertigen würde. In solchen Fällen beginnt der Eintrag in der rechten Spalte damit, dieses angeblich gemeinsame Symptom anzugeben. Zum Beispiel ist in die Tabelle zur Differenzialdiagnostik von der Störung mit Vermeidung oder Einschränkung der Nahrungsaufnahme (Tabelle 3.10.1) die Autismus-Spektrum-Störung mit aufgenommen, was rätselhaft erscheint, da restriktives Essverhalten nicht Teil der Definition der Autismus-Spektrum-Störung ist. Der Eintrag in der rechten Spalte beginnt deshalb mit der Feststellung, dass die Autismus-Spektrum-Störung „... gekennzeichnet sein [kann] durch rigides Essverhalten und erhöhte sensorische Sensitivitäten", was auch ein Symptom der Störung mit Vermeidung oder Einschränkung der Nahrungsaufnahme ist, und dann fortführend angibt, was die beiden Störungen unterscheidet: „Jedoch resultiert dies meist nicht in einem Ausmaß von Beeinträchtigung (z. B. Gewichtsverlust, Nährstoffmangel), welches für die Diagnose einer Störung mit Vermeidung oder Einschränkung der Nahrungsaufnahme erforderlich ist."

In einigen Tabellen wurden mehrere Störungen gruppiert, um die Anzahl der differenzialdiagnostischen Tabellen zu verringern. In manchen Tabellen, wie in Tabelle 3.2.1 (Schizophrenie oder Schizophreniforme Störung) und Tabelle 3.7.1 (Posttraumatische Belastungsstörung oder Akute Belastungsstörung), wurden Störungen gruppiert, weil sie nahezu alle Symptome teilen außer der Dauer (was auch in einer Fußnote erwähnt wird) und deshalb auch die gleichen Störungen für die Differenzialdiagnostik infrage kommen. Wiederum andere Tabellen, wie z. B. Tabelle 3.1.2 (Kommunikationsstörungen), umfassen alle Störungen dieser Gruppe, als ob es sich nur um ein einziges Störungsbild handeln würde. In solchen Tabellen wird bei einer Störung, die nur zum Ausschluss einer spezifischen Störung der diagnostischen Gruppe aufgenommen wurde, ein entsprechender Hinweis in Klammern ergänzt. Zum Beispiel bezieht sich in Tabelle 3.1.2, obwohl die meisten aufgenommenen Störungen auf alle Kommunikationsstörungen anzuwenden sind, die Autismus-Spektrum-Störung nur auf die Abklärung einer Sozialen (Pragmatischen) Kommunikationsstörung. Deswegen ist in dieser Zeile der Zusatz „(in Abgrenzung zur Sozialen [Pragmatischen] Kommunikationsstörung)" beigefügt, um anzuzeigen, dass diese Unterscheidung nur bei dieser Störung anzuwenden ist.

Einige Vorsichtsmaßnahmen sollten beachtet werden, wenn man mit den Tabellen arbeitet. Erstens sollte bedacht werden, dass, obwohl die Einträge in den Tabellen die Symptome herausgreifen, die zwischen den Störungen unterscheiden, sich nur in einer Minderheit von Fällen DSM-5-Störungen (z. B. Bipolar-I-Störung und Major Depression) per Definition gegenseitig ausschließen. Komorbidität ist sehr häufig gegeben. Somit sollten, soweit es nicht anders angegeben ist, beide, das heißt sowohl die Hauptdiagnose der Tabelle wie auch die darin zur Differenzialdiagnostik angegebene Störung, diagnostiziert werden, wenn für beide Störungen die Diagnosekriterien erfüllt werden.

Zweitens sind die dazugehörigen diagnostischen Kategorien der Anderen Näher Bezeichneten und Nicht Näher Bezeichneten Störung für die Differenzialdiagnostik sehr wichtig, obwohl sie in den Tabellen nicht mit aufgeführt werden. Jeder erfahrene Kliniker weiß, dass in der Komplexität der praktischen Arbeit viele Patienten mit einem Symptom-Mix kommen, der genau zwischen die so fein säuberlich definierten DSM-5-Störungen fällt. Viele Patienten zeigen nicht das klare Bild, das sich angenehmerweise dem Prototyp einer im DSM-5 beschriebenen Störung zuteilen ließe. Ganz im Gegenteil zeigen Patienten häufig klinische Symptome, die genau an der Grenze zwischen zwei Kriteriensets liegen oder die Kriterien mehrerer möglicher Störungen erfüllen. Es ist wichtig zu bemerken, wenn ein Patient an einer Grenze steht, und dieses anzuerkennen, anstatt ihn in eine Diagnose zu zwängen, die nicht gut passt. Solche Patienten benötigen eventuell verschiedene aufeinanderfolgende Behandlungen, um eine passende Diagnose zu finden und den richtigen Behandlungsplan aufzustellen.

Drittens sind die Tabellen sehr auf übergreifende Symptome ausgerichtet, da diese am einfachsten zu definieren und zu bewerten sind. Andere Faktoren, die bei der Differenzialdiagnostik hilfreich sein können, sind die Vorgeschichte des Patienten, eine Familienanamnese, der Krankheitsverlauf, biologische Testresultate oder das Ansprechen auf bisherige Behandlungen. Vor allem in zweifelhaften Fällen können solche Faktoren die Differenzialdiagnostik in die eine oder andere Richtung kippen lassen.

Differenzialdiagnostische Tabellen geordnet entsprechend der DSM-5-Klassifikation

Störungen der neuronalen und mentalen Entwicklung

3.1.1 Intellektuelle Beeinträchtigung (Intellektuelle Entwicklungsstörung)
3.1.2 Kommunikationsstörungen
3.1.3 Autismus-Spektrum-Störung
3.1.4 Aufmerksamkeitsdefizit-/Hyperaktivitätsstörung
3.1.5 Spezifische Lernstörung
3.1.6 Tic-Störungen

Schizophrenie-Spektrum und andere psychotische Störungen

3.2.1 Schizophrenie oder Schizophreniforme Störung
3.2.2 Schizoaffektive Störung
3.2.3 Wahnhafte Störung
3.2.4 Kurze Psychotische Störung
3.2.5 Nicht Näher Bezeichnete Katatonie

Bipolare und verwandte Störungen

3.3.1 Bipolar-I-Störung
3.3.2 Bipolar-II-Störung
3.3.3 Zyklothyme Störung

Depressive Störungen

3.4.1 Major Depression
3.4.2 Persistierende Depressive Störung (Dysthymie)
3.4.3 Prämenstruelle Dysphorische Störung
3.4.4 Disruptive Affektregulationsstörung

Angststörungen

3.5.1 Störung mit Trennungsangst
3.5.2 Selektiver Mutismus
3.5.3 Spezifische Phobie
3.5.4 Soziale Angststörung (Soziale Phobie)
3.5.5 Panikstörung
3.5.6 Agoraphobie
3.5.7 Generalisierte Angststörung

Zwangsstörung und verwandte Störungen

3.6.1 Zwangsstörung
3.6.2 Körperdysmorphe Störung
3.6.3 Pathologisches Horten
3.6.4 Trichotillomanie (Pathologisches Haareausreißen)
3.6.5 Dermatillomanie (Pathologisches Hautzupfen/-quetschen)

Trauma- und belastungsbezogene Störungen
3.7.1 Posttraumatische Belastungsstörung oder Akute Belastungsstörung
3.7.2 Anpassungsstörung

Dissoziative Störungen
3.8.1 Dissoziative Amnesie
3.8.2 Depersonalisations-/Derealisationsstörung

Somatische Belastungsstörung und verwandte Störungen
3.9.1 Somatische Belastungsstörung
3.9.2 Krankheitsangststörung
3.9.3 Konversionsstörung (Störung mit Funktionellen Neurologischen Symptomen)
3.9.4 Psychologische Faktoren, die eine Körperliche Krankheit Beeinflussen
3.9.5 Vorgetäuschte Störung

Fütter- und Essstörungen
3.10.1 Störung mit Vermeidung oder Einschränkung der Nahrungsaufnahme
3.10.2 Anorexia Nervosa
3.10.3 Bulimia Nervosa
3.10.4 Binge-Eating-Störung

Schlaf-Wach-Störungen
3.11.1 Insomnie
3.11.2 Hypersomnie

Sexuelle Funktionsstörungen
3.12.1 Sexuelle Funktionsstörungen

Geschlechtsdysphorie
3.13.1 Geschlechtsdysphorie

Disruptive, Impulskontroll- und Sozialverhaltensstörung
3.14.1 Störung mit Oppositionellem Trotzverhalten
3.14.2 Intermittierende Explosible Störung
3.14.3 Störung des Sozialverhaltens

Störungen im Zusammenhang mit psychotropen Substanzen und abhängigen Verhaltensweisen
3.15.1 Störungen durch Substanzkonsum (Substanzkonsumstörungen)
3.15.2 Störung durch Glücksspielen

Neurokognitive Störungen (NCD)
3.16.1 Delir
3.16.2 Schwere oder Leichte NCD

Persönlichkeitsstörungen

3.17.1 Paranoide Persönlichkeitsstörung
3.17.2 Schizoide Persönlichkeitsstörung
3.17.3 Schizotype Persönlichkeitsstörung
3.17.4 Antisoziale Persönlichkeitsstörung
3.17.5 Borderline-Persönlichkeitsstörung
3.17.6 Histrionische Persönlichkeitsstörung
3.17.7 Narzisstische Persönlichkeitsstörung
3.17.8 Vermeidend-Selbstunsichere Persönlichkeitsstörung
3.17.9 Dependente Persönlichkeitsstörung
3.17.10 Zwanghafte Persönlichkeitsstörung
3.17.11 Persönlichkeitsveränderung aufgrund eines Anderen Medizinischen Krankheitsfaktors

Paraphile Störungen

3.18.1 Paraphile Störungen

Störungen der neuronalen und mentalen Entwicklung

Übersetzung:
Hanna Christansen
Selina Türk

3.1.1 Differenzialdiagnose für Intellektuelle Beeinträchtigung (Intellektuelle Entwicklungsstörung)	
Intellektuelle Beeinträchtigung, die gekennzeichnet ist durch globale Defizite in intellektuellen Funktionen (wie Schlussfolgern, Problemlösen, Planen, abstraktes Denken, Urteilen, schulisches Lernen und Lernen aus Erfahrung) und Defiziten in der Anpassungsfähigkeit, wodurch entwicklungsbezogene und soziokulturelle Standards von Selbstständigkeit und sozialer Kompetenz nicht erreicht werden, muss abgegrenzt werden von …	Im Gegensatz zur Intellektuellen Beeinträchtigung …
Spezifische Lernstörung	Ist gekennzeichnet durch eine Beeinträchtigung, die auf einen spezifischen Bereich der schulischen Leistung (z. B. Lesen, Rechtschreibung, schriftlicher Ausdruck, Durchführung von arithmetischen Rechenaufgaben, mathematisches Schlussfolgern) begrenzt ist. Defizite im intellektuellen und adaptiven Verhalten sind nicht vorhanden.
Kommunikationsstörungen (d. h. Sprachstörung, Artikulationsstörung, Redeflussstörung mit Beginn in der Kindheit [Stottern], Soziale [Pragmatische] Kommunikationsstörung)	Diese sind durch Beeinträchtigungen charakterisiert, die auf Sprech- oder Sprachprobleme begrenzt sind. Defizite im intellektuellen und adaptiven Verhalten sind nicht vorhanden.

3.1.1 Differenzialdiagnose für Intellektuelle Beeinträchtigung (Intellektuelle Entwicklungsstörung) (Fortsetzung)	
Autismus-Spektrum-Störung	Diese ist durch das Vorhandensein anhaltender Defizite in der sozialen Kommunikation und sozialen Interaktion zusammen mit eingeschränkten, repetitiven Verhaltensmustern, Interessen oder Aktivitäten definiert. Wenngleich Beeinträchtigungen in den sozialkommunikativen Fertigkeiten bei der Intellektuellen Beeinträchtigung bestehen können, sind diese gleichwertig mit Defiziten anderer intellektueller Fertigkeiten. Die Intellektuelle Beeinträchtigung liegt häufig komorbid bei Autismus-Spektrum-Störungen vor, und wenn die Kriterien für beide erfüllt sind, sollten beide Diagnosen vergeben werden.
Schwere Neurokognitive Störung (NCD)	Diese ist gekennzeichnet durch eine erhebliche Abnahme kognitiver Leistung, relativ zum vorherigen Leistungsniveau in einem oder mehreren kognitiven Bereichen, wie exekutive Funktionen, Lernvermögen, Gedächtnis und Sprache. Sowohl die Schwere NCD als auch die Intellektuelle Beeinträchtigung können diagnostiziert werden, wenn der Beginn der intellektuellen und adaptiven Defizite in der frühen Entwicklungsphase liegt.
Grenzbereich der intellektuellen Leistungsfähigkeit	Ist gekennzeichnet durch einen geringeren Grad der intellektuellen Beeinträchtigung (typischerweise IQ um die 70) oder keine Probleme in den adaptiven Funktionen bei bestehenden bedeutsamen intellektuellen Beeinträchtigungen (z. B. IQ unter 70).

3.1.2 Differenzialdiagnose für Kommunikationsstörungen

Kommunikationsstörungen (d. h. Sprachstörung, Artikulationsstörung, Redeflussstörung mit Beginn in der Kindheit [Stottern], Soziale [Pragmatische] Kommunikationsstörung) müssen abgegrenzt werden von …	Im Gegensatz zu Kommunikationsstörungen …
Intellektuelle Beeinträchtigung (Intellektuelle Entwicklungsstörung)	Diese bezieht sich auf eine übergreifende Beeinträchtigung intellektueller Funktionen in Abgrenzung zu ausschließlichen Sprachbeeinträchtigungen. Eine Kommunikationsstörung kann auch dann diagnostiziert werden, wenn die Sprachprobleme über diejenigen hinausgehen, die üblicherweise mit Intellektueller Beeinträchtigung verbunden sind.
Kommunikationsschwierigkeiten in Bezug auf Hörbeeinträchtigungen, neurologische Defizite (z. B. Landau-Kleffner-Syndrom), eine motorische Störung (z. B. Dysarthrie) oder ein strukturelles Defizit (z. B. Gaumenspalte)	Diese sind auf Hörschäden, ein neurologisches Defizit, eine motorische Störung oder ein strukturelles Defizit zurückzuführen und gehen nicht über die Probleme, die bei sensorischen oder sprachmotorischen Defiziten auftreten, hinaus. Eine Kommunikationsstörung kann diagnostiziert werden, wenn die Kommunikationsprobleme über die üblicherweise mit dem Defizit oder der Störung verbundenen Kommunikationsprobleme hinausgehen.
Selektiver Mutismus	Dieser ist durch fehlendes Sprechen in einigen Situationen (z. B. in der Schule, mit Fremden) gekennzeichnet, wohingegen das Kind in „sicheren" Situationen normal spricht (z. B. zu Hause). Bei einer Kommunikationsstörung liegen die Probleme konsistent situationsübergreifend vor. Einige Kinder mit Kommunikationsstörungen können einen Selektiven Mutismus entwickeln, da ihnen die sprachlichen Defizite peinlich sind.

3.1.2 Differenzialdiagnose für Kommunikationsstörungen (Fortsetzung)	
Tourette-Störung (in Abgrenzung zur Redeflussstörung mit Beginn in der Kindheit)	Ist gekennzeichnet durch vokale Tics und wiederholte Lautäußerungen, die sich durch ihre Art und das zeitliche Ablaufmuster von den sich wiederholenden Lauten bei der Redeflussstörung mit Beginn in der Kindheit unterscheiden. Letztere zeichnen sich aus durch Wortunterbrechungen (d. h. Pausen innerhalb eines Wortes), hörbares oder stummes Blockieren (d. h. ausgefüllte oder unausgefüllte Sprechpausen), Umschreibungen (d. h. Wortsubstitutionen, um problematische Wörter zu umgehen), unter starker physischer Anspannung herausgepresste Wörter und Wiederholungen ganzer einsilbiger Wörter (z. B. „Ich ich ich ich sehe ihn“).
Autismus-Spektrum-Störung (in Abgrenzung zur Sozialen [Pragmatischen] Kommunikationsstörung)	Ist gekennzeichnet durch eingeschränkte, repetitive Verhaltensmuster, Interessen oder Aktivitäten zusätzlich zu sozial-kommunikativen Defiziten, wohingegen bei der Sozialen (Pragmatischen) Kommunikationsstörung eingeschränkte, repetitive Verhaltensmuster, Interessen oder Aktivitäten nicht vorhanden sind.
Soziale Angststörung (Soziale Phobie) (in Abgrenzung von der Sozialen [Pragmatischen] Kommunikationsstörung)	Ist gekennzeichnet durch das Fehlen angemessen entwickelter sozialer Kommunikationsfähigkeiten aufgrund von Angst, Furcht oder Belastung durch soziale Interaktionen. Bei der Sozialen (Pragmatischen) Kommunikationsstörung lagen diese Fähigkeiten nie vor.
Normale Redeflussstörungen oder Artikulationsschwierigkeiten bei jungen Kindern	Diese sind entwicklungsangemessen.

3.1.3 Differenzialdiagnose für die Autismus-Spektrum-Störung	
Die Autismus-Spektrum-Störung, die gekennzeichnet ist durch anhaltende Defizite in der sozialen Kommunikation und sozialen Interaktion über verschiedene Kontexte hinweg, begleitet von eingeschränkten, repetitiven Verhaltensmustern, Interessen oder Aktivitäten, muss abgegrenzt werden von …	Im Gegensatz zur Autismus-Spektrum-Störung …
Rett-Syndrom	Beinhaltet Unterbrechungen sozialer Interaktionen während der regressiven Phase dieser neurologischen Erkrankung (d. h. zwischen dem Alter von 1 und 4 Jahren), die auch durch eine Verlangsamung des Kopfwachstums, den Verlust der Handbewegungen und schlechte Koordination gekennzeichnet sind.
Schizophrenie	Schizophrenie mit Beginn in der Kindheit entwickelt sich gewöhnlich nach einer Phase der normalen oder nahezu normalen Entwicklung. In der prodromalen Phase der Schizophrenie können soziale Beeinträchtigungen und unübliche Interessen und Überzeugungen auftreten, die mit sozialen Defiziten der Autismus-Spektrum-Störung verwechselt werden könnten. Halluzinationen und Wahn, die charakteristischen Merkmale einer Schizophrenie, treten bei der Autismus-Spektrum-Störung nicht auf.
Selektiver Mutismus	Ist gekennzeichnet durch eine normale frühe Entwicklung und durch angemessene soziale Kommunikationsfähigkeiten in bestimmten „sicheren“ Kontexten und Situationen (z. B. zu Hause mit den Eltern).
Sprachstörung	Ist gekennzeichnet durch das Fehlen qualitativer Beeinträchtigungen in sozialen Situationen, und das Interessens- und Verhaltensspektrum der Person ist nicht eingeschränkt.
Soziale (Pragmatische) Kommunikationsstörung	Ist gekennzeichnet durch Beeinträchtigungen in der sozialen Kommunikation und sozialen Interaktion ohne die eingeschränkten und repetitiven Verhaltensmuster oder Interessen, die für die Autismus-Spektrum-Störung charakteristisch sind.

3.1.3 Differenzialdiagnose für die Autismus-Spektrum-Störung (Fortsetzung)	
Intellektuelle Beeinträchtigung (Intellektuelle Entwicklungsstörung)	Umfasst generelle Beeinträchtigungen in intellektuellen Funktionen; es gibt keine Diskrepanz zwischen dem Niveau der sozial-kommunikativen Fähigkeiten und anderen intellektuellen Fähigkeiten. Die Diagnose einer Autismus-Spektrum-Störung bei Personen mit einer Intellektuellen Beeinträchtigung ist dann angemessen, wenn die soziale Kommunikation und Interaktion im Verhältnis zu den dem Entwicklungsstand angemessenen nonverbalen Fähigkeiten bedeutsam beeinträchtigt sind.
Stereotype Bewegungsstörung	Diese tritt ohne Beeinträchtigungen der sozialen Interaktion und Sprachentwicklung auf. Die Stereotype Bewegungsstörung wird in der Regel nicht diagnostiziert, wenn die Stereotypien Teil der Autismus-Spektrum-Störung sind; wenn allerdings die Stereotypien zu Selbstverletzungen führen und einen Behandlungsfokus darstellen, können beide Diagnosen angemessen sein.

3.1.4 Differenzialdiagnose für die Aufmerksamkeitsdefizit-/Hyperaktivitätsstörung

Die Aufmerksamkeitsdefizit-/Hyperaktivitätsstörung (ADHS), die gekennzeichnet ist durch Symptome von Unaufmerksamkeit, Hyperaktivität und Impulsivität, welche mit dem Entwicklungsstand unvereinbar sind und sich negativ auf soziale und schulische/berufliche Aktivitäten auswirken, muss abgegrenzt werden von …	Im Gegensatz zur Aufmerksamkeitsdefizit-/Hyperaktivitätsstörung …
Normative Verhaltensweisen aktiver Kinder	Sind mit dem Entwicklungsstand des Kindes vereinbar.
Unterstimulierende Umgebungen	Führen zu Unaufmerksamkeit in Zusammenhang mit Langeweile.
Störung mit Oppositionellem Trotzverhalten	Kann gekennzeichnet sein durch Widerstand gegenüber Arbeiten oder schulischen Aufgaben aufgrund einer Weigerung, sich den Forderungen anderer anzupassen, die begleitet wird von Negativität, Feindseligkeit und Trotz. Bei ADHS hingegen besteht die Abneigung gegen schulische oder geistig anspruchsvolle Aufgaben aufgrund von Schwierigkeiten, geistige Anstrengungen durchzuhalten, des Vergessens von Instruktionen und Impulsivität.
Intermittierende Explosible Störung	Ist ebenfalls gekennzeichnet durch ein hohes Maß an impulsiven Verhaltensweisen, aber anders als bei ADHS gibt es Episoden ernsthafter Aggression gegenüber anderen. Eine zusätzliche Diagnose einer Intermittierenden Explosiblen Störung kann vergeben werden, wenn die wiederholten impulsiven aggressiven Ausbrüche über das übliche bei ADHS vorkommende Maß hinausgehen und eine unabhängige klinische Beachtung rechtfertigen.
Störung des Sozialverhaltens	Kann durch ein hohes Impulsivitätsniveau gekennzeichnet sein, aber es ist auch ein Muster antisozialen Verhaltens vorhanden.

3.1.4 Differenzialdiagnose für die Aufmerksamkeitsdefizit-/ Hyperaktivitätsstörung (Fortsetzung)	
Stereotype Bewegungsstörung	Ist gekennzeichnet durch repetitive motorische Verhaltensweisen, die der erhöhten motorischen Aktivität bei ADHS ähneln können. In Abgrenzung zur ADHS ist das motorische Verhalten allerdings fixiert und repetitiv (z. B. wiegende Körperbewegungen, Sich-Beißen), wohingegen Zappeligkeit und Unruhe bei ADHS typischerweise generalisiert sind.
Spezifische Lernstörung	Kann gekennzeichnet sein durch unaufmerksames Verhalten aufgrund von Frustration, mangelndem Interesse oder begrenzten Fähigkeiten. Die Unaufmerksamkeit bei Personen mit Spezifischer Lernstörung, die keine ADHS haben, ist außerhalb der Schule nicht beeinträchtigend.
Intellektuelle Beeinträchtigung (Intellektuelle Entwicklungsstörung)	Kann gekennzeichnet sein durch Symptome der Unaufmerksamkeit, Hyperaktivität und Impulsivität bei Kindern, die hinsichtlich ihrer intellektuellen Fähigkeiten schulisch überfordert sind. Personen mit Intellektueller Beeinträchtigung ohne ADHS zeigen bei nichtschulischen Aufgaben keine Symptome. Die Diagnose einer ADHS bei Personen mit einer Intellektuellen Beeinträchtigung erfordert, dass die Unaufmerksamkeit oder Hyperaktivität für das Entwicklungsalter übermäßig stark ausgeprägt sind.
Autismus-Spektrum-Störung	Kann gekennzeichnet sein durch soziales Desinteresse und soziale Isolation aufgrund von Defiziten in der sozialen Kommunikation wie auch durch Wutanfälle aufgrund einer Unfähigkeit, Abweichungen von erwarteten Ereignisabläufen zu tolerieren. Die sozialen Dysfunktionen und die Ablehnung durch Gleichaltrige bei ADHS stehen im Zusammenhang mit den Symptomen der Unaufmerksamkeit und Hyperaktivität, und die unangemessenen Verhaltensweisen und die Wutanfälle gehen auf die Impulsivität oder mangelnde Selbstkontrolle zurück.

3.1.4 Differenzialdiagnose für die Aufmerksamkeitsdefizit-/ Hyperaktivitätsstörung (Fortsetzung)	
Beziehungsstörung mit Enthemmung	Ist gekennzeichnet durch sozial enthemmtes Verhalten, aber nicht durch das Vollbild der ADHS-Symptomatik. Kinder mit einer Beziehungsstörung mit Enthemmung haben eine Vorgeschichte von extrem unzureichender Fürsorge.
Disruptive Affektregulationsstörung	Ist gekennzeichnet durch eine durchgängige Reizbarkeit und Intoleranz gegenüber Frustration. Unter Berücksichtigung der Tatsache, dass die Mehrzahl der Kinder und Jugendlichen mit Disruptiver Affektregulationsstörung auch Symptome aufweisen, die die Kriterien einer ADHS erfüllen, kann eine zusätzliche Diagnose vergeben werden.
Angststörungen	Können gekennzeichnet sein durch Symptome von Unaufmerksamkeit aufgrund von Furcht, Sorgen und Grübeln. Bei ADHS tritt die Unaufmerksamkeit auf, da die Person sich von äußeren Reizen oder neuen Aktivitäten angezogen fühlt oder in als angenehm erlebte Aktivitäten vertieft ist.
Major Depression	Kann durch Konzentrationsstörungen gekennzeichnet sein, allerdings treten die Konzentrationsschwierigkeiten nur während Episoden der Major Depression auf.
Bipolar-I- und Bipolar-II-Störung	Können gekennzeichnet sein durch gesteigerte Aktivität, Konzentrationsschwierigkeiten, erhöhte Impulsivität und Ablenkbarkeit, aber diese Merkmale treten episodisch, jeweils einige Tage bis Wochen, auf. Zudem werden die Symptome von gehobener oder reizbarer Stimmung, Größenideen und anderen spezifischen bipolaren Symptomen begleitet. Wenngleich Individuen mit ADHS bedeutsame Stimmungsschwankungen innerhalb eines Tages aufweisen können, lassen sich diese Schwankungen von einer manischen oder hypomanen Episode abgrenzen, die mindestens eine Woche (oder 4 Tage bei einer hypomanen Episode) lang anhalten müssen, um einen klinischen Indikator für eine Bipolar-I- oder Bipolar-II-Störung darzustellen.

3.1.4 Differenzialdiagnose für die Aufmerksamkeitsdefizit-/ Hyperaktivitätsstörung (Fortsetzung)	
Borderline-, Antisoziale und Narzisstische Persönlichkeitsstörung	Weisen im Erscheinungsbild ebenfalls Desorganisation, soziale Aufdringlichkeit, emotionale und kognitive Dysregulation auf. Diese Störungen können von ADHS durch zusätzliche maladaptive Merkmale abgegrenzt werden, wie z. B. selbstverletzendes oder antisoziales Verhalten, Angst vor dem Verlassenwerden und fehlende Empathie. Wenn sowohl die Kriterien für ADHS und eine Persönlichkeitsstörung erfüllt sind, können beide Diagnosen vergeben werden.
Medikamenteninduzierte ADHS-Symptome	Sind gekennzeichnet durch Symptome von Unaufmerksamkeit, Hyperaktivität oder Impulsivität aufgrund von Medikamenten (z. B. Bronchospasmolytika, Isoniazid, Neuroleptika [mit daraus resultierender Akathisie], Schilddrüsenhormone), die remittieren, wenn die Medikamente abgesetzt werden. Eine ADHS wird nicht diagnostiziert, wenn die Symptome ausschließlich während der Medikamenteneinnahme auftreten.
Neurokognitive Störungen (NCD)	Können durch kognitive Beeinträchtigungen ähnlich derjenigen wie bei ADHS gekennzeichnet sein; sie können durch das typischerweise höhere Alter, in dem sie beginnen, abgegrenzt werden.

3.1.5 Differenzialdiagnose für die Spezifische Lernstörung	
Die Spezifische Lernstörung, die gekennzeichnet ist durch Schwierigkeiten beim Erlernen und in der Anwendung von schulischen Fertigkeiten (z. B. Lesen, Rechtschreibung, schriftlicher Ausdruck, Durchführung von arithmetischen Rechenaufgaben, mathematisches Schlussfolgern), muss abgegrenzt werden von …	Im Gegensatz zur Spezifischen Lernstörung …
Normale Schwankungen bei schulischen Leistungen	Resultieren nicht in klinisch bedeutsamen Beeinträchtigungen der schulischen Leistung, beruflicher Leistung oder Alltagsaktivitäten, die diese schulischen Fertigkeiten erfordern; die beeinträchtigten schulischen Fertigkeiten sind nicht substanziell und quantifiziert unterhalb derer, die gemäß dem chronologischen Alter der Person zu erwarten wären (basierend auf angemessenen standardisierten Messverfahren); oder die Schwierigkeiten lassen bei angemessenen Interventionen, die die bestehenden Defizite fördern, nach.
Schwache schulische Leistung aufgrund fehlender Möglichkeiten, schlechtem Unterricht oder Lernens in einer Fremdsprache	Stellen Faktoren außerhalb der Person dar und sind somit nicht indikativ für eine interne Funktionsstörung. Um die Diagnose einer Spezifischen Lernstörung zu rechtfertigen, müssen die Lernschwierigkeiten bei adäquaten Bildungsmöglichkeiten, bei gleichen Lern- und Instruktionsbedingungen wie bei der Peergruppe und bei Sprachkompetenz in der Unterrichtssprache bestehen.
Schwache schulische Leistung aufgrund von beeinträchtigtem Seh- oder Hörvermögen oder anderen neurologischen Defiziten	Ist in einem Ausmaß vorhanden, das aufgrund der sensorischen oder neurologischen Defizite zu erwarten wäre. Eine Spezifische Lernstörung kann dennoch diagnostiziert werden, wenn die schulischen Schwierigkeiten nicht ausreichend durch die bestehenden sensorischen oder neurologischen Defizite erklärt werden.

3.1.5 Differenzialdiagnose für die Spezifische Lernstörung (Fortsetzung)	
Intellektuelle Beeinträchtigung (Intellektuelle Entwicklungsstörung)	Stellt eine übergreifende Beeinträchtigung in intellektuellen Funktionen dar, die nicht auf bestimmte schulische Fertigkeiten beschränkt ist. Eine Spezifische Lernstörung kann bei bestehender Intellektueller Beeinträchtigung diagnostiziert werden, wenn die Lernschwierigkeiten über die üblicherweise mit der Intellektuellen Beeinträchtigung verbundenen Schwierigkeiten hinausgehen.
Autismus-Spektrum-Störung	Beinhaltet anhaltende Defizite in der sozialen Kommunikation und sozialen Interaktion, begleitet von eingeschränkten, repetitiven Verhaltensmustern, Interessen oder Aktivitäten; diese Defizite und Verhaltensmuster sind nicht auf bestimmte schulische Fertigkeiten beschränkt.
Kommunikationsstörungen	Sind durch Beeinträchtigungen in der Sprach- oder Sprechfähigkeit gekennzeichnet, die nicht auf bestimmte schulische Fertigkeiten beschränkt sind, wie z. B. Lesen oder Schreiben.
Schwere Neurokognitive Störung (NCD)	Die Schwierigkeiten zeigen sich in einer deutlichen Verschlechterung eines vorherigen Zustands, wohingegen bei der Spezifischen Lernstörung die Schwierigkeiten während der Entwicklungsphase auftreten und keinen Verlust bereits erworbener Fertigkeiten darstellen.
Aufmerksamkeitsdefizit-/Hyperaktivitätsstörung	Ist gekennzeichnet durch Probleme, die Schwierigkeiten bei der Anwendung von schulischen Leistungen widerspiegeln, und zwar eher aufgrund von Unaufmerksamkeit, Hyperaktivität und/oder Impulsivität und nicht durch Schwierigkeiten beim Erwerb schulischer Fertigkeiten.

3.1.5 Differenzialdiagnose für die Spezifische Lernstörung (Fortsetzung)	
Schizophrenie	Damit im Zusammenhang stehende schulische Schwierigkeiten und Schwierigkeiten in der kognitiven Verarbeitung können in einer oft schnellen Verschlechterung der schulischen Funktionsfähigkeit resultieren, welche ihren Beginn in der Adoleszenz oder im frühen Erwachsenenalter hat. Dagegen treten die Lernschwierigkeiten bei der Spezifischen Lernstörung währen der Grundschulzeit zutage, wenn die Kinder Lesen, Rechtschreibung, Schreiben und Mathematik lernen müssen.

3.1.6 Differenzialdiagnose für Tic-Störungen	
Tic-Störungen (d. h. Tourette-Störung, Persistierende [Chronische] Motorische oder Vokale Tic-Störung oder Vorläufige Tic-Störung), die gekennzeichnet sind durch plötzliche, schnelle, sich wiederholende, unrhythmische motorische Bewegungen oder Lautäußerungen, müssen abgegrenzt werden von …	Im Gegensatz zu Tic-Störungen …
Choreaforme Bewegungen in Verbindung mit neurologischen oder anderen medizinischen Krankheitsfaktoren	Sind gekennzeichnet durch schnelle, zufällige, andauernde, abrupte, unregelmäßige, unvorhersehbare, nichtstereotype Bewegungen, die gewöhnlich beidseitig auftreten und alle Körperregionen betreffen (d. h. Gesicht, Rumpf und Gliedmaßen).
Dystone Bewegungen in Verbindung mit neurologischen oder anderen medizinischen Krankheitsfaktoren	Sind gekennzeichnet durch simultan anhaltende Muskelkontraktionen der Agonisten und Antagonisten, was eine verdrehte Körperhaltung oder Bewegung von Körperteilen zur Folge hat.
Myoklonus	Ist gekennzeichnet durch plötzliche einseitige Bewegungen, die häufig unrhythmisch sind, sich durch Bewegung verschlechtern und im Schlaf auftreten können. Myoklonien unterscheiden sich von Tics durch ihre Schnelligkeit, ihre mangelnde Unterdrückbarkeit und durch fehlende vorausgehende Drangempfindungen.
Tics, die durch Substanzen oder Medikamente verursacht werden	Remittieren, wenn die Substanz oder das Medikament (z. B. Stimulanz) abgesetzt wird, und werden als Nicht Näher Bezeichnete Störung im Zusammenhang mit einer Substanz oder als Andere Medikamenteninduzierte Bewegungsstörung diagnostiziert.
Stereotype Bewegungsstörung oder Stereotypien bei Autismus-Spektrum-Störung	Sind gekennzeichnet durch nichtfunktionale, normalerweise rhythmische, scheinbar zielgerichtete Verhaltensweisen, die in der Regel komplexer als Tics sind.

3.1.6 Differenzialdiagnose für Tic-Störungen (Fortsetzung)	
Zwangshandlungen bei der Zwangsstörung	Treten als Reaktion auf einen Zwangsgedanken oder entsprechend rigide angewendeter Regeln auf.
Schizophrenie	Kann gekennzeichnet sein durch desorganisierte oder bizarre Lautäußerungen oder Verhaltensweisen, die von anderen charakteristischen Symptomen begleitet werden (z. B. Wahn, Negativsymptome) und einen charakteristischen Verlauf aufweisen (z. B. deutliche Abnahme der Funktionsfähigkeit).

Schizophrenie-Spektrum und andere psychotische Störungen

Übersetzung:
Anna de Matos Marques
Tania Lincoln
Stephanie Mehl

3.2.1 Differenzialdiagnose für Schizophrenie oder Schizophreniforme Störung[a]	
Schizophrenie und Schizophreniforme Störung, die gekennzeichnet sind durch über Monate anhaltende Symptome (mindestens 6 Monate für Schizophrenie und zwischen 1 und 6 Monaten für eine Schizophreniforme Störung), welche wichtige Funktionsbereiche in bedeutsamer Weise beeinträchtigen und mindestens 1 Monat floride Phasen psychotischer Symptomatik beinhalten, müssen abgegrenzt werden von ...	Im Gegensatz zur Schizophrenie oder Schizophreniformen Störung ...
Psychotische Störung aufgrund eines Medizinischen Krankheitsfaktors, Delir oder Schwere Neurokognitive Störung (NCD) aufgrund eines Anderen Medizinischen Krankheitsfaktors	Erfordert das Vorhandensein eines ätiologischen medizinischen Krankheitsfaktors. Eine Schizophrenie oder Schizophreniforme Störung wird nicht diagnostiziert, wenn die psychotischen Symptome vollständig Folge der direkten physiologischen Wirkungen eines anderen medizinischen Krankheitsfaktors sind.
Substanz-/Medikamenteninduzierte Psychotische Störung, Substanz-/Medikamenteninduzierte NCD, Substanzintoxikationsdelir, Substanzentzugsdelir, Medikamenteninduziertes Delir, Substanzintoxikation oder Substanzentzug	Erfordert, dass die psychotischen Symptome durch Substanzgebrauch ausgelöst und aufrechterhalten werden (einschließlich medikamentöser Nebenwirkungen). Eine Schizophrenie oder Schizophreniforme Störung wird nicht diagnostiziert, wenn die psychotischen Symptome vollständig Folge der direkten physiologischen Wirkungen einer Substanz (einschließlich Medikamente) sind.

[a] Schizophrenie und Schizophreniforme Störung haben im Wesentlichen dieselbe Differenzialdiagnose und wurden daher zum Zweck dieser Tabelle zur Differenzialdiagnose kombiniert. Sie werden primär aufgrund der Dauer der Symptome voneinander abgegrenzt. Bei der Schizophreniformen Störung beträgt die Dauer 1 bis 6 Monate. Bei Schizophrenie beträgt die Dauer 6 Monate oder länger.

3.2.1 Differenzialdiagnose für Schizophrenie oder Schizophreniforme Störung (Fortsetzung)	
Schizoaffektive Störung	Ist gekennzeichnet durch Symptome, die die Kriterien einer Episode einer Major Depression oder einer manischen Episode erfüllen, und die affektiven Episoden sind während der meisten Zeit der Gesamtdauer der floriden und residualen Phasen der Erkrankung vorhanden. Bei Schizophrenie und Schizophreniformer Störung waren die affektiven Episoden während eines geringen Anteils der Gesamtdauer der floriden und residualen Perioden der Erkrankung vorhanden.
Major Depression mit Psychotischen Merkmalen, Bipolar-I- oder Bipolar-II-Störung mit Psychotischen Merkmalen, Katatonie in Verbindung mit einer Major Depression oder Katatonie in Verbindung mit einer Bipolar-I- oder Bipolar-II-Störung	Ist gekennzeichnet durch psychotische oder katatone Symptome, die ausschließlich während Episoden einer Major Depression oder manischer Episoden auftreten.
Kurze Psychotische Störung	Ist gekennzeichnet durch eine Gesamtdauer der psychotischen Symptome von mindestens 1 Tag, aber weniger als 1 Monat.
Wahnhafte Störung	Ist gekennzeichnet durch Wahnphänomene, die in Abwesenheit anderer charakteristischer Symptome der Schizophrenie (d. h. ausgeprägte akustische oder visuelle Halluzinationen, desorganisierte Sprechweise, grob desorganisiertes oder katatones Verhalten Negativsymptome) auftreten.
Posttraumatische Belastungsstörung	Kann gekennzeichnet sein durch Flashbacks, die halluzinatorischen Charakter haben, und durch Hypervigilanz, die paranoide Ausmaße annehmen kann; ein Unterschied besteht aber in der Voraussetzung, dass eine Konfrontation mit einem traumatisches Ereignis mit einem charakteristischen Muster von Wiedererleben, Vermeidung und anderen Symptomen vorliegt.

3.2.1 Differenzialdiagnose für Schizophrenie oder Schizophreniforme Störung (Fortsetzung)	
Autismus-Spektrum-Störung	Ist gekennzeichnet durch einen frühen Beginn (z. B. vor dem Alter von 3 Jahren) und das Fehlen ausgeprägter Wahnphänomene oder Halluzinationen. Die Diagnose Schizophrenie oder Schizophreniforme Störung ist bei Personen mit einer vorbestehenden Diagnose einer Autismus-Spektrum-Störung nur dann gerechtfertigt, wenn ausgeprägte Halluzinationen oder Wahn mindestens 1 Monat lang vorgelegen haben.
Schizotype, Schizoide und Paranoide Persönlichkeitsstörung	Sind gekennzeichnet durch Persönlichkeitsmerkmale, die aus weniger stark ausgeprägten Symptomen der Schizophrenie bestehen (z. B. ungewöhnliche Überzeugungen, Wahrnehmungsverzerrungen, ungewöhnliche Denk- und Sprechweise, soziale Angst).

3.2.2 Differenzialdiagnose für die Schizoaffekive Störung	
Die Schizoaffektive Störung, die gekennzeichnet ist durch die Überschneidung von Episoden einer Major Depression oder Manie mit Phasen florider Schizophrenie-Symptomatik und von Zeiten, in denen Wahn oder Halluzinationen ohne gleichzeitig bestehende affektive Episoden auftreten, muss abgegrenzt werden von …	Im Gegensatz zur Schizoaffektiven Störung …
Psychotische Störung aufgrund eines Medizinischen Krankheitsfaktors, Delir oder Schwere Neurokognitive Störung (NCD) aufgrund eines Anderen Medizinischen Krankheitsfaktors	Erfordert das Vorhandensein eines ätiologischen medizinischen Krankheitsfaktors. Eine Schizoaffektive Störung wird nicht diagnostiziert, wenn die psychotischen oder affektiven Symptome vollständig Folge der direkten physiologischen Wirkungen eines anderen medizinischen Krankheitsfaktors sind.
Substanz-/Medikamenteninduzierte Psychotische Störung, Substanz-/Medikamenteninduzierte NCD, Substanzintoxikationsdelir, Substanzentzugsdelir, Medikamenteninduziertes Delir, Substanzintoxikation oder Substanzentzug	Erfordert, dass die psychotischen und affektiven Symptome durch Substanzgebrauch ausgelöst werden (einschließlich medikamentöser Nebenwirkungen). Eine Schizoaffektive Störung wird nicht diagnostiziert, wenn die psychotischen oder affektiven Symptome vollständig Folge der direkten physiologischen Wirkungen einer Substanz (einschließlich Medikamente) sind.
Schizophrenie	Ist gekennzeichnet entweder durch das Fehlen affektiver Episoden oder, wenn affektive Episoden vorhanden waren, waren diese während eines geringen Anteils der Gesamtdauer der floriden und residualen Perioden der Erkrankung vorhanden.
Bipolar-I, Bipolar-II-Störung oder Major Depression mit Psychotischen Merkmalen	Ist gekennzeichnet durch psychotische Symptome, die ausschließlich während Episoden einer Major Depression oder manischer Episoden auftreten.
Wahnhafte Störung	Ist gekennzeichnet durch Wahnphänomene, die in Abwesenheit anderer Symptome auftreten, die das DSM-5-Kriterium A für Schizophrenie erfüllen (d. h. ausgeprägte akustische oder visuelle Halluzinationen, desorganisierte Sprechweise, grob desorganisiertes oder katatones Verhalten Negativsymptome).

3.2.3 Differenzialdiagnose für die Wahnhafte Störung	
Die Wahnhafte Störung, die gekennzeichnet ist durch anhaltende Wahnphänomene ohne andere psychotische Symptome, muss abgegrenzt werden von …	Im Gegensatz zur Wahnhaften Störung …
Psychotische Störung aufgrund eines Medizinischen Krankheitsfaktors, Delir oder Schwere Neurokognitive Störung (NCD) aufgrund eines Anderen Medizinischen Krankheitsfaktors	Erfordert das Vorhandensein eines ätiologischen medizinischen Krankheitsfaktors. Eine Wahnhafte Störung wird nicht diagnostiziert, wenn die Wahnphänomene vollständig Folge der direkten physiologischen Wirkungen eines anderen medizinischen Krankheitsfaktors sind.
Substanz-/Medikamenteninduzierte Psychotische Störung, Substanz-/Medikamenteninduzierte NCD, Substanzintoxikationsdelir, Substanzentzugsdelir, Medikamenteninduziertes Delir, Substanzintoxikation oder Substanzentzug	Erfordert, dass die psychotischen Symptome durch Substanzgebrauch ausgelöst werden (einschließlich medikamentöser Nebenwirkungen). Eine Wahnhafte Störung wird nicht diagnostiziert, wenn die Wahnphänomene vollständig Folge der direkten physiologischen Wirkungen einer Substanz (einschließlich Medikamente) sind.
Schizophrenie oder Schizoaffektive Störung	Ist gekennzeichnet durch das Vorliegen anderer Symptome (zusätzlich zu ausgeprägtem Wahn), die das DSM-5-Kriterium A für Schizophrenie erfüllen (d. h. ausgeprägte akustische oder visuelle Halluzinationen, Wahn, desorganisierte Sprechweise, grob desorganisiertes oder katatones Verhalten Negativsymptome).
Bipolare Störung oder Major Depression mit Psychotischen Merkmalen	Ist gekennzeichnet durch Wahnphänomene, die ausschließlich während Episoden einer Major Depression oder manischen Episoden auftreten. Wenn in der Vorgeschichte manische Episoden oder Episoden einer Major Depression vorlagen, kann die Wahnhafte Störung nur diagnostiziert werden, wenn die Gesamtdauer aller affektiven Episoden kurz ist im Vergleich zur Gesamtdauer der Episoden mit wahnhaften Symptomen. Wenn dies nicht der Fall ist, dann ist die passendste Diagnose Andere Näher Bezeichnete Psychotische Störung.

3.2.3 Differenzialdiagnose für die Wahnhafte Störung (Fortsetzung)	
Kurze Psychotische Störung	Ist gekennzeichnet durch psychotische Symptome, die weniger als 1 Monat andauern. Bei der Wahnhaften Störung beträgt die Dauer der Wahnphänomene mindestens 1 Monat.
Zwangsstörung	Wenn eine Person mit einer Zwangsstörung vollständig davon überzeugt ist, dass ihre Überzeugungen im Zusammenhang mit der Zwangsstörung zutreffen, sollte statt der Diagnose Wahnhafte Störung die Diagnose Zwangsstörung mit Fehlender Einsicht/Wahnhaften Überzeugungen vergeben werden.
Körperdysmorphe Störung	In Situationen, in denen eine Person mit Körperdysmorpher Störung vollständig davon überzeugt ist, dass Mängel oder Defekte im äußeren Erscheinungsbild bestehen, sollte statt der Diagnose Wahnhafte Störung die Diagnose Körperdysmorphe Störung mit Fehlender Einsicht/Wahnhaften Überzeugungen vergeben werden.
Paranoide Persönlichkeitsstörung	Ist gekennzeichnet durch paranoide Ideen ohne klar abgegrenzte oder andauernde wahnhafte Überzeugungen.

3.2.4 Differenzialdiagnose für die Kurze Psychotische Störung

Die Kurze Psychotische Störung, die gekennzeichnet ist durch psychotische Symptome, die weniger als 1 Monat anhalten, muss abgegrenzt werden von …	Im Gegensatz zur Kurzen Psychotischen Störung …
Psychotische Störung aufgrund eines Medizinischen Krankheitsfaktors, Delir oder Schwere Neurokognitive Störung (NCD) aufgrund eines Anderen Medizinischen Krankheitsfaktors	Erfordert das Vorhandensein eines ätiologischen medizinischen Krankheitsfaktors. Eine Kurze Psychotische Störung wird nicht diagnostiziert, wenn die psychotischen Symptome vollständig Folge der direkten physiologischen Wirkungen eines allgemeinen medizinischen Krankheitsfaktors sind.
Substanz-/Medikamenteninduzierte Psychotische Störung, Substanz-/Medikamenteninduzierte NCD, Substanzintoxikationsdelir, Substanzentzugsdelir, Medikamenteninduziertes Delir, Substanzintoxikation oder Substanzentzug	Erfordert, dass die psychotischen Symptome durch Substanzgebrauch ausgelöst werden (einschließlich medikamentöser Nebenwirkungen). Eine Kurze Psychotische Störung wird nicht diagnostiziert, wenn die Wahnphänomene vollständig Folge der direkten physiologischen Wirkungen einer Substanz (einschließlich Medikamente) sind.
Bipolare Störung oder Major Depression mit Psychotischen Merkmalen	Ist gekennzeichnet durch psychotische Symptome, die ausschließlich während affektiver Episoden auftreten. Eine Kurze Psychotische Störung wird nicht diagnostiziert, wenn die psychotischen Symptome besser durch eine bipolare Störung oder eine Major Depression mit Psychotischen Merkmalen erklärt werden können.
Schizophreniforme Störung, Schizophrenie oder Wahnhafte Störung	Ist gekennzeichnet durch psychotische Symptome, die 1 Monat oder länger anhalten.
Psychotische Symptome, die im Kontext einiger Persönlichkeitsstörungen vorkommen (z. B. Borderline-Persönlichkeitsstörung)	Sind meist nur vorübergehend und bestehen für weniger als 1 Tag. Wenn sie klinisch bedeutsam sind, können sie als Andere Näher Bezeichnete Störung aus dem Schizophrenie-Spektrum und Andere Psychotische Störungen oder als Nicht Näher Bezeichnete Störung aus dem Schizophrenie-Spektrum und Andere Psychotische Störungen diagnostiziert werden. Wenn die psychotischen Symptome länger als 1 Tag anhalten, kann die zusätzliche Diagnose einer Kurzen Psychotischen Störung gerechtfertigt sein.

3.2.5 Differenzialdiagnose für die Nicht Näher Bezeichnete Katatonie	
Die Nicht Näher Bezeichnete Katatonie, die für Erscheinungsbilder gilt, bei denen klinisch bedeutsame Symptome einer Katatonie vorliegen und entweder die zugrunde liegende psychische Störung oder der allgemeine medizinische Krankheitsfaktor unklar ist oder die Kriterien für eine Katatonie nicht vollständig erfüllt sind, muss abgegrenzt werden von …	Im Gegensatz zur Nicht Näher Bezeichneten Katatonie …
Katatonie aufgrund eines Anderen Medizinischen Krankheitsfaktors	Ist gekennzeichnet durch das Vollbild einer Katatonie, die durch die physiologischen Wirkungen eines allgemeinen medizinischen Krankheitsfaktors verursacht ist, insbesondere neurologische Erkrankungen (z. B. Tumoren, Schädel-Hirn-Traumata, zerebrovaskuläre Erkrankungen, Enzephalitis) und Stoffwechselstörungen (Hyperkalzämie, hepatische Enzephalopathie, Homozystinurie, diabetische Ketoazidose).
Mutismus oder Verharren bei einem Delir aufgrund eines Anderen Medizinischen Krankheitsfaktors	Ist gekennzeichnet durch katatone Symptome, die im Kontext einer Störung der Aufmerksamkeit (d. h. verminderte Fähigkeit, die Aufmerksamkeit auf einzelne Stimuli zu richten, zu fokussieren, aufrechtzuerhalten und gezielt zu wechseln) und des Bewusstseins (d. h. verminderte Orientierung in der Umwelt) auftreten. Eine Katatone Störung aufgrund eines Anderen Medizinischen Krankheitsfaktors wird nicht diagnostiziert, wenn die Symptome ausschließlich während des Verlaufs eines Delirs auftreten.
Akinesie, Rigidität oder Verharren bei medikamenteninduzierten Bewegungsstörungen (einschließlich Malignes Neuroleptisches Syndrom)	Ist Folge der direkten physiologischen Wirkungen eines Medikaments, inklusive Neuroleptika.

3.2.5 Differenzialdiagnose für die Nicht Näher Bezeichnete Katatonie (Fortsetzung)	
Katatonie in Verbindung mit einer Schizophrenie, Katatonie in Verbindung mit einer Schizoaffektiven Störung, Katatonie in Verbindung mit einer Schizophreniformen Störung, Katatonie in Verbindung mit einer Kurzen Psychotischen Störung	Ist gekennzeichnet durch das Vollbild einer Katatonie, zusätzlich liegen andere charakteristische Symptome der relevanten psychotischen Störung vor.
Katatonie in Verbindung mit einer Bipolaren Störung oder einer Major Depression	Ist gekennzeichnet durch das Vollbild einer Katatonie, das ausschließlich während einer manischen Episode oder einer Episode einer Major Depression auftritt.
Katatonie in Verbindung mit einer Autismus-Spektrum-Störung	Ist gekennzeichnet durch das Vollbild einer Katatonie, zusätzlich liegen charakteristische Symptome einer Autismus-Spektrum-Störung vor (z. B. soziale Kommunikationsschwierigkeiten, eingeschränktes Repertoire an Interessen und Verhaltensweisen).

Bipolare und verwandte Störungen

Übersetzung:
Christine Kühner
Annett Welz

3.3.1 Differenzialdiagnose für die Bipolar-I-Störung	
Die Bipolar-I-Störung, die gekennzeichnet ist durch mindestens eine manische Episode, der Hypomane Episoden oder Episoden einer Major Depression vorausgegangen oder gefolgt sein können, muss abgegrenzt werden von …	Im Gegensatz zur Bipolar-I-Störung …
Bipolare und Verwandte Störungen aufgrund eines Anderen Medizinischen Krankheitsfaktors	Erfordert das Vorhandensein eines ätiologischen medizinischen Krankheitsfaktors. Eine Bipolar-I-Störung wird nicht diagnostiziert, wenn die affektiven Episoden vollständig Folge der direkten physiologischen Wirkungen eines anderen medizinischen Krankheitsfaktors sind.
Substanz-/Medikamenteninduzierte Bipolare und Verwandte Störungen	Ist Folge der direkten physiologischen Wirkungen einer Substanz. Eine voll ausgeprägte manische Episode, die während einer antidepressiven Behandlung (z. B. mit einem selektiven Serotonin-Wiederaufnahmehemmer) auftritt, aber über die physiologische Wirkung der Behandlung hinaus auf einem voll ausgeprägten syndromalen Niveau fortbesteht, erfüllt die Kriterien für eine manische Episode und somit für die Diagnose einer Bipolar-I-Störung.
Major Depression	Ist gekennzeichnet durch das Fehlen sowohl manischer als auch hypomaner Episoden. Da das Vorhandensein einzelner manischer oder hypomaner Symptome (d. h. eine geringere Anzahl von Symptomen oder eine kürzere Dauer als für Manie oder Hypomanie erforderlich) noch mit der Diagnose einer Major Depression vereinbar sein kann (und die Zusatzcodierung „mit Gemischten Merkmalen“ rechtfertigt), ist es wichtig zu bestimmen, ob die Symptome die Kriterien für eine manische oder hypomane Episode erfüllen, um zu entscheiden, ob eher die Diagnose einer bipolaren Störung angebracht ist.

3.3.1 Differenzialdiagnose für die Bipolar-I-Störung (Fortsetzung)	
Bipolar-II-Störung	Ist gekennzeichnet durch das Vorhandensein von hypomanen Episoden und Episoden einer Major Depression und der Abwesenheit manischer Episoden. Die Diagnose einer Bipolar-II-Störung kann nicht vergeben werden, wenn jemals die Kriterien für eine Bipolar-I-Störung erfüllt wurden.
Zyklothyme Störung	Ist gekennzeichnet durch zahlreiche Perioden mit hypomanen Symptomen, die nicht die Kriterien für eine manische oder hypomane Episode erfüllen, sowie durch Perioden mit depressiven Symptomen, die nicht die Kriterien für eine Episode einer Major Depression erfüllen. Zudem wird die Diagnose einer Zyklothymen Störung nur vergeben, wenn die Kriterien für die genannten affektiven Episoden nie erfüllt wurden.
Schizophrenie, Wahnhafte Störung oder Schizophreniforme Störung	Ist gekennzeichnet durch psychotische Symptome, die mit manischen Episoden oder Episoden einer Major Depression einhergehen können. Die Diagnose einer Schizophrenie, Wahnhaften Störung oder Schizophreniformen Störung wird vergeben, wenn entweder keine manischen Episoden oder Episoden einer Major Depression gemeinsam mit den psychotischen Symptomen aufgetreten sind, oder, falls gemeinsam aufgetreten, die Gesamtdauer der manischen Episoden oder Episoden einer Major Depression verhältnismäßig kurz war. Die Diagnose einer Bipolar-I-Störung mit Psychotischen Merkmalen wird vergeben, wenn die psychotischen Symptome ausschließlich während manischer Episoden oder Episoden einer Major Depression bestehen.

3.3.1 Differenzialdiagnose für die Bipolar-I-Störung (Fortsetzung)	
Schizoaffektive Störung	Ist gekennzeichnet durch Perioden, in denen manische Episoden und/oder Episoden einer Major Depression gleichzeitig mit den floriden Symptomen einer Schizophrenie auftreten, Perioden, in denen Wahnphänomene oder Halluzinationen für mindestens 2 Wochen bei gleichzeitiger Abwesenheit einer manischen Episode oder Episode einer Major Depression vorhanden sind, und manische Episoden und Episoden einer Major Depression für die meiste Zeit der Gesamtdauer der Erkrankung vorhanden sind. Die Diagnose einer Bipolar-I-Störung mit Psychotischen Merkmalen wird vergeben, wenn die psychotischen Symptome ausschließlich während manischer Episoden und Episoden einer Major Depression bestehen.
Aufmerksamkeitsdefizit-/Hyperaktivitätsstörung	Ist gekennzeichnet durch anhaltende Symptome von Unaufmerksamkeit, Hyperaktivität und Impulsivität, die den Symptomen einer manischen Episode ähnlich sein können (z. B. Ablenkbarkeit, gesteigerte Aktivität, impulsives Verhalten) und vor dem Alter von 12 Jahren beginnen. Im Gegensatz dazu treten die Symptome einer Manie bei der Bipolar-I-Störung in abgegrenzten Episoden auf und haben ihren Beginn typischerweise in der späten Adoleszenz oder im frühen Erwachsenenalter.
Disruptive Affektregulationsstörung	Ist gekennzeichnet durch schwere wiederkehrende Wutausbrüche, die sich verbal und/oder im Verhalten manifestieren und die zwischen den Ausbrüchen mit anhaltend reizbarer oder ärgerlicher Stimmung über die meiste Zeit des Tages an beinahe jedem Tag einhergehen. Im Gegensatz dazu tritt die Reizbarkeit bei der Bipolar-I-Störung in abgegrenzten Episoden von mindestens 1 Woche Dauer auf, sie stellt eine klare Veränderung im Vergleich zum üblichen Verhalten dar und geht mit den charakteristischen Begleitsymptomen einer Manie einher (z. B. Größenideen, vermindertes Schlafbedürfnis).

3.3.1 Differenzialdiagnose für die Bipolar-I-Störung (Fortsetzung)	
Persönlichkeitsstörungen (insbesondere Borderline-Persönlichkeitsstörung)	Kann gekennzeichnet sein durch anhaltende Symptome von Affektlabilität und Impulsivität, mit Beginn im frühen Erwachsenenalter. Im Gegensatz dazu treten die affektiven Symptome bei der Bipolar-I-Störung in abgrenzbaren Episoden auf, die eine deutliche Veränderung im Vergleich zum üblichen Funktionsniveau darstellen.

3.3.2 Differenzialdiagnose für die Bipolar-II-Störung	
Die Bipolar-II-Störung, die gekennzeichnet ist durch mindestens eine hypomane Episode und eine Episode einer Major Depression, muss abgegrenzt werden von …	Im Gegensatz zur Bipolar-II-Störung …
Bipolare und Verwandte Störungen aufgrund eines Anderen Medizinischen Krankheitsfaktors	Erfordert das Vorhandensein eines ätiologischen medizinischen Krankheitsfaktors. Eine Bipolar-II-Störung wird nicht diagnostiziert, wenn die affektiven Episoden vollständig Folge der direkten physiologischen Wirkungen eines anderen medizinischen Krankheitsfaktors sind.
Substanz-/Medikamenteninduzierte Bipolare und Verwandte Störungen	Ist gekennzeichnet durch hypomane Episoden und Episoden einer Major Depression, die Folge der direkten physiologischen Wirkungen einer Substanz (einschließlich Medikamente) sind. Eine voll ausgeprägte hypomane Episode, die während einer antidepressiven Behandlung (z. B. mit einem selektiven Serotonin-Wiederaufnahmehemmer) auftritt, aber über die physiologische Wirkung der Behandlung hinaus auf einem voll ausgeprägten syndromalen Niveau fortbesteht, erfüllt die Kriterien für eine hypomane Episode und somit eventuell für die Diagnose einer Bipolar-II-Störung, wenn in der Vorgeschichte Episoden einer Major Depression aufgetreten sind.
Major Depression	Ist gekennzeichnet durch das Fehlen sowohl manischer als auch hypomaner Episoden. Da das Vorhandensein einzelner manischer oder hypomaner Symptome (d. h. eine geringere Anzahl von Symptomen oder eine kürzere Dauer als für Manie oder Hypomanie erforderlich ist) noch mit der Diagnose einer Major Depression vereinbar sein kann (und die Zusatzcodierung „mit Gemischten Merkmalen“ rechtfertigt), ist es wichtig zu bestimmen, ob die Symptome die Kriterien für eine hypomane Episode erfüllen, um zu entscheiden, ob die Diagnose einer Bipolar-II-Störung eher angebracht ist.

3.3.2 Differenzialdiagnose für die Bipolar-II-Störung (Fortsetzung)	
Bipolar-I-Störung	Ist gekennzeichnet durch das Vorhandensein von mindestens einer manischen Episode. Die Diagnose einer Bipolar-II-Störung kann nicht vergeben werden, wenn jemals die Kriterien für eine Bipolar-I-Störung erfüllt wurden.
Zyklothyme Störung	Ist gekennzeichnet durch zahlreiche Perioden mit hypomanen Symptomen, die nicht die Kriterien für eine manische oder hypomane Episode erfüllen, sowie durch Perioden mit depressiven Symptomen, die nicht die Kriterien für eine Episode einer Major Depression erfüllen. Zudem kann die Diagnose einer Zyklothymen Störung nur vergeben werden, wenn die Kriterien für die genannten affektiven Episoden nie erfüllt wurden.
Schizophrenie	Ist gekennzeichnet durch floride psychotische Sympome, die mit Episoden einer Major Depression einhergehen können. Die Diagnose einer Schizophrenie wird vergeben, wenn entweder keine Episoden einer Major Depression gemeinsam mit den floriden Symptomen aufgetreten sind, oder, falls gemeinsam aufgetreten, die Gesamtdauer der Episoden einer Major Depression verhältnismäßig kurz war. Die Diagnose einer Bipolar-II-Störung mit Psychotischen Merkmalen wird vergeben, wenn die psychotischen Symptome ausschließlich während Episoden einer Major Depression bestehen.
Schizoaffektive Störung	Ist gekennzeichnet durch Perioden, in denen Episoden einer Major Depression gleichzeitig mit den floriden Symptomen einer Schizophrenie auftreten, oder Perioden, in denen Wahnphänomene oder Halluzinationen für mindestens 2 Wochen bei gleichzeitiger Abwesenheit einer Episode einer Major Depression vorhanden sind, und Episoden einer Major Depression für die meiste Zeit der Gesamtdauer der Erkrankung vorhanden sind. Die Diagnose einer Bipolar-II-Störung mit Psychotischen Merkmalen wird vergeben, wenn die psychotischen Symptome ausschließlich während Episoden einer Major Depression bestehen.

3.3.2 Differenzialdiagnose für die Bipolar-II-Störung (Fortsetzung)	
Aufmerksamkeitsdefizits-/ Hyperaktivitätsstörung	Ist gekennzeichnet durch anhaltende Symptome von Unaufmerksamkeit, Hyperaktivität und Impulsivität, die den Symptomen einer hypomanen Episode ähnlich sein können (z. B. Ablenkbarkeit, gesteigerte Aktivität, impulsives Verhalten) und vor dem Alter von 12 Jahren beginnen. Im Gegensatz dazu treten die Symptome einer Hypomanie bei der Bipolar-II-Störung in abgegrenzten Episoden auf und beginnen typischerweise in der späten Adoleszenz oder im frühen Erwachsenenalter.
Disruptive Affektregulationsstörung	Ist gekennzeichnet durch schwere wiederkehrende Wutausbrüche, die sich verbal und/oder im Verhalten manifestieren und die zwischen den Ausbrüchen mit anhaltend reizbarer oder ärgerlicher Stimmung über die meiste Zeit des Tages an beinahe jedem Tag einhergehen. Im Gegensatz dazu tritt die Reizbarkeit bei der Bipolar-II-Störung in abgegrenzten Episoden auf, die mindestens 4 Tage bestehen, sie stellt eine klare Veränderung im Vergleich zum üblichen Verhalten dar und geht mit den charakteristischen Begleitsymptomen einer Hypomanie einher (z. B. Größenideen, vermindertes Schlafbedürfnis).
Persönlichkeitsstörungen (insbesondere Borderline-Persönlichkeitsstörung)	Kann gekennzeichnet sein durch anhaltende Symptome von Affektlabilität und Impulsivität, mit Beginn im frühen Erwachsenenalter. Im Gegensatz dazu treten die affektiven Symptome bei der Bipolar-II-Störung in abgrenzbaren Episoden auf, die eine deutliche Veränderung im Vergleich zum üblichen Funktionsniveau darstellen.

3.3.3 Differenzialdiagnose für die Zyklothyme Störung

Die Zyklothyme Störung, die gekennzeichnet ist durch zahlreiche Perioden mit hypomanen Symptomen, welche nicht die Kriterien für eine hypomane Episode erfüllen, und zahlreiche Perioden mit depressiven Symptomen, die nicht die Kriterien für eine Episode einer Major Depression erfüllen, muss abgegrenzt werden von …	Im Gegensatz zur Zyklothymen Störung …
Bipolar-I- oder Bipolar-II-Störung, mit Rapid Cycling	Ist gekennzeichnet durch vier oder mehr Episoden affektiver Störungen (von denen jede die Kriterien für eine manische oder hypomane Episode oder eine Episode einer Major Depression vollständig erfüllt), die innerhalb einer Zeitspanne von 12 Monaten auftreten. Die Zyklothyme Störung ist gekennzeichnet durch zahlreiche Perioden mit hypomanen und depressiven Symptomen, welche nicht die Kriterien für eine hypomane Episode oder eine Episode einer Major Depression erfüllen. Die Diagnose einer Zyklothymen Störung wird nicht vergeben, wenn jemals die Kriterien für eine manische oder hypomane Episode oder eine Episode einer Major Depression erfüllt wurden.
Borderline-Persönlichkeitsstörung	Zeichnet sich neben der affektiven Labilität durch zusätzliche Persönlichkeitsmerkmale (z. B. Identitätsstörung, selbstverletzendes Verhalten) aus. Wenn die Kriterien für die Zyklothyme Störung und die Borderline-Persönlichkeitsstörung erfüllt sind, können beide Diagnosen vergeben werden.
Bipolare und Verwandte Störungen aufgrund eines Anderen Medizinischen Krankheitsfaktors	Erfordert das Vorhandensein eines ätiologischen allgemeinen medizinischen Krankheitsfaktors. Eine Zyklothyme Störung wird nicht diagnostiziert, wenn die affektiven Episoden vollständig Folge der direkten physiologischen Wirkungen eines allgemeinen medizinischen Krankheitsfaktors sind.
Substanz-/Medikamenteninduzierte Bipolare und Verwandte Störungen	Ist Folge der direkten physiologischen Wirkungen einer Substanz. Eine Zyklothyme Störung wird nicht diagnostiziert, wenn die affektiven Symptome vollständig Folge der direkten physiologischen Wirkungen einer Substanz (einschließlich Medikamente) sind.

Depressive Störungen

Übersetzung:
Christine Kühner
Annett Welz

3.4.1 Differenzialdiagnose für die Major Depression	
Die Major Depression, die gekennzeichnet ist durch Episoden mit depressiver Verstimmung oder vermindertem Interesse oder Freude, die mindestens 2 Wochen anhalten und mit damit verbundenen charakteristischen Symptomen einhergehen (z. B. Veränderungen des Schlafs, des Appetits oder des Aktivitätsniveaus; Müdigkeit; Konzentrationsschwierigkeiten; Gefühle von Wertlosigkeit oder übermäßige Schuldgefühle; Suizidgedanken oder suizidales Verhalten), muss abgegrenzt werden von …	Im Gegensatz zur Major Depression …
Bipolar-I- oder Bipolar-II-Störung	Umfasst eine oder mehrere manische oder hypomane Episoden. Die Diagnose einer Major Depression kann nicht vergeben werden, wenn jemals eine manische oder hypomane Episode vorlag. Die Diagnose einer Major Depression kann mit dem Vorhandensein einzelner manischer oder hypomaner Symptome vereinbar sein (d. h. eine geringere Anzahl von Symptomen oder eine kürzere Dauer als für Manie oder Hypomanie erforderlich ist) und würde die Zusatzcodierung „mit Gemischten Merkmalen“ rechtfertigen.
Depressive Störung aufgrund eines Anderen Medizinischen Krankheitsfaktors	Erfordert das Vorhandensein eines ätiologischen medizinischen Krankheitsfaktors. Eine Major Depression wird nicht diagnostiziert, wenn die Major-Depressions-ähnlichen Episoden vollständig Folge der direkten physiologischen Wirkungen eines anderen medizinischen Krankheitsfaktors sind.

3.4.1 **Differenzialdiagnose für die Major Depression** (Fortsetzung)	
Substanz-/Medikamenteninduzierte Depressive Störung	Ist Folge der direkten physiologischen Wirkungen einer Substanz oder eines Medikaments. Eine Major Depression wird nicht diagnostiziert, wenn die Major-Depressions-ähnlichen Episoden vollständig Folge der direkten physiologischen Wirkungen einer Substanz (einschließlich Medikamente) sind.
Persistierende Depressive Störung (Dysthymie)	Ist gekennzeichnet durch eine depressive Verstimmung, die an der Mehrzahl der Tage über einen mindestens 2-jährigen Zeitraum besteht. Wenn die Kriterien sowohl für eine Major Depression als auch für eine Persistierende Depressive Störung erfüllt sind, können beide Diagnosen vergeben werden.
Prämenstruelle Dysphorische Störung	Ist gekennzeichnet durch dysphorische Verstimmung, die in der letzten Woche vor Beginn der Menses auftritt, sich innerhalb weniger Tage nach Beginn der Menses bessert und in der Woche nach der Menses nahezu oder gänzlich remittiert. Im Gegensatz dazu treten die Episoden einer Major Depression zeitlich unabhängig vom Menstruationszyklus auf.
Disruptive Affektregulationsstörung	Ist gekennzeichnet durch schwere wiederkehrende Wutausbrüche, die sich verbal und/oder im Verhalten manifestieren, und die zwischen den Ausbrüchen mit anhaltend reizbarer oder ärgerlicher Stimmung über die meiste Zeit des Tages an beinahe jedem Tag einhergehen. Im Gegensatz dazu tritt die Reizbarkeit bei der Major Depression ausschließlich während der Episoden einer Major Depression auf.

3.4.1 Differenzialdiagnose für die Major Depression (Fortsetzung)	
Schizophrenie, Wahnhafte Störung oder Schizophreniforme Störung	Ist gekennzeichnet durch psychotische Symptome, die mit Episoden einer Major Depression einhergehen können. Die Diagnose einer Schizophrenie, Wahnhaften Störung oder Schizophreniformen Störung wird vergeben, wenn entweder keine Episoden einer Major Depression gemeinsam mit der psychotischen Störung aufgetreten sind, oder, falls gemeinsam aufgetreten, die Gesamtdauer der Episoden einer Major Depression verhältnismäßig kurz war. Die Diagnose einer Major Depression mit Psychotischen Merkmalen wird vergeben, wenn die psychotischen Symptome ausschließlich während Episoden einer Major Depression bestehen.
Schizoaffektive Störung	Ist gekennzeichnet durch Perioden, während denen Episoden einer Major Depression gleichzeitig mit den floriden Symptomen einer Schizophrenie auftreten, Perioden, in denen Wahnphänomene oder Halluzinationen für mindestens 2 Wochen bei gleichzeitiger Abwesenheit einer Episode einer Major Depression vorhanden sind, und Episoden einer Major Depression für die meiste Zeit der Gesamtdauer der Erkrankung vorhanden sind. Die Diagnose einer Major Depression mit Psychotischen Merkmalen wird vergeben, wenn die psychotischen Symptome ausschließlich während Episoden einer Major Depression bestehen.
Schwere oder Leichte Neurokognitive Störung (NCD) aufgrund eines Anderen Medizinischen Krankheitsfaktors oder Substanz-/Medikamenteninduzierte Schwere oder Leichte NCD	Ist gekennzeichnet durch den Nachweis einer Abnahme kognitiver Leistungen relativ zum vorherigen Leistungsniveau in einem oder mehreren kognitiven Bereichen, die Folge der direkten physiologischen Wirkungen eines medizinischen Krankheitsfaktors oder der andauernden Wirkungen eines Substanzkonsums sind.
Anpassungsstörung mit Depressiver Stimmung	Ist gekennzeichnet durch depressive Symptome, die als Reaktion auf einen Belastungsfaktor auftreten und nicht die Kriterien einer Major Depression erfüllen.

3.4.1 Differenzialdiagnose für die Major Depression (Fortsetzung)	
Trauer	Tritt als Reaktion auf den Verlust einer geliebten Person auf, und die Symptomatik ist in der Regel geringer ausgeprägt als bei einer Episode einer Major Depression. Die bei Trauer vorherrschenden Affekte sind Gefühle von Leere und Verlust, während bei der Episode einer Major Depression eine durchgehende depressive Verstimmung und eine verminderte Fähigkeit, Freude zu empfinden, im Vordergrund stehen. Außerdem nimmt die dysphorische Stimmungslage bei Trauer in der Regel über Tage bis Wochen an Intensität ab und tritt in Wellen auf, die häufig mit Gedanken oder Erinnerungen an den Verstorbenen verbunden sind. Dahingegen besteht die depressive Stimmungslage bei einer Episode einer Major Depression eher durchgehend und ist nicht an spezifische Gedanken oder Sorgen geknüpft.
Nichtpathologische Phasen von Traurigkeit	Sind gekennzeichnet durch kurze Dauer, wenig Begleitsymptome und das Fehlen von bedeutsamen Funktionsbeeinträchtigungen oder Leiden.

3.4.2 Differenzialdiagnose für die Persistierende Depressive Störung (Dysthymie)	
Die Persistierende Depressive Störung, die gekennzeichnet ist durch eine depressive Verstimmung für die meiste Zeit des Tages an der Mehrzahl der Tage über einen mindestens 2-jährigen Zeitraum, muss abgegrenzt werden von …	Im Gegensatz zur Persistierenden Depressiven Störung …
Major Depression	Umfasst eine oder mehrere Episoden einer Major Depression, gekennzeichnet durch eine Phase mit depressiver Verstimmung oder vermindertem Interesse oder Freude für die meiste Zeit des Tages an fast allen Tagen, die mindestens 2 Wochen anhält und mit mindestens fünf charakteristischen Symptomen einhergeht (z. B. Veränderungen des Schlafs, des Appetits, des Aktivitätsniveaus, Müdigkeit, Gefühle von Wertlosigkeit oder übermäßige Schuldgefühle, Konzentrationsschwierigkeiten, Suizidgedanken oder suizidales Verhalten). Die Persistierende Depressive Störung hat eine niedrigere Symptomschwelle (d. h. nur zwei Symptome zusätzlich zur depressiven Verstimmung) sowie eine niedrigere Persistenzschwelle (d. h. an der Mehrzahl der Tage), erfordert jedoch eine Zeitdauer von mindestens 2 Jahren. Demnach erfüllt eine Major Depression, die über mindestens 2 Jahre vorhanden ist, die Kriterien für eine Persistierende Depressive Störung. Wenn die Kriterien sowohl für eine Major Depression als auch für eine Persistierende Depressive Störung erfüllt sind, sollten beide Diagnosen vergeben werden.
Chronische psychotische Störungen (d. h. Schizophrenie, Wahnhafte Störung, Schizoaffektive Störung)	Können gekennzeichnet sein durch begleitende chronisch depressive Verstimmung. Die Diagnose einer Persistierenden Depressiven Störung wird nicht separat vergeben, wenn die Symptome ausschließlich während des Verlaufs der psychotischen Störung bestehen (einschließlich Residualphasen).

3.4.2 Differenzialdiagnose für die Persistierende Depressive Störung (Dysthymie) (Fortsetzung)	
Depressive Störung aufgrund eines Anderen Medizinischen Krankheitsfaktors	Erfordert das Vorhandensein eines ätiologischen medizinischen Krankheitsfaktors. Die Diagnose einer Persistierenden Depressiven Störung wird nicht vergeben, wenn die depressiven Symptome vollständig Folge der direkten physiologischen Wirkungen eines allgemeinen medizinischen Krankheitsfaktors sind. Eine leichte chronische Depression ist ein häufiges Begleitmerkmal zahlreicher chronischer medizinischer Krankheitsfaktoren (z. B. Diabetes). Die Diagnose einer Persistierenden Depressiven Störung kann vergeben werden, wenn der medizinische Krankheitsfaktor lediglich komorbid vorhanden, aber nicht die physiologische Ursache der Depression ist.
Substanz-/Medikamenteninduzierte Depressive Störung	Ist Folge der direkten physiologischen Wirkungen einer Substanz. Eine Persistierende Depressive Störung wird nicht diagnostiziert, wenn die depressiven Symptome vollständig Folge der direkten physiologischen Wirkungen einer Substanz (einschließlich Medikamente) sind.
Bipolar-I- und Bipolar-II-Störungen	Sind gekennzeichnet durch manische bzw. hypomane Episoden. Eine Persistierende Depressive Störung kann nicht diagnostiziert werden, wenn jemals eine manische oder hypomane Episode vorlag.
Zyklothyme Störung	Ist gekennzeichnet durch Perioden mit hypomaner Symptomatik zusätzlich zu Perioden mit depressiver Symptomatik. Eine Persistierende Depressive Störung kann nicht diagnostiziert werden, wenn die Kriterien einer Zyklothymen Störung jemals erfüllt waren.
Persönlichkeitsstörung	Ist gekennzeichnet durch ein überdauerndes Muster von innerem Erleben und Verhalten, das merklich von den Erwartungen der soziokulturellen Umgebung der Person abweicht, mit Beginn in der Adoleszenz oder im frühen Erwachsenenalter. Persönlichkeitsstörungen treten häufig gemeinsam mit Persistierender Depressiver Störung auf. Wenn die Kriterien für eine Persistierende Depressive Störung und für eine Persönlichkeitsstörung erfüllt sind, können beide Diagnosen vergeben werden.

3.4.3 Differenzialdiagnose für die Prämenstruelle Dysphorische Störung	
Die Prämenstruelle Dysphorische Störung – gekennzeichnet durch deutliche Affektlabilität, Reizbarkeit, Wut oder vermehrte zwischenmenschliche Konflikte; deutliche depressive Verstimmung, Gefühle der Hoffnungslosigkeit oder selbstherabsetzende Gedanken; oder deutliche Angst, Anspannung und/oder Gefühle der Gereiztheit und Nervosität – welche in der letzten Woche vor Beginn der Menses auftreten, sich innerhalb weniger Tage nach Beginn der Menses bessern und in der Woche nach der Menses nahezu oder gänzlich remittieren, muss abgegrenzt werden von …	Im Gegensatz zur Prämenstruellen Dysphorischen Störung …
Prämenstruelles Syndrom	Ist gekennzeichnet durch Symptome, die während der prämenstruellen Phase des Menstruationszyklus auftreten, aber nicht den vorgeschriebenen Schwellenwert von mindestens fünf Symptomen für die Prämenstruelle Dysphorische Störung erfüllen. Außerdem sind affektive Symptome während der prämenstruellen Phase nicht erforderlich.
Dysmenorrhoe	Ist gekennzeichnet durch schmerzhafte Regelblutungen und setzt mit Beginn der Menses ein. Im Gegensatz dazu tritt die Prämenstruelle Dysphorische Störung vor Beginn der Menses auf und geht mit affektiven Veränderungen einher.
Depressive Störung aufgrund eines Anderen Medizinischen Krankheitsfaktors	Ist gekennzeichnet durch dysphorische Symptome, die Folge der direkten physiologischen Wirkungen eines identifizierten medizinischen Krankheitsfaktors sind (z. B. Schilddrüsenüberfunktion).

3.4.3 Differenzialdiagnose für die Prämenstruelle Dysphorische Störung (Fortsetzung)	
Substanz-/Medikamenteninduzierte Depressive Störung (einschließlich Hormonbehandlungen)	Ist gekennzeichnet durch dysphorische Symptome, welche Folge der direkten physiologischen Wirkungen einer Substanz oder eines Medikaments sind. Mittlere bis schwere prämenstruelle Symptome können nach Beginn einer exogenen Hormoneinnahme auftreten. Wenn eine Frau die Hormoneinnahme stoppt und die Symptome verschwinden, entspricht dies der Substanz-/Medikamenteninduzierten Depressiven Störung.
Bipolar-I-Störung	Ist gekennzeichnet durch manische Episoden und Episoden einer Major Depression, die zeitlich unabhängig vom Menstruationszyklus auftreten. Da es sich bei dem Beginn der Menses jedoch um ein einprägsames Ereignis handelt, ist es möglich, dass manche Frauen berichten, dass die affektiven Symptome nur während der prämenstruellen Phase auftreten oder dass sich die Symptome prämenstruell verschlechtern. Prospektive tägliche Einschätzungen der Symptome während mindestens zwei symptomatischen Menstruationszyklen sind deshalb erforderlich, um Beginn und Ende der affektiven Symptome zu dokumentieren.
Major Depression oder Persistierende Depressive Störung (Dysthymie)	Ist gekennzeichnet durch Episoden einer Major Depression oder depressive Symptome, die zeitlich unabhängig vom Menstruationszyklus auftreten. Da es sich bei dem Beginn der Menses jedoch um ein einprägsames Ereignis handelt, ist es möglich, dass manche Frauen berichten, dass die affektiven Symptome nur während der prämenstruellen Phase auftreten oder dass sich die Symptome prämenstruell verschlechtern. Prospektive tägliche Einschätzungen der Symptome während mindestens zwei symptomatischen Menstruationszyklen sind deshalb erforderlich, um Beginn und Ende der affektiven Symptome zu dokumentieren.

3.4.4 Differenzialdiagnose für die Disruptive Affektregulationsstörung	
Die Disruptive Affektregulationsstörung, die gekennzeichnet ist durch schwere wiederkehrende Wutausbrüche, die sich verbal und/oder im Verhalten manifestieren und die in ihrer Intensität in Bezug auf den Anlass völlig unangemessen sind, und die zwischen den Ausbrüchen mit anhaltend reizbarer oder ärgerlicher Stimmung über die meiste Zeit des Tages an beinahe jedem Tag einhergehen, muss abgegrenzt werden von ...	Im Gegensatz zur Disruptiven Affektregulationsstörung ...
Depressive Störung aufgrund eines Anderen Medizinischen Krankheitsfaktors	Ist gekennzeichnet durch dysphorische Symptome, die Folge der direkten physiologischen Wirkungen eines identifizierten medizinischen Krankheitsfaktors sind.
Substanz-/Medikamenteninduzierte Depressive Störung	Ist gekennzeichnet durch dysphorische Symptome, welche Folge der direkten physiologischen Wirkungen einer Substanz oder eines Medikaments sind.
Bipolar-I- oder Bipolar-II-Störungen	Sind gekennzeichnet durch episodisch verlaufende Störungen mit abgrenzbaren Perioden von Stimmungsstörungen, die sich vom normalen Verhalten des Kindes unterscheiden. Die Stimmungsveränderungen während einer manischen oder hypomanen Episode gehen zusätzlich mit gesteigerter Energie oder Aktivität sowie assoziierten kognitiven, verhaltensbezogenen und körperlichen Symptomen einher (z. B. Ablenkbarkeit, schnelle Sprache, vermindertes Schlafbedürfnis). Im Gegensatz dazu ist die Reizbarkeit bei der Disruptiven Affektregulationsstörung anhaltend und dauert über viele Monate chronisch an.

3.4.4 Differenzialdiagnose für die Disruptive Affektregulationsstörung (Fortsetzung)	
Störung mit Oppositionellem Trotzverhalten	Ist gekennzeichnet durch ein Muster von ärgerlicher/gereizter Stimmung, streitsüchtigem/trotzigem Verhalten oder Rachsucht. Im Gegensatz dazu ist die Disruptive Affektregulationsstörung außerdem gekennzeichnet durch das Vorkommen von schweren und häufig auftretenden Wutausbrüchen sowie einer anhaltenden und disruptiven Veränderung der Stimmung zwischen den Wutausbrüchen. Wenn die Kriterien für beide Störungen erfüllt sind, wird nur die Diagnose einer Disruptiven Affektregulationsstörung vergeben.
Major Depression	Kann gekennzeichnet sein durch reizbare Stimmung, welche die Episoden mit depressiver Verstimmung oder vermindertem Interesse oder Freude begleitet. Kinder, deren Reizbarkeit nur im Kontext einer Episode einer Major Depression auftritt, sollten eher die Diagnose einer Major Depression erhalten als die Diagnose einer Disruptiven Affektregulationsstörung. Wenn die Reizbarkeit auch außerhalb der depressiven Episoden auftritt, kann die Vergabe beider Diagnosen angebracht sein.
Angststörungen	Können gekennzeichnet sein durch reizbare Stimmung, die in angstauslösenden Situationen auftritt. Kinder, deren Reizbarkeit nur im Rahmen von angstauslösenden Kontexten vorkommt, sollten eher die Diagnose der relevanten Angststörung erhalten als die Diagnose einer Disruptiven Affektregulationsstörung. Wenn die Reizbarkeit auch außerhalb der angstauslösenden Situationen auftritt, kann die Vergabe beider Diagnosen, die einer Disruptiven Affektregulationsstörung und die einer Angststörung, angebracht sein.
Autismus-Spektrum-Störung	Kann gekennzeichnet sein durch Wutausbrüche, insbesondere wenn Verhaltensroutinen unterbrochen bzw. gestört werden. Wenn die Wutausbrüche besser durch die Autismus-Spektrum-Störung erklärbar sind, wird keine Disruptive Affektregulationsstörung diagnostiziert.

3.4.4 Differenzialdiagnose für die Disruptive Affektregulationsstörung (Fortsetzung)	
Intermittierende Explosible Störung	Ist gekennzeichnet durch aggressive Ausbrüche, die den schweren Wutausbrüchen der Disruptiven Affektregulationsstörung ähneln können, zwischen den Ausbrüchen liegt jedoch keine anhaltend reizbare oder ärgerliche Stimmung wie bei der Disruptiven Affektregulationsstörung vor. Überdies erfordert die Diagnose einer Intermittierenden Explosiblen Störung eine aktive Symptomatik über nur 3 Monate, im Gegensatz zu 12 Monaten, die für die Disruptive Affektregulationsstörung gefordert sind. Eine Intermittierende Explosible Störung wird nicht diagnostiziert, wenn die Kriterien für die Disruptive Affektregulationsstörung erfüllt sind.

Angststörungen

Übersetzung:
Jürgen Margraf
Julia Velten
André Wannemüller
Marcella Woud

3.5.1 Differenzialdiagnose für die Störung mit Trennungsangst	
Die Störung mit Trennungsangst, die gekennzeichnet ist durch eine dem Entwicklungsstand unangemessene und übermäßige Furcht oder Angst vor der Trennung von wichtigen Bezugspersonen, muss abgegrenzt werden von …	Im Gegensatz zur Störung mit Trennungsangst …
Generalisierte Angststörung	Ist gekennzeichnet durch Ängste und Sorgen in einer Vielzahl unterschiedlicher Bereiche und ist nicht begrenzt auf Trennung von der Familie.
Panikstörung	Ist gekennzeichnet durch wiederkehrende, unerwartete Panikattacken. Im Gegensatz dazu können zwar auch Personen mit einer Störung mit Trennungsangst Panikattacken bekommen, aber nur, wenn Trennung von wichtigen Bezugspersonen droht.
Agoraphobie	Ist gekennzeichnet durch Angst, in Situationen eingeschlossen oder handlungsunfähig zu sein, in denen eine Flucht im Falle des Auftretens panikähnlicher oder anderer stark beeinträchtigender Symptome schwierig wäre. Bei der Störung mit Trennungsangst bezieht sich die Angst auf die Trennung von wichtigen Bezugspersonen.

3.5.1 **Differenzialdiagnose für die Störung mit Trennungsangst** (Fortsetzung)	
Posttraumatische Belastungsstörung	Kann einhergehen mit Angst vor Trennung von geliebten Personen nach traumatischen Ereignissen wie etwas Unglücksfällen, insbesondere dann, wenn während des traumatischen Ereignisses eine Trennung von geliebten Personen stattfand. Die Hauptsymptome umfassen jedoch wiederkehrende Erinnerungen und Vermeidung von Situationen, die mit dem traumatischen Ereignis verbunden sind. Bei der Störung mit Trennungsangst hingegen beziehen sich die Sorgen und die Vermeidung auf das Wohlergehen von Bezugspersonen und Befürchtungen, von diesen getrennt zu werden.
Soziale Angststörung (Soziale Phobie)	Kann einhergehen mit Schulverweigerung, resultierend aus der Furcht, von Gleichaltrigen oder Lehrern negativ beurteilt zu werden. Im Gegensatz dazu geht Schulverweigerung bei der Störung mit Trennungsangst auf die Befürchtung zurück, von Bezugspersonen getrennt zu werden.
Krankheitsangststörung	Kann einhergehen mit Sorgen einer Person über eine bestimmte Krankheit, die sie haben könnte, jedoch ist die Hauptsorge die medizinische Diagnose an sich. Bei der Störung mit Trennungsangst liegt der Fokus von Krankheitsängsten auf der Möglichkeit, durch die Krankheit von wichtigen Bezugspersonen getrennt zu werden.
Störung des Sozialverhaltens	Kann einhergehen mit Schulvermeidung (Schwänzen), dafür ist aber nicht die Angst vor Trennung verantwortlich, und das Kind oder der Jugendliche bleibt gewöhnlich von zu Hause fern, anstatt dorthin zurückzukehren.
Störung mit Oppositionellem Trotzverhalten	Ist gekennzeichnet durch anhaltendes oppositionelles Verhalten, unabhängig von einer erwarteten oder tatsächlich stattfindenden Trennung. Im Gegensatz dazu können einige Kinder und Jugendliche mit einer Störung mit Trennungsangst oppositionelles Verhalten zeigen, wenn sie zur Trennung von Bezugspersonen gezwungen werden.

3.5.1 **Differenzialdiagnose für die Störung mit Trennungsangst** (Fortsetzung)	
Depressive Störungen	Können verbunden sein mit einem Unwillen, das eigene Heim zu verlassen, der aus Interessensverlust, Müdigkeit oder der Sorge, in der Öffentlichkeit zu weinen, resultiert und nicht aus Sorgen oder Befürchtungen vor unerwünschten Ereignissen, die Bezugspersonen widerfahren könnten.
Dependente Persönlichkeitsstörung	Ist gekennzeichnet durch die Tendenz, sich wahllos auf andere Personen zu verlassen. Im Gegensatz dazu ist bei der Störung mit Trennungsangst die Nähe zu und Sicherheit der wichtigen Bezugspersonen entscheidend.
Borderline-Persönlichkeitsstörung	Ist gekennzeichnet durch die Furcht, von geliebten Personen verlassen zu werden, zusätzlich bestehen aber auch Probleme mit der Identität, Selbststeuerung, in zwischenmenschlichen Beziehungen und mit Impulsivität. Wenn sowohl die Kriterien der Störung mit Trennungsangst als auch der Borderline-Persönlichkeitsstörung erfüllt werden, können beide Störungen diagnostiziert werden.
Entwicklungsangemessene Trennungsangst	Ist Teil der normalen frühkindlichen Entwicklung und kann auf die Entwicklung sicherer Bindungen hinweisen, wie z. B. um das Alter von 1 Jahr, wenn Kleinkinder fremdeln.

3.5.2 Differenzialdiagnostik für Selektiven Mutismus	
Selektiver Mutismus, der gekennzeichnet ist durch eine andauernde Unfähigkeit, in bestimmten Situationen zu sprechen, in denen das Sprechen erwartet wird, muss abgegrenzt werden von …	Im Gegensatz zum Selektiven Mutismus …
Kommunikationsstörungen	Sind gekennzeichnet durch Störungen des Sprechens und der Sprache (z. B. Störung des Redeflusses, Probleme bei der Lautproduktion), die konsistent und unabhängig von der Situation auftreten, in der sich die Person befindet. Im Gegensatz dazu treten Sprech- und Sprachschwierigkeiten bei Selektivem Mutismus nur in bestimmten Situationen auf (z. B. in sozialen Situationen mit Kindern und Erwachsenen) und in anderen nicht (z. B. mit engen Familienangehörigen).
Autismus-Spektrum-Störung und Störungen aus dem Schizophrenie-Spektrum und andere psychotische Störungen	Kann ebenfalls gekennzeichnet sein durch Schwierigkeiten, in sozialen Situationen zu sprechen, aber anders als beim Selektiven Mutismus bestehen diese Schwierigkeiten auch, wenn die Person mit engen Familienmitgliedern spricht.
Soziale Angststörung (Soziale Phobie)	Ist gekennzeichnet durch Furcht und Angst, die in sozialen Situationen auftritt, in denen die Person von anderen beurteilt werden könnte. Die Diagnose des Selektiven Mutismus hingegen beschreibt ein Muster der Unfähigkeit, in bestimmten Situationen zu sprechen, die typischerweise sozial sind. In Fällen, in denen die Unfähigkeit zu sprechen mit Gefühlen der sozialen Angst verbunden ist, können beide Diagnosen, Selektiver Mutismus und Soziale Angststörung, vergeben werden.

3.5.3 Differenzialdiagnostik für die Spezifische Phobie	
Die Spezifische Phobie, die gekennzeichnet ist durch ausgeprägte Furcht oder Angst vor einem spezifischen Objekt oder einer spezifischen Situation, muss abgegrenzt werden von …	Im Gegensatz zur Spezifischen Phobie …
Agoraphobie	Ist gekennzeichnet durch Furcht vor und Vermeidung von Situationen aus mindestens zwei agoraphobischen Bereichen (d. h. öffentliche Verkehrsmittel, offene Plätze, geschlossene öffentliche Räume, Schlange stehen oder in einer Menschenmenge sein, allein außer Haus sein). Bei der Spezifischen Phobie vom Situativen Typ sind die Furcht und Vermeidung begrenzt auf entweder nur eine Situation (z. B. Höhen) oder mehrere Situationen, die in denselben agoraphobischen Bereich fallen (z. B. Fahrstühle und Flugzeuge, beide aus der Gruppe der öffentlichen Verkehrsmittel).
Soziale Angststörung (Soziale Phobie)	Ist gekennzeichnet durch Furcht und Vermeidung, die auf soziale Situationen beschränkt sind.
Posttraumatische Belastungsstörung oder Akute Belastungsstörung	Ist gekennzeichnet durch Furcht vor und Vermeidung von Reizen, welche die Person an ein vormals erlebtes traumatisches Ereignis erinnern.
Zwangsstörung	Kann mit Furcht und Vermeidung im Zusammenhang mit den Zwangsinhalten einhergehen (z. B. Vermeidung von Schmutz bei einer Person mit zwanghaften Kontaminationsgedanken).
Störung mit Trennungsangst	Ist gekennzeichnet durch Furcht vor und Vermeidung von Situationen, in denen die Person von wichtigen Bezugspersonen getrennt wird.
Psychotische Störungen	Können einhergehen mit Vermeidung, die als Folge einer wahnhaften Überzeugung auftritt (z. B. Vermeidung zu fliegen bei einer Person mit einem Verfolgungswahn, die davon überzeugt ist, Ziel eines terroristischen Anschlags zu werden).

3.5.3 Differenzialdiagnostik für die Spezifische Phobie (Fortsetzung)	
Anorexia Nervosa, Störung mit Vermeidung oder Einschränkung der Nahrungsaufnahme, Bulimia Nervosa und Binge-Eating-Störung	Können einhergehen mit Vermeidungsverhalten, das aber ausschließlich auf Nahrung und nahrungsassoziierte Reize beschränkt ist.
Nichtpathologische Vermeidung von umschriebenen Objekten oder Situationen	Repräsentiert entweder ein der aktuellen Bedrohung angemessenes Maß an Vermeidung (z. B. Vermeidung eines Fallschirmsprungs aus einem Flugzeug) oder die Vermeidung ist nicht schwer genug, um in klinisch bedeutsamer Weise Leiden oder Beeinträchtigungen zu verursachen, oftmals, weil die Notwendigkeit zur Vermeidung nicht besteht (z. B. bei einer Person die Schlangen fürchtet, aber kaum je auf eine treffen wird, z. B. weil sie in Berlin lebt).
Vorübergehende Ängste in der Kindheit	Sind häufig und kurz andauernd, dauern weniger als 6 Monate.

3.5.4 Differenzialdiagnose für die Soziale Angststörung (Soziale Phobie)	
Die Soziale Angststörung, die gekennzeichnet ist durch ausgeprägte Furcht oder Angst vor sozialen Situationen, in denen die Person von anderen Personen beurteilt werden könnte, muss abgegrenzt werden von …	Im Gegensatz zur Sozialen Angststörung …
Panikstörung	Ist typischerweise nicht begrenzt auf soziale Situationen und ist gekennzeichnet durch einen plötzlichen Beginn unerwarteter Panikattacken.
Agoraphobie	Kann mit Angst vor und Vermeidung von sozialen Situationen einhergehen (z. B. ins Kino gehen). Die Person fürchtet dabei jedoch, dass eine Flucht aus der Situation schwierig sein oder Hilfe nicht verfügbar sein könnte, wenn sie hilflos wäre oder panikartige Symptome auftreten würden. Bei der sozialen Angststörung bezieht sich die Furcht auf die Beurteilung durch andere.
Generalisierte Angststörung	Kann mit sozialen Sorgen einhergehen. Diese beziehen sich jedoch mehr auf den Zustand bestehender Beziehungen als auf die Furcht vor negativer sozialer Bewertung. Beispielsweise können Personen, insbesondere Kinder, mit Generalisierter Angststörung übersteigerte Ängste in Bezug auf die Qualität ihres sozialen Verhaltens haben, sie sorgen sich jedoch auch über ihre Leistung in nichtsozialen Situationen, in denen es nicht um soziale Bewertung durch andere geht (z. B. eine gute Note in einem Test). Bei der Sozialen Angststörung beziehen sich die Sorgen ausschließlich auf soziales Verhalten und die Beurteilung durch andere.
Spezifische Phobie	Kann einhergehen mit Furcht vor Peinlichkeiten oder Beschämung durch die heftige Reaktion auf den phobischen Reiz (z. B. in Ohnmacht fallen beim Blutabnehmen). Es besteht jedoch keine generelle Furcht vor negativer Bewertung in anderen sozialen Situationen.

3.5.4 **Differenzialdiagnose für die Soziale Angststörung (Soziale Phobie)** (Fortsetzung)	
Störung mit Trennungsangst	Kann einhergehen mit der Vermeidung sozialer Umgebungen (inklusive Schulverweigerung). Diese Vermeidung beruht jedoch auf der Befürchtung, von Bezugspersonen getrennt zu sein, oder weil es peinlich wäre, die Situation vorzeitig verlassen zu müssen, um zu den Bezugspersonen zurückzukehren. Personen mit Sozialer Angststörung neigen dazu, sich in sozialen Situationen unwohl zu fühlen, auch wenn Bezugspersonen anwesend sind.
Selektiver Mutismus	Ist gekennzeichnet durch die Unfähigkeit, in einigen Situationen zu sprechen, aufgrund der Furcht vor negativer Bewertung. Im Gegensatz zur Sozialen Angststörung gibt es jedoch keine Angst vor einer negativen Bewertung in sozialen Situationen, in denen nicht gesprochen werden muss (z. B. nonverbale Spiele)
Störung mit Oppositionellem Trotzverhalten	Kann einhergehen mit der Weigerung zu sprechen, aufgrund von Widerstand gegenüber Autoritätspersonen. Personen mit Sozialer Angststörung können aus Furcht vor negativer Bewertung Angst vor dem Sprechen haben.
Autismus-Spektrum-Störung	Ist gekennzeichnet durch soziale Angst und Defizite in der sozialen Kommunikation, was typischerweise das Fehlen von altersangemessenen sozialen Beziehungen zur Folge hat. Obwohl Personen mit Sozialer Angststörung beim ersten Kontakt mit unbekannten Gleichaltrigen oder Erwachsenen beeinträchtigt erscheinen können, haben sie typischerweise altersangemessene soziale Beziehungen und die Fähigkeit zur sozialen Kommunikation.
Vermeidend-Selbstunsichere Persönlichkeitsstörung	Ist konzeptualisiert als Persönlichkeitsstörung, beschreibt jedoch auch viele Personen, die eine Soziale Angststörung haben. Wenn sowohl die Kriterien für die Soziale Angststörung als auch für die Vermeidend-Selbstunsichere Persönlichkeitsstörung erfüllt werden, können beide Diagnosen vergeben werden.

3.5.4 **Differenzialdiagnose für die Soziale Angststörung (Soziale Phobie)** (Fortsetzung)	
Major Depression	Ist gekennzeichnet durch negatives Selbstwertgefühl, das von der Befürchtung, negativ von anderen bewertet zu werden, begleitet werden kann. Diese Befürchtungen gehen jedoch über soziale Situationen hinaus. Personen mit Sozialer Angststörung sorgen sich über negative Bewertungen in Bezug auf bestimmte soziale Verhaltensweisen, körperliche Symptome oder ihr Aussehen, erleben generell jedoch kein geringes Selbstwertgefühl außerhalb von sozialen Situationen.
Körperdysmorphe Störung	Ist gekennzeichnet durch die relativ unveränderliche Überzeugung, aufgrund bestimmter Defekte oder Mängel in der Erscheinung hässlich oder entstellt zu sein. Diese Überzeugung kann zu sozialer Angst und Vermeidung sozialer Situationen führen. Die zusätzliche Diagnose einer Sozialen Angststörung ist in der Regel nicht gerechtfertigt, wenn sich die sozialen Ängste und die Vermeidung auf die körperdysmorphen Befürchtungen beschränken.
Wahnhafte Störung	Kann einhergehen mit Wahn und/oder Halluzinationen, die darauf gerichtet sind, von anderen abgelehnt zu werden, oder andere anzugreifen. Im Gegensatz dazu sind die Befürchtungen bei einer Sozialen Angststörung nicht von wahnhafter Intensität.
Medizinische Krankheitsfaktoren	Können Symptomen hervorrufen, die für die Betroffenen peinlich sind (z. B. Zittern bei Parkinson oder gerötete Haut bei Rosazea). Die zusätzliche Diagnose einer Sozialen Angststörung sollte nur vergeben werden, wenn die Furcht vor negativer Bewertung durch andere aufgrund dieser Symptome unverhältnismäßig ist.

3.5.4 Differenzialdiagnose für die Soziale Angststörung (Soziale Phobie) (Fortsetzung)	
Soziale Angst und Vermeidung in Verbindung mit anderen psychischen Störungen, wie Essstörungen oder Schizophrenie	Sind gekennzeichnet durch Angst, die ausschließlich im Verlauf der anderen psychischen Störung auftritt. Wenn die Angst besser durch die andere psychische Störung erklärt werden kann, wird keine Soziale Angststörung diagnostiziert. So können z. B. soziale Ängste und Unbehagen im Rahmen einer Schizophrenie auftreten, aber es liegen auch weitere Hinweise auf psychotische Symptome vor. Soziale Angst kann gemeinsam mit Essstörungen auftreten, aber wenn sich die Furcht vor negativer Bewertung ausschließlich auf die Symptome dieser Störung (z. B. Purging-Verhalten, Erbrechen) bezieht, ist die Diagnose einer zusätzlichen Sozialen Angststörung nicht gerechtfertigt.
Normale Schüchternheit	Ist eine häufige Persönlichkeitseigenschaft, die sich bei den meisten schüchternen Personen nicht in klinisch bedeutsamer Weise ungünstig auf Funktionsbereiche auswirkt.

3.5.5 Differenzialdiagnose für die Panikstörung	
Die Panikstörung, die gekennzeichnet ist durch wiederholte unerwartete Panikattacken, gefolgt von einem Monat mit Sorgen oder einer Verhaltensänderung in Bezug auf die Attacken, muss abgegrenzt werden von …	Im Gegensatz zur Panikstörung …
Angststörung aufgrund eines Medizinischen Krankheitsfaktors	Erfordert das Vorhandensein eines ätiologischen medizinischen Krankheitsfaktors (z. B. Hyperthyreose). Eine Panikstörung wird nicht diagnostiziert, wenn die Panikattacken vollständig Folge der direkten physiologischen Wirkungen eines allgemeinen medizinischen Krankheitsfaktors auf das zentrale Nervensystem sind.
Substanz-/Medikamenteninduzierte Angststörung	Ist Folge der direkten physiologischen Wirkungen einer Substanz oder eines Medikaments. Eine Panikstörung wird nicht diagnostiziert, wenn die Panikattacken vollständig Folge der direkten physiologischen Wirkungen einer Substanz (einschließlich Medikamente) sind.
Panikattacken, die als Merkmal einer anderen psychischen Störung auftreten	Viele psychische Störungen (z. B. Soziale Angststörung [Soziale Phobie], Spezifische Phobie, Störung mit Trennungsangst, Zwangsstörung, Pathologisches Horten, Posttraumatische Belastungsstörung, Major Depression) können durch Panikattacken gekennzeichnet sein, welche in Situationen auftreten, in denen die Person schon ein gewisses Ausmaß an Angst erlebt, die in Zusammenhang mit der Störung steht. Zum Beispiel kann eine Person mit einer Sozialen Angststörung in einer sozialen Situation so ängstlich werden, dass eine Panikattacke ausgelöst wird. Oder eine Person mit Kontaminationsängsten bei einer Zwangsstörung kann eine extreme Belastung entwickeln, wenn sie mit Keimen oder Dreck konfrontiert wird, was dann in einer Panikattacke mündet. In solchen Fällen wird die Zusatzcodierung „mit Panikattacken" vermerkt. Die Panikattacken bei Patienten mit einer Panikstörung hingegen sind unerwartet (d. h. die Panikattacken treten „aus heiterem Himmel" auf), zumindest in der initialen Phase der Störung.

3.5.5 Differenzialdiagnose für die Panikstörung (Fortsetzung)	
Konfrontation mit einer extrem angstauslösenden Erfahrung	Kann gekennzeichnet sein durch die Entwicklung einer Panikattacke (z. B. hat eine Person eine Panikattacke, während sie mit einer Waffe bedroht wird). Die Panikattacken bei Personen mit einer Panikstörung hingegen sind unerwartet (d. h. die Panikattacken treten „aus heiterem Himmel" auf), zumindest in der initialen Phase der Störung.
Vereinzelte Panikattacke	Ist gekennzeichnet durch eine einzelne Panikattacke, welche „aus heiterem Himmel" auftreten kann oder nicht und an sich nicht indikativ für eine vorliegende Psychopathologie ist. Die Diagnose einer Panikstörung erfordert mindestens zwei unerwartete Panikattacken.
Auf wenige Symptome begrenzte Attacken	Sind gekennzeichnet durch panikähnliche Attacken mit weniger als vier Symptomen, die für das Vorliegen einer Panikattacke erforderlich wären.

3.5.6 Differenzialdiagnose für die Agoraphobie	
Die Agoraphobie, die gekennzeichnet ist durch Furcht vor oder Vermeidung von mehreren Situationen aufgrund der Annahme, dass eine Flucht schwierig sein könnte oder dass im Falle der Entwicklung von panikartigen Symptomen Hilfe nicht verfügbar sein könnte, muss abgegrenzt werden von …	Im Gegensatz zur Agoraphobie …
Soziale Angststörung (Soziale Phobie)	Ist gekennzeichnet durch Vermeidung speziell von sozialen Situationen, in denen die Person von anderen beurteilt wird.
Spezifische Phobie, Situativer Typ	Ist gekennzeichnet durch Vermeidung einer spezifischen gefürchteten Situation, z. B. geschlossene Räume, im Gegensatz zur Furcht vor und Vermeidung von mehreren Situationen aus mindestens zwei agoraphobischen Bereichen (d. h. öffentliche Verkehrsmittel, offene Plätze, geschlossene öffentliche Räume, Schlange stehen oder in einer Menschenmenge sein, allein außer Haus sein).
Posttraumatische Belastungsstörung oder Akute Belastungsstörung	Kann gekennzeichnet sein durch die Vermeidung von Personen, Plätzen, Aktivitäten oder Situationen, welche belastende Erinnerungen, Gedanken oder Gefühle in Bezug auf das traumatische Ereignis hervorrufen.
Major Depression	Einige Personen mit einer Major Depression verlassen das Haus nicht aufgrund von Gefühlen von Apathie, Müdigkeit, nicht mehr in der Lage zu sein, Freude zu erleben, oder Befürchtungen darüber, in der Öffentlichkeit zu weinen. Bei einigen Personen mit Agoraphobie hingegen resultiert das Nicht-Verlassen-Wollen des Hauses aus extremer Furcht, dass Hilfe nicht verfügbar sein könnte, falls panikartige Symptome auftreten sollten.
Psychotische Störung mit Wahn (z. B. Wahnhafte Störung, Schizophrenie, Major Depression mit Psychotischen Merkmalen)	Kann gekennzeichnet sein durch Vermeidung, die durch wahnhafte Befürchtungen entsteht (z. B. es wird vermieden, das Haus zu verlassen, aufgrund der Überzeugung, dass man verfolgt wird).

3.5.6 Differenzialdiagnose für die Agoraphobie (Fortsetzung)	
Zwangsstörung	Kann gekennzeichnet sein durch Vermeidungsverhalten, welches darauf abzielt, das Auslösen von Zwangsgedanken oder Zwangshandlungen zu verhindern (z. B. Vermeidung von „schmutzigen“ Objekten, die in Zusammenhang mit der Furcht vor Kontamination stehen, oder die Vermeidung von Küchenmessern bei jemandem, der Zwangsgedanken darüber hat, seinen Ehepartner zu erstechen).
Störung mit Trennungsangst	Ist gekennzeichnet durch die Vermeidung von Situationen, bei denen man von wichtigen Bezugspersonen getrennt wäre, einschließlich der Verweigerung, das häusliche Umfeld aufgrund von Trennungsängsten zu verlassen.
Vermeidung im Zusammenhang mit potenziell beeinträchtigenden medizinischen Krankheitsfaktoren	Kann gekennzeichnet sein durch Vermeidung, welche aus realistischen Befürchtungen entstanden ist (z. B. Sorge, ohnmächtig zu werden, bei einer Person mit Arrhythmie). Im Gegensatz zur Agoraphobie hat die Vermeidung ein Ausmaß, das in Anbetracht der Art des medizinischen Krankheitsfaktors angemessenen und realistisch ist.

3.5.7 Differenzialdiagnose für die Generalisierte Angststörung	
Die Generalisierte Angststörung, die gekennzeichnet ist durch übermäßige Angst und Sorge, die mindestens 6 Monate anhalten, muss abgegrenzt werden von …	Im Gegensatz zur Generalisierten Angststörung …
Angststörung aufgrund eines Anderen Medizinischen Krankheitsfaktors	Erfordert das Vorhandensein eines ätiologischen medizinischen Krankheitsfaktors (z. B. Phäochromozytom). Eine Generalisierte Angststörung wird nicht diagnostiziert, wenn die generalisierte Angst Folge der direkten physiologischen Wirkungen eines allgemeinen medizinischen Krankheitsfaktors ist.
Substanz-/Medikamenteninduzierte Angststörung	Ist Folge der direkten physiologischen Wirkungen einer Substanz oder eines Medikaments und kann während einer Substanzintoxikation oder während des Entzugs von einer Substanz oder als Nebenwirkung eines Medikaments auftreten. Eine Generalisierte Angststörung wird nicht diagnostiziert, wenn die generalisierte Angst Folge der direkten physiologischen Wirkungen einer Substanz auf das zentrale Nervensystem ist, wie es z. B. während einer Kokainintoxikation oder während eines Opioidentzugs der Fall ist.
Panikstörung	Ist gekennzeichnet durch Angst und Sorgen über weitere Panikattacken. Eine zusätzliche Diagnose einer Generalisierten Angststörung sollte nur dann vergeben werden, wenn zusätzliche Angst und Sorgen ohne Bezug zu den Panikattacken vorliegen.
Soziale Angststörung (Soziale Phobie)	Ist gekennzeichnet durch übermäßige Angst und Sorgen, die sich ausschließlich auf soziale Situationen beziehen. Eine zusätzliche Diagnose einer Generalisierten Angststörung sollte nur dann vergeben werden, wenn Angst und Sorge ohne Bezug zu sozialen Situationen vorliegen (z. B. berufliche oder schulische Leistungen).

3.5.7 Differenzialdiagnose für die Generalisierte Angststörung (Fortsetzung)	
Somatische Belastungsstörung oder Krankheitsangststörung	Kann gekennzeichnet sein durch übermäßige Angst oder Sorgen, die sich ausschließlich auf die Gesundheit, darauf, krank zu werden, oder die Ernsthaftigkeit somatischer Symptome beziehen (z. B. Sorge, dass ein Kopfschmerz Anzeichen eines Hirntumors sein könnte). Eine zusätzliche Diagnose einer Generalisierten Angststörung sollte nur dann vergeben werden, wenn Angst und Sorgen ohne Bezug zu Gesundheitssituationen vorliegen.
Störung mit Trennungsangst	Ist gekennzeichnet durch übermäßige Angst und Sorgen, die sich ausschließlich auf die Trennung von wichtigen Bezugspersonen beziehen. Eine zusätzliche Diagnose einer Generalisierten Angststörung sollte nur dann vergeben werden, wenn Angst und Sorgen ohne Bezug zu Trennungsängsten vorliegen.
Posttraumatische Belastungsstörung oder Akute Belastungsstörung	Ist gekennzeichnet durch Angst, die entweder im Zusammenhang mit der Konfrontation mit internen oder externen Reizen auftritt, welche einen Aspekt des traumatischen Ereignisses symbolisieren bzw. ihm ähneln, oder als Teil der generalisierten Übererregung und Reaktivität entsteht, die mit der Konfrontation mit einem traumatischen Ereignis zusammenhängen. Eine zusätzliche Diagnose einer Generalisierten Angststörung sollte nur dann vergeben werden, wenn Angst und Sorgen ohne Bezug zu dem traumatischen Ereignis vorliegen.
Anorexia Nervosa oder Bulimia Nervosa	Kann gekennzeichnet sein durch exzessive Angst oder Sorgen im Zusammenhang mit der Furcht vor Gewichtszunahme. Eine zusätzliche Diagnose einer Generalisierten Angststörung sollte nur dann vergeben werden, wenn Angst und Sorgen ohne Bezug zu Gewichtsthemen vorliegen.

3.5.7 **Differenzialdiagnose für die Generalisierte Angststörung** (Fortsetzung)	
Zwangsstörung	Ist üblicherweise gekennzeichnet durch wiederholte angstauslösende Gedanken, die als intrusiv, unerwünscht, unangemessen und ich-dyston erlebt werden und die üblicherweise von Zwangshandlungen zur Angstreduktion begleitet werden. Im Gegensatz dazu entstehen die Sorgen bei Generalisierter Angststörung typischerweise aus alltäglichen Lebensbereichen, wie etwa möglichen beruflichen Verpflichtungen, die Gesundheit von Familienmitgliedern, Finanzen oder kleinere Angelegenheiten wie Haushaltspflichten oder Verspätungen.
Anpassungsstörung mit Angst	Ist gekennzeichnet durch klinisch bedeutsame Angstsymptome, die nicht die Kriterien für eine bestimmte Angststörung (einschließlich der Generalisierten Angststörung) erfüllen und die als Reaktion auf Belastungsfaktoren auftreten.
Bipolare Störungen, Depressive Störungen und Störungen aus dem Schizophrenie-Spektrum oder andere psychotische Störungen	Sind gemeinhin durch Angst als zusätzliches Merkmal gekennzeichnet, aber beinhalten andere spezifische Symptome, die für die jeweilige affektive oder psychotische Störung charakteristisch sind. Eine Generalisierte Angststörung sollte nicht zusätzlich diagnostiziert werden, wenn generalisierte Angst nur während des Verlaufs einer bipolaren, depressiven oder psychotischen Störung auftritt.
Nichtpathologische Angst	Ist durch Sorgen gekennzeichnet, die besser kontrollierbar oder nicht schwerwiegend genug sind, um in klinisch bedeutsamer Weise Leiden oder Funktionsbeeinträchtigungen zu verursachen.

Zwangsstörung und verwandte Störungen

Übersetzung:
Jürgen Margraf

3.6.1 Differenzialdiagnose für die Zwangsstörung

Die Zwangsstörung, die gekennzeichnet ist durch Zwangsgedanken (d. h. wiederkehrende Gedanken, Impulse oder Vorstellungen, die als aufdringlich und ungewollt empfunden werden und die die Person versucht zu ignorieren oder zu unterdrücken) und/oder Zwangshandlungen (d. h. wiederkehrende Verhaltensweisen oder mentale Handlungen, zu denen sich die Person als Reaktion auf einen Zwangsgedanken oder aufgrund von streng zu befolgender Regeln gezwungen fühlt), muss abgegrenzt werden von …	Im Gegensatz zur Zwangsstörung …
Zwangsstörung und Verwandte Störungen aufgrund eines Anderen Medizinischen Krankheitsfaktors	Erfordert das Vorhandensein eines ätiologischen medizinischen Krankheitsfaktors. Eine Zwangsstörung wird nicht diagnostiziert, wenn die Zwangsgedanken und Zwangshandlungen vollständig Folge der direkten physiologischen Wirkungen eines allgemeinen medizinischen Krankheitsfaktors sind.
Substanz-/Medikamenteninduzierte Zwangsstörung und Verwandte Störungen	Ist die Folge direkter physiologischer Wirkungen einer Substanz oder eines Medikaments. Eine Zwangsstörung wird nicht diagnostiziert, wenn die Zwangsgedanken und Zwangshandlungen vollständig Folge der direkten physiologischen Wirkungen einer Substanz (einschließlich Medikamente) sind.

3.6.1 Differenzialdiagnose für die Zwangsstörung (Fortsetzung)	
Pathologisches Horten	Ist gekennzeichnet durch eine anhaltende Schwierigkeit, Gegenstände wegzuwerfen oder sich von ihnen zu trennen und eine exzessive Anhäufung von Dingen. Bei Personen mit bestimmten Zwangsgedanken (z. B. Sorgen über Unvollständigkeit oder Beschädigung) und damit verbundenem zwanghaften Horten (z. B. alle Objekte eines Sets erwerben, um ein Gefühl von Vollständigkeit zu erleben), sollte jedoch die Diagnose einer Zwangsstörung vergeben werden.
Körperdysmorphe Störung oder Essstörung	Ist gekennzeichnet durch wiederkehrende Gedanken, die sich ausschließlich auf die Beschäftigung mit dem Aussehen oder Gewicht beziehen.
Spezifische Phobie	Ist gekennzeichnet durch Furcht und Vermeidung, die von spezifischen umschriebenen Objekten oder Situationen ausgelöst werden. Bei der Zwangsstörung beziehen sich die Furcht und Vermeidung spezifischer Objekte oder Situationen darauf, die Auslösung eines Zwangsgedankens oder einer Zwangshandlung zu vermeiden (z. B. Vermeidung von Schmutz bei einer Person mit Zwangsgedanken in Bezug auf Kontamination).
Soziale Angststörung (Soziale Phobie)	Ist gekennzeichnet durch Furcht und Vermeidung, die von sozialen Situationen ausgelöst werden, und wiederholtes Rückversicherungsverhalten ist auf die Reduktion sozialer Angst ausgerichtet.
Trichotillomanie (Pathologisches Haareausreißen) oder Dermatillomanie (Pathologisches Hautzupfen/-quetschen)	Ist gekennzeichnet durch wiederkehrende Gedanken und Handlungen, die auf Haareausreißen oder Hautzupfen/-quetschen beschränkt sind.
Krankheitsangststörung	Ist gekennzeichnet durch wiederkehrende Gedanken, die sich ausschließlich darauf beziehen, eine ernsthafte Krankheit zu haben.

3.6.1 Differenzialdiagnose für die Zwangsstörung (Fortsetzung)	
Episode einer Major Depression	Kann gekennzeichnet sein durch wiederkehrendes Grübeln, das üblicherweise stimmungskongruent ist und nicht notwendigerweise als aufdringlich oder belastend erlebt wird. Zudem ist depressives Grübeln nicht mit Zwangshandlungen verbunden, die typisch für die Zwangsstörung sind.
Generalisierte Angststörung	Ist gekennzeichnet durch wiederkehrende Gedanken (d. h. Sorgen) über reale Lebensumstände, und werden nicht von Zwangshandlungen begleitet.
Wahnhafte Störung	Ist gekennzeichnet durch wiederkehrende Gedanken, die mit wahnhafter Überzeugung beibehalten werden.
Schizophrenie	Ist gekennzeichnet durch grübelnde wahnhafte Gedanken und stereotype Verhaltensweisen, die von anderen typischen Symptomen der Schizophrenie begleitet werden (z. B. Halluzinationen, desorganisierte Sprechweise, Negativsymptome).
Tic-Störungen	Sind gekennzeichnet durch plötzliche, schnelle, sich wiederholende, unrhythmische motorische Bewegungen oder Lautäußerungen (z. B. Augenzwinkern, Räuspern), die weniger komplex sind als Zwangshandlungen und nicht auf die Neutralisierung von Zwangsgedanken abzielen.
Stereotype Bewegungsstörung	Ist gekennzeichnet durch repetitive, scheinbar getriebene, nicht funktionale Bewegungen (z. B. Kopfanschlagen, wiegende Körperbewegungen, sich selbst beißen), die weniger komplex sind als Zwangshandlungen und nicht auf die Neutralisierung von Zwangsgedanken abzielen.

3.6.1 Differenzialdiagnose für die Zwangsstörung (Fortsetzung)	
Getriebene („zwanghafte") Verhaltensweisen in Verbindung mit anderen psychischen Störungen	Sind verbunden mit Störungen wie z. B. Störung durch Glücksspielen, paraphile Störungen und Störungen durch Substanzkonsum und zeichnen sich dadurch aus, dass die Aktivität für die Person mit Lustgewinn verbunden ist und sie ihr nur aufgrund schädlicher Konsequenzen widerstehen möchte. Im Gegensatz dazu sind die Zwangsgedanken und Zwangshandlungen bei der Zwangsstörung eine Quelle intensiver Angst und werden nicht als angenehm erlebt.
Zwanghafte Persönlichkeitsstörung	Beinhaltet ein anhaltendes und allgegenwärtiges unangepasstes Muster von exzessivem Perfektionismus und rigider Kontrolle, ohne von Zwangsgedanken und Zwangshandlungen gekennzeichnet zu sein.
Nichtpathologischer Aberglaube und nichtpathologische wiederholte Verhaltensweisen	Beanspruchen wenig Zeit und führen nicht zu klinische bedeutsamen Beeinträchtigungen oder Leiden.

3.6.2 Differenzialdiagnose für die Körperdysmorphe Störung	
Die Körperdysmorphe Störung, die gekennzeichnet ist durch eine übermäßige Beschäftigung mit wahrgenommenen Mängeln oder Defekten im äußeren Erscheinungsbild, muss abgegrenzt werden von …	Im Gegensatz zur Körperdysmorphen Störung …
Normale Zweifel bezüglich des Aussehens und Sorgen bezüglich deutlich erkennbarer physischer Entstellungen	Beinhalten keine übermäßige Beschäftigung mit dem äußeren Erscheinungsbild und wiederholte, zeitaufwendige Verhaltensweisen, die normalerweise schwer zu widerstehen und zu kontrollieren sind und die deutliches Leiden sowie Beeinträchtigungen verursachen.
Anorexia Nervosa und Bulimia Nervosa	Sind gekennzeichnet durch Sorgen, die sich auf die Figur und das Köpergewicht beschränken. Eine komorbide Diagnose einer Körperdysmorphen Störung kann angebracht sein, wenn die übermäßige Beschäftigung mit dem Aussehen über die Figur allgemein und das Gewicht hinausgeht (z. B. übermäßige Beschäftigung mit einer wahrgenommenen Gesichtsentstellung).
Geschlechtsdysphorie	Ist gekennzeichnet durch körperbezogene Sorgen, die sich darauf beschränken, primäre oder sekundäre Geschlechtsmerkmale loszuwerden. Eine Körperdysmorphe Störung sollte nur dann diagnostiziert werden, wenn die übermäßige Beschäftigung mit dem Aussehen über die körperlichen Geschlechtsmerkmale hinausgeht.
Episode einer Major Depression, Vermeidend-Selbstunsichere Persönlichkeitsstörung und Soziale Angststörung (Soziale Phobie)	Sind häufig gekennzeichnet durch Gefühle von niedrigem Selbstwert und Mangelhaftigkeit, die Befürchtungen bezüglich des körperlichen Aussehen beinhalten können. Im Gegensatz dazu beschäftigt sich eine Person mit einer Körperdysmorphen Störung übermäßig mit den wahrgenommenen Defekten seiner oder ihrer Körpererscheinung und führt als Reaktion darauf wiederholte Verhaltensweisen (z. B. Überprüfen im Spiegel, exzessive Körperpflege, Hautzupfen/-quetschen, Rückversicherungsverhalten) oder gedankliche Handlungen (z. B. die eigene Erscheinung mit derjenigen anderer vergleichen) aus.

3.6.2 Differenzialdiagnose für die Körperdysmorphe Störung (Fortsetzung)	
Zwangsstörung	Beinhaltet intrusive Gedanken und wiederholte Verhaltensweisen, die nicht auf Sorgen bezüglich des äußeren Erscheinungsbildes beschränkt sind.
Trichotillomanie (Pathologisches Haareausreißen)	Ist gekennzeichnet durch wiederkehrendes Ausreißen der eigenen Haare, was zu Haarausfall führt, begleitet von wiederholten Versuchen, das Haareausreißen zu unterlassen. Das Verhalten ist jedoch nicht durch den Wunsch motiviert, das Erscheinungsbild im Zusammenhang mit übermäßiger Körperbehaarung zu verbessern. Wenn das Haareausreißen allerdings gemeinsam mit einer übermäßigen Beschäftigung mit einem wahrgenommenen Defekt im äußeren Erscheinungsbild auftritt, dann kann die Diagnose einer Körperdysmorphen Störung angemessener sein.
Dermatillomanie (Pathologisches Hautzupfen/-quetschen)	Ist gekennzeichnet durch wiederkehrendes Hautzupfen/-quetschen, was zu Hautverletzungen führt, begleitet von wiederholten Versuchen, das Hautzupfen/-quetschen zu unterlassen. Das Verhalten ist jedoch nicht durch den Wunsch motiviert, das Erscheinungsbild im Zusammenhang mit einem wahrgenommenen Hautdefekt zu verbessern. Wenn das Hautzupfen/-quetschen allerdings gemeinsam mit einer übermäßigen Beschäftigung mit einem wahrgenommenen Hautdefekt auftreten, dann kann die Diagnose einer Körperdysmorphen Störung angemessener sein.
Wahnhafte Störung, Typ mit Körperbezogenem Wahn	Ist gekennzeichnet durch ausgeprägte Wahnphänomene bezüglich körperlicher Funktionen oder Empfindungen. Einige Personen mit Körperdysmorpher Störung haben eine wahnhafte Überzeugung in Bezug auf einen äußerlichen Makel (d. h. sie sind vollkommen davon überzeugt, dass ihre Sichtweise der wahrgenommenen Mängel richtig ist). Diese Personen erhalten die Diagnose einer Körperdysmorphen Störung mit Fehlender Einsicht anstelle einer Wahnhaften Störung.

3.6.2 Differenzialdiagnose für die Körperdysmorphe Störung (Fortsetzung)	
Histrionische Persönlichkeitsstörung oder Narzisstische Persönlichkeitsstörung	Kann gekennzeichnet sein durch Sorgen über das Erscheinungsbild, die keine bestimmten Defekte umfassen.
Körperidentitätsstörung (übermäßige Beschäftigung mit dem Wunsch, körperlich behindert zu sein, mit Beginn in der Kindheit)	Kann gekennzeichnet sein durch eine übermäßige Beschäftigung mit dem Wunsch nach der Amputation eines Körperteils, um ein Gefühl der Diskrepanz zwischen der eigenen Körperwahrnehmung und der tatsächlichen anatomischen Beschaffenheit zu korrigieren. Im Gegensatz zur Körperdysmorphen Störung konzentriert sich die übermäßige Beschäftigung jedoch nicht auf das Erscheinungsbild des Körperteils.

3.6.3 Differenzialdiagnose für Pathologisches Horten	
Das Pathologische Horten, das gekennzeichnet ist durch die anhaltende Schwierigkeit, Gegenstände wegzuwerfen oder sich von ihnen zu trennen aufgrund eines empfundenen Bedürfnisses, die Gegenstände aufzubewahren, muss abgegrenzt werden von …	Im Gegensatz zum Pathologischen Horten …
Zwangsstörung und Verwandte Störungen aufgrund eines Anderen Medizinischen Krankheitsfaktors	Erfordert das Vorhandensein eines ätiologischen medizinischen Krankheitsfaktors (z. B. Schädel-Hirn-Trauma, chirurgische Maßnahmen zur Kontrolle von Anfällen, zerebrovaskuläre Erkrankung). Pathologisches Horten wird nicht diagnostiziert, wenn das Horten Folge der direkten physiologischen Wirkungen eines allgemeinen medizinischen Krankheitsfaktors ist.
Schwere Neurokognitive Störung (NCD) aufgrund eines neurodegenerativen Krankheitsfaktors wie frontotemporale Lobärdegeneration oder Alzheimer-Erkrankung	Der Beginn des Sammelverhaltens ist graduell und folgt dem Verlauf der neurokognitiven Störung und kann von Selbstvernachlässigung und schwerer häuslicher Verschmutzung sowie anderen neuropsychiatrischen Symptomen begleitet sein. Pathologisches Horten wird nicht diagnostiziert, wenn das Horten von Objekten als direkte Folge der degenerativen Hirnerkrankung angesehen wird.
Autismus-Spektrum-Störung	Kann die exzessive Anhäufung von Objekten beinhalten, die sich auf ein festes Interesse mit abnormer Intensität beziehen (z. B. Sammeln bestimmter Bilder); in diesem Fall wird keine Diagnose eines Pathologisches Hortens vergeben.

3.6.3 Differenzialdiagnose für Pathologisches Horten (Fortsetzung)	
Zwangsstörung	Ist gekennzeichnet durch wiederholte Verhaltensweisen, zu deren Ausführung sich die Person als Reaktion auf Zwangsgedanken oder streng einzuhaltende Regeln getrieben fühlt und die allgemein als ich-dyston erlebt werden. Dies steht im Kontrast zu der ich-syntonen Anhäufung von Dingen beim Pathologischen Horten. Wenn die Anhäufung von Dingen als direkte Folge einer Zwangsstörung geschieht (z. B. Sachen nicht weggeben, um endloses Kontrollverhalten zu vermeiden), wird keine Diagnose eines Pathologischen Hortens vergeben. Wenn jedoch schweres Horten gleichzeitig mit anderen typischen Symptomen einer Zwangsstörung auftritt und als von diesen unabhängig beurteilt wird, können sowohl Pathologisches Horten als auch eine Zwangsstörung diagnostiziert werden.
Psychotische Störung (z. B. Schizophrenie)	Kann gekennzeichnet sein durch die Anhäufung von Gegenständen als Folge wahnhafter Überzeugungen (z. B. weggeworfene Aluminiumfolie sammeln, um sich gegen Strahlung zu schützen) oder von Befehlshalluzinationen. In diesen Fällen wird kein Pathologisches Horten diagnostiziert.
Episode einer Major Depression	Kann einhergehen mit überfüllter Umgebung als direkte Folge depressiver Symptome, wie z. B. Müdigkeit, Antriebslosigkeit und psychomotorische Hemmung; in diesen Fällen wird kein Pathologisches Horten diagnostiziert.
Normales Sammelverhalten	Ist organisiert und systematisch, auch wenn in einigen Fällen die tatsächliche Menge an Gegenständen derjenigen bei einer Person mit Pathologischem Horten ähneln kann. Zudem verursacht es nicht das für Pathologisches Horten typische Durcheinander sowie Leiden oder Beeinträchtigungen.

3.6.4 Differenzialdiagnose für die Trichotillomanie (Pathologisches Haareausreißen)

Die Trichotillomanie, die gekennzeichnet ist durch wiederkehrendes Haareausreißen, begleitet von wiederholten Versuchen, das Haareausreißen zu unterlassen, muss abgegrenzt werden von …	Im Gegensatz zur Trichotillomanie …
Medizinische Ursachen von Haarverlust	Bestimmte Zustände wie etwa vernarbte Alopezie (z. B. Alopecia areata) und nicht vernarbte Alopezie (z. B. chronischer diskoider Lupus erythematodes) können vollständig für den Haarverlust verantwortlich sein. Eine Trichotillomanie wird nicht diagnostiziert, wenn das Haarereißen auf eine dieser medizinischen Ursachen zurückgeht.
Zwangsstörung	Ist gekennzeichnet durch Verhaltensweisen, die als Reaktion auf einen Zwangsgedanken oder aufgrund von streng einzuhaltender Regeln ausgeführt werden. Eine Trichotillomanie wird nicht diagnostiziert, wenn das Haareausreißen eine direkte Folge eines Zwangsgedankens oder einer Zwangshandlung ist (z. B. können Personen mit Symmetriezwängen Haare als Teil ihrer Symmetrierituale ausreißen).
Körperdysmorphe Störung	Ist gekennzeichnet durch übermäßige Beschäftigung mit wahrgenommenen Defekten des körperlichen Erscheinungsbildes, die in einigen Fällen zu einer übertriebenen Beschäftigung mit dem Entfernen von als hässlich oder unnormal angesehenen Haaren führen kann. Eine Trichotillomanie wird nicht diagnostiziert, wenn das Haareausreißen eine direkte Folge der übermäßigen Beschäftigung mit einem wahrgenommenen Defekt des Erscheinungsbildes ist.
Psychotische Störung (z. B. Schizophrenie)	Kann durch Haareausreißen als Reaktion auf Wahnvorstellungen oder Halluzinationen gekennzeichnet sein. Eine Trichotillomanie wird nicht diagnostiziert, wenn das Haareausreißen besser durch eine psychotische Störung erklärt werden kann.

3.6.4 Differenzialdiagnose für die Trichotillomanie (Pathologisches Haareausreißen) (Fortsetzung)	
Stereotype Bewegungsstörung	Beinhaltet repetitive Verhaltensweisen außer (oder zusätzlich zum) Haareausreißen (z. B. Handschütteln oder Winken, wiegende Körperbewegungen, Kopfanschlagen).
Normative Haarentfernung oder Manipulation	Ist gekennzeichnet durch Haarentfernung zu ausschließlich kosmetischen Zwecken (d. h. zur Verbesserung des äußeren Erscheinungsbildes) oder durch Verhalten, das auf Drehen, Spielen oder Beißen der Haare beschränkt ist. In diesen Fällen sind Belastung oder Funktionsbeeinträchtigungen nicht bedeutsam, sodass solche Vorkommnisse keine Diagnose einer Trichotillomanie rechtfertigen.

3.6.5 Differenzialdiagnose für die Dermatillomanie (Pathologisches Hautzupfen/-quetschen)

Die Dermatillomanie, die gekennzeichnet ist durch wiederkehrendes Zupfen oder Quetschen der Haut, was Hautverletzungen zur Folge hat, begleitet von wiederholten Versuchen, das Hautzupfen/-quetschen zu unterlassen, muss abgegrenzt werden von …	Im Gegensatz zur Dermatillomanie …
Zwangsstörung oder Verwandte Störungen aufgrund eines Anderen Medizinischen Krankheitsfaktors	Das Hautzupfen/-quetschen ist Folge der direkten physiologischen Wirkungen eines allgemeinen medizinischen Krankheitsfaktors. Eine Dermatillomanie wird nicht diagnostiziert, wenn das Hautzupfen/-quetschen Folge der direkten physiologischen Wirkungen einer Hauterkrankung (z. B. Krätze) ist.
Substanz-/Medikamenteninduzierte Zwangsstörung und Verwandte Störungen	Das Hautzupfen/-quetschen ist Folge der direkten physiologischen Wirkungen einer Substanz (z. B. Kokain). Eine Dermatillomanie wird nicht diagnostiziert, wenn das Hautzupfen/-quetschen vollständig auf die Substanz zurückgeführt werden kann.
Zwangsstörung	Kann Hautverletzungen als Folge schwerer Waschzwänge umfassen. Eine Dermatillomanie wird nicht diagnostiziert, wenn die Hautverletzungen besser durch eine Zwangsstörung erklärt werden können.
Körperdysmorphe Störung	Kann Hautzupfen/-quetschen zur Verbesserung eines wahrgenommenen Defektes des Erscheinungsbildes umfassen. Eine Dermatillomanie wird nicht diagnostiziert, wenn das Hautzupfen/-quetschen besser durch eine Körperdysmorphe Störung erklärt werden kann.
Psychotische Störung (z. B. Schizophrenie)	Kann Hautzupfen/-quetschen als Reaktion auf Wahnvorstellungen (Parasitose) oder Halluzinationen (Kribbelgefühle) umfassen. In solchen Fällen sollte keine Dermatillomanie diagnostiziert werden.
Stereotype Bewegungsstörung	Beinhaltet repetitive Verhaltensweisen außer (oder zusätzlich zum) Hautzupfen/-quetschen (z. B. Handschütteln oder Winken, wiegende Körperbewegungen, Kopfanschlagen).

Trauma- und belastungsbezogene Störungen

Übersetzung:
Jan Christopher Cwik

Koordination:
Jürgen Margraf

3.7.1 Differenzialdiagnose für die Posttraumatische Belastungsstörung oder Akute Belastungsstörung[a]	
Posttraumatische Belastungsstörung (PTSD) und Akute Belastungsstörung (ASD), die gekennzeichnet sind durch eine Konfrontation mit tatsächlichem oder drohendem Tod, ernsthafter Verletzung oder sexueller Gewalt, infolgedessen sich Symptome des Wiedererlebens (Intrusionen), anhaltende Vermeidung von Reizen, die mit dem traumatischen Ereignis verbunden sind, negative Veränderungen von Kognitionen und der Stimmung sowie deutliche Veränderungen des Erregungsniveaus und der Reaktivität entwickeln, müssen abgegrenzt werden von …	Im Gegensatz zur Posttraumatischen Belastungsstörung oder Akuten Belastungsstörung …
Anpassungsstörung	Ist gekennzeichnet durch einen Belastungsfaktor von jeglichem Schweregrad und weist kein spezifisches Reaktionsmuster auf (d. h. Symptome des Wiedererlebens [Intrusionen]). Die Diagnose einer Anpassungsstörung wird gestellt, wenn die Reaktion auf einen extremen Belastungsfaktor nicht die Kriterien für eine PTSD oder ASD (oder für eine andere bestimmte psychische Störung) erfüllt oder das Symptommuster einer PTSD oder ASD als Reaktion auf einen nichttraumatischen Belastungsfaktor auftritt (z. B. vom Ehepartner verlassen oder bei der Arbeit gekündigt werden).

[a] PTSD und ASD werden anhand der Dauer voneinander abgegrenzt. Die Dauer des Reaktionsmusters der ASD liegt zwischen 3 Tagen und 1 Monat nach der Konfrontation mit einem traumatischen Belastungsfaktor. Die Dauer des Reaktionsmusters der PTSD beträgt mehr als 1 Monat

3.7.1 Differenzialdiagnose für die Posttraumatische Belastungsstörung oder Akute Belastungsstörung (Fortsetzung)	
Störung durch eine Anhaltende Komplexe Trauerreaktion (in Teil III des DSM-5)	Ist gekennzeichnet durch intrusive Gedanken und Erinnerungen an den Verstorbenen, die mindestens 12 Monate nach dem Verlust fortbestehen. Im Gegensatz zur PTSD, bei der sich die Intrusionen um mit dem Verlust zusammenhängende traumatische Ereignisse drehen, beziehen sich die Intrusionen bei der Störung durch eine Anhaltende Komplexe Trauerreaktion schwerpunktmäßig auf viele Aspekte des Verstorbenen, einschließlich positiver Aspekte der Beziehung und Belastungen durch das Getrenntsein.
Andere psychische Störungen, die nach der Konfrontation mit einem extremen Belastungsfaktor auftreten können	Sind gekennzeichnet durch ein Reaktionsmuster, das die Kriterien für eine andere im DSM-5 aufgeführte psychische Störung erfüllt (z. B. Kurze Psychotische Störung, Major Depression).
Zwangsstörung	Ist üblicherweise gekennzeichnet durch wiederkehrende aufdringliche Gedanken, diese werden jedoch als unangemessen wahrgenommen und beziehen sich nicht auf ein erlebtes traumatisches Ereignis.
Panikstörung	Kann gekennzeichnet sein durch Übererregung und dissoziative Symptome. Diese treten jedoch während Panikattacken auf und beziehen sich nicht auf einen traumatischen Belastungsfaktor.
Generalisierte Angststörung	Kann gekennzeichnet sein durch anhaltende Symptome von Reizbarkeit und Angst, aber anders als bei der PTSD oder ASD stehen diese Symptome nicht im Zusammenhang mit einem traumatischen Belastungsfaktor.
Dissoziative Störungen	Sind gekennzeichnet durch dissoziative Symptome, die nicht notwendigerweise mit einem traumatischen Belastungsfaktor zusammenhängen (es aber oft tun). Dissoziative Symptome, die im Kontext eines voll ausgeprägten Störungsbildes einer PTSD auftreten, können die Verwendung der Zusatzcodierung „mit Dissoziativen Symptomen“ rechtfertigen.

3.7.1 Differenzialdiagnose für die Posttraumatische Belastungsstörung oder Akute Belastungsstörung (Fortsetzung)	
Psychotische Störungen (z. B. Schizophrenie)	Können gekennzeichnet sein durch wahrnehmungsbezogene Symptome wie Illusionen oder Halluzinationen. Diese sollten von Flashbacks bei der PTSD oder ASD unterschieden werden, welche durch sensorische Intrusionen gekennzeichnet sind, die sich auf einen Teil des traumatischen Ereignisses beziehen und mit dem kompletten Verlust des Bewusstseins der aktuellen Umgebung einhergehen können. Diese Episoden sind typischerweise kurz, können aber mit lang andauerndem Leiden und erhöhtem Erregungsniveau in Verbindung stehen. Sie werden im Allgemeinen nicht als psychotische Phänomene angesehen.
Schädel-Hirn-Trauma	Ist gekennzeichnet durch neurokognitive Symptome (z. B. andauernde Desorientierung und Verwirrtheit), die nach einem Schädel-Hirn-Trauma auftreten (z. B. Unfall, Bombenexplosion, Akzelerations-/Dezelerationstrauma). Da ein solches traumatisches Ereignis auch zur Entwicklung einer ASD und PTSD führen kann, sollten beide Diagnosen in Betracht gezogen werden.
Simulation	Ist gekennzeichnet durch das Vortäuschen von Symptomen und muss immer ausgeschlossen werden, wenn juristische, finanzielle oder andere Leistungen eine Rolle spielen.

3.7.2 Differenzialdiagnose für eine Anpassungsstörung	
Eine Anpassungsstörung, die gekennzeichnet ist durch die Entwicklung von klinisch bedeutsamen emotionalen oder behavioralen Symptomen, die nicht die Kriterien für eine andere psychische Störung erfüllen, muss abgegrenzt werden von …	Im Gegensatz zur Anpassungsstörung …
Alle anderen beschriebenen psychischen Störungen	Sind gekennzeichnet durch ein bestimmtes Symptommuster und erfordern nicht, dass die Symptome als Reaktion auf einen Belastungsfaktor auftreten (außer Posttraumatische Belastungsstörung, Akute Belastungsstörung, Reaktive Bindungsstörung und Beziehungsstörung mit Enthemmung). Eine Anpassungsstörung wird nicht diagnostiziert, wenn die Symptome die Kriterien für eine bestimmte psychische Störung erfüllen oder eine Verschlechterung einer bereits bestehenden Störung darstellen. Eine Anpassungsstörung kann zusätzlich zu einer anderen psychischen Störung diagnostiziert werden, wenn diese Störung nicht die einzelnen Symptome erklärt, die als Reaktion auf den Belastungsfaktor aufgetreten sind. Zum Beispiel könnte eine Person nach dem Verlust des Arbeitsplatzes eine Anpassungsstörung mit Depressiver Stimmung entwickeln, während gleichzeitig eine Zwangsstörung vorliegt.
Posttraumatische Belastungsstörung oder Akute Belastungsstörung	Beide erfordern einen extremen Belastungsfaktor und charakteristische Symptome des Wiedererlebens (Intrusionen), anhaltende Vermeidung von Reizen, die mit dem traumatischen Ereignis verbunden sind, negative Veränderungen von Kognitionen und der Stimmung und deutliche Veränderungen des Erregungsniveaus und der Reaktivität.
Kategorien der Anderen Näher Bezeichneten oder Nicht Näher Bezeichneten Störung (z. B. Andere Näher Bezeichnete Depressive Störung)	Werden nur diagnostiziert, wenn die Kriterien für eine der im DSM-5 beschriebenen Störungen nicht erfüllt werden (inklusive Anpassungsstörung).

3.7.2 Differenzialdiagnose für eine Anpassungsstörung (Fortsetzung)	
Psychologische Faktoren, die eine Körperliche Krankheit Beeinflussen	Sind gekennzeichnet durch bestimmte psychologische Faktoren (z. B. psychologische Symptome, Verhaltensweisen, andere Faktoren), die eine körperliche Krankheit herbeiführen, verschlimmern oder das Risiko der Person gegenüber einer medizinischen Krankheit erhöhen können oder eine bereits bestehende medizinische Krankheit verschlechtern können. Im Gegensatz dazu wird eine Anpassungsstörung diagnostiziert, wenn ein Krankheitsfaktor als psychosozialer Belastungsfaktor zu einer psychologischen Reaktion führt.
Trauer	Ist gekennzeichnet durch eine Reaktion auf den Verlust einer geliebten Person, die in zu erwartendem Ausmaß ausfällt. Eine Anpassungsstörung kann nur dann diagnostiziert werden, wenn die Symptome weit über das Maß hinausgehen, das man erwarten würde.
Störung durch eine Anhaltende Komplexe Trauerreaktion (in Teil III des DSM-5)	Ist gekennzeichnet durch eine anhaltende maladaptive und pathologische Reaktion auf den Tod einer geliebten Person. Im Gegensatz zur Anpassungsstörung, bei der die maximale Dauer 6 Monate beträgt, erfordert die Störung durch eine Anhaltende Komplexe Trauerreaktion eine minimale Dauer der Symptome von 12 Monaten.
Nichtpathologische Reaktionen auf Stress	Sind gekennzeichnet durch Symptome, die innerhalb des zu erwartenden Ausmaßes liegen, welches man der Art des Belastungsfaktors entsprechend erwarten würde, und die nicht in klinischer Weise Leiden oder Beeinträchtigungen verursachen.

Dissoziative Störungen

Übersetzung:
Maria Kleinstäuber

3.8.1 Differenzialdiagnose für die Dissoziative Amnesie	
Die Dissoziative Amnesie, die gekennzeichnet ist durch eine Unfähigkeit, sich an wichtige autobiografische Informationen zu erinnern, die in der Regel traumatischer oder belastender Natur sind, muss abgegrenzt werden von …	Im Gegensatz zur Dissoziativen Amnesie …
Beeinträchtigung des Gedächtnisses bei einer Schweren oder Leichten Neurokognitiven Störung (NCD) aufgrund eines Anderen Medizinischen Krankheitsfaktors	Ist gekennzeichnet durch einen Gedächtnisverlust in Bezug auf persönliche Informationen, der üblicherweise in kognitive, sprachliche, affektive, Aufmerksamkeits- und Verhaltensstörungen eingebettet ist. Bei der Dissoziativen Amnesie beziehen sich die Gedächtnisdefizite primär auf autobiografische Informationen; intellektuelle sowie andere kognitive Fähigkeiten sind erhalten.
Durch Alkohol oder andere Substanzen induzierter Gedächtnisverlust	Ist gekennzeichnet durch die Fähigkeit, Ereignisse unmittelbar abrufen zu können (d. h. intaktes Arbeitsgedächtnis), jedoch nicht mehr nach ein paar Minuten, in Anbetracht der Unfähigkeit zur Gedächtnisspeicherung neben den direkten Wirkungen der Substanz auf das zentrale Nervensystem. Substanzinduzierte „Blackouts“ sind in der Regel irreversibel.
Posttraumatische Amnesie aufgrund eines Schädel-Hirn-Traumas	Ist gekennzeichnet durch eine Vorgeschichte eines klar umrissenen körperlichen Traumas, eine Phase von Bewusstlosigkeit oder Amnesie, objektive Hinweisen auf eine Hirnverletzung und eine kurze retrograde Amnesie in Bezug auf die Zeit vor der Kopfverletzung. In dem Fall, dass die retrograde posttraumatische Amnesie so umfangreich ist, dass dies in keinem Verhältnis zur Hirnverletzung steht, kann eine komorbide Diagnose einer Dissoziativen Amnesie angemessen sein.

3.8.1 **Differenzialdiagnose für die Dissoziative Amnesie** (Fortsetzung)	
Dissoziative Identitätsstörung	Ist gekennzeichnet durch durchgängige Diskontinuitäten hinsichtlich des Selbst- und Handlungserlebens, begleitet von vielen anderen dissoziativen Symptomen. Bei Personen mit einer Dissoziativen Amnesie ist der Gedächtnisverlust tendenziell lokal, selektiv und relativ stabil. Eine Dissoziative Amnesie wird nicht diagnostiziert, wenn die Gedächtnislücken besser durch eine Dissoziative Identitätsstörung erklärt werden können.
Posttraumatische Belastungsstörung oder Akute Belastungsstörung	Können gekennzeichnet sein durch eine Unfähigkeit, sich an einzelne oder alle Aspekte eines spezifischen traumatischen Ereignisses zu erinnern. Beschränkt sich die Amnesie auf das traumatische Ereignis im Kontext einer Posttraumatischen Belastungsstörung, wäre die zusätzliche Diagnose einer Dissoziativen Amnesie nicht gerechtfertigt. Wenn jedoch die Amnesie über die unmittelbare Zeit der Traumatisierung hinausreicht, kann eine komorbide Diagnose einer Dissoziativen Amnesie gerechtfertigt sein (beispielsweise für ein Vergewaltigungsopfer, das sich an die meisten Ereignisse des Tages der Vergewaltigung nicht erinnern kann).
Simulation oder Vorgetäuschte Störung	Ist gekennzeichnet durch eine vorgetäuschte Amnesie. Es gibt jedoch keinen Test, keine Testbatterie oder bestimmte Vorgehensweisen, um die Dissoziative Amnesie eindeutig von simulierter Amnesie zu unterscheiden. Dieselben Kontextfaktoren, die mit einer vorgetäuschten Amnesie assoziiert sind (z. B. finanzielle, sexuelle oder rechtliche Probleme oder der Wunsch, belastenden Umständen zu entkommen) können auch mit einer Dissoziativen Amnesie in Verbindung stehen.
Alltäglicher Gedächtnisverlust, Amnesie in Bezug auf Träume oder Kindheitserfahrungen, posthypnotische Amnesie oder altersbezogener Gedächtnisverlust	Ist gekennzeichnet durch Gedächtnisprobleme, die angesichts des Kontexts normativ sind.

3.8.2 Differenzialdiagnose für die Depersonalisations-/Derealisationsstörung	
Depersonalisations-/Derealisationsstörung, die gekennzeichnet ist durch andauernde oder wiederkehrende Erfahrungen der Depersonalisation, muss abgegrenzt werden von …	Im Gegensatz zur Depersonalisations-/Derealisationsstörung …
Dissoziative Symptome aufgrund eines allgemeinen medizinischen Krankheitsfaktors	Erfordert das Vorhandensein eines ätiologischen medizinischen Krankheitsfaktors, wie z. B. Anfallsleiden, und würde als Andere Näher Bezeichnete Psychische Störung aufgrund eines Anderen Medizinischen Krankheitsfaktors, mit Dissoziativen Symptomen, diagnostiziert werden. Eine Depersonalisations-/Derealisationsstörung wird nicht diagnostiziert, wenn die Symptome vollständig Folge der direkten physiologischen Wirkungen eines allgemeinen medizinischen Krankheitsfaktors auf das zentrale Nervensystem sind.
Substanzintoxikation oder Substanzentzug	Kann gekennzeichnet sein durch dissoziative Symptome zusammen mit anderen Symptomen der Substanzintoxikation oder des Substanzentzugs. Die häufigsten auslösenden Substanzen sind Cannabis, Halluzinogene, Ketamine, Ecstacy und Salvia. Depersonalisations-/Derealisationssymptome, die auf die physiologischen Wirkungen der Substanzen während einer akuten Intoxikation oder eines Entzugs zurückgeführt werden können, werden nicht als Depersonalisations-/Derealisationsstörung diagnostiziert. Allerdings können Substanzen die Symptome einer vorbestehenden Depersonalisations-/Derealisationsstörung verstärken. Die Differenzialdiagnose hängt somit von einer sorgfältigen Prüfung des zeitlichen Zusammenhangs zwischen dem Substanzkonsum und der Depersonalisations-/Derealisationsstörung ab.

3.8.2 Differenzialdiagnose für die Depersonalisations-/ Derealisationsstörung (Fortsetzung)	
Dissoziative Identitätsstörung	Kann gekennzeichnet sein durch Depersonalisations- oder Derealisationssymptome, die von einer deutlichen Diskontinuität des Bewusstseins des eigenen Selbst und des eigenen Handelns begleitet werden. Eine Depersonalisations-/Derealisationsstörung wird nicht diagnostiziert, wenn die Symptome besser durch eine Dissoziative Identitätsstörung erklärt werden können.
Panikattacken	Können gekennzeichnet sein durch Depersonalisations- oder Derealisationssymptome, begleitet von anderen Symptomen einer Panikattacke. Die Symptome einer Panikattacke treten plötzlich auf und erreichen innerhalb von Minuten einen Höhepunkt. Im Gegensatz dazu halten Episoden von Depersonalisation oder Derealisation bei einer Depersonalisations-/Derealisationsstörung typischerweise Stunden, Wochen oder Monate an. Eine Depersonalisations-/Derealisationsstörung wird nicht diagnostiziert, wenn die Symptome ausschließlich während einer Panikattacke auftreten.
Posttraumatische Belastungsstörung oder Akute Belastungsstörung	Kann gekennzeichnet sein durch dissoziative Symptome, die sich als Reaktion auf die Konfrontation mit einem traumatischen Belastungsfaktor entwickeln (bei der Posttraumatischen Belastungsstörung würde dies mit der Zusatzcodierung „mit Dissoziativen Symptomen" gekennzeichnet werden). Eine Depersonalisations-/Derealisationsstörung wird nicht diagnostiziert, wenn die Symptome besser durch eine Posttraumatische oder Akute Belastungsstörung erklärt werden können.
Psychotische Störungen (z. B. Schizophrenie)	Kann gekennzeichnet sein durch Wahnvorstellungen, bei denen die Person davon überzeugt ist, tot zu sein oder dass die Welt nicht real ist. Im Gegensatz dazu ist die Realitätsprüfung hinsichtlich der Depersonalisation/Derealisation bei der Depersonalisations-/Derealisationsstörung intakt (d. h. die Person weiß, dass er oder sie nicht wirklich tot ist und dass die Welt real ist).

3.8.2 Differenzialdiagnose für die Depersonalisations-/ Derealisationsstörung (Fortsetzung)	
Major Depression	Kann gekennzeichnet sein durch Gefühle wie Gefühlstaubheit, Leblosigkeit, Apathie und ein Empfinden „wie im Traum" zu sein, zusammen mit anderen charakteristischen Symptomen einer Depression während der Episoden einer Major Depression. Bei der Depersonalisations-/Derealisationsstörung steht die Gefühlstaubheit mit weiteren Symptomen der Störung in Verbindung (z. B. ein Gefühl des Losgelöstseins von sich selbst) und tritt dann auf, wenn die Person nicht depressiv ist.
„Normale" Depersonalisations- oder Derealisationssymptome	Sind vorübergehend auf und verursachen nicht in klinisch bedeutsamer Weise Leiden oder Beeinträchtigungen. Ungefähr die Hälfte aller Erwachsenen erlebt mindestens einmal im Leben eine Episode von Depersonalisation/Derealisation. Depersonalisations-/ Derealisationssymptome, die die Kriterien für diese Störung vollständig erfüllen, sind deutlich seltener mit einer Lebenszeitprävalenz von ca. 2 %.

Somatische Belastungsstörung und verwandte Störungen

Übersetzung:
Maria Kleinstäuber

3.9.1 Differenzialdiagnose für die Somatische Belastungsstörung	
Die Somatische Belastungsstörung, die gekennzeichnet ist durch somatische Symptome, die belastend sind oder zu erheblichen Einschränkungen in der alltäglichen Lebensführung führen und die von exzessiven Gedanken, Gefühlen oder Verhaltensweisen bezüglich der somatischen Symptomen oder damit einhergehenden Gesundheitssorgen begleitet werden, muss abgegrenzt werden von …	Im Gegensatz zur Somatischen Belastungsstörung …
Belastende somatische Symptome, die charakteristisch für eine körperliche Erkrankung sind	Sind gekennzeichnet durch fehlende unangemessene und anhaltende Gedanken bezüglich der Ernsthaftigkeit der vorliegenden somatischen Symptome, durch die Abwesenheit anhaltender, stark ausgeprägter Ängste in Bezug auf die Gesundheit oder die körperlichen Symptome und fehlenden exzessiven Aufwand an Zeit und Energie, die für die Symptome oder Gesundheitssorgen aufgebracht werden. Das Vorhandensein somatischer Symptome mit unklarer Ätiologie ist für sich genommen nicht ausreichend für die Diagnose einer Somatischen Belastungsstörung. Zudem schließt das Auftreten somatischer Symptome im Rahmen einer bekannten Krankheit (z. B. Diabetes oder Herz-Kreislauf-Erkrankung) die Diagnose einer Somatischen Belastungsstörung nicht aus, soweit ansonsten die Kriterien erfüllt sind.
Krankheitsangststörung	Ist gekennzeichnet durch übermäßige Gesundheitssorgen, jedoch ohne oder nur geringfügig ausgeprägte körperliche Symptome. Bei der Somatischen Belastungsstörung liegt der überwiegende Schwerpunkt auf den belastenden somatischen Beschwerden.

3.9.1 **Differenzialdiagnose für die Somatische Belastungsstörung** (Fortsetzung)	
Körperdysmorphe Störung	Ist gekennzeichnet durch eine übermäßige Beschäftigung mit einem wahrgenommenen Defekt im äußeren Erscheinungsbild. Bei der Somatischen Belastungsstörung spiegeln die Sorgen über die somatischen Symptome Bedenken über eine zugrunde liegende Erkrankung wider, nicht über einen Defekt im äußeren Erscheinungsbild.
Konversionsstörung (Störung mit Funktionellen Neurologischen Symptomen)	Erfordert einen Funktionsverlust (z. B. einer Gliedmaße) als vorliegendes Symptom, während bei der Somatischen Belastungsstörung die durch spezifische Symptome hervorgerufene Belastung vordergründig ist. Darüber hinaus erfordert die Diagnose einer Somatischen Belastungsstörung das Vorhandensein exzessiver Gedanken, Gefühle oder Verhaltensweisen bezüglich der somatischen Symptome oder damit einhergehenden Gesundheitssorgen.
Generalisierte Angststörung	Ist gekennzeichnet durch Sorgen über eine Vielzahl von Ereignissen, Situationen oder Aktivitäten, die Sorgen über den eigenen Gesundheitszustand einschließen können. Der Schwerpunkt der Sorgen bei der Somatischen Belastungsstörung liegt auf den somatischen Symptomen und Gesundheitssorgen.
Panikstörung	Ist gekennzeichnet durch körperliche Symptome, die im Kontext von Panikattacken auftreten und daraus folgende Sorgen über die Bedeutung der Panikattacken bezüglich der eigenen Gesundheit. Bei der Somatischen Belastungsstörung sind die Ängste und somatischen Symptome relativ anhaltend.

3.9.1 Differenzialdiagnose für die Somatische Belastungsstörung (Fortsetzung)	
Zwangsstörung	Ist gekennzeichnet durch wiederkehrende Gedanken, die als aufdringlich und ungewollt empfunden werden, die die Person zu ignorieren oder zu unterdrücken versucht, und die von wiederholten Verhaltensweisen, zu denen sich die Person getrieben fühlt, begleitet werden. Bei der Somatischen Belastungsstörung sind die wiederkehrenden Gedanken über somatische Symptome oder über Erkrankungen weniger aufdringlich und es gibt keine assoziierten wiederholten Verhaltensweisen, zu denen sich die Person getrieben fühlt.
Depressive Störungen	Werden häufig von somatischen Symptomen begleitet, die sich aber üblicherweise auf Episoden depressiver Stimmung beschränken. Darüber hinaus gehen somatische Symptome bei depressiven Störungen mit dysphorischer Stimmung und charakteristischen, damit in Verbindung stehenden Symptomen einher.
Psychotische Störungen (z. B. Schizophrenie)	Können körperbezogene Sorgen von wahnhaftem Ausmaß aufweisen.
Vorgetäuschte Störung oder Simulation	Ist gekennzeichnet durch körperliche Symptome, die absichtlich erzeugt oder vorgetäuscht werden.

3.9.2 Differenzialdiagnose für die Krankheitsangststörung	
Die Krankheitsangststörung, die gekennzeichnet ist durch eine übermäßige Beschäftigung damit, eine ernsthafte Krankheit zu haben oder zu bekommen, ohne dass begleitende somatische Symptome vorliegen, muss abgegrenzt werden von …	Im Gegensatz zur Krankheitsangststörung …
Zu erwartende und angemessene Sorgen in Bezug auf eine körperliche Erkrankung	Sorgen und Leidensdruck bezüglich der körperlichen Erkrankung stehen im Verhältnis zu ihrer Ernsthaftigkeit. Eine komorbide Diagnose einer Krankheitsangststörung ist nur in dem Fall angemessen, wenn die gesundheitsbezogenen Ängste und Krankheitssorgen in Relation zur Ernsthaftigkeit der körperlichen Erkrankung eindeutig übertrieben sind. Eine vorübergehende übermäßige Beschäftigung mit einer körperlichen Erkrankung rechtfertigt in der Regel nicht die Diagnose einer Krankheitsangststörung.
Somatische Belastungsstörung	Ist gekennzeichnet durch das Vorhandensein bedeutsamer somatischer Symptome. Im Gegensatz dazu haben Personen mit einer Krankheitsstörung keine oder nur gering ausgeprägte körperliche Symptome und befassen sich in erster Linie mit der Vorstellung, eine ernsthafte Erkrankung zu haben.
Spezifische Phobie vor einer ansteckenden Krankheit	Ist eher durch die Furcht gekennzeichnet, sich mit einer Krankheit anstecken zu können, als bereits diese Krankheit zu haben, wie das bei der Krankheitsangststörung der Fall ist.
Generalisierte Angststörung	Ist gekennzeichnet durch Ängste und Sorgen über eine Vielzahl von Ereignissen, Situationen oder Aktivitäten, von denen sich nur eine auf Gesundheit beziehen kann.

3.9.2 Differenzialdiagnose für die Krankheitsangststörung (Fortsetzung)	
Panikstörung	Kann gekennzeichnet sein durch Angst oder Sorge in Bezug auf die Vorstellung, die Panikattacken könnten ein Anzeichen für das Vorliegen einer ernsthaften Krankheit sein, wie z. B. einer Herzerkrankung. Obwohl Personen mit einer Panikstörung Gesundheitsängste aufweisen können, treten ihre Ängste typischerweise sehr akut und episodenhaft auf. Im Gegensatz dazu sind die Gesundheitsängste und -befürchtungen bei der Krankheitsangststörung eher länger anhaltend und beständig. Vereinzelt erleben Personen mit einer Krankheitsangststörung Panikattacken, die durch ihre Krankheitssorgen ausgelöst werden.
Zwangsstörung	Kann gekennzeichnet sein durch intrusive Gedanken, bei denen die Befürchtung im Vordergrund steht, zukünftig zu erkranken. Zudem liegen in der Regel weitere Zwangsgedanken und -handlungen vor, die noch andere Sorgen umfassen. Die intrusiven Gedanken bei Personen mit einer Krankheitsangststörung beziehen sich darauf, eine Krankheit bereits zu haben. Damit verbundene zwanghafte Handlungen (z. B. Suche nach Rückversicherung) können begleitend auftreten.
Körperdysmorphe Störung	Ist gekennzeichnet durch Sorgen, die sich auf das äußere Erscheinungsbild der Person beschränken, welches als entstellend oder mit Makeln behaftet angesehen wird.
Anpassungsstörung	Ist gekennzeichnet durch deutliches Leiden oder deutliche Beeinträchtigungen in verschiedenen Funktionsbereichen, das sich als Reaktion auf einen psychosozialen Belastungsfaktor entwickelt (z. B. die Diagnose einer körperlichen Erkrankung) und ist zeitlich begrenzt (d. h. die Symptome dauern nicht länger als weitere 6 Monate nach Beendigung der Belastung an). Die Diagnose einer Krankheitsangststörung erfordert, dass die unangemessenen gesundheitsbezogenen Ängste über mindestens 6 Monate kontinuierlich persistieren.

3.9.2 Differenzialdiagnose für die Krankheitsangststörung (Fortsetzung)	
Major Depression	Kann gekennzeichnet sein durch Grübeln über die eigene Gesundheit und exzessive Sorgen über Krankheiten, einhergehend mit typischen Symptomen einer Episode einer Major Depression (z. B. depressive Stimmung, vermindertes Interesse oder Freude). Die Diagnose einer Krankheitsangststörung wird nicht zusätzlich vergeben, wenn diese Sorgen ausschließlich während der depressiven Episoden auftreten. Falls die exzessiven Krankheitssorgen jedoch nach Remission der Episode einer Major Depression anhalten, sollte die Diagnose einer Krankheitsangststörung in Erwägung gezogen werden.
Psychotische Störungen (z. B. Wahnhafte Störung)	Kann gekennzeichnet sein durch körperbezogene Wahnvorstellungen (z. B. dass ein Organ verfault oder abgestorben ist) oder durch wahnhafte Vorstellungen, eine Krankheit zu haben. Krankheitssorgen bei Personen mit einer Krankheitsangststörung weisen nicht die Rigidität und das Ausmaß wie bei körperbezogenen Wahnvorstellungen im Rahmen psychotischer Störungen auf, und Betroffene können die Möglichkeit akzeptieren, dass die befürchtete Krankheit nicht vorliegt.

3.9.3 Differenzialdiagnose für die Konversionsstörung (Störung mit Funktionellen Neurologischen Symptomen)

Die Konversionsstörung, die gekennzeichnet ist durch Symptome veränderter willkürmotorischer oder sensorischer Funktionen, die nicht mit bekannten neurologischen oder körperlichen Erkrankungen in Einklang stehen, muss abgegrenzt werden von …	Im Gegensatz zur Konversionsstörung …
Verdeckte neurologische oder andere medizinische Krankheitsfaktoren oder substanz-/medikamenteninduzierte Störungen	Erklären vollständig die Defizite hinsichtlich der willkürmotorischen oder sensorischen Funktionen. Die Diagnose einer Konversionsstörung kann nur dann vergeben werden, wenn nach einer gründlichen Untersuchung ausgeschlossen werden kann, dass die Symptome oder Defizite vollständig durch neurologische oder allgemeine körperliche Erkrankungen oder durch die direkten Auswirkungen einer Substanz oder Medikaments erklärt werden können.
Somatische Belastungsstörung	Ist gekennzeichnet durch belastende somatische Symptome, die mit exzessiven Gedanken, Gefühlen und Verhaltensweisen bezüglich der somatischen Symptome oder damit einhergehender Gesundheitssorgen zusammenhängen, unabhängig davon, ob die somatischen Symptome ausreichend durch medizinische Krankheitsfaktoren erklärt sind. Im Gegensatz dazu müssen bei der Konversionsstörung klinische und/oder Laborbefunde belegen, dass die neurologischen Symptome nicht im Einklang mit bekannten neurologischen oder körperlichen Erkrankungen stehen.
Krankheitsangststörung	Ist gekennzeichnet durch die Fokussierung auf eine „ernsthafte Erkrankung“, die den pseudoneurologischen Symptomen zugrunde liegt.
Depressive Störungen	Kann gekennzeichnet sein durch das Gefühl einer allgemeinen „Schwere“ der Gliedmaßen, das von depressiven Kernsymptomen begleitet wird. Bei der Konversionsstörung hingegen ist die geschilderte Schwäche räumlich begrenzter und markanter.

3.9.3 Differenzialdiagnose für die Konversionsstörung (Störung mit Funktionellen Neurologischen Symptomen) (Fortsetzung)	
Dissoziative Störungen	Umfassen andere neurologische Funktionen (z. B. Gedächtnis, Bewusstsein) als die willkürmotorischen und sensorischen Funktionen.
Vorgetäuschte Störung oder Simulation	Ist gekennzeichnet durch Symptome, die absichtlich erzeugt oder vorgetäuscht werden. Obwohl bei der Konversionsstörung die im Vordergrund stehenden neurologischen Symptome nicht im Einklang mit einer bekannten neurologischen Erkrankung stehen, werden sie nicht von der Person vorgetäuscht. Eine Konversionsstörung wird nicht diagnostiziert, wenn die Symptome absichtlich erzeugt oder vorgetäuscht sind.

3.9.4 Differenzialdiagnose für Psychologische Faktoren, die eine Körperliche Krankheit Beeinflussen	
Die Diagnose Psychologische Faktoren, die eine Körperliche Krankheit Beeinflussen ist gekennzeichnet durch psychologische Faktoren, die den Verlauf oder die Behandlung einer körperlichen Erkrankung nachteilig beeinflussen, die Gesundheitsrisiken für die Person darstellen oder die die zugrunde liegende Pathophysiologie beeinflussen, und muss abgegrenzt werden von …	Im Gegensatz zu Psychologischen Faktoren, die eine Körperliche Krankheit Beeinflussen …
Psychische Störung aufgrund eines allgemeinen medizinischen Krankheitsfaktors	Ist gekennzeichnet durch einen zeitlichen Zusammenhang zwischen Symptomen einer psychischen Störung und einer allgemeinen körperlichen Erkrankung, aber die Kausalität verläuft entgegengesetzt. Bei einer psychischen Störung aufgrund eines allgemeinen medizinischen Krankheitsfaktors wird angenommen, dass der medizinische Krankheitsfaktor die psychische Störung durch einen direkten physiologischen Wirkmechanismus verursacht. Bei den Psychologischen Faktoren, die eine Körperliche Krankheit Beeinflussen, wird hingegen angenommen, dass die psychologischen oder verhaltensbezogenen Faktoren den Verlauf der körperlichen Krankheit beeinflussen.
Anpassungsstörung	Kann gekennzeichnet sein durch eine klinisch bedeutsame psychologische Reaktion auf einen allgemeinen medizinischen Krankheitsfaktor als identifizierbaren Belastungsfaktor. So würde z. B. bei einer Person mit einer Angina pectoris, die eine dysfunktionale Erwartungsangst entwickelt, eine Anpassungsstörung mit Angst diagnostiziert werden. Hingegen würde man die Symptomatik einer Angina pectoris, die sich bei einem Betroffenen immer dann verschlimmert, wenn dieser wütend wird, als Psychologische Faktoren, die eine Körperliche Krankheit Beeinflussen, diagnostizieren.

3.9.4 Differenzialdiagnose für Psychologische Faktoren, die eine Körperliche Krankheit Beeinflussen (Fortsetzung)	
Psychische Störung, die eine körperliche Erkrankung verursacht oder zu deren Exazerbation führt	Symptome, die die Kriterien für eine psychische Störung vollständig erfüllen, führen regelmäßig zu medizinischen Komplikationen, insbesondere Substanzkonsumstörungen (z. B. Schwere Störung durch Alkohol- oder Tabakkonsum). In dem Fall, dass eine Person eine psychische Störung aufweist, die eine allgemeine körperliche Krankheit negativ beeinflusst oder verursacht, werden die psychische Störung wie auch die körperliche Erkrankung diagnostiziert. Psychologischen Faktoren, die eine Körperliche Krankheit Beeinflussen, werden hingegen diagnostiziert, wenn psychologische Merkmale oder Verhaltensweisen nicht die Kriterien für eine psychische Störung erfüllen.
Somatische Belastungsstörung	Ist gekennzeichnet durch eine Kombination aus belastenden somatischen Symptomen und exzessiven oder dysfunktionalen Gedanken, Gefühlen und Verhaltensweisen als Reaktion auf diese Beschwerden, wobei die dysfunktionalen Gedanken, Gefühle und Verhaltensweisen im Vordergrund stehen (z. B. ein Patient mit Angina pectoris, der sich fortwährend Sorgen macht, dass er einen Herzinfarkt bekommen könnte, misst seinen Blutdruck mehrmals täglich und schränkt seine gewohnten Aktivitäten ein). Bei den Psychologischen Faktoren, die eine Körperliche Krankheit Beeinflussen, ist die Exazerbation der allgemeinen körperlichen Erkrankung vordergründig (z. B. verschlimmert sich bei einem Patienten mit Angina pectoris die Symptomatik immer dann, wenn er ängstlich wird).
Krankheitsangststörung	Ist gekennzeichnet durch eine starke Krankheitsangst, die sich belastend oder störend auf das alltägliche Leben auswirkt, ohne oder einhergehend mit gering ausgeprägten somatischen Symptomen. Bei den Psychologischen Faktoren, die eine Körperliche Krankheit Beeinflussen, kann zwar Angst ein relevanter psychologischer Faktor sein, der einen medizinischen Krankheitsfaktor beeinflusst, aber der entscheidende klinische Aspekt liegt in der nachteiligen Beeinflussung der körperlichen Krankheit.

3.9.5 Differenzialdiagnose für die Vorgetäuschte Störung[a]	
Die Vorgetäuschte Störung, die gekennzeichnet ist durch das Vortäuschen körperlicher oder psychischer Merkmale oder Symptome oder das Erzeugen einer Verletzung oder Krankheit bei sich selbst oder einer anderen Person in Verbindung mit identifiziertem Täuschungsverhalten, muss abgegrenzt werden von …	Im Gegensatz zur Vorgetäuschten Störung …
Somatische Belastungsstörung	Kann gekennzeichnet sein durch eine ausgeprägte Aufmerksamkeitsfokussierung und Inanspruchnahme von Behandlungen wegen wahrgenommenen medizinischen Sorgen. Es gibt jedoch keinen Hinweis darauf, dass die Person falsche Angaben macht oder täuschendes Verhalten zeigt.
Simulation	Ist dadurch gekennzeichnet, dass aus persönlichem Nutzen (z. B. Geld, arbeitsfreie Zeit) absichtlich Symptome berichtet oder vorgetäuscht werden. Im Gegensatz dazu erfordert die Diagnose einer Vorgetäuschten Störung, dass keine offensichtlichen äußeren Anreize vorliegen.
Konversionsstörung (Störung mit Funktionellen Neurologischen Symptomen)	Ist gekennzeichnet durch neurologische Symptome, die mit einer neurologischen Pathophysiologie nicht vereinbar sind. Die Vorgetäuschte Störung mit neurologischen Symptomen unterscheidet sich von der Konversionsstörung durch eine nachweisliche Vortäuschung der Symptome.
Borderline-Persönlichkeitsstörung	Kann durch bewusstes selbstverletztendes Verhalten ohne suizidale Absicht gekennzeichnet sein. Die Diagnose einer Vorgetäuschten Störung erfordert die Täuschungsabsicht beim Zufügen von Verletzungen.

[a] Die Vorgetäuschte Störung liegt in zwei Formen vor: Vorgetäuschte Störung, Sich Selbst Zugefügt, bei der die Person körperliche oder psychische Symptome vortäuscht, und Vorgetäuschte Störung, Anderen Zugefügt, bei der die Person in Täuschungsabsicht eine Erkrankung oder Verletzung bei anderen, in der Regel bei Kindern oder älteren Menschen, hervorruft.

3.9.5 Differenzialdiagnose für die Vorgetäuschte Störung (Fortsetzung)	
Kindesmissbrauch oder Missbrauch älterer Menschen (in Abgrenzung zur Vorgetäuschten Störung, Anderen Zugefügt)	Zeichnet sich aus durch das Lügen hinsichtlich Verletzungen von Schutzbefohlenen infolge einer Misshandlung, um sich selbst vor der Verantwortungsübernahme zu schützen. Solche Personen erhalten nicht die Diagnose einer Vorgetäuschten Störung, Anderen Zugefügt, da für das Täuschungsverhalten ein offensichtlicher äußerer Anreiz vorliegt (z. B. Schutz vor Schuldfähigkeit). Bezugspersonen, die stärker lügen, als für den unmittelbaren Selbstschutz notwendig wäre, können mit einer Vorgetäuschten Störung, Anderen Zugefügt, diagnostiziert werden.

Fütter- und Essstörungen

Übersetzung:
Cornelia Weise

3.10.1 Differenzialdiagnose für die Störung mit Vermeidung oder Einschränkung der Nahrungsaufnahme	
Die Störung mit Vermeidung oder Einschränkung der Nahrungsaufnahme, die gekennzeichnet ist durch das anhaltende Unvermögen, den Bedarf an Nahrung und/oder Energie zu decken, verbunden mit einer Ess- oder Fütterstörung, muss abgegrenzt werden von …	Im Gegensatz zur Störung mit Vermeidung oder Einschränkung der Nahrungsaufnahme …
Andere körperliche Erkrankungen	Einschränkungen der Nahrungsaufnahme können bei anderen körperlichen Erkrankungen auftreten (z. B. gastrointestinale Erkrankungen, Nahrungsmittelallergien und -intoleranzen, nicht sichtbare Malignome), insbesondere bei anhaltenden Symptomen wie Erbrechen, Appetitlosigkeit, Übelkeit, Bauchschmerzen oder Durchfall. Die Diagnose einer Störung mit Vermeidung oder Einschränkung der Nahrungsaufnahme kann angemessen sein, wenn die Einschränkung der Nahrungsaufnahme über das übliche Ausmaß der körperlichen Erkrankung hinausgeht und zusätzliche klinische Beachtung rechtfertigt oder wenn die Essstörung nach Remission der körperlichen Erkrankung bestehen bleibt.
Bestimmte neurologische, strukturelle oder angeborene Störungen und Bedingungen, die mit Schwierigkeiten beim Füttern verbunden sind	Schwierigkeiten beim Füttern treten häufig bei einer Reihe von angeborenen und neurologischen Störungen auf und gehen mit Problemen an oralen/ösophagalen/pharyngalen Strukturen und Funktionen einher. Die Diagnose einer Störung mit Vermeidung oder Einschränkung der Nahrungsaufnahme kann angemessen sein, wenn die Einschränkung der Nahrungsaufnahme über das übliche Ausmaß der körperlichen Erkrankung hinausgeht und zusätzliche klinische Beachtung rechtfertigt.

3.10.1 Differenzialdiagnose für die Störung mit Vermeidung oder Einschränkung der Nahrungsaufnahme (Fortsetzung)	
Reaktive Bindungsstörung	Eine Störung der Interaktion zwischen Bezugsperson und Kind beeinflusst typischerweise das Füttern und die kindliche Nahrungsaufnahme. Die Diagnose einer Störung mit Vermeidung oder Einschränkung der Nahrungsaufnahme kann angemessen sein, wenn die Fütterungsstörung im Mittelpunkt der Behandlung steht.
Autismus-Spektrum-Störung	Kann gekennzeichnet sein durch rigides Essverhalten und erhöhte sensorische Sensitivitäten. Jedoch resultiert dies meist nicht in einem Ausmaß von Beeinträchtigung (z. B. Gewichtsverlust, Nährstoffmangel), welches für die Diagnose einer Störung mit Vermeidung oder Einschränkung der Nahrungsaufnahme erforderlich ist. Eine Störung mit Vermeidung oder Einschränkung der Nahrungsaufnahme sollte nur diagnostiziert werden, wenn die Essstörung spezifische Behandlung erfordert.
Spezifische Phobie, Anderer Typ, mit Angst vor Erbrechen	Kann gekennzeichnet sein durch eine Vermeidung von Situationen, die zu Ersticken oder Erbrechen führen können, und kann zu einer Vermeidung von Nahrung oder Einschränkung der Nahrungsaufnahme führen. Wenn die Probleme in Bezug auf das Essen in den Mittelpunkt der klinischen Aufmerksamkeit rücken, ist die Diagnose einer Störung mit Vermeidung oder Einschränkung der Nahrungsaufnahme gerechtfertigt.
Anorexia Nervosa	Obwohl sowohl die Störung mit Vermeidung oder Einschränkung der Nahrungsaufnahme als auch die Anorexia Nervosa durch Nahrungsrestriktionen und ein sehr niedriges Gewicht charakterisiert sind, fürchten sich Personen mit Anorexia Nervosa jedoch zusätzlich auch noch vor einer Gewichtszunahme oder vor dem Dickwerden oder sie zeigen ein anhaltendes Verhalten, das einer Gewichtszunahme entgegenwirkt, und sie nehmen ihr Körpergewicht und ihre Figur verzerrt wahr.

3.10.1 Differenzialdiagnose für die Störung mit Vermeidung oder Einschränkung der Nahrungsaufnahme (Fortsetzung)	
Major Depression	Kann gekennzeichnet sein durch Appetitverlust in einem derartigen Ausmaß, dass die Betroffenen ein deutlich eingeschränktes Essverhalten und deutlichen Gewichtsverlust zeigen, die normalerweise mit der Verbesserung der Stimmung abklingen. Die Diagnose einer Störung mit Vermeidung oder Einschränkung der Nahrungsaufnahme kann angemessen sein, wenn die Essstörung einer spezifischen Behandlung bedarf.
Störung aus dem Schizophrenie-Spektrum und andere psychotische Störungen	Kann gekennzeichnet sein durch seltsames Essverhalten, Vermeidung bestimmter Nahrungsmittel aufgrund von wahnhaften Überzeugungen oder andere Formen der Nahrungsvermeidung und -einschränkung. Die Diagnose einer Störung mit Vermeidung oder Einschränkung der Nahrungsaufnahme kann angemessen sein, wenn die Essstörung einer spezifischen Behandlung bedarf.

3.10.2 Differenzialdiagnose für Anorexia Nervosa

Anorexia Nervosa, die gekennzeichnet ist durch eine in Relation zum Bedarf eingeschränkte Energieaufnahme, was zu einem signifikant niedrigen Körpergewicht führt, ausgeprägte Angst vor einer Gewichtszunahme und eine Störung in der Wahrnehmung der eigenen Figur oder des Körpergewichts, muss abgegrenzt werden von …	Im Gegensatz zu Anorexia Nervosa …
Andere körperliche Erkrankungen	Bestimmte körperliche Erkrankungen (z. B. Tumore, Infektionen, Stoffwechsel- oder Hormonstörungen) sind durch Gewichtsverlust gekennzeichnet. Bei diesen Erkrankungen zeigen Betroffene jedoch, anders als bei Anorexia Nervosa, keine veränderte Körperwahrnehmung in Bezug auf Gewicht und Figur, keine intensive Angst vor Gewichtszunahme und verhalten sich nicht dauerhaft so, dass keine angemessene Gewichtszunahme möglich wird. Der Gewichtsverlust ist oft begleitet von Appetitverlust und für die zugrunde liegende körperliche Erkrankung charakteristischen Merkmalen, Symptomen oder Laborbefunden.
Substanzkonsumstörungen	Können gekennzeichnet sein durch ein niedriges Körpergewicht aufgrund mangelhafter Nährstoffaufnahme. Jedoch zeigen Personen, die Substanzen missbrauchen, in der Regel keine Angst vor Gewichtszunahme und keine Störung des Körperbildes. Manche Personen, die Stimulanzien zur Appetitzügelung konsumieren, können durch das Verlangen, einer Gewichtszunahme entgegenzuwirken, motiviert sein; wenn die anderen Symptome der Anorexia Nervosa ebenfalls vorhanden sind, wäre diese Diagnose gerechtfertigt.

3.10.2 Differenzialdiagnose für Anorexia Nervosa (Fortsetzung)	
Bulimia Nervosa	Bei beiden Störungen kann die Person wiederholte Episoden von Essanfällen aufweisen, unangemessenes Verhalten zeigen, um eine Gewichtszunahme zu vermeiden (z. B. selbstinduziertes Erbrechen), und ist übermäßig besorgt um ihre Figur und ihr Gewicht. Die Störungen werden aufgrund des Körpergewichts unterschieden. Während bei Betroffenen mit Bulimia Nervosa das Körpergewicht im Bereich des unteren Normalgewichts oder darüber liegt, halten Personen mit Anorexia Nervosa ein deutlich niedriges Körpergewicht.
Störung mit Vermeidung oder Einschränkung der Nahrungsaufnahme	Ist gekennzeichnet durch deutlichen Gewichtsverlust und Mangelernährung und Einschränkung der Nahrungsaufnahme, aber anders als bei Anorexia Nervosa sind der Gewichtsverlust und die Restriktion der Nahrungsaufnahme nicht motiviert durch Angst vor Gewichtszunahme oder davor, dick zu werden.
Gewichtsverlust bei depressiven Störungen	Ist nicht begleitet von einem Verlangen nach übermäßigem Gewichtsverlust oder einer ausgeprägten Angst vor Gewichtszunahme oder davor, dick zu werden, und schließt das Vorhandensein charakteristischer Merkmale einer depressiven Störung ein (z. B. depressive Verstimmung, vermindertes Interesse).
Schizophrenie	Kann gekennzeichnet sein durch ungewöhnliches Essverhalten, ist aber nicht begleitet von einem Verlangen nach übermäßigem Gewichtsverlust oder einer ausgeprägten Angst vor Gewichtszunahme oder davor, dick zu werden, und ist begleitet von charakteristischen Merkmalen einer Schizophrenie (z. B. Wahn, Halluzinationen, desorganisierte Sprechweise).

3.10.2 **Differenzialdiagnose für Anorexia Nervosa** (Fortsetzung)	
Zwangsstörung	Bei beiden Störungen können wiederkehrende, aufdringliche Gedanken und Zwangshandlungen vorhanden sein. Bei Anorexia Nervosa sind diese Gedanken und Verhaltensweisen jedoch begrenzt auf Gewicht, Essen und Nahrungsmittel. Die zusätzliche Diagnose einer Zwangsstörung sollte nur dann in Betracht gezogen werden, wenn zusätzliche Zwangshandlungen oder Zwangsgedanken bestehen, die sich nicht auf Gewicht, Essen oder Nahrungsmittel beziehen (z. B. auf Ansteckung).
Soziale Angststörung (Soziale Phobie)	Bei Anorexia Nervosa und Sozialer Angststörung kann es den Betroffenen peinlich sein oder sie schämen sich, wenn sie beim Essen in der Öffentlichkeit gesehen werden. Bei Anorexia Nervosa beschränken sich die sozialen Ängste auf das Essverhalten. Die zusätzliche Diagnose einer sozialen Angststörung ist nur dann gerechtfertigt, wenn Ängste vor anderen sozialen Situationen vorliegen (z. B. in der Öffentlichkeit zu sprechen).
Körperdysmorphe Störung	Bei Anorexia Nervosa und Körperdysmorpher Störung können Betroffene sich gedanklich übermäßig mit einem wahrgenommenen Defekt in ihrem körperlichen Erscheinungsbild beschäftigen. Bei Anorexia Nervosa ist die übermäßige Beschäftigung nur auf die Figur und das Gewicht bezogen. Die zusätzliche Diagnose einer Körperdysmorphen Störung sollte nur dann vergeben werden, wenn Verzerrungen über den Körper existieren, die sich nicht auf das Gewicht oder darauf, dick zu sein, beziehen (z. B. übermäßige Beschäftigung mit der Form der Nase).

3.10.3 Differenzialdiagnose für Bulimia Nervosa	
Bulimia Nervosa, die gekennzeichnet ist durch wiederholte Episoden von Essanfällen, begleitet vom Einsatz von unangemessenen kompensatorischen Maßnahmen, um einer Gewichtszunahme entgegenzusteuern, muss abgegrenzt werden von …	Im Gegensatz zu Bulimia Nervosa …
Erbrechen oder Durchfall bei allgemeinen körperlichen Erkrankungen oder bei exzessivem Substanzkonsum	Gehen auf die direkten körperlichen Wirkungen des allgemeinen medizinischen Krankheitsfaktors oder einer Substanz zurück.
Anorexia Nervosa	Kann gekennzeichnet sein durch Episoden von Essanfällen und Purging-Verhalten. Im Gegensatz zu Bulimia Nervosa erfordert die Diagnose der Anorexia Nervosa signifikant niedriges Körpergewicht (d. h. ein Gewicht, das unterhalb des Minimums des Normalgewichts liegt). Für Personen, deren Essanfälle ausschließlich während Episoden einer Anorexia Nervosa auftreten, wird die Diagnose Anorexia Nervosa, Binge-Eating/Purging-Typ vergeben. Wenn die Kriterien für die Diagnose einer Anorexia Nervosa, Binge-Eating/Purging-Typ, nicht länger vollständig erfüllt sind (z. B. wenn das Gewicht im Normalbereich liegt), sollte die Diagnose einer Bulimia Nervosa nur dann vergeben werden, wenn die Kriterien für eine Bulimia Nervosa für mindestens 3 Monate erfüllt waren.
Binge-Eating-Störung	Ist gekennzeichnet durch Essanfälle in Abwesenheit wiederholter unangemessener kompensatorischer Maßnahmen, um den Auswirkungen der Essanfälle entgegenzusteuern. Im Gegensatz dazu erfordert die Diagnose einer Bulimia Nervosa Essanfälle und unangemessene kompensatorische Maßnahmen, mindestens einmal pro Woche über einen Zeitraum von 3 Monaten.

3.10.3 Differenzialdiagnose für Bulimia Nervosa (Fortsetzung)	
Kleine-Levin-Syndrom	Ist gekennzeichnet durch übermäßige Nahrungsaufnahme, es fehlen jedoch die charakteristischen psychologischen Merkmale der Bulimia Nervosa, wie die übermäßige Besorgnis hinsichtlich der Figur und des Körpergewichts.
Episode einer Major Depression mit Atypischen Merkmalen bei Major Depression oder Bipolar-I-Störung	Kann gekennzeichnet sein durch übermäßiges Essen, begleitet von anderen Symptomen der Depression, aber das übermäßige Essen tritt nicht notwendigerweise in Form von Essanfällen auf und die Person wendet keine unangemessenen kompensatorischen Maßnahmen an und weist nicht die charakteristischen übermäßigen Sorgen bezüglich der Figur und des Körpergewichts auf. Wenn sowohl die Kriterien für eine Bulimia Nervosa als auch für eine Major Depression mit Atypischen Merkmalen erfüllt sind, sollten beide diagnostiziert werden.
Borderline-Persönlichkeitsstörung	Kann gekennzeichnet sein durch Essanfälle, begleitet von charakteristischen Merkmalen einer Borderline-Persönlichkeitsstörung (z. B. selbstverletzende Handlungen, instabile Beziehungen). Im Gegensatz dazu erfordert die Diagnose einer Bulimia Nervosa unangemessene kompensatorische Maßnahmen nach den Essanfällen sowie übermäßige Sorgen bezüglich der Figur und des Körpergewichts. Wenn sowohl die Kriterien für eine Bulimia Nervosa als auch für eine Borderline-Persönlichkeitsstörung erfüllt sind, sollten beide diagnostiziert werden.

3.10.4 Differenzialdiagnose für die Binge-Eating-Störung	
Die Binge-Eating-Störung, die gekennzeichnet ist durch wiederholte Episoden von Essanfällen, begleitet von deutlichem Leidensdruck, muss abgegrenzt werden von …	Im Gegensatz zur Binge-Eating-Störung …
Bulimia Nervosa	Beide Störungen sind gekennzeichnet durch regelmäßige Essanfälle, jedoch treten bei der Bulimia Nervosa wiederholte unangemessene kompensatorische Maßnahmen auf (z. B. Purging-Verhalten, übermäßige körperliche Bewegung).
Adipositas	Obwohl viele Personen mit Binge-Eating-Störung übergewichtig sind, zeigen Personen mit Binge-Eating-Störung tendenziell eine stärker ausgeprägte Überbewertung von Figur und Körpergewicht, weisen eine deutlich höhere psychiatrische Komorbidität auf und haben eine höhere Wahrscheinlichkeit dafür, dass eine evidenzbasierte psychologische Behandlung langfristig erfolgreich ist.
Episode einer Major Depression mit Atypischen Merkmalen bei Major Depression oder Bipolar-I-Störung	Kann gekennzeichnet sein durch übermäßiges Essen, begleitet von anderen Symptomen der Depression, aber das übermäßige Essen tritt nicht notwendigerweise in Form von Essanfällen auf und das vermehrte Essen kann, muss aber nicht mit einem Gefühl des Kontrollverlusts einhergehen. Wenn sowohl die Kriterien für eine Binge-Eating-Störung als auch für eine Major Depression mit Atypischen Merkmalen erfüllt sind, sollten beide diagnostiziert werden.
Borderline-Persönlichkeitsstörung	Essanfälle sind Teil des Kriteriums für impulsives Verhalten bei der Borderline-Persönlichkeitsstörung. Wenn sowohl die Kriterien für eine Borderline-Persönlichkeitsstörung als auch für eine Binge-Eating-Störung vollständig erfüllt sind, können beide Diagnosen vergeben werden.

Schlaf-Wach-Störungen

Übersetzung:
Bettina Doering

3.11.1 Differenzialdiagnose für Insomnie	
Insomnie, die gekennzeichnet ist durch Unzufriedenheit mit der Schlafquantität oder -qualität verbunden mit Einschlafschwierigkeiten oder Durchschlafstörungen oder morgendlichem Früherwachen mit der Unfähigkeit, erneut einzuschlafen, muss abgegrenzt werden von …	Im Gegensatz zu Insomnie …
„Kurzschläfer“ (Personen, die wenig Schlaf benötigen)	„Kurzschläfer“ haben keine Schwierigkeiten, einzuschlafen oder durchzuschlafen und zeigen keine Symptome von Tagesschläfrigkeit (z. B. Müdigkeit, Konzentrationsschwierigkeiten, Reizbarkeit). Bei einigen Kurzschläfern können Versuche, die Schlafdauer durch längere Bettzeiten zu erhöhen, zu Insomnie-ähnlichen Schlafmustern führen.
Schlafdeprivation	Ist gekennzeichnet durch inadäquate Gelegenheit oder Begleitumstände zum Schlafen und typischerweise vorübergehend (z. B. zwingen berufliche oder familiäre Verpflichtungen die Person zum Wachbleiben). Unter diesen Umständen würde keine Diagnose einer Insomnie vergeben werden.

3.11.1 Differenzialdiagnose für Insomnie (Fortsetzung)	
Zirkadiane Schlaf-Wach-Rhythmus-Störungen vom Typ Verzögerte Schlafphase und Typ Schichtarbeit	Bei der Zirkadianen Schlaf-Wach-Rhythmus-Störung vom Typ Schichtarbeit gibt es eine Schichtarbeitsphase in der aktuelleren Vergangenheit, in deren Folge Schlafbeeinträchtigungen aufgetreten sind. Personen mit einer Zirkadianen Schlaf-Wach-Rhythmus-Störung vom Typ Verzögerte Schlafphase („Eulen") berichten nur dann über eine Einschlaf-Insomnie, wenn sie versuchen, zu allgemein üblichen Zeiten zu schlafen. Sie berichten aber keine Einschlaf- oder Durchschlafschwierigkeiten, wenn ihre Zubettgeh- und Aufstehzeiten verzögert und damit in Übereinstimmung mit ihrem endogenen zirkadianen Rhythmus liegen. Eine Insomnie wird nicht diagnostiziert, wenn die Ein- und Durchschlafschwierigkeiten besser durch eine Zirkadiane Schlaf-Wach-Rhythmus-Störung erklärt werden und ausschließlich in deren Verlauf auftreten.
Restless-Legs-Syndrom	Ist gekennzeichnet durch das Bedürfnis, die Beine zu bewegen, und begleitenden unangenehmen Empfindungen in den Beinen und führt häufig zu Ein- und Durchschlafschwierigkeiten. Eine Insomnie wird nicht diagnostiziert, wenn die Ein- und Durchschlafschwierigkeiten besser durch das Restless-Legs-Syndrom erklärt werden und nur in dessen Verlauf auftreten.
Atmungsbezogene Schlafstörungen	Sind gekennzeichnet durch lautes Schnarchen, Atempausen während des Schlafs und übermäßige Tagesschläfrigkeit. Bis zu 50 % der Betroffenen berichten Insomnie-Symptome. Eine Insomnie wird nicht diagnostiziert, wenn die Ein- und Durchschlafschwierigkeiten besser durch Atmungsbezogene Schlafstörungen erklärt werden und ausschließlich in deren Verlauf auftreten.

3.11.1 Differenzialdiagnose für Insomnie (Fortsetzung)	
Narkolepsie	Ist gekennzeichnet durch übermäßige Tagesschläfrigkeit, Kataplexie, Schlaflähmung und schlafbezogene Halluzinationen, begleitet von Insomnie-Beschwerden. Eine Insomnie wird nicht diagnostiziert, wenn die Ein- und Durchschlafschwierigkeiten besser durch eine Narkolepsie erklärt werden oder ausschließlich in deren Verlauf auftreten.
Parasomnien (d. h. Arousal-Störungen des Non-Rapid-Eye-Movement-Schlafs, Alptraum-Störung, Rapid-Eye-Movement-[REM-] Schlaf-Verhaltensstörung)	Sind gekennzeichnet durch ungewöhnliches Verhalten oder Ereignisse während des Schlafs, die zu zwischenzeitlichem Erwachen und Schwierigkeiten, wieder einzuschlafen, führen können. Das klinische Bild der Parasomnien wird von den Verhaltensauffälligkeiten bestimmt und weniger von der Insomnie. Eine Insomnie wird nicht diagnostiziert, wenn die Ein- und Durchschlafschwierigkeiten besser durch Parasomnien erklärt werden oder ausschließlich in deren Verlauf auftreten.
Insomnie in Verbindung mit einer anderen psychischen Störung oder mit einem anderen medizinischen Krankheitsfaktor	Die Diagnose einer Insomnie wird sowohl dann vergeben, wenn die Insomnie als eigenständige Erkrankung auftritt, als auch wenn sie komorbid mit einer anderen psychischen Störung (z. B. Major Depression) oder einem allgemeinen medizinischen Krankheitsfaktor (z. B. Schmerz) auftritt. Eine Zusatzcodierung wird verwendet um anzugeben, ob eine Komorbidität mit einer nichtschlafbezogenen psychischen Störung oder mit einem anderen medizinischen Krankheitsfaktor besteht.
Substanz-/Medikamenteninduzierte Schlafstörung, Insomnie-Typ	Ist Folge der direkten physiologischen Wirkungen einer Substanz oder eines Medikaments. Eine Insomnie wird nicht diagnostiziert, wenn die Symptome auf die direkten physiologischen Wirkungen einer Substanz (einschließlich Medikamente) zurückgeführt werden können.

3.11.2 Differenzialdiagnose für Hypersomnie

Hypersomnie, die gekennzeichnet ist durch übermäßige Schläfrigkeit in Verbindung mit plötzlichem Einnicken, nichterholsame verlängerte Hauptschlafphasen oder Schwierigkeiten, nach abruptem Erwachen vollständig wach zu sein, muss abgegrenzt werden von ...	Im Gegensatz zu Hypersomnie ...
Normale „Langschläfer"	„Langschläfer" benötigen eine längere als die durchschnittliche Schlafdauer. Sie zeigen keine übermäßige Tagesschläfrigkeit, keine Schlaftrunkenheit oder keine automatischen Handlungsabläufe, wenn sie ihre erforderliche nächtliche Schlafdauer bekommen. Sie erleben den Schlaf als erfrischend. Wenn soziale oder berufliche Anforderungen zu einem kürzeren nächtlichen Schlaf führen, können tagsüber hypersomnische Symptome auftreten. Im Gegensatz dazu treten bei Personen mit Hypersomnie die Symptome übermäßiger Schläfrigkeit unabhängig von der nächtlichen Schlafdauer auf.
Unzureichender nächtlicher Schlaf	Kann Symptome von Tagesschläfrigkeit hervorrufen, die denen der Hypersomnie sehr ähnlich sind. Eine mittlere Schlafdauer von weniger als 7 Stunden pro Nacht legt die Vermutung eines unzureichenden nächtlichen Schlafs sehr nahe; eine mittlere Schlafdauer von mehr als 9 bis 10 Stunden nichterholsamen Schlafs während einer 24-Stunden-Periode legt die Diagnose einer Hypersomnie nahe. Im Gegensatz zur Hypersomnie ist es bei unzureichendem nächtlichen Schlaf unwahrscheinlich, dass er unvermindert über Jahrzehnte andauert.
Erschöpfung (Fatigue) am Tage infolge einer Insomnie	Ist gekennzeichnet durch übermäßige Schläfrigkeit, die in Zusammenhang mit einer unzureichenden Schlafmenge oder -qualität steht. Eine Hypersomnie wird nicht diagnostiziert, wenn die übermäßige Schläfrigkeit besser durch eine Insomnie erklärt wird und ausschließlich in deren Verlauf auftritt.

3.11.2 Differenzialdiagnose für Hypersomnie (Fortsetzung)	
Narkolepsie	Ist gekennzeichnet durch wiederkehrende Perioden eines unwiderstehlichen Bedürfnisses zu schlafen, plötzliches Einschlafen oder „Nickerchen“ innerhalb eines Tages. Begleitend treten andere typische Merkmale auf wie Kataplexie, Hypokretin-Mangel und spezifische polysomnografische Befunde (Rapid-Eye-Movement-[REM-]Schlaflatenz kleiner/gleich 15 Minuten oder ein Multipler Schlaflatenztest mit dem Ergebnis einer mittleren Einschlaflatenz kleiner/gleich 8 Minuten und zwei oder mehr Einschlaf-REM-Episoden). Eine Hypersomnie wird nicht diagnostiziert, wenn die übermäßige Schläfrigkeit besser durch eine Narkolepsie erklärt wird oder ausschließlich in deren Verlauf auftritt.
Atmungsbezogene Schlafstörungen	Sind gekennzeichnet durch Tagesschläfrigkeit, begleitet von spezifischen polysomnografischen Befunden (z. B. eine Mindestanzahl von Apnoe- bzw. Hypopnoe-Ereignissen pro Stunde) und häufig nächtlichen Symptomen (lautes Schnarchen, Atempausen). Eine Hypersomnie wird nicht diagnostiziert, wenn die übermäßige Schläfrigkeit besser durch eine Atmungsbezogene Schlafstörung erklärt wird und ausschließlich in deren Verlauf auftritt.
Zirkadiane Schlaf-Wach-Rhythmus-Störungen	Sind häufig gekennzeichnet durch Tagesschläfrigkeit mit einer Vorgeschichte von gestörtem Schlaf-Wach-Rhythmus (mit verschobenen oder unregelmäßigen Zeiten). Eine Hypersomnie wird nicht diagnostiziert, wenn die übermäßige Schläfrigkeit besser durch eine Zirkadiane Schlaf-Wach-Rhythmus-Störung erklärt wird und ausschließlich in deren Verlauf auftritt.
Parasomnien (d. h. Arousal-Störungen des Non-Rapid-Eye-Movement-Schlafs, Alptraum-Störung, Rapid-Eye-Movement-[REM-] Schlaf-Verhaltensstörung)	Können gekennzeichnet sein durch Tagesschläfrigkeit im Zusammenhang mit Alpträumen, Schlafterror, Schlafwandeln oder Episoden von Arousal während des REM-Schlafs mit Vokalisation und/oder komplexen Bewegungen. Eine Hypersomnie wird nicht diagnostiziert, wenn die übermäßige Schläfrigkeit besser durch eine Parasomnie erklärt wird und ausschließlich in deren Verlauf auftritt.

3.11.2 Differenzialdiagnose für Hypersomnie (Fortsetzung)	
Hypersomnie in Verbindung mit einer anderen psychischen Störung oder mit einem anderen medizinischen Krankheitsfaktor	Die Diagnose einer Hypersomnie wird sowohl dann vergeben, wenn die Hypersomnie als eigenständige Erkrankung auftritt, als auch wenn sie komorbid mit einer anderen psychischen Störung (z. B. Hypersomnie bei einer Major Depression) oder einem allgemeinen medizinischen Krankheitsfaktor (z. B. Parkinson-Erkrankung) auftritt. Eine Zusatzcodierung wird verwendet um anzugeben, ob eine Komorbidität mit einer nichtschlafbezogenen psychischen Störung oder mit einem anderen medizinischen Krankheitsfaktor besteht.
Substanz-/Medikamenteninduzierte Schlafstörung, Hypersomnie-Typ	Ist Folge der direkten physiologischen Wirkungen einer Substanz oder eines Medikaments. Eine Hypersomnie wird nicht diagnostiziert, wenn die Symptome auf die direkten physiologischen Wirkungen einer Substanz (einschließlich Medikamente) zurückgeführt werden können.

Sexuelle Funktionsstörungen

Übersetzung:
Antonia Barke

3.12.1 Differenzialdiagnose für sexuelle Funktionsstörungen	
Eine sexuelle Funktionsstörung, die gekennzeichnet ist durch das Vorliegen sexueller Symptome (d. h. vermindertes Verlangen, Erregungsprobleme, frühe Ejakulation, verzögerter Orgasmus, Schmerzen während des Geschlechtsverkehrs), die bei allen oder fast allen Gelegenheiten sexueller Aktivität erlebt werden, muss abgegrenzt werden von …	Im Gegensatz zu einer sexuellen Funktionsstörung …
Medizinischer Krankheitsfaktor, der die sexuelle Funktionsstörung begründet	Wenn die Störung der sexuellen Funktion vollständig auf direkte physiologische Wirkungen eines allgemeinen medizinischen Krankheitsfaktors (z. B. autonome Neuropathie) zurückgeführt werden kann, wird eine DSM-5-Diagnose einer sexuellen Funktionsstörung nicht vergeben.
Substanz-/Medikamenteninduzierte Sexuelle Funktionsstörung	Umfasst eine sexuelle Funktionsstörung, die besser durch den Gebrauch, den Missbrauch oder das Absetzen einer Substanz oder eines Medikaments erklärt wird. Die Diagnose einer sexuellen Funktionsstörung wird nicht vergeben, wenn die Störung der sexuellen Funktion vollständig auf die direkten physiologischen Wirkungen einer Substanz oder eines Medikaments zurückgeführt werden kann.
Sexuelle Probleme im Zusammenhang mit einer nichtsexuellen psychischen Störung (z. B. Major Depression, bipolare Störung, Posttraumatische Belastungsstörung, psychotische Störung)	Sind gekennzeichnet durch eine sexuelle Funktionsstörung, die nur im Kontext der Symptome der anderen psychischen Störung auftritt (z. B. geringes sexuelles Verlangen im Kontext einer Episode einer Major Depression). Wenn die sexuelle Funktionsstörung vor Beginn der nichtsexuellen psychischen Störung vorlag oder anhält, nachdem die nichtsexuelle psychische Störung remittiert ist, kann eine zusätzliche Diagnose einer sexuellen Funktionsstörung gerechtfertigt sein.

3.12.1 Differenzialdiagnose für sexuelle Funktionsstörungen (Fortsetzung)	
Sexuelle Probleme im Zusammenhang mit ernsthaften Belastungen innerhalb der Paarbeziehung oder Gewalt in der Partnerschaft	Wenn schwerwiegende Belastungen oder Gewalt innerhalb der Partnerschaft die sexuellen Schwierigkeiten besser erklären können, wird die Diagnose einer sexuellen Funktionsstörung nicht vergeben. Stattdessen sollte eine entsprechende V- oder Z-Codierung für das Beziehungsproblem verwendet werden.
Sexuelle Probleme im Zusammenhang mit einem Beziehungsproblem	Sind häufig auf einen bestimmten Partner beschränkt (situativ) und sind dadurch gekennzeichnet, dass sie sich verschlimmern, wenn das Beziehungsproblem sich verschlechtert. In einigen Situationen können eine sexuelle Funktionsstörung und ein Beziehungsproblem gleichzeitig diagnostiziert werden.
Sexuelle Probleme, die nicht Folge einer sexuellen Funktionsstörung sind	Können das Ergebnis inadäquater sexueller Stimulation sein, die das Erleben von Erregung oder eines Orgasmus verhindert. Obwohl trotzdem ein Behandlungsbedarf bestehen kann, wird die Diagnose einer sexuellen Funktionsstörung nicht vergeben.

Geschlechtsdysphorie

Übersetzung:
Antonia Barke

3.13.1 Differenzialdiagnose für Geschlechtsdysphorie	
Geschlechtsdysphorie, die gekennzeichnet ist durch eine ausgeprägte Diskrepanz zwischen Gender und Zuweisungsgeschlecht, ist begleitet von einem starken Wunsch danach, dem erlebten Geschlecht anzugehören, und verursacht klinisch bedeutsames Leiden oder Beeinträchtigungen, und muss abgegrenzt werden von …	Im Gegensatz zur Geschlechtsdysphorie …
Geschlechtsrollen-Nichtkonformität	Ist gekennzeichnet durch Nichtkonformität in Bezug auf stereotypes Geschlechtsrollenverhalten (z. B. „burschikoses“ Verhalten bei Mädchen, gelegentliches Tragen von weiblicher Kleidung bei Männern), das ohne klinisch relevantes Leiden oder Beeinträchtigungen in sozialen, beruflichen oder anderen Funktionsbereichen auftritt. Geschlechtsdysphorie ist gekennzeichnet durch das ausgeprägte Verlangen, dem erlebten Geschlecht und nicht dem Zuweisungsgeschlecht anzugehören, und durch das Ausmaß und den Umfang geschlechtsvarianter Aktivitäten und Interessen.
Transvestitische Störung	Ist gekennzeichnet durch das Tragen gegengeschlechtlicher Kleidung (Cross-Dressing), was sexuelle Erregung hervorruft und Leiden und/oder Beeinträchtigungen verursacht, ohne dass das primäre Geschlecht infrage gestellt wird. Eine Person, die durch das Tragen gegengeschlechtlicher Kleidung erregt wird und außerdem Geschlechtsdysphorie hat, kann beide Diagnosen erhalten.

3.13.1 Differenzialdiagnose für Geschlechtsdysphorie (Fortsetzung)	
Körperdysmorphe Störung	Kann gekennzeichnet sein durch den anhaltenden Wunsch, einen bestimmten Körperteil zu verändern oder zu entfernen, weil er als abnorm geformt und hässlich erlebt wird, aber nicht, weil er ein abgelehntes Zuweisungsgeschlecht repräsentiert. Wenn eine Person die Kriterien für beide Diagnosen, Geschlechtsdysphorie und Körperdysmorphe Störung, erfüllt, können beide Diagnosen vergeben werden.
Psychotische Störung (z. B. Schizophrenie)	Kann in seltenen Fällen durch Wahnvorstellungen, dem anderen Geschlecht anzugehören, gekennzeichnet sein. Bei Abwesenheit anderer für eine psychotische Störung charakteristischer Symptome (z. B. Halluzinationen, andere Wahnphänomene) ist das Beharren einer Person mit Geschlechtsdysphorie, dass sie dem anderen Geschlecht angehört, nicht als Wahn zu werten.

Disruptive, Impulskontroll- und Sozialverhaltensstörungen

Übersetzung:
Dorothee Gescher
Haang Jeung
Falk Mancke

Koordination:
Sabine C. Herpertz

3.14.1 Differenzialdiagnose für die Störung mit Oppositionellem Trotzverhalten	
Die Störung mit Oppositionellem Trotzverhalten, die gekennzeichnet ist durch ein lang anhaltendes Muster von ärgerlicher/gereizter Stimmung, streitsüchtigem/trotzigem Verhalten oder Rachsucht, muss abgegrenzt werden von …	Im Gegensatz zur Störung mit Oppositionellem Trotzverhalten …
Nichtpathologisches oppositionelles Verhalten, das für bestimmte Entwicklungsphasen typisch ist	Ist klinisch nicht bedeutsam oder stellt kein durchgehendes Muster dar.
Anpassungsstörung mit Störung des Sozialverhaltens	Ist eine zeitlich begrenzte maladaptive Reaktion auf einen Belastungsfaktor und erfüllt nicht die Kriterien für eine Störung mit Oppositionellem Trotzverhalten.
Störung des Sozialverhaltens	Ist gekennzeichnet durch Probleme im Sozialverhalten, die schwerwiegender sind als die bei der Störung mit Oppositionellem Trotzverhalten, und beinhaltet aggressives Verhalten gegenüber Menschen oder Tieren, Zerstörung von Eigentum oder ein Muster von Diebstahl oder Betrug. Außerdem umfasst die Störung des Sozialverhaltens keine Probleme der emotionalen Dysregulation (d. h. ärgerliche und gereizte Stimmung). Falls die Kriterien sowohl für die Störung mit Oppositionellem Trotzverhalten als auch die Störung des Sozialverhaltens erfüllt werden, können beide diagnostiziert werden.

3.14.1 Differenzialdiagnose für die Störung mit Oppositionellem Trotzverhalten (Fortsetzung)	
Aufmerksamkeitsdefizit-/Hyperaktivitätsstörung	Kann gekennzeichnet sein durch oppositionelles Verhalten, das ausschließlich in Situationen auftritt, die im Zusammenhang mit der Unfähigkeit der Person stehen, Aufforderungen nachzukommen, die länger andauernde Anstrengung und Aufmerksamkeit erfordern, oder Aufforderungen, stillzusitzen, nachzukommen. Falls oppositionelles Verhalten in anderen Situationen auftritt, kann die zusätzliche Diagnose einer Störung mit Oppositionellem Trotzverhalten angemessen sein.
Disruptive Affektregulationsstörung	Ist gekennzeichnet durch Wutausbrüche, die häufiger (dreimal pro Woche oder öfter), chronischer (12 Monate oder länger), anhaltender (keine Episode von 3 oder mehr aufeinanderfolgenden Monaten ohne Symptome) und schwerer ausgeprägt (verbales Toben oder körperliche Aggression gegenüber Personen oder Gegenständen) als bei der Störung mit Oppositionellem Trotzverhalten sind. Eine Störung mit Oppositionellem Trotzverhalten wird nicht diagnostiziert, wenn die Kriterien für eine Disruptive Affektregulationsstörung erfüllt werden.
Intermittierende Explosible Störung	Ist gekennzeichnet durch wiederholte Verhaltensausbrüche, die schwerwiegende körperliche oder verbale Aggression gegenüber anderen beinhalten, was kein Merkmal einer Störung mit Oppositionellem Trotzverhalten ist. Eine zusätzliche Diagnose einer Intermittierenden Explosiblen Störung kann vergeben werden, wenn die wiederholten impulsive aggressive Ausbrüche über das im Rahmen der Störung mit Oppositionellem Trotzverhalten üblicherweise beobachtbare Maß hinausgehen und eigenständige klinische Beachtung rechtfertigen.
Bipolare Störungen, depressive Störungen oder psychotische Störungen	Stehen im Zusammenhang mit oppositionellem Trotzverhalten, das nur im Kontext einer Störung des Affekts oder im Zusammenhang mit Wahn oder Halluzinationen auftritt.

3.14.1 Differenzialdiagnose für die Störung mit Oppositionellem Trotzverhalten (Fortsetzung)	
Intellektuelle Beeinträchtigung (Intellektuelle Entwicklungsstörung)	Kann gekennzeichnet sein durch oppositionelles Verhalten, das begleitend zu den intellektuellen Defiziten auftritt. Die Diagnose einer Störung mit Oppositionellem Trotzverhalten sollte nur dann vergeben werden, wenn das oppositionelle Verhalten deutlich stärker ausgeprägt ist als bei Personen mit vergleichbarem Intelligenzalter und vergleichbarem Schweregrad der intellektuellen Beeinträchtigung.
Sprachstörung	Kann einhergehen mit oppositionellem Verhalten, das im Zusammenhang mit der Unfähigkeit steht, Anweisungen aufgrund einer Beeinträchtigung des Sprachverständnisses zu befolgen.
Selektiver Mutismus	Ist gekennzeichnet durch eine Unfähigkeit zu sprechen aufgrund von Angst vor negativer Bewertung anstelle einer Motivation, trotzig sein zu wollen.

3.14.2 Differenzialdiagnose für die Intermittierende Explosible Störung	
Die Intermittierende Explosible Störung, die gekennzeichnet ist durch wiederholte Verhaltensausbrüche, die im groben Missverhältnis zur jeweiligen Provokation oder anderen vorrausgegangenen psychosozialen Belastung stehen, muss abgegrenzt werden von …	Im Gegensatz zur Intermittierenden Explosiblen Störung …
Substanzintoxikation oder Substanzentzug	Kann gekennzeichnet sein durch aggressives Verhalten, das die Folge der direkten körperlichen Wirkungen einer Substanzintoxikation oder des Entzug von einer Substanz ist. Eine Intermittierende Explosible Störung wird nicht diagnostiziert, wenn die aggressiven Ausbrüche nur während Episoden einer Substanzintoxikation oder eines Substanzentzugs auftreten.
Delir aufgrund eines Anderen Medizinischen Krankheitsfaktors, Schwere oder Leichte Neurokognitive Störung (NCD) aufgrund eines Anderen Medizinischen Krankheitsfaktors, Substanzintoxikationsdelir, Substanzentzugsdelir, Medikamenteninduziertes Delir oder Substanz-/Medikamenteninduzierte Schwere oder Leichte NCD	Beinhaltet charakteristische Symptome (z. B. Beeinträchtigung der Aufmerksamkeit und der Orientierung sowie fluktuierender Verlauf beim Delir) begleitend zu den aggressiven Ausbrüchen und erfordert das Vorhandensein eines ätiologischen medizinischen Krankheitsfaktors oder eines Substanz-/Medikamentenkonsums. Unspezifische Auffälligkeiten in der neurologischen Untersuchung (z. B. „soft signs") und unspezifische Veränderungen im Elektroenzephalogramm stellen keinen ätiologischen medizinischen Krankheitsfaktor dar, sondern sind mit der Diagnose einer Intermittierenden Explosiblen Störung vereinbar.
Persönlichkeitsveränderung aufgrund eines Anderen Medizinischen Krankheitsfaktors, Aggressiver Typ	Die Veränderung der individuellen vorherigen charakteristischen Persönlichkeitsmuster beinhaltet aggressive Ausbrüche und erfordert das Vorhandensein eines ätiologischen medizinischen Krankheitsfaktors. Unspezifische Auffälligkeiten in der neurologischen Untersuchung (z. B. „soft signs") und unspezifische Veränderungen im Elektroenzephalogramm stellen keinen medizinischen Krankheitsfaktor dar, sondern sind mit der Diagnose einer Intermittierenden Explosiblen Störung vereinbar.

3.14.2 Differenzialdiagnose für die Intermittierende Explosible Störung (Fortsetzung)	
Disruptive Affektregulationsstörung	Ist gekennzeichnet durch aggressive Ausbrüche, begleitet von einem anhaltend negativen Stimmungszustand (d. h. Reizbarkeit, Ärger) zwischen den Ausbrüchen an beinahe jedem Tag über die meiste Zeit des Tages, mit Beginn vor dem Alter von 10 Jahren. Eine Intermittierende Explosible Störung wird nicht diagnostiziert, wenn die aggressiven Ausbrüche besser durch eine Disruptive Affektregulationsstörung erklärt werden können.
Antisoziale Persönlichkeitsstörung oder Borderline-Persönlichkeitsstörung	Können gekennzeichnet sein durch wiederkehrende problematische impulsiv-aggressive Ausbrüche, die im Kontext einer seit Langem bestehenden Persönlichkeitsstörung auftreten. Eine Intermittierende Explosible Störung wird nicht diagnostiziert, wenn die aggressiven Ausbrüche besser durch eine dieser Persönlichkeitsstörungen erklärt werden können.
Aufmerksamkeitsdefizit-/Hyperaktivitätsstörung (ADHS), Störung des Sozialverhaltens oder Störung mit Oppositionellem Trotzverhalten	Können mit aggressiven Ausbrüchen einhergehen. Bei der ADHS kann sich die charakteristische Impulsivität in Form impulsiv-aggressiver Ausbrüche zeigen; bei der Störung des Sozialverhaltens ist Aggression typischerweise proaktiv und geplant; bei der Störung mit Oppositionellem Trotzverhalten zeigt sich Aggression typischerweise in Form von Wutausbrüchen und verbalen Streitereien mit Autoritätspersonen. Eine zusätzliche Diagnose einer Intermittierenden Explosiblen Störung kann vergeben werden, wenn die wiederholten impulsiv-aggressiven Ausbrüche über das im Rahmen dieser Störungen üblicherweise beobachtbare Maß hinausgehen und eigenständige klinische Beachtung rechtfertigen.

3.14.2 Differenzialdiagnose für die Intermittierende Explosible Störung (Fortsetzung)	
Andere psychische Störungen (z. B. Schizophrenie, manische Episode)	Können impulsive Aggression als ein begleitendes Merkmal neben ihren charakteristischen Merkmalen aufweisen. Eine Intermittierende Explosible Störung wird nicht diagnostiziert, wenn das aggressive Verhalten ausschließlich während Episoden einer dieser Störungen auftritt (z. B. während manischer Episoden oder während Wahnperioden).
Aggressives Verhalten, dass nicht auf eine psychische Störung zurückgeführt werden kann	Ist motiviert durch politische oder religiöse Überzeugung, Rache, Geldgewinn, Suche nach Nervenkitzel oder andere Gründe, die nicht mit einer psychischen Störung in Zusammenhang stehen.

Übersetzung:
Haang Jeung
Falk Mancke
Dorothee Gescher

Koordination:
Sabine C. Herpertz

3.14.3 Differenzialdiagnose für die Störung des Sozialverhaltens	
Die Störung des Sozialverhaltens, die gekennzeichnet ist durch ein repetitives und anhaltendes Verhaltensmuster, durch das die grundlegenden Rechte anderer oder wichtige altersentsprechende gesellschaftliche Normen oder Regeln verletzt werden, muss abgegrenzt werden von …	Im Gegensatz zur Störung des Sozialverhaltens …
Störung mit Oppositionellem Trotzverhalten	Ist gekennzeichnet durch störende Verhaltensweisen, die typischerweise von weniger schwerwiegender Natur als bei der Störung des Sozialverhaltens sind und weder Aggression gegenüber Menschen oder Tieren, Zerstörung von Eigentum noch Diebstahl oder Betrug beinhalten. Zudem umfasst die Störung mit Oppositionellem Trotzverhalten auch Probleme in der Emotionsregulation (z. B. ärgerliche und reizbare Stimmung), die nicht Teil der Definition der Störung des Sozialverhaltens sind. Wenn die Kriterien für beide Störungen erfüllt sind, können beide diagnostiziert werden.
Aufmerksamkeitsdefizit-/Hyperaktivitätsstörung	Ist gekennzeichnet durch hyperaktives und impulsives Verhalten, das störend sein kann, jedoch für sich genommen nicht gesellschaftliche Normen oder die Rechte von anderen verletzt. Wenn die Kriterien für beide Störungen erfüllt sind, können beide diagnostiziert werden.
Bipolar-I- oder Bipolar-II-Störung, Major Depression, Persistierende Depressive Störung (Dysthymie) oder Disruptive Affektregulationsstörung	Kann gekennzeichnet sein durch Verhaltensprobleme verbunden mit Reizbarkeit und Aggression und kann von der Störung des Sozialverhaltens durch das Fehlen eines erheblichen Maßes an aggressiven und nichtaggressiven Problemen im Sozialverhalten während Phasen ohne affektive Störung unterschieden werden.

3.14.3 Differenzialdiagnose für die Störung des Sozialverhaltens (Fortsetzung)	
Intermittierende Explosible Störung	Ist gekennzeichnet durch Aggression, die auf impulsive Aggression begrenzt ist, nicht vorsätzlich erfolgt und nicht dem Erreichen eines konkreten Ziels dient. Wenn die Kriterien für beide Störungen erfüllt sind, sollte die Diagnose einer Intermittierenden Explosiblen Störung nur dann vergeben werden, wenn die wiederkehrenden impulsiven aggressiven Ausbrüche eigenständige klinische Beachtung rechtfertigen.
Antisoziales Verhalten im Zusammenhang mit einer psychotischen Störung (z. B. Schizophrenie)	Tritt nur als Reaktion auf Wahnphänomene oder Halluzinationen auf.
Anpassungsstörung mit Störung des Sozialverhaltens	Ist gekennzeichnet durch zeitlich begrenzte Probleme des Sozialverhaltens, die nicht das Ausmaß einer Störung des Sozialverhaltens erreichen und eindeutig als Reaktion auf einen psychosozialen Belastungsfaktor auftreten und nicht ein Teil eines schon lange bestehenden Musters sind.
Antisoziales Verhalten in der Kindheit oder Adoleszenz	Erreicht nicht das Ausmaß einer Störung des Sozialverhaltens oder ist nicht Teil eines schon lange bestehenden Musters (d. h. isolierte antisoziale Handlungen).
Antisoziale Persönlichkeitsstörung	Kann nur bei Personen, die 18 Jahre oder älter sind, diagnostiziert werden. Eine Störung des Sozialverhaltens wird nicht diagnostiziert, wenn die Person 18 Jahre oder älter ist und wenn die Kriterien für eine Antisoziale Persönlichkeitsstörung erfüllt werden.

Störungen im Zusammenhang mit psychotropen Substanzen und abhängigen Verhaltensweisen

Übersetzung:
Johannes Lindenmeyer

3.15.1 Differenzialdiagnose für Störungen durch Substanzkonsum (Substanzkonsumstörungen)	
Substanzkonsumstörungen, die gekennzeichnet sind durch ein problematisches Muster von Substanzkonsum, der in klinisch bedeutsamer Weise zu Beeinträchtigungen oder Leiden führt, müssen abgegrenzt werden von …	Im Gegensatz zu Substanzkonsumstörungen …
Nichtpathologischer Konsum der Substanz	Ist gekennzeichnet durch den wiederholten Konsum geringer Mengen und kann mit gelegentlichen Intoxikationen einhergehen, die keine negativen Auswirkungen haben (z. B. Intoxikation, die auf gelegentliche Wochenenden beschränkt ist, sodass sie nicht zu schulischen oder beruflichen Beeinträchtigungen führt). Dagegen sind Substanzkonsumstörungen durch den Gebrauch hoher Dosen gekennzeichnet, der zu bedeutsamem Leiden oder Funktionsbeeinträchtigungen führt. Die Unterscheidung zwischen nichtpathologischem Substanzkonsum und einer Substanzkonsumstörung kann dadurch erschwert werden, dass Personen einen starken Konsum und substanzbezogene Probleme gewöhnlich abstreiten, wenn sie durch andere einer Behandlung zugeführt werden (z. B. Schule, Familie, Arbeitgeber oder Justiz).

3.15.1 Differenzialdiagnose für Störungen durch Substanzkonsum (Substanzkonsumstörungen) (Fortsetzung)	
Substanz-/medikamenteninduzierte psychische Störungen (einschließlich Intoxikation und Substanzentzug)	Sind gekennzeichnet durch Syndrome des zentralen Nervensystems, die im Kontext der Wirkungen von Substanzen mit Missbrauchspotenzial, Medikamenten oder toxischen Stoffen entstehen. Sie werden von Substanzkonsumstörungen unterschieden, die pathologische Verhaltensmuster in Bezug auf ein Muster von Substanzkonsum darstellen. Da das für Substanzkonsumstörungen charakteristische Merkmal einer hohen Konsummenge häufig zur Entwicklung einer substanzinduzierten Störung führt, treten beide Störungen üblicherweise zusammen auf und sollten dann auch beide diagnostiziert werden (z. B. Schwergradige Kokainkonsumstörung mit komorbider Kokaininduzierter Psychotischer Störung, mit Beginn während der Intoxikation).
Störung des Sozialverhaltens in der Kindheit und Antisoziale Persönlichkeitsstörung im Erwachsenenalter	Substanzkonsum (einschließlich Alkoholkonsum) tritt bei der Mehrheit der Personen mit einer Antisozialen Persönlichkeitsstörung und einer vorbestehenden Störung des Sozialverhaltens auf und steht mit dem frühen Beginn der Substanzkonsumstörung in Zusammenhang.
Substanzkonsum während manischer Episoden	Beinhaltet Episoden mit typischen Symptomen (z. B. gehobene Stimmung, Reizbarkeit, Ablenkbarkeit, verringertes Schlafbedürfnis, Ideenflucht), die auch dann anhält, wenn die Person keine Substanzen konsumiert. Wenn der Substanzkonsum während einer manischen Episode die Kriterien für eine Substanzkonsumstörung erfüllt, können beide Diagnosen vergeben werden.

3.15.2 Differenzialdiagnose für die Störung durch Glücksspielen	
Die Störung durch Glücksspielen, die gekennzeichnet ist durch dauerhaftes und wiederkehrendes problematisches Glücksspielen, das in klinisch bedeutsamer Weise zu Beeinträchtigungen oder Leiden führt, muss abgegrenzt werden von …	Im Unterschied zur Störung durch Glücksspielen …
Professionelles Glücksspielen	Ist gekennzeichnet durch hohe Disziplin und begrenztes Risikoverhalten und dient als gezielte Einkommensquelle.
Soziales Glücksspielen	Findet typischerweise mit Freunden statt und ist gekennzeichnet durch einen zeitlich begrenzten Rahmen, in dem das Glücksspielen stattfindet, und begrenztes Risikoverhalten.
Manische Episode	Ist gekennzeichnet durch Symptome (z. B. gehobene Stimmung, vermehrte Gesprächigkeit, übersteigertes Selbstwertgefühl, Ideenflucht), die andauern, auch wenn die Person nicht spielt. Eine Störung durch Glücksspiel wird nicht diagnostiziert, wenn das Glücksspielverhalten besser durch eine manische Episode erklärt werden kann.
Störung durch Spielen von Internetspielen (in Teil III des DSM-5)	Ist gekennzeichnet durch eine übermäßige Beschäftigung mit der Nutzung des Internets, um Spiele zu spielen, häufig mit mehreren anderen Spielern. Sie führt in klinisch bedeutsamer Weise zu Beeinträchtigungen oder Leiden. Im Gegensatz zur Störung durch Glücksspielen ist kein monetärer Wetteinsatz involviert.

Neurokognitive Störungen (NCD)

Übersetzung:
Cornelia Exner

3.16.1 Differenzialdiagnose für Delir	
Das Delir, das gekennzeichnet ist durch eine Störung der Aufmerksamkeit (d. h. verminderte Fähigkeit, die Aufmerksamkeit auf einzelne Stimuli zu richten, zu fokussieren, aufrechtzuerhalten und gezielt zu wechseln) und des Bewusstseins (verminderte Orientierung in der Umgebung), deren Schweregrad meist im Tagesverlauf fluktuiert, und die die Folge der physiologischen Wirkungen einer Substanz oder eines medizinischen Krankheitsfaktors ist, muss abgegrenzt werden von …	Im Gegensatz zum Delir …
Schwere oder Leichte NCD	Ist gekennzeichnet durch einen relativ stabilen oder einen graduell progredienten Verlauf, der typischerweise länger dauert und trotz verschiedener kognitiver Defizite Störungen der Aufmerksamkeit und des Bewusstseins nicht mit einschließt. Delirante Episoden können aber bei einer vorbestehenden neurokognitiven Störung auftreten. Eine Schwere oder Leichte NCD wird nicht diagnostiziert, wenn die Defizite ausschließlich im Kontext eines Delirs auftreten. Wenn ein Delir im Kontext mit einer vorbestehenden neurokognitiven Störung auftritt, sollte es separat diagnostiziert werden.
Substanzintoxikation oder Substanzentzug	Können mit Defiziten der Aufmerksamkeit und des Bewusstseins einhergehen. Diese dominieren aber nicht das klinische Bild und sind nicht hinreichend schwer, um klinische Beachtung zu rechtfertigen. Ein Substanzintoxikationsdelir oder ein Substanzentzugsdelir werden nur dann diagnostiziert, wenn die Bewusstseinsstörungen im Vordergrund stehen und klinische Beachtung rechtfertigen.

3.16.1 Differenzialdiagnose für Delir (Fortsetzung)	
Substanz-/Medikamenteninduzierte Psychotische Störung oder Psychotische Störung aufgrund eines Medizinischen Krankheitsfaktors	Ist gekennzeichnet durch Wahnphänomene oder Halluzinationen aufgrund der physiologischen Wirkungen einer Substanz, eines Medikamentes oder eines allgemeinen medizinischen Krankheitsfaktors. Diese Symptome werden aber nicht begleitet von einer Störung der Aufmerksamkeit und des Bewusstseins, und die zusätzlichen Störungen der Kognition, der Sprache oder der visuell-räumlichen Fähigkeiten, die charakteristisch für das Delir sind, liegen nicht vor. Eine Substanz-/Medikamenteninduzierte Psychotische Störung oder eine Psychotische Störung aufgrund eines Medizinischen Krankheitsfaktors wird nicht diagnostiziert, wenn psychotische Symptome ausschließlich im Verlauf eines Delirs auftreten.
Störung aus dem Schizophrenie-Spektrum und andere psychotische Störungen, bipolare Störungen oder depressive Störungen	Können gekennzeichnet sein durch Wahnphänomene, Halluzinationen oder Agitiertheit, sind aber nicht Folge der direkten physiologischen Wirkungen eines medizinischen Krankheitsfaktors oder von Substanz- oder Medikamentenkonsum; sie gehen nicht mit einer Störung der Aufmerksamkeit und des Bewusstseins und den zusätzlichen Störungen der Kognition, Sprache und visuell-räumlichen Fähigkeiten einher, wie sie für das Delir kennzeichnend sind.

3.16.2 Differenzialdiagnose für eine Schwere oder Leichte NCD[a]

Eine Schwere oder Leichte NCD, die gekennzeichnet ist durch den Nachweis einer erheblichen Abnahme kognitiver Leistung, relativ zum vorherigen Leistungsniveau in einem oder mehreren kognitiven Bereichen (komplexe Aufmerksamkeit, exekutive Funktionen, Lernvermögen und Gedächtnis, Sprache, perzeptiv-motorische Kognition oder soziale Kognition), die Folge eines medizinischen Krankheitsfaktors oder der anhaltenden Wirkungen einer Substanz ist, muss abgegrenzt werden von …	Im Gegensatz zu einer Schweren oder Leichten NCD …
Delir	Ist gekennzeichnet durch eine Störung der Aufmerksamkeit (d. h. verminderte Fähigkeit, die Aufmerksamkeit auf einzelne Stimuli zu richten, zu fokussieren, aufrechtzuerhalten und gezielt zu wechseln) und des Bewusstseins (verminderte Orientierung in der Umgebung), die sich innerhalb einer kurzen Zeitraums entwickelt, gewöhnlich innerhalb weniger Stunden oder Tage, und der Schweregrad fluktuiert meist im Tagesverlauf. Im Gegensatz dazu haben die meisten Arten der Schweren oder Leichten NCD (z. B. aufgrund einer Alzheimer-Erkrankung) einen allmählichen Beginn und einen sich allmählich verschlechternden Verlauf. Eine Schwere oder Leichte NCD wird nicht diagnostiziert, wenn die kognitiven Defizite ausschließlich im Kontext eines Delirs auftreten. Delirante Episoden können aber zusätzlich zu einer neurokognitiven Störung auftreten und sollten dann auch diagnostiziert werden.

[a] Die beiden Formen von Neurokognitiven Störungen (NCD) im DSM-5, Schwere und Leichte NCD, werden anhand des Schweregrades der neurokognitiven Defizite voneinander unterschieden. Eine Schwere NCD ist gekennzeichnet durch eine erhebliche Abnahme kognitiver Leistung, die so schwer ausgeprägt ist, dass sie die unabhängige Lebensführung beeinträchtigt, während eine Leichte NCD mit einer mäßigen Abnahme der kognitiven Leistung einhergeht, die nicht schwer genug ist, um alltägliche Aktivitäten zu beeinträchtigen, aber größere Anstrengungen, Kompensationsstrategien oder Anpassungen erfordert.

3.16.2 Differenzialdiagnose für eine Schwere oder Leichte NCD (Fortsetzung)	
Substanzintoxikation oder Substanzentzug	Können mit kognitiven Beeinträchtigungen einhergehen, die sich aber normalisieren, wenn die akuten Effekte der Intoxikation oder des Entzugs abklingen. Im Gegensatz dazu wird eine Substanz-/Medikamenteninduzierte Schwere oder Leichte NCD nur dann diagnostiziert, wenn die kognitiven Beeinträchtigungen lange über die akute Intoxikation oder den Entzug hinaus andauern.
Intellektuelle Beeinträchtigung (Intellektuelle Entwicklungsstörung)	Ist gekennzeichnet durch intellektuelle und adaptive Funktionsdefizite in konzeptuellen, sozialen und alltagspraktischen Bereichen, die in der frühen Entwicklungsphase beginnen. Im Gegensatz dazu stellen Schwere oder Leichte NCD eine Abnahme der kognitiven Leistungsfähigkeit dar. Auch bei Personen mit einer Intellektuellen Beeinträchtigung kann eine neurokognitive Störung diagnostiziert werden, wenn ihre kognitive Leistung durch eine komorbide körperliche Erkrankung (weiter) reduziert wird (z. B. eine Person mit Down-Syndrom, die durch ein Schädel-Hirn-Trauma zusätzlich an kognitiver Leistungsfähigkeit einbüßt).
Schizophrenie	Kann durch kognitive Beeinträchtigung und einen Rückgang der Funktionsfähigkeit gekennzeichnet sein. Im Gegensatz zur Schweren oder Leichten NCD weist die Schizophrenie einen früheren Erkrankungsbeginn, weniger schwere kognitive Beeinträchtigungen und ein charakteristisches Symptommuster auf (z. B. Wahnphänomene und Halluzinationen) und ist nicht Folge der direkte Wirkungen eines allgemeinen medizinischen Krankheitsfaktors oder eines Substanz- oder Medikamentenkonsums.
Dissoziative Amnesie oder Amnesie im Rahmen einer anderen dissoziativen Störung	Umfasst üblicherweise einen umschriebenen Gedächtnisverlust im Zusammenhang mit traumatischen Ereignissen und ist nicht Folge der direkten Wirkungen eines allgemeinen medizinischen Krankheitsfaktors oder eines Substanz- oder Medikamentenkonsums.

3.16.2 Differenzialdiagnose für eine Schwere oder Leichte NCD (Fortsetzung)	
Major Depression	Kann mit Gedächtnisdefiziten und Konzentrationsschwierigkeiten oder anderen kognitiven Beeinträchtigungen einhergehen, die sich aber im Gegensatz zur Schweren oder Leichten NCD verbessern, wenn die Depression abklingt. Die kognitiven Beeinträchtigungen treten neben anderen charakteristischen depressiven Symptomen auf und sind nicht Folge der direkten Wirkungen eines allgemeinen medizinischen Krankheitsfaktors oder eines Substanz- oder Medikamentenkonsums.
Bipolar-I-Störung	Kann gekennzeichnet sein durch anhaltende kognitive Beeinträchtigung mit Auswirkungen auf die langfristige Funktionsfähigkeit. Im Gegensatz zur Schweren oder Leichten NCD weist die Bipolar-I-Störung einen früheren Erkrankungsbeginn, weniger schwere kognitive Beeinträchtigungen und manische Episoden und Episoden einer Major Depression auf und ist nicht Folge der direkten Wirkungen eines allgemeinen medizinischen Krankheitsfaktors oder eines Substanz- oder Medikamentenkonsums.
Altersbedingter kognitiver Abbau	Ist durch kognitive Beeinträchtigung gekennzeichnet, die aber in Übereinstimmung mit der zu erwartenden altersentsprechenden Leistungsfähigkeit steht und nicht Folge der direkten Wirkungen eines allgemeinen medizinischen Krankheitsfaktors oder eines Substanz- oder Medikamentenkonsums ist.

Persönlichkeitsstörungen

Übersetzung:
Dorothee Gescher
Haang Jeung
Falk Mancke

Koordination:
Sabine C. Herpertz

3.17.1 Differenzialdiagnose für die Paranoide Persönlichkeitsstörung	
Die Paranoide Persönlichkeitsstörung, die gekennzeichnet ist durch tiefgreifendes Misstrauen und Argwohn gegenüber anderen Menschen, sodass deren Motive als böswillig ausgelegt werden, muss abgegrenzt werden von ...	Im Gegensatz zur Paranoiden Persönlichkeitsstörung ...
Wahnhafte Störung, Typ mit Verfolgungswahn; Schizophrenie; Bipolar-I- oder Bipolar-II-Störung mit Psychotischen Merkmalen; Depressive Störung mit Psychotischen Merkmalen	Sind gekennzeichnet durch eine Zeitspanne anhaltender psychotischer Symptome. Um die zusätzliche Diagnose einer Paranoiden Persönlichkeitsstörung zu stellen, muss die Persönlichkeitsstörung vor dem Beginn der psychotischen Symptome bestanden haben und nach Remission der psychotischen Symptome anhalten.
Persönlichkeitsveränderung aufgrund eines Anderen Medizinischen Krankheitsfaktors, Paranoider Typ	Ist gekennzeichnet durch eine Persönlichkeitsveränderung, die auf die direkten Wirkungen eines allgemeinen medizinischen Krankheitsfaktors zurückgeht.
Soziales Unbehagen und paranoide Vorstellungen bei Schizotyper Persönlichkeitsstörung	Beinhalten auch solche Symptome wie magisches Denken, ungewöhnliche Wahrnehmungserfahrungen und seltsame Sprechweisen oder seltsames Verhalten.
Distanziertes Verhalten bei Schizoider Persönlichkeitsstörung	Ist nicht gekennzeichnet durch paranoide Vorstellungen.
Reaktionen auf kleine Reize bei Borderline-Persönlichkeitsstörung oder Histrionischer Persönlichkeitsstörung	Ist nicht unbedingt mit einem alles durchdringenden Misstrauen verbunden.

3.17.1 Differenzialdiagnose für die Paranoide Persönlichkeitsstörung (Fortsetzung)	
Abneigung, anderen zu vertrauen, bei Vermeidend-Selbstunsicherer Persönlichkeitsstörung	Beruht auf der Angst, peinlich berührt zu sein oder als unzulänglich zu gelten.
Misstrauen oder Entfremdung bei Narzisstischer Persönlichkeitsstörung	Ist gekennzeichnet durch die Angst, Unzulänglichkeiten oder Schwächen zu enthüllen.

3.17.2 Differenzialdiagnose für die Schizoide Persönlichkeitsstörung	
Die Schizoide Persönlichkeitsstörung, die gekennzeichnet ist durch ein tiefgreifendes Muster von Distanziertheit in sozialen Beziehungen und eine eingeschränkte Bandbreite des Gefühlsausdrucks im zwischenmenschlichen Bereich, muss abgegrenzt werden von …	Im Gegensatz zur Schizoiden Persönlichkeitsstörung …
Schizophrenie	Kann gekennzeichnet sein durch eine Zeitspanne anhaltender psychotischer Symptome, vermindertem emotionalen Ausdruck und sozialem Rückzug, begleitet von anderen Symptome der Schizophrenie wie Halluzinationen und desorganisierte Sprechweise. Um die zusätzliche Diagnose einer Schizoiden Persönlichkeitsstörung zu stellen, muss die Persönlichkeitsstörung vor dem Beginn der psychotischen Symptome bestanden haben und nach Remission der psychotischen Symptome anhalten.
Autismus-Spektrum-Störung	Ist gekennzeichnet durch eine stärker beeinträchtigte soziale Interaktion sowie stereotype Verhaltensweisen und Interessen.
Persönlichkeitsveränderung aufgrund eines Anderen Medizinischen Krankheitsfaktors, Apathischer Typ	Ist gekennzeichnet durch eine Persönlichkeitsveränderung, die auf die direkten Wirkungen eines allgemeinen medizinischen Krankheitsfaktors zurückgeht.
Schizotype Persönlichkeitsstörung	Ist zusätzlich zu sozialer Isolation gekennzeichnet durch Wahrnehmungs- und kognitive Störungen.
Paranoide Persönlichkeitsstörung	Ist gekennzeichnet durch Misstrauen und paranoide Vorstellungen.
Vermeidend-Selbstunsichere Persönlichkeitsstörung	Ist gekennzeichnet durch einen aktiven Wunsch nach zwischenmenschlichen Beziehungen, der aus Angst vor Verlegenheit oder Zurückweisung zurückgehalten wird.
Zwanghafte Persönlichkeitsstörung	Kann eher durch soziale Distanziertheit im Zusammenhang mit Hingabe an die Arbeit und Unbehagen gegenüber Gefühlen charakterisiert werden als durch die mangelnde Fähigkeit, intime Beziehungen herzustellen.

3.17.3 Differenzialdiagnose für die Schizotype Persönlichkeitsstörung	
Die Schizotype Persönlichkeitsstörung, die gekennzeichnet ist durch ein tiefgreifendes Muster sozialer und zwischenmenschlicher Defizite, das durch akutes Unbehagen in und mangelnde Fähigkeit zu engen Beziehungen sowie durch Verzerrungen des Denkens oder der Wahrnehmung und eigentümliches Verhalten gekennzeichnet ist, muss abgegrenzt werden von …	Im Gegensatz zur Schizotypen Persönlichkeitsstörung …
Wahnhafte Störung, Schizophrenie, Bipolar-I- oder Bipolar-II-Störung mit Psychotischen Merkmalen und Depressive Störung mit Psychotischen Merkmalen	Sind gekennzeichnet durch eine Zeitspanne anhaltender psychotischer Symptome. Um die zusätzliche Diagnose einer Schizotypen Persönlichkeitsstörung zu stellen, muss die Persönlichkeitsstörung vor dem Beginn der psychotischen Symptome bestanden haben und nach Remission der psychotischen Symptome anhalten.
Autismus-Spektrum-Störung	Ist gekennzeichnet durch eine stärker beeinträchtigte soziale Interaktion sowie stereotype Verhaltensweisen und Interessen.
Sprachstörungen	Sind gekennzeichnet durch eine schwergradigere Störung der Sprache, begleitet von kompensatorischen Versuchen, mithilfe anderer Mittel (z. B. Gesten) zu kommunizieren.
Persönlichkeitsveränderung aufgrund eines Anderen Medizinischen Krankheitsfaktors, Paranoider Typ	Ist gekennzeichnet durch eine Persönlichkeitsveränderung, die auf die direkten Wirkungen eines allgemeinen medizinischen Krankheitsfaktors zurückgeht.
Soziale Distanziertheit bei Paranoider Persönlichkeitsstörung und Schizoider Persönlichkeitsstörung	Ist gekennzeichnet durch fehlende Wahrnehmungs- oder kognitive Störungen und fehlende ausgeprägte Exzentrik oder Merkwürdigkeit.
Vermeidend-Selbstunsichere Persönlichkeitsstörung	Ist gekennzeichnet durch einen aktiven Wunsch nach zwischenmenschlichen Beziehungen, der aus Angst vor Verlegenheit oder Zurückweisung zurückgehalten wird.

3.17.3 Differenzialdiagnose für die Schizotype Persönlichkeitsstörung (Fortsetzung)	
Misstrauen oder sozialer Rückzug bei Narzisstischer Persönlichkeitsstörung	Ist verbunden mit der Angst, Schwächen zu enthüllen.
Borderline-Persönlichkeitsstörung	Ist gekennzeichnet durch impulsives und manipulatives Verhalten.
Vorübergehende schizotype Merkmale während der Adoleszenz	Spiegeln eher eine vorübergehende emotionale Aufruhr als eine andauernde Persönlichkeitsstörung wider.

3.17.4 Differenzialdiagnose für die Antisoziale Persönlichkeitsstörung	
Die Antisoziale Persönlichkeitsstörung, die gekennzeichnet ist durch ein tiefgreifendes Muster von Missachtung und Verletzung der Rechte anderer, das seit dem 15. Lebensjahr auftritt, muss abgegrenzt werden von …	Im Gegensatz zur Antisozialen Persönlichkeitsstörung …
Isoliertes antisoziales Verhalten aufgrund von Substanzkonsum	Steht ausschließlich mit Drogeneinnahme in Verbindung und ist nicht Teil eines antisozialen Verhaltensmusters, das bereits in der Kindheit begonnen hat.
Antisoziales Verhalten, das im Verlauf einer Schizophrenie oder manischen Episode auftritt	Steht mit den charakteristischen Symptomen dieser Störungen in Zusammenhang und ist nicht mit einer vorbestehenden Störung des Sozialverhaltens verbunden. Eine Antisoziale Persönlichkeitsstörung sollte nicht diagnostiziert werden, wenn das antisoziale Verhalten ausschließlich im Verlauf einer Schizophrenie oder einer manischen Episode auftritt.
Störung des Sozialverhaltens	Ist gekennzeichnet durch ein repetitives und anhaltendesVerhaltensmuster, durch das die grundlegenden Rechte anderer oder wichtige altersentsprechende gesellschaftliche Normen oder Regeln verletzt werden; eine Störung des Sozialverhaltens kann in jedem Alter diagnostiziert werden. Die Diagnose einer Antisozialen Persönlichkeitsstörung wird nicht bei Personen, die jünger als 18 Jahre sind, vergeben und wird nur dann vergeben, wenn einige Symptome der Störung des Sozialverhaltens vor dem Alter von 15 Jahren vorlagen. Bei Personen, die älter als 18 Jahre sind, wird die Diagnose einer Störung des Sozialverhaltens nur dann vergeben, wenn die Kriterien für eine Antisoziale Persönlichkeitsstörung nicht erfüllt werden.
Aalglattes und ausbeuterisches Verhalten sowie Mangel an Einfühlungsvermögen bei Narzisstischer Persönlichkeitsstörung	Sind nicht durch Impulsivität, Aggressivität und ein vorbestehendes Muster einer Störung des Sozialverhaltens gekennzeichnet.

3.17.4 Differenzialdiagnose für die Antisoziale Persönlichkeitsstörung (Fortsetzung)	
Oberflächliche Emotionalität bei Histrionischer Persönlichkeitsstörung	Ist nicht durch Impulsivität, Aggressivität und ein vorbestehendes Muster einer Störung des Sozialverhaltens gekennzeichnet.
Manipulatives Verhalten bei Borderline-Persönlichkeitsstörung	Ist nicht durch Impulsivität, Aggressivität und ein vorbestehendes Muster einer Störung des Sozialverhaltens gekennzeichnet.
Antisoziales Verhalten bei Paranoider Persönlichkeitsstörung	Ist eher durch Rache als durch Gewinnsucht motiviert.
Antisoziales Verhalten im Erwachsenenalter	Ist nicht gekennzeichnet durch ein lang andauerndes Muster antisozialen Verhaltens mit Beginn in der Kindheit oder Adoleszenz oder anderen Persönlichkeitsmerkmalen der Antisozialen Persönlichkeitsstörung.

3.17.5 Differenzialdiagnose für die Borderline-Persönlichkeitsstörung	
Die Borderline-Persönlichkeitsstörung, die gekennzeichnet ist durch ein tiefgreifendes Muster von Instabilität in zwischenmenschlichen Beziehungen, im Selbstbild und in den Affekten sowie von deutlicher Impulsivität, muss abgegrenzt werden von …	Im Gegensatz zur Borderline-Persönlichkeitsstörung …
Histrionische Persönlichkeitsstörung	Ist nicht gekennzeichnet durch Autodestruktivität, Wutausbrüche in engen Beziehungen und chronische Gefühle von Leere und Einsamkeit.
Paranoide Vorstellungen oder Illusionen bei Schizotyper Persönlichkeitsstörung	Sind gekennzeichnet durch paranoide Vorstellungen, die weniger reaktiv auf interpersonelle Ereignisse hin auftreten und die äußerer Strukturierung und Unterstützung weniger zugänglich sind.
Paranoide Vorstellungen oder wütende Reaktionen auf geringfügige Reize bei Paranoider Persönlichkeitsstörung und Narzisstischer Persönlichkeitsstörung	Sind gekennzeichnet durch ein relativ stabiles Selbstbild und weitgehendes Fehlen von Autodestruktivität, Impulsivität und Befürchtungen, verlassen zu werden.
Manipulatives Verhalten bei Antisozialer Persönlichkeitsstörung	Ist motiviert durch den Wunsch nach Macht, Vorteilen oder materiellem Gewinn und nicht durch den Wunsch nach Zuwendung.
Angst, verlassen zu werden, bei Dependenter Persönlichkeitsstörung	Ist dadurch gekennzeichnet, dass auf die Bedrohung des Verlassenwerdens mit zunehmender Beschwichtigung und Unterwürfigkeit reagiert wird und dass versucht wird, eine Ersatzbeziehung zu finden, die Versorgung und Unterstützung gewährleistet.
Persönlichkeitsveränderung aufgrund eines Anderen Medizinischen Krankheitsfaktors, Labiler Typ	Ist gekennzeichnet durch eine Persönlichkeitsveränderung, die auf die direkten Wirkungen eines allgemeinen medizinischen Krankheitsfaktors zurückgeht.

3.17.6 Differenzialdiagnose für die Histrionische Persönlichkeitsstörung	
Die Histrionische Persönlichkeitsstörung, die gekennzeichnet ist durch ein tiefgreifendes Muster übermäßiger Emotionalität und Strebens nach Aufmerksamkeit, muss abgegrenzt werden von …	Im Gegensatz zur Histrionischen Persönlichkeitsstörung …
Borderline-Persönlichkeitsstörung	Ist gekennzeichnet durch Autodestruktivität, Wutausbrüche in engen Beziehungen und Identitätsstörung.
Manipulatives Verhalten bei Antisozialer Persönlichkeitsstörung	Ist eher motiviert durch den Wunsch nach Macht, Vorteilen oder materiellem Gewinn als durch den Wunsch nach Aufmerksamkeit und Anerkennung.
Verlangen nach Aufmerksamkeit bei Narzisstischer Persönlichkeitsstörung	Ist gekennzeichnet durch das Bedürfnis nach Lob für ihre eigene Großartigkeit.
Dependente Persönlichkeitsstörung	Ist gekennzeichnet durch übermäßige Abhängigkeit von dem Lob und der Führung anderer ohne die für die Histrionische Persönlichkeitsstörung charakteristischen übertriebenen Emotionen.
Persönlichkeitsveränderung aufgrund eines Anderen Medizinischen Krankheitsfaktors, Enthemmter Typ	Ist gekennzeichnet durch eine Persönlichkeitsveränderung, die auf die direkten Wirkungen eines allgemeinen medizinischen Krankheitsfaktors zurückgeht.

3.17.7 Differenzialdiagnose für die Narzisstische Persönlichkeitsstörung

Die Narzisstische Persönlichkeitsstörung, die gekennzeichnet ist durch ein tiefgreifendes Muster von Großartigkeit (in Fantasie oder Verhalten), Bedürfnis nach Bewunderung und Mangel an Empathie, muss abgegrenzt werden von ...	Im Gegensatz zur Narzisstischen Persönlichkeitsstörung ...
Bedürfnis nach Aufmerksamkeit bei Histrionischer Persönlichkeitsstörung	Ist mit einem Bedürfnis nach Anerkennung verbunden im Gegensatz zum Bedürfnis nach Bewunderung.
Mangel an Einfühlungsvermögen bei Antisozialer Persönlichkeitsstörung	Ist gekennzeichnet durch Impulsivität, Aggressivität und Täuschung.
Bedürfnis nach Aufmerksamkeit bei Borderline-Persönlichkeitsstörung	Ist gekennzeichnet durch Instabilität im Selbstbild, Autodestruktivität, Impulsivität und Ängsten, verlassen zu werden.
Perfektionismus bei Zwanghafter Persönlichkeitsstörung	Ist gekennzeichnet durch das Bemühen, Perfektion zu erlangen, und durch den Glauben, dass andere Personen Dinge nicht so gut erledigen können, im Gegensatz zur Überzeugung, dass Perfektion bereits erreicht wurde.
Misstrauen und sozialer Rückzug bei Schizotyper Persönlichkeitsstörung und Paranoider Persönlichkeitsstörung	Sind mit paranoiden Vorstellungen verbunden und nicht mit Befürchtungen, dass Unzulänglichkeiten oder Schwächen enthüllt werden könnten.
Großartigkeit bei manischen oder hypomanen Episoden	Tritt ausschließlich während Episoden mit gehobener oder reizbarer Stimmung auf.
Persönlichkeitsveränderung aufgrund eines Anderen Medizinischen Krankheitsfaktors, Labiler Typ	Ist gekennzeichnet durch eine Persönlichkeitsveränderung, die auf die direkten Wirkungen eines allgemeinen medizinischen Krankheitsfaktors zurückgeht.

3.17.8 Differenzialdiagnose für die Vermeidend-Selbstunsichere Persönlichkeitsstörung

Die Vermeidend-Selbstunsichere Persönlichkeitsstörung, die gekennzeichnet ist durch ein tiefgreifendes Muster von sozialer Gehemmtheit, Insuffizienzgefühlen und Überempfindlichkeit gegenüber negativer Beurteilung, muss abgegrenzt werden von …	Im Gegensatz zur Vermeidend-Selbstunsicheren Persönlichkeitsstörung …
Vermeidungsverhalten bei Agoraphobie	Zeigt sich typischerweise nach dem Beginn von Panikattacken und kann in Abhängigkeit von deren Häufigkeit und Intensität variieren.
Insuffizienzgefühle, Überempfindlichkeit gegenüber Kritik, Bedürfnis nach Bestätigung bei Dependenter Persönlichkeitsstörung	Sind gekennzeichnet durch das Anliegen, umsorgt zu werden, und nicht durch das Anliegen, Erniedrigung und Zurückweisung zu vermeiden.
Soziale Isolation bei Schizoider Persönlichkeitsstörung und Schizotyper Persönlichkeitsstörung	Ist gekennzeichnet durch Zufriedenheit mit (oder sogar Bevorzugung von) sozialer Isolation.
Abneigung, anderen zu vertrauen, bei Paranoider Persönlichkeitsstörung	Ist motiviert durch Ängste, dass persönliche Informationen mit böswilliger Absicht benutzt werden könnten, und nicht durch Ängste, in Verlegenheit zu geraten.
Persönlichkeitsveränderung aufgrund eines Anderen Medizinischen Krankheitsfaktors	Ist gekennzeichnet durch eine Persönlichkeitsveränderung, die auf die direkten Wirkungen eines allgemeinen medizinischen Krankheitsfaktors zurückgeht.

3.17.9 Differenzialdiagnose für die Dependente Persönlichkeitsstörung	
Die Dependente Persönlichkeitsstörung, die gekennzeichnet ist durch ein tiefgreifendes und überstarkes Bedürfnis versorgt zu werden, das zu unterwürfigem und anklammerndem Verhalten und Trennungsängsten führt, muss abgegrenzt werden von …	Im Gegensatz zur Dependenten Persönlichkeitsstörung …
Störung mit Trennungsangst	Ist gekennzeichnet durch eine anhaltende und übermäßige Furcht oder Angst, von wichtigen Bezugspersonen getrennt zu sein. Bei der Dependenten Persönlichkeitsstörung liegt der Fokus der Sorge auf dem Bedürfnis, umsorgt zu werden, und nicht darauf, getrennt zu sein. Wenn die Kriterien für beide Störungen erfüllt werden, können beide Diagnosen vergeben werden.
Abhängigkeit als Folge einer psychischen Störung oder eines allgemeinen medizinischen Krankheitsfaktors	Tritt ausschließlich im Verlauf der psychischen Störung oder des medizinischen Krankheitsfaktors auf und variiert mit deren Schweregrad.
Angst, verlassen zu werden, bei Borderline-Persönlichkeitsstörung	Ist dadurch gekennzeichnet, dass auf erwartetes Verlassenwerden mit Gefühlen von emotionaler Leere, Wut und Forderungen reagiert wird.
Bedürfnis nach Bestätigung und Anerkennung bei Histrionischer Persönlichkeitsstörung	Ist gekennzeichnet durch schillerndes Auftreten in der Gesellschaft mit lebhaftem Verlangen nach Aufmerksamkeit.
Vermeidend-Selbstunsichere Persönlichkeitsstörung	Ist gekennzeichnet durch eine so große Angst vor Erniedrigung und Zurückweisung aus, dass die Person sich so lange sozial zurückzieht, bis sie sich sicher ist, akzeptiert zu werden.
Persönlichkeitsveränderung aufgrund eines Anderen Medizinischen Krankheitsfaktors	Ist gekennzeichnet durch eine Persönlichkeitsveränderung, die auf die direkten Wirkungen eines allgemeinen medizinischen Krankheitsfaktors zurückgeht.

3.17.10 Differenzialdiagnose für die Zwanghafte Persönlichkeitsstörung	
Die Zwanghafte Persönlichkeitsstörung, die gekennzeichnet ist durch ein tiefgreifendes Muster von starker Beschäftigung mit Ordnung, Perfektion und psychischer sowie zwischenmenschlicher Kontrolle auf Kosten von Flexibilität, Aufgeschlossenheit und Effizienz, muss abgegrenzt werden von …	Im Gegensatz zur Zwanghaften Persönlichkeitsstörung …
Zwangsstörung	Ist gekennzeichnet durch das Vorhandensein echter Zwangsgedanken und/oder Zwangshandlungen.
Pathologisches Horten	Ist gekennzeichnet durch anhaltende Schwierigkeiten, Gegenstände wegzuwerfen oder sich von ihnen zu trennen, unabhängig von deren tatsächlichem Wert, was nur eines der Kriterien der Zwanghaften Persönlichkeitsstörung darstellt. Beim Pathologischen Horten, im Gegensatz zur Zwanghaften Persönlichkeitsstörung, dominiert dieses Symptom das klinische Bild und führt zur Anhäufung von Dingen, die aktive Wohnbereiche überfüllen und deren eigentliche, zweckgemäße Nutzung erheblich beeinträchtigen. Wenn die Kriterien für beide Störungen erfüllt werden, können beide diagnostiziert werden.
Perfektionismus bei Narzisstischer Persönlichkeitsstörung	Ist gekennzeichnet durch die Überzeugung, dass Perfektion bereits erreicht wurde.
Mangel an Großzügigkeit bei Antisozialer Persönlichkeitsstörung	Ist gekennzeichnet durch Nachsicht gegenüber der eigenen Person und nicht durch Unnachsichtigkeit sowohl sich selbst als auch anderen gegenüber.
Soziale Distanziertheit bei Schizoider Persönlichkeitsstörung	Tritt im Zusammenhang mit einer mangelnden Fähigkeit zur Intimität auf und nicht mit einem Unbehagen vor Gefühlen und einer exzessiven Hinwendung zur Arbeit.
Persönlichkeitsveränderung aufgrund eines Anderen Medizinischen Krankheitsfaktors	Ist gekennzeichnet durch eine Persönlichkeitsveränderung, die auf die direkten Wirkungen eines allgemeinen medizinischen Krankheitsfaktors zurückgeht.

3.17.11 Differenzialdiagnose für eine Persönlichkeitsveränderung aufgrund eines Anderen Medizinischen Krankheitsfaktors

Eine Persönlichkeitsveränderung aufgrund eines anderen Medizinischen Krankheitsfaktors, die gekennzeichnet ist durch eine anhaltende Persönlichkeitsstörung aufgrund der direkten physiologischen Wirkungen eines allgemeinen medizinischen Krankheitsfaktors, die eine Veränderung der individuellen charakteristischen Persönlichkeitsmuster darstellt, muss abgegrenzt werden von …	Im Gegensatz zu einer Persönlichkeitsveränderung aufgrund eines Anderen Medizinischen Krankheitsfaktors …
Persönlichkeitsveränderung als assoziiertes Merkmal bei Delir	Beinhaltet fluktuierend kognitive Defizite zusätzlich zu Persönlichkeitsveränderungen. Eine Persönlichkeitsveränderung aufgrund eines Anderen Medizinischen Krankheitsfaktors wird nicht diagnostiziert, wenn die Persönlichkeitsstörung ausschließlich im Verlauf eines Delirs auftritt.
Persönlichkeitsveränderung als assoziiertes Merkmal bei Schwerer oder Leichter Neurokognitiver Störung (NCD)	Beinhaltet Beeinträchtigungen des Gedächtnisses und andere kognitive Defizite zusätzlich zu Persönlichkeitsveränderungen. Eine Persönlichkeitsveränderung aufgrund eines Anderen Medizinischen Krankheitsfaktors kann bei der Leichten oder Schweren NCD zusätzlich diagnostiziert werden, wenn die Persönlichkeitsstörung ein hervortretendes Merkmal des klinischen Erscheinungsbilds darstellt.
Persönlichkeitsveränderung in Verbindung mit einer anderen psychischen Störung aufgrund eines anderen Medizinischen Krankheitsfaktors (z. B. Depressive Störung aufgrund eines Anderen Medizinischen Krankheitsfaktors)	Beinhaltet zusätzliche hervortretende psychische Symptome aufgrund der direkten physiologischen Wirkungen eines allgemeinen medizinischen Krankheitsfaktors (z. B. depressive Stimmung). Eine Persönlichkeitsveränderung aufgrund eines Anderen Medizinischen Krankheitsfaktors wird nicht diagnostiziert, wenn die Störung besser durch eine andere psychische Störung aufgrund eines anderen medizinischen Krankheitsfaktors erklärt werden kann.

3.17.11 **Differenzialdiagnose für eine Persönlichkeitsveränderung aufgrund eines Anderen Medizinischen Krankheitsfaktors** (Fortsetzung)	
Persönlichkeitsveränderung als Folge einer Substanzkonsumstörung	Ist nicht Folge der direkten Wirkungen eines allgemeinen medizinischen Krankheitsfaktors und bildet sich mit Remission der Substanzkonsumstörung wieder zurück.
Persönlichkeitsveränderung in Verbindung mit einer anderen psychischen Störung (z. B. sozialer Rückzug bei Schizophrenie)	Ist nicht Folge der direkten Wirkungen eines allgemeinen medizinischen Krankheitsfaktors.
Persönlichkeitsstörungen	Haben ein anderes Alter bei Beginn (d. h. in der Adoleszenz oder im frühen Erwachsenenalter), einen anderen Verlauf und andere charakteristische Merkmale und sind nicht Folge der direkten Wirkungen eines allgemeinen medizinischen Krankheitsfaktors.

Paraphile Störungen

Übersetzung:
Antonia Barke

3.18.1 Differenzialdiagnose für paraphile Störungen	
Paraphile Störung – gekennzeichnet durch ein intensives und anhaltendes sexuelles Interesse an dem Beobachten anderer Personen bei privaten Aktivitäten (Voyeuristische Störung); das Zur-Schau-Stellen der eigenen Genitalien (Exhibitionistische Störung); das Berühren oder Sich-Reiben an einer nicht einwilligenden Person (Frotteuristische Störung); das Gedemütigt-Werden, Gefesselt-Werden oder Leiden (Sexuell Masochistische Störung); das Zufügen von Demütigungen, Fesselungen oder Leiden (Sexuell Sadistische Störung); den sexuellen Fokus auf Kinder (Pädophile Störung); den Fokus auf unbelebte Objekte oder Körperteile (Fetischistische Störung) oder das Tragen der Kleidung des anderen Geschlechts (Cross-Dressing) (Transvestitische Störung), das in klinisch bedeutsamer Weise Leiden oder Beeinträchtigungen verursacht – müssen abgegrenzt werden von …	Im Gegensatz zu einer paraphilen Störung …
Nichtpathologische Nutzung von sexuellen Fantasien, Verhaltensweisen oder Objekten	Verursacht kein klinisch bedeutsames Leiden oder Beeinträchtigungen, ist typischerweise nicht erforderlich für das sexuelle Funktionieren und es sind nur einwilligende Partner beteiligt.
Sexuelles Verhalten, das aus einer Verminderung des Urteilsvermögen, der sozialen Fertigkeiten oder der Impulskontrolle resultiert, die mit einer anderen psychischen Störung im Zusammenhang steht (z. B. manische Episode, Schwere oder Leichte Neurokognitive Störung [NCD], Schizophrenie)	Ist typischerweise nicht das bevorzugte oder für das sexuelle Funktionieren erforderliche Verhaltensmuster der Person, tritt ausschließlich im Verlauf der psychischen Störung auf, hat oft ein höheres Alter bei der Erstmanifestation und wird begleitet von den charakteristischen Merkmalen der entsprechenden psychischen Störung (z. B. kognitive Beeinträchtigung, Wahn).

3.18.1 Differenzialdiagnose für paraphile Störungen (Fortsetzung)	
Das Beobachten von anderen Personen bei privaten Aktivitäten bei der Störung des Sozialverhaltens und der Antisozialen Persönlichkeitsstörung (in Abgrenzung zur Voyeuristischen Störung)	Ist gekennzeichnet durch zusätzliche Normverstöße und antisoziales Verhalten. Diese unterscheiden sich von dem antisozialen Verhalten bei der Voyeuristischen Störung durch das Fehlen eines spezifischen sexuellen Interesses an der heimlichen Beobachtung nichtsahnender Personen, die nackt sind oder sexuelle Handlungen ausführen.
Der Missbrauch von Kindern bei der Störung des Sozialverhaltens und der Antisozialen Persönlichkeitsstörung (in Abgrenzung zur Pädophilen Störung)	Ist gekennzeichnet durch ein Muster mangelnder Empathie und der Missachtung der Rechte anderer, die opportunistischen Kindesmissbrauch umfassen können. Dies unterscheidet sich von der Pädophilen Störung, bei der ein etabliertes Muster sexueller Erregung in Bezug auf Kinder besteht.
Substanzintoxikation	Ist gekennzeichnet durch enthemmtes Verhalten, das bestimmte sexuelle Vergehen einschließen kann (z. B. andere beobachten, die eigenen Genitalien zur Schau stellen, sich an einer nichtsahnenden Person reiben). Sie unterscheidet sich von einer paraphilen Störung durch das Fehlen eines anhaltenden Musters des sexuellen Interesses an der Beobachtung anderer Menschen, dem Zur-Schau-Stellen der eigenen Genitalien oder dem Sich-Reiben an nichtsahnenden Personen.
Medikamentennebenwirkung (z. B. Dopaminagonisten)	Ist gekennzeichnet durch ein Paraphilie-ähnliches sexuelles Verhalten, das eine Nebenwirkung eines Medikaments ist (besonders von Dopaminagonisten, die bei der Behandlung der Parkinson-Erkrankung verwendet werden) und das untypisch für das sexuelle Verhalten der Person ist, wenn sie die Medikamente nicht einnimmt.
Zwangsstörung (in Abgrenzung zur Pädophilen Störung)	Kann gekennzeichnet sein durch ich-dystone Gedanken und Sorgen hinsichtlich eines möglichen sexuellen Interesses an Kindern sowie andere ich-dystone, intrusive sexuelle Vorstellungen (z. B. Sorgen über Homosexualität). Im Gegensatz zur Pädophilen Störung fehlen sexuelle Gedanken an Kinder während Zuständen starker sexueller Erregung (z. B. bei nahendem Orgasmus während der Masturbation).

Anhang: DSM-5-Klassifikation

Zu jedem Störungsbegriff werden ICD-10-CM-Codes aufgeführt. Leere Zeilen geben an, dass es keinen geeigneten ICD-10-Code gibt. Bei einigen Störungen kann der Code nur für einen Subtyp bzw. eine Zusatzcodierung angegeben werden. Nach Kapitelbezeichnungen und Störungsbegriffen sind Seitenzahlen für den zugehörigen Text oder die Kriterien in Klammern angefügt. Die ICD-9-CM-Codes können dem Anhang des Manuals entnommen werden.

Beachte für alle Störungen aufgrund eines anderen medizinischen Krankheitsfaktors: Codiere die Bezeichnung des anderen medizinischen Krankheitsfaktors bei der jeweiligen psychischen Störung aufgrund von [medizinischer Krankheitsfaktor]. Der Code und die Bezeichnung des anderen medizinischen Krankheitsfaktors sollten zuerst, direkt vor der psychischen Störung aufgrund eines anderen medizinischen Krankheitsfaktors, aufgeführt werden.

Störungen der neuronalen und mentalen Entwicklung

Intellektuelle Beeinträchtigungen

_._ Intellektuelle Beeinträchtigung (Intellektuelle Entwicklungsstörung)
Bestimme den aktuellen Schweregrad:
F70 Leicht
F71 Mittel
F72 Schwer
F73 Extrem
F88 Allgemeine Entwicklungsverzögerung
F79 Nicht Näher Bezeichnete Intellektuelle Beeinträchtigung (Intellektuelle Entwicklungsstörung)

Kommunikationsstörungen

F80.2 Sprachstörung
F80.0 Artikulationsstörung
F80.81 Redeflussstörung mit Beginn in der Kindheit (Stottern)
Beachte: Späterer Beginn wird diagnostiziert mit F98.5 Redeflussstörung mit Beginn im Erwachsenenalter.
F80.82 Soziale (Pragmatische) Kommunikationsstörung
F80.9 Nicht Näher Bezeichnete Kommunikationsstörung

Autismus-Spektrum-Störung

F84.0 Autismus-Spektrum-Störung

Bestimme, ob: in Verbindung mit einem Bekannten Medizinischen oder Genetischen Krankheitsfaktor oder einem Umweltfaktor, in Verbindung mit einer Anderen Störung der Neuronalen und Mentalen Entwicklung oder einer Anderen Psychischen oder Verhaltensstörung

Bestimme den aktuellen Schweregrad für Kriterium A und Kriterium B: Sehr Umfangreiche Unterstützung Erforderlich, Umfangreiche Unterstützung Erforderlich, Unterstützung Erforderlich

Bestimme, ob: mit oder ohne Begleitende Intellektuelle Beeinträchtigung, mit oder ohne Begleitende Sprachliche Beeinträchtigung, mit Katatonie (codiere zusätzlich F06.1)

Aufmerksamkeitsdefizit-/Hyperaktivitätsstörung

_._ Aufmerksamkeitsdefizit-/Hyperaktivitätsstörung

Bestimme, ob:

F90.2 Gemischtes Erscheinungsbild

F90.0 Vorwiegend Unaufmerksames Erscheinungsbild

F90.1 Vorwiegend Hyperaktiv-Impulsives Erscheinungsbild

Bestimme, ob: Teilremittiert

Bestimme den aktuellen Schweregrad: Leicht, Mittel, Schwer

F90.8 Andere Näher Bezeichnete Aufmerksamkeitsdefizit-/Hyperaktivitätsstörung

F90.9 Nicht Näher Bezeichnete Aufmerksamkeitsdefizit-/Hyperaktivitätsstörung

Spezifische Lernstörung

_._ Spezifische Lernstörung

Bestimme, ob:

F81.0 Mit Beeinträchtigung beim Lesen (*Bestimme ob* in der Lesegenauigkeit, in der Lesegeschwindigkeit oder -flüssigkeit, im Leseverständnis)

F81.81 Mit Beeinträchtigung beim Schriftlichen Ausdruck (*Bestimme ob* in der Rechtschreibung, in der Genauigkeit der Grammatik und der Zeichensetzung, in der Klarheit und Strukturierung des Schriftlichen Ausdrucks)

F81.2 Mit Beeinträchtigung beim Rechnen (*Bestimme ob* im Zahlenverständnis, beim Einprägen Arithmetischer Fakten, beim Genauen oder Flüssigen Rechnen, beim Genauen Mathematischen Schlussfolgern)

Bestimme den aktuellen Schweregrad: Leicht, Mittel, Schwer

Motorische Störungen

F82 Entwicklungsbezogene Koordinationsstörung

F98.4 Stereotype Bewegungsstörung

Bestimme, ob: mit Selbstverletzendem Verhalten, ohne Selbstverletzendes Verhalten

Bestimme, ob: in Verbindung mit einem Bekannten Medizinischen oder Genetischen Krankheitsfaktor, einer Störung der Neuronalen und Mentalen Entwicklung oder einem Umweltfaktor

Bestimme den aktuellen Schweregrad: Leicht, Mittel, Schwer

Tic-Störungen

F95.2 Tourette-Störung

F95.1 Persistierende (Chronische) Motorische oder Vokale Tic-Störung

Bestimme, ob: ausschließlich mit Motorischen Tics, ausschließlich mit Vokalen Tics

F95.0 Vorläufige Tic-Störung

F95.8 Andere Näher Bezeichnete Tic-Störung

F95.9 Nicht Näher Bezeichnete Tic-Störung

Andere Störungen der neuronalen und mentalen Entwicklung

F88 Andere Näher Bezeichnete Störung der Neuronalen und Mentalen Entwicklung

F89 Nicht Näher Bezeichnete Störung der Neuronalen und Mentalen Entwicklung

Schizophrenie-Spektrum und andere psychotische Störungen

Die folgenden Zusatzcodierungen können beim Schizophrenie-Spektrum und anderen psychotischen Störungen verwendet werden:

[a] *Bestimme, ob:* Die folgenden Zusatzcodierungen bezüglich des Verlaufs werden erst nach 1-jähriger Störungsdauer vergeben: Erste Episode, Gegenwärtig Akut; Erste Episode, Gegenwärtig Teilremittiert; Erste Episode, Gegenwärtig Vollremittiert; Multiple Episoden, Gegenwärtig Akut; Multiple Episoden, Gegenwärtig Teilremittiert; Multiple Episoden, Gegenwärtig Vollremittiert; Kontinuierlich; Nicht Näher Bezeichnet

[b] *Bestimme, ob:* Mit Katatonie (codiere zusätzlich F06.1)

[c] *Bestimme den aktuellen Schweregrad* der Wahnphänomene, Halluzinationen, desorganisierten Sprache, psychomotorischen Verhaltensauffälligkeiten, Negativsymptome, kognitiven Beeinträchtigung, Depression, manischen Symptome

F21 Schizotype Persönlichkeitsstörung

F22 Wahnhafte Störung[a, c]

Bestimme, ob: Typ mit Liebeswahn, Typ mit Größenwahn, Typ mit Eifersuchtswahn, Typ mit Verfolgungswahn, Typ mit Körperbezogenem Wahn, Typ mit Gemischtem Wahn, Nicht Näher Bezeichneter Typ

Bestimme, ob: mit Bizarrem Inhalt

F23 Kurze Psychotische Störung[b, c]

Bestimme, ob: mit Deutlichen Belastungsfaktoren, ohne Deutliche Belastungsfaktoren, mit Peripartalem Beginn

F20.81 Schizophreniforme Störung[b, c]

Bestimme, ob: mit Günstigen Prognostischen Merkmalen, ohne Günstige Prognostische Merkmale

F20.9 Schizophrenie[a, b, c]

_._ Schizoaffektive Störung[a, b, c])

Bestimme, ob:

F25.0 Bipolarer Typ

F25.1 Depressiver Typ

_._ Substanz-/Medikamenteninduzierte Psychotische Störung

Beachte: Für substanzspezifische Codierung und ICD-10-CM-Codierung siehe Kriterien und die dazugehörigen Codierungs- und Aufzeichnungskonventionen.

Bestimme, ob: mit Beginn während der Intoxikation, mit Beginn während des Entzugs

_._ Psychotische Störung aufgrund eines Medizinischen Krankheitsfaktors

Bestimme, ob:

F06.2 Mit Wahn

F06.0 Mit Halluzinationen

F06.1 Katatonie in Verbindung mit einer Anderen Psychischen Störung (Zusatzcodierung Katatonie)

F06.1 Katatonie aufgrund eines Anderen Medizinischen Krankheitsfaktors

F06.1 Nicht Näher Bezeichnete Katatonie

Beachte: Codiere zuerst **R29.818** Sonstige Symptome, die das Nervensystem betreffen.

F28 Andere Näher Bezeichnete Störung aus dem Schizophrenie-Spektrum und Andere Psychotische Störungen

F29 Nicht Näher Bezeichnete Störung aus dem Schizophrenie-Spektrum und Andere Psychotische Störungen

Bipolare und verwandte Störungen

Die folgenden Zusatzcodierungen können bei bipolaren und verwandten Störungen verwendet werden:

[a] *Bestimme:* mit Angst (*Bestimme den aktuellen Schweregrad:* Leicht, Mittel, Mittel bis Schwer, Schwer); mit Gemischten Merkmalen; mit Rapid Cycling; mit Melancholischen Merkmalen; mit Atypischen Merkmalen; mit Stimmungskongruenten Psychotischen Merkmalen; mit Stimmungsinkongruenten Psychotischen Merkmalen; mit Katatonie (codiere zusätzlich F06.1); mit Peripartalem Beginn; mit Saisonalem Muster

_._	Bipolar-I-Störung[a]
_._	Aktuelle oder Letzte Episode Manisch
F31.11	Leichtgradig
F31.12	Mittelgradig
F31.13	Schwergradig
F31.2	Mit Psychotischen Merkmalen
F31.73	Teilremittiert
F31.74	Vollremittiert
F31.9	Nicht Näher Bezeichnet
F31.0	Aktuelle oder Letzte Episode Hypoman
F31.71	Teilremittiert
F31.72	Vollremittiert
F31.9	Nicht Näher Bezeichnet
_._	Aktuelle oder Letzte Episode Depressiv
F31.31	Leichtgradig
F31.32	Mittelgradig
F31.4	Schwergradig
F31.5	Mit Psychotischen Merkmalen
F31.75	Teilremittiert
F31.76	Vollremittiert
F31.9	Nicht Näher Bezeichnet
F31.9	Aktuelle oder Letzte Episode Nicht Näher Bezeichnet
F31.81	Bipolar-II-Störung[a]
	Bestimme die aktuelle oder letzte Episode: Hypoman, Depressiv
	Bestimme den Verlauf, falls die Kriterien für eine affektive Episode aktuell nicht voll erfüllt sind: Teilremittiert, Vollremittiert
	Bestimme den Schweregrad, falls die Kriterien für eine Episode einer Major Depression aktuell erfüllt sind: Leicht, Mittel, Schwer
F34.0	Zyklothyme Störung

Bestimme, ob: mit Angst

_._ Substanz-/Medikamenteninduzierte Bipolare und Verwandte Störungen

Beachte: Für substanzspezifische Codierung und ICD-10-CM-Codierung siehe Kriterien und die dazugehörigen Codierungs- und Aufzeichnungskonventionen.

Bestimme, ob: mit Beginn während der Intoxikation, mit Beginn während des Entzugs

_._ Bipolare und Verwandte Störungen aufgrund eines Anderen Medizinischen Krankheitsfaktors

Bestimme, ob:

F06.33 Mit Manischen Merkmalen

F06.33 Mit Manie- oder Hypomanie-Ähnlichen Episoden

F06.34 Mit Gemischten Merkmalen

F31.89 Andere Näher Bezeichnete Bipolare und Verwandte Störungen

F31.9 Nicht Näher Bezeichnete Bipolare und Verwandte Störungen

Depressive Störungen

Die folgenden Zusatzcodierungen können bei depressiven Störungen verwendet werden:

[a] *Bestimme, ob:* mit Angst (*Bestimme den aktuellen Schweregrad:* Leicht, Mittel, Mittel bis Schwer, Schwer); mit Gemischten Merkmalen; mit Melancholischen Merkmalen; mit Atypischen Merkmalen; mit Stimmungskongruenten Psychotischen Merkmalen, mit Stimmungsinkongruenten Psychotischen Merkmalen; mit Katatonie (codiere zusätzlich F06.1); mit Peripartalem Beginn; mit Saisonalem Muster

F34.81 Disruptive Affektregulationsstörung

_._ Major Depression[a]

_._ Major Depression, Einzelne Episode

F32.0 Leichtgradig

F32.1 Mittelgradig

F32.2 Schwergradig

F32.3 Mit Psychotischen Merkmalen

F32.4 Teilremittiert

F32.5 Vollremittiert

F32.9 Nicht Näher Bezeichnet

_._ Major Depression, Rezidivierend

F33.0 Leichtgradig

F33.1	Mittelgradig
F33.2	Schwergradig
F33.3	Mit Psychotischen Merkmalen
F33.41	Teilremittiert
F33.42	Vollremittiert
F33.9	Nicht Näher Bezeichnet
F34.1	Persistierende Depressive Störung (Dysthymie)[a]
	Bestimme, ob: Teilremittiert, Vollremittiert
	Bestimme, ob: Früher Beginn, Später Beginn
	Bestimme, ob: mit Reinem Dysthymen Syndrom; mit Persistierender Episode einer Major Depression; mit Intermittierenden Episoden einer Major Depression, mit Aktueller Episode; mit Intermittierenden Episoden einer Major Depression, ohne Aktuelle Episode
	Bestimme den aktuellen Schweregrad: Leicht, Mittel, Schwer
F32.81	Prämenstruelle Dysphorische Störung
_._	Substanz-/Medikamenteninduzierte Depressive Störung
	Beachte: Für substanzspezifische Codierung und ICD-10-CM-Codierung siehe Kriterien und die dazugehörigen Codierungs- und Aufzeichnungskonventionen.
	Bestimme, ob: mit Beginn während der Intoxikation, mit Beginn während des Entzugs
_._	Depressive Störung aufgrund eines Anderen Medizinischen Krankheitsfaktors
	Bestimme, ob:
F06.31	Mit Depressiven Merkmalen
F06.32	Mit Major-Depression-Ähnlicher Episode
F06.34	Mit Gemischten Merkmalen
F32.89	Andere Näher Bezeichnete Depressive Störung
F32.9	Nicht Näher Bezeichnete Depressive Störung

Angststörungen

F93.0	Störung mit Trennungsangst
F94.0	Selektiver Mutismus
_._	Spezifische Phobie
	Bestimme, ob:
F40.218	Tier-Typ
F40.228	Umwelt-Typ

_._	Blut-Spritzen-Verletzungs-Typ
F40.230	Furcht vor Blut
F40.231	Furcht vor Spritzen und Transfusionen
F40.232	Furcht vor Anderen Medizinischen Behandlungen
F40.233	Furcht vor Verletzungen
F40.248	Situativer Typ
F40.298	Anderer Typ
F40.10	Soziale Angststörung (Soziale Phobie)
	Bestimme, ob: nur in Leistungssituationen
F41.0	Panikstörung
_._	Zusatzcodierung Panikattacke
F40.00	Agoraphobie
F41.1	Generalisierte Angststörung
_._	Substanz-/Medikamenteninduzierte Angststörung
	Beachte: Für substanzspezifische Codierung und ICD-10-CM-Codierung siehe Kriterien und die dazugehörigen Codierungs- und Aufzeichnungskonventionen.
	Bestimme, ob: mit Beginn während der Intoxikation, mit Beginn während des Entzugs, mit Beginn nach Medikamenteneinnahme
F06.4	Angststörung aufgrund eines Anderen Medizinischen Krankheitsfaktors
F41.8	Andere Näher Bezeichnete Angststörung
F41.9	Nicht Näher Bezeichnete Angststörung

Zwangsstörung und verwandte Störungen

Die folgenden Zusatzcodierungen können bei Zwangsstörung und verwandten Störungen verwendet werden:

[a] *Bestimme, ob:* mit Guter oder Angemessener Einsicht, mit Wenig Einsicht, mit Fehlender Einsicht/Wahnhaften Überzeugungen

F42.2	Zwangsstörung[a]
	Bestimme, ob: Tic-Bezogen
F45.22	Körperdysmorphe Störung[a]
	Bestimme, ob: mit Muskeldysmorphie
F42.3	Pathologisches Horten[a]
	Bestimme, ob: mit Exzessiver Beschaffung
F63.3	Trichotillomanie (Pathologisches Haareausreißen)
F42.4	Dermatillomanie (Pathologisches Hautzupfen/-quetschen)

_._ Substanz-/Medikamenteninduzierte Zwangsstörung und Verwandte Störungen

Beachte: Für substanzspezifische Codierung und ICD-10-CM-Codierung siehe Kriterien und die dazugehörigen Codierungs- und Aufzeichnungskonventionen.

Bestimme, ob: mit Beginn während der Intoxikation, mit Beginn während des Entzugs, mit Beginn nach Medikamenteneinnahme

F06.8 Zwangsstörung und Verwandte Störungen aufgrund eines Anderen Medizinischen Krankheitsfaktors

Bestimme, ob: mit Zwangsstörungsähnlichen Symptomen, Übermäßige Beschäftigung mit dem äußeren Erscheinungsbild, mit Symptomen des Pathologischen Hortens, mit Symptomen der Trichotillomanie, mit Symptomen der Dermatillomanie)

F42.8 Andere Näher Bezeichnete Zwangsstörung und Verwandte Störungen

F42.9 Nicht Näher Bezeichnete Zwangsstörung und Verwandte Störungen

Trauma- und belastungsbezogene Störungen

F94.1 Reaktive Bindungsstörung

Bestimme, ob: Andauernd

Bestimme den aktuellen Schweregrad: Schwer

F94.2 Beziehungsstörung mit Enthemmung

Bestimme, ob: Andauernd

Bestimme den aktuellen Schweregrad: Schwer

F43.10 Posttraumatische Belastungsstörung (Einschließlich Posttraumatische Belastungsstörung bei Kindern bis zum Alter von 6 Jahren)

Bestimme, ob: mit Dissoziativen Symptomen

Bestimme, ob: mit Verzögertem Beginn

F43.0 Akute Belastungsstörung

_._ Anpassungsstörungen

Bestimme, ob:

F43.21 Mit Depressiver Stimmung

F43.22 Mit Angst

F43.23 Mit Angst und Depressiver Stimmung, Gemischt

F43.24 Mit Störung des Sozialverhaltens

F43.25 Mit Störung der Emotionen und des Sozialverhaltens, Gemischt

F43.20 Nicht Näher Bezeichnet

Bestimme, ob: Akut, Andauernd (Chronisch)

F43.8	Andere Näher Bezeichnete Trauma- und Belastungsbezogene Störungen
F43.9	Nicht Näher Bezeichnete Trauma- und Belastungsbezogene Störungen

Dissoziative Störungen

F44.81	Dissoziative Identitätsstörung
F44.0	Dissoziative Amnesie
	Bestimme, ob:
F44.1	Mit Dissoziativer Fugue
F48.1	Depersonalisations-/Derealisationsstörung
F44.89	Andere Näher Bezeichnete Dissoziative Störung
F44.9	Nicht Näher Bezeichnete Dissoziative Störung

Somatische Belastungsstörung und verwandte Störungen

F45.1	Somatische Belastungsstörung
	Bestimme, ob: mit Überwiegendem Schmerz
	Bestimme, ob: Andauernd
	Bestimme den aktuellen Schweregrad: Leicht, Mittel, Schwer
F45.21	Krankheitsangststörung
	Bestimme, ob: Hilfesuchender Typ, Hilfemeidender Typ
_._	Konversionsstörung (Störung mit Funktionellen Neurologischen Symptomen)
	Bestimme den Symptomtyp:
F44.4	Mit Schwäche/Lähmung
F44.4	Mit Motorischen Symptomen
F44.4	Mit Schluckstörungen
F44.4	Mit Auffälligkeiten der Sprache
F44.5	Mit Krämpfen oder Anfällen
F44.6	Mit Taubheit oder Sensorischen Ausfällen
F44.6	Mit Speziellen Sensorischen Symptomen
F44.7	Mit Gemischtem Erscheinungsbild

Bestimme, ob: Akute Episode, Andauernd

Bestimme, ob: mit Psychologischem Stressor (bestimme den Stressor), ohne Psychologischen Stressor

F54 Psychologische Faktoren, die eine Körperliche Krankheit Beeinflussen

Bestimme den aktuellen Schweregrad: Leicht, Mittel, Schwer, Extrem

F68.10 Vorgetäuschte Störung (einschließlich Vorgetäuschte Störung, Sich Selbst Zugefügt; Vorgetäuschte Störung, Anderen Zugefügt)

Bestimme, ob: Einzelne Episode, Rezidivierend

F45.8 Andere Näher Bezeichnete Somatische Belastungsstörung und Verwandte Störungen

F45.9 Nicht Näher Bezeichnete Somatische Belastungsstörung und Verwandte Störungen

Fütter- und Essstörungen

Die folgenden Zusatzcodierungen können bei den Fütter- und Essstörungen verwendet werden:

[a] *Bestimme, ob:* Remittiert

[b] *Bestimme, ob:* Teilremittiert, Vollremittiert

[c] *Bestimme den aktuellen Schweregrad:* Leicht, Mittel, Schwer, Extrem

_._ Pica[a]

F98.3 Im Kindesalter

F50.89 Im Erwachsenenalter

F98.21 Ruminationsstörung[a]

F50.89 Störung mit Vermeidung oder Einschränkung der Nahrungsaufnahme[a]

_._ Anorexia Nervosa[b, c]

Bestimme, ob:

F50.01 Restriktiver Typ

F50.02 Binge-Eating/Purging-Typ

F50.2 Bulimia Nervosa[b, c]

F50.81 Binge-Eating-Störung[b, c]

F50.89 Andere Näher Bezeichnete Fütter- oder Essstörung

F50.9 Nicht Näher Bezeichnete Fütter- oder Essstörung

Ausscheidungsstörungen

F98.0 Enuresis

Bestimme, ob: Enuresis nocturna, Enuresis diurna, Enuresis nocturna und diurna

F98.1 Enkopresis

Bestimme, ob: mit Obstipation und Überlaufinkontinenz, ohne Obstipation und Überlaufinkontinenz

_·_ Andere Näher Bezeichnete Ausscheidungsstörung

N39.498 Mit Harninkontinenz

R15.9 Mit Stuhlinkontinenz

_·_ Nicht Näher Bezeichnete Ausscheidungsstörung

R32 Mit Harninkontinenz

R15.9 Mit Stuhlinkontinenz

Schlaf-Wach-Störungen

Die folgenden Zusatzcodierungen können bei den Schlaf-Wach-Störungen verwendet werden:

[a] *Bestimme, ob:* Episodisch, Andauernd, Rezidivierend

[b] *Bestimme, ob:* Akut, Subakut, Andauernd

[c] *Bestimme den aktuellen Schweregrad:* Leicht, Mittel, Schwer

F51.01 Insomnie[a]

Bestimme, ob: mit einer Nichtschlafbezogenen Psychischen Störung, mit einem Anderen Medizinischen Krankheitsfaktor, mit einer Anderen Schlafstörung

F51.11 Hypersomnie[b, c]

Bestimme, ob: mit einer Psychischen Störung, mit einem Medizinischen Krankheitsfaktor, mit einer Anderen Schlafstörung

_·_ Narkolepsie[c]

Bestimme, ob:

G47.419 Narkolepsie ohne Kataplexie, aber mit Hypokretinmangel

G47.411 Narkolepsie mit Kataplexie, aber ohne Hypokretinmangel

G47.419 Autosomal Dominante Zerebelläre Ataxie, Taubheit und Narkolepsie

G47.419 Autosomal Dominante Narkolepsie, Adipositas und Typ-II-Diabetes

G47.429 Narkolepsie als Folge eines Anderen Medizinischen Krankheitsfaktors

Atmungsbezogene Schlafstörungen

G47.33 Obstruktives Schlafapnoe-Syndrom [c]

_._ Zentrales Schlafapnoe-Syndrom

Bestimme, ob:

G47.31 Idiopathisches Zentrales Schlafapnoe-Syndrom

R06.3 Cheyne-Stokes-Atmung

G47.37 Zentrales Schlafapnoe-Syndrom bei Komorbidem Opioidkonsum

Beachte: Codiere zuerst Opioidkonsumstörung, sofern vorhanden.

Bestimme den aktuellen Schweregrad

_._ Schlafbezogene Hypoventilation

Bestimme, ob:

G47.34 Idiopathische Hypoventilation

G47.35 Kongenitales Zentrales Alveoläres Hypoventilationssyndrom

G47.36 Komorbides Schlafbezogenes Hypoventilationssyndrom

Bestimme den aktuellen Schweregrad

_._ Zirkadiane Schlaf-Wach-Rhythmus-Störungen[a]

Bestimme, ob:

G47.21 Typ Verzögerte Schlafphase

Bestimme, ob: Familiär, Überlappend mit dem Typ Freilaufender Schlaf-Wach-Rhythmus

G47.22 Typ Vorverlagerte Schlafphase

Bestimme, ob: Familiär

G47.23 Typ Irregulärer Schlaf-Wach-Rhythmus

G47.24 Typ Freilaufender Schlaf-Wach-Rhythmus (Nicht-24-Stunden-Schlaf-Wach-Syndrom)

G47.26 Typ Schichtarbeit

G47.20 Nicht Näher Bezeichneter Typ

Parasomnien

_._ Arousal-Störungen des Non-Rapid-Eye-Movement-Schlafs (NREM-Parasomnien)

Bestimme, ob:

F51.3 Schlafwandeln

Bestimme, ob: mit Schlafbezogenen Essstörungen, mit Schlafbezogenem Sexuellen Verhalten (Sexsomnie)

F51.4 Schlafterror-Typ (Pavor nocturnus)

F51.5 Alptraum-Störung[b, c]

Bestimme, ob: Während des Schlafbeginns

Bestimme, ob: Verbunden mit Nichtschlafstörungen, Verbunden mit Anderen Medizinischen Erkrankungen; Verbunden mit Anderen Schlafstörungen

G47.52 Rapid-Eye-Movement-(REM-)Schlaf-Verhaltensstörung

G25.81 Restless-Legs-Syndrom

_._ Substanz-/Medikamenteninduzierte Schlafstörung

Beachte: Für substanzspezifische Codierung und ICD-10-CM-Codierung siehe Kriterien und die dazugehörigen Codierungs- und Aufzeichnungskonventionen.

Bestimme, ob: Insomnie-Typ, Hypersomnie-Typ, Parasomnie-Typ, Mischtyp

Bestimme, ob: mit Beginn während der Intoxikation, mit Beginn während des Absetzens/Entzugs

G47.09 Andere Näher Bezeichnete Insomnie

G47.00 Nicht Näher Bezeichnete Insomnie

G47.19 Andere Näher Bezeichnete Hypersomnie

G47.10 Nicht Näher Bezeichnete Hypersomnie

G47.8 Andere Näher Bezeichnete Schlaf-Wach-Störung

G47.9 Nicht Näher Bezeichnete Schlaf-Wach-Störung

Sexuelle Funktionsstörungen

Die folgenden Zusatzcodierungen können bei den sexuellen Funktionsstörungen verwendet werden:

[a] *Bestimme, ob:* Lebenslang, Erworben

[b] *Bestimme, ob:* Generalisiert, Situativ

[c] *Bestimme den aktuellen Schweregrad:* Leicht, Mittel, Schwer

F52.32 Verzögerte Ejakulation[a, b, c]

F52.21 Erektionsstörung[a, b, c]

F52.31 Weibliche Orgasmusstörung[a, b, c]

Bestimme, ob: Nie einen Orgasmus in irgendeiner Situation erlebt

F52.22 Störung des Sexuellen Interesses bzw. der Erregung bei der Frau[a, b, c]

F52.6 Genito-Pelvine Schmerz-Penetrationsstörung (Dyspareunie/Vaginismus)[a, c]

F52.0 Störung mit Verminderter Sexueller Appetenz beim Mann[a, b, c]

F52.4 Vorzeitige (Frühe) Ejakulation[a, b, c]

_._ Substanz-/Medikamenteninduzierte Sexuelle Funktionsstörung[c]

Beachte: Für substanzspezifische Codierung und ICD-10-CM-Codierung siehe Kriterien und die dazugehörigen Codierungs- und Aufzeichnungskonventionen.

Bestimme, ob: mit Beginn während der Intoxikation, mit Beginn während des Entzugs, mit Beginn nach Medikamenteneinnahme

F52.8 Andere Näher Bezeichnete Sexuelle Funktionsstörung

F52.9 Nicht Näher Bezeichnete Sexuelle Funktionsstörung

Geschlechtsdysphorie

_._ Geschlechtsdysphorie

F64.2 Geschlechtsdysphorie bei Kindern

Bestimme, ob: mit einer Variation bzw. Störung der Geschlechtsentwicklung

F64.0 Geschlechtsdysphorie bei Jugendlichen und Erwachsenen

Bestimme, ob: mit einer Variation bzw. Störung der Geschlechtsentwicklung

Bestimme, ob: nach der Geschlechtsangleichung

Beachte: Codiere die Störung der Geschlechtsreifung, sofern vorhanden, zusätzlich zur Geschlechtsdysphorie.

F64.8 Andere Näher Bezeichnete Geschlechtsdysphorie

F64.9 Nicht Näher Bezeichnete Geschlechtsdysphorie

Disruptive, Impulskontroll- und Sozialverhaltensstörungen

F91.3 Störung mit Oppositionellem Trotzverhalten

Bestimme den aktuellen Schweregrad: Leicht, Mittel, Schwer

F63.81 Intermittierende Explosible Störung

_._ Störung des Sozialverhaltens

Bestimme, ob:

F91.1 Typ mit Beginn in der Kindheit

F91.2 Typ mit Beginn in der Adoleszenz

F91.9 Typ mit Nicht Näher Bezeichnetem Beginn

Bestimme, ob: mit Reduzierter Prosozialer Emotionalität

Bestimme den aktuellen Schweregrad: Leicht, Mittel, Schwer

F60.2 Antisoziale Persönlichkeitsstörung

F63.1 Pyromanie

F63.2 Kleptomanie

F91.8 Andere Näher Bezeichnete Disruptive, Impulskontroll- und Sozialverhaltensstörungen

F91.9 Nicht Näher Bezeichnete Disruptive, Impulskontroll- und Sozialverhaltensstörungen

Störungen im Zusammenhang mit psychotropen Substanzen und abhängigen Verhaltensweisen

Die folgenden Zusatzcodierungen können bei den Störungen im Zusammenhang mit psychotropen Substanzen und abhängigen Verhaltensweisen verwendet werden:

[a] *Bestimme, ob:* Frühremittiert, Anhaltend Remittiert

[b] *Bestimme, ob:* in Geschützter Umgebung

[c] *Bestimme, ob:* mit Wahrnehmungsstörungen

[d] Die ICD-10-CM-Codierung kennzeichnet das komorbide Vorhandensein einer Mittelgradigen oder Schwergradigen Substanzkonsumstörung, die vorhanden sein muss, um die Codierung für einen Substanzentzug vorzunehmen.

Störungen im Zusammenhang mit psychotropen Substanzen

Störungen im Zusammenhang mit Alkohol

___.___ Störung durch Alkoholkonsum (Alkoholkonsumstörung)[a, b]

Bestimme den aktuellen Schweregrad:

F10.10 Leicht

F10.20 Mittel

F10.20 Schwer

___.___ Alkoholintoxikation

F10.129 Mit Substanzkonsumstörung, Leichtgradig

F10.229 Mit Substanzkonsumstörung, Mittel- oder Schwergradig

F10.929 Ohne Substanzkonsumstörung

___.___ Alkoholentzug[c, d]

F10.239 Ohne Wahrnehmungsstörungen

F10.232 Mit Wahrnehmungsstörungen

___.___ Andere alkoholinduzierte Störungen

F10.99 Nicht Näher Bezeichnete Störung im Zusammenhang mit Alkohol

Störungen im Zusammenhang mit Koffein

F15.929 Koffeinintoxikation
F15.93 Koffeinentzug
_._ Andere koffeininduzierte Störungen
F15.99 Nicht Näher Bezeichnete Störung im Zusammenhang mit Koffein

Störungen im Zusammenhang mit Cannabis

_._ Störung durch Cannabiskonsum (Cannabiskonsumstörung)[a, b]
Bestimme den aktuellen Schweregrad:
F12.10 Leicht
F12.20 Mittel
F12.20 Schwer
_._ Cannabisintoxikation[c]
Ohne Wahrnehmungsstörungen
F12.129 Mit Substanzkonsumstörung, Leichtgradig
F12.229 Mit Substanzkonsumstörung, Mittel- oder Schwergradig
F12.929 Ohne Substanzkonsumstörung
Mit Wahrnehmungsstörungen
F12.122 Mit Substanzkonsumstörung, Leichtgradig
F12.222 Mit Substanzkonsumstörung, Mittel- oder Schwergradig
F12.922 Ohne Substanzkonsumstörung
F12.288 Cannabisentzug[d]
_._ Andere cannabisinduzierte Störungen
F12.99 Nicht Näher Bezeichnete Störung im Zusammenhang mit Cannabis

Störungen im Zusammenhang mit Halluzinogenen

_._ Störung durch Phencyclidinkonsum (Phencyclidinkonsumstörung)[a, b]
Bestimme den aktuellen Schweregrad:
F16.10 Leicht
F16.20 Mittel
F16.20 Schwer
_._ Störung durch Konsum Anderer Halluzinogene (Halluzinogenkonsumstörung)[a, b]
Bestimme das spezifische Halluzinogen
Bestimme den aktuellen Schweregrad:
F16.10 Leicht
F16.20 Mittel
F16.20 Schwer

_._	Phencyclidinintoxikation
F16.129	Mit Substanzkonsumstörung, Leichtgradig
F16.229	Mit Substanzkonsumstörung, Mittel- oder Schwergradig
F16.929	Ohne Substanzkonsumstörung
_._	Intoxikation durch Andere Halluzinogene (Halluzinogenintoxikation)
F16.129	Mit Substanzkonsumstörung, Leichtgradig
F16.229	Mit Substanzkonsumstörung, Mittel- oder Schwergradig
F16.929	Ohne Substanzkonsumstörung
F16.983	Halluzinogeninduzierte Persistierende Wahrnehmungsstörung
_._	Andere phencyclidininduzierte Störungen
_._	Andere halluzinogeninduzierte Störungen
F16.99	Nicht Näher Bezeichnete Störung im Zusammenhang mit Phencyclidin
F16.99	Nicht Näher Bezeichnete Störung im Zusammenhang mit Halluzinogenen

Störungen im Zusammenhang mit Inhalanzien

_._	Störung durch Inhalanzienkonsum (Inhalanzienkonsumstörung)[a, b]
	Bestimme das spezifische Inhalat
	Bestimme den aktuellen Schweregrad:
F18.10	Leicht
F18.20	Mittel
F18.20	Schwer
_._	Inhalanzienintoxikation
F18.129	Mit Substanzkonsumstörung, Leichtgradig
F18.229	Mit Substanzkonsumstörung, Mittel- oder Schwergradig
F18.929	Ohne Substanzkonsumstörung
_._	Andere inhalanzieninduzierte Störungen
F18.99	Nicht Näher Bezeichnete Störung im Zusammenhang mit Inhalanzien

Störungen im Zusammenhang mit Opioiden

_._	Störung durch Opioidkonsum (Opioidkonsumstörung)[a]
	Bestimme, ob: in Erhaltungstherapie, in Geschützter Umgebung
	Bestimme den aktuellen Schweregrad:
F11.10	Leicht
F11.20	Mittel
F11.20	Schwer
_._	Opioidintoxikation[c]

Ohne Wahrnehmungsstörungen

F11.129 Mit Substanzkonsumstörung, Leichtgradig

F11.229 Mit Substanzkonsumstörung, Mittel- oder Schwergradig

F11.929 Ohne Substanzkonsumstörung

Mit Wahrnehmungsstörungen

F11.122 Mit Substanzkonsumstörung, Leichtgradig

F11.222 Mit Substanzkonsumstörung, Mittel- oder Schwergradig

F11.922 Ohne Substanzkonsumstörung

F11.23 Opioidentzug[d]

_._ Andere opioidinduzierte Störungen

F11.99 Nicht Näher Bezeichnete Störung im Zusammenhang mit Opioiden

Störungen im Zusammenhang mit Sedativa, Hypnotika oder Anxiolytika

_._ Störung durch Sedativa-, Hypnotika- oder Anxiolytikakonsum (Sedativa-, Hypnotika- oder Anxiolytikakonsumstörung)[a, b]

Bestimme den aktuellen Schweregrad:

F13.10 Leicht

F13.20 Mittel

F13.20 Schwer

_._ Sedativa-, Hypnotika- oder Anxiolytikaintoxikation

F13.129 Mit Substanzkonsumstörung, Leichtgradig

F13.229 Mit Substanzkonsumstörung, Mittel- oder Schwergradig

F13.929 Ohne Substanzkonsumstörung

_._ Sedativa-, Hypnotika- oder Anxiolytikaentzug[c, d]

F13.239 Ohne Wahrnehmungsstörungen

F13.232 Mit Wahrnehmungsstörungen

_._ Andere sedativa-, hypnotika- oder anxiolytikainduzierte Störungen

F13.99 Nicht Näher Bezeichnete Störung im Zusammenhang mit Sedativa, Hypnotika oder Anxiolytika

Störungen im Zusammenhang mit Stimulanzien

_._ Störung durch Stimulanzienkonsum (Stimulanzienkonsumstörung)[a, b]

Bestimme den aktuellen Schweregrad:

_._ Leicht

F15.10 Substanzen des Amphetamin-Typs

F14.10 Kokain

F15.10 Andere oder Nicht Näher Bezeichnete Stimulanzien

_._ Mittel

F15.20 Substanzen des Amphetamin-Typs

F14.20 Kokain
F15.20 Andere oder Nicht Näher Bezeichnete Stimulanzien
_._ Schwer
F15.20 Substanzen des Amphetamin-Typs
F14.20 Kokain
F15.20 Andere oder Nicht Näher Bezeichnete Stimulanzien
_._ Stimulanzienintoxikation[c]
Bestimme die spezifische Substanz
_._ Intoxikation durch Amphetamine oder Andere Stimulanzien, ohne Wahrnehmungsstörungen
F15.129 Mit Substanzkonsumstörung, Leichtgradig
F15.229 Mit Substanzkonsumstörung, Mittel- oder Schwergradig
F15.929 Ohne Substanzkonsumstörung
_._ Intoxikation durch Kokain, ohne Wahrnehmungsstörungen
F14.129 Mit Substanzkonsumstörung, Leichtgradig
F14.229 Mit Substanzkonsumstörung, Mittel- oder Schwergradig
F14.929 Ohne Substanzkonsumstörung
_._ Intoxikation durch Amphetamine oder Andere Stimulanzien, mit Wahrnehmungsstörungen
F15.122 Mit Substanzkonsumstörung, Leichtgradig
F15.222 Mit Substanzkonsumstörung, Mittel- oder Schwergradig
F15.922 Ohne Substanzkonsumstörung
_._ Intoxikation durch Kokain, mit Wahrnehmungsstörungen
F14.122 Mit Substanzkonsumstörung, Leichtgradig
F14.222 Mit Substanzkonsumstörung, Mittel- oder Schwergradig
F14.922 Ohne Substanzkonsumstörung
_._ Stimulanzienentzug[d]
Bestimme die spezifische Substanz, die das Entzugssyndrom hervorruft
F15.23 Amphetamine oder Andere Stimulanzien
F14.23 Kokain
_._ Andere stimulanzieninduzierte Störungen
_._ Nicht Näher Bezeichnete Störung im Zusammenhang mit Stimulanzien
F15.99 Amphetamine oder Andere Stimulanzien
F14.99 Kokain

Störungen im Zusammenhang mit Tabak

_._ Störung durch Tabakkonsum (Tabakkonsumstörung)[a]
Bestimme ob: in Erhaltungstherapie, in Geschützter Umgebung

	Bestimme den aktuellen Schweregrad:
Z72.0	Leicht
F17.200	Mittel
F17.200	Schwer
F17.203	Tabakentzug[d]
_._	Andere tabakinduzierte Störungen
F17.209	Nicht Näher Bezeichnete Störung im Zusammenhang mit Tabak

Störungen im Zusammenhang mit anderen (oder unbekannten) Substanzen

_._	Störung durch Konsum einer Anderen (oder Unbekannten) Substanz[a, b]
	Bestimme den aktuellen Schweregrad:
F19.10	Leicht
F19.20	Mittel
F19.20	Schwer
_._	Intoxikation durch eine Andere (oder Unbekannte) Substanz
F19.129	Mit Substanzkonsumstörung, Leichtgradig
F19.229	Mit Substanzkonsumstörung, Mittel- oder Schwergradig
F19.929	Ohne Substanzkonsumstörung
F19.239	Entzug von einer Anderen (oder Unbekannten) Substanz[d]
_._	Andere substanzinduzierte Störungen durch eine andere (oder unbekannte) Substanz
F19.99	Nicht Näher Bezeichnete Störung im Zusammenhang mit einer Anderen (oder Unbekannten) Substanz

Störungen ohne Substanzbezug

F63.0	Störung durch Glücksspielen[a]
	Bestimme ob: Episodisch, Andauernd
	Bestimme den aktuellen Schweregrad: Leicht, Mittel, Schwer

Neurokognitive Störungen (NCD)

_._	Delir
	Beachte[a]: Für substanzspezifische Codierung und ICD-10-CM-Codierung siehe Kriterien und die dazugehörigen Codierungs- und Aufzeichnungskonventionen.

Bestimme, ob:

_._ Substanzintoxikationsdelir[a]

_._ Substanzentzugsdelir[a]

_._ Medikamenteninduziertes Delir[a]

F05 Delir aufgrund eines Anderen Medizinischen Krankheitsfaktors

F05 Delir aufgrund Multipler Ätiologien

Bestimme ob: Akut, Andauernd

Bestimme, ob: Hyperaktiv, Hypoaktiv, Gemischtes Aktivitätsniveau

R41.0 Anderes Näher Bezeichnetes Delir

R41.0 Nicht Näher Bezeichnetes Delir

Schwere und Leichte NCD

Bestimme, ob aufgrund von: Alzheimer-Erkankung, Frontotemporaler Lobärdegeneration, Lewy-Körper-Demenz, Vaskulärer Erkrankung, Schädel-Hirn-Trauma, Substanz-/Medikamentenkonsum, HIV-Infektion, Prionen-Erkrankung, Parkinson-Erkrankung, Huntington-Erkrankung, Anderem Medizinischen Krankheitsfaktor, Multiplen Ätiologien, Nicht Näher Bezeichnet

[a] *Bestimme, ob:* ohne Verhaltensstörung, mit Verhaltensstörung. *Für eine Leichte NCD kann eine Verhaltensstörung nur schriftlich vermerkt, nicht aber codiert werden.*

[b] *Bestimme den aktuellen Schweregrad:* Leicht, Mittel, Schwer. *Diese Zusatzcodierungen gelten nur für Schwere NCD.*

Beachte: Wie für jeden Subtyp angegeben, wird eine zusätzliche medizinische Codierung für die Schwere NCD benötigt, inklusive der aufgrund einer wahrscheinlichen und möglichen Ätiologie. Die medizinische Ätiologie sollte zuerst codiert werden, vor der Codierung für die Schwere NCD. Eine zusätzliche medizinische Codierung sollte *nicht* für die Mögliche Schwere NCD und die Leichte NCD verwendet werden.

Schwere oder Leichte NCD aufgrund einer Alzheimer-Erkrankung

_._ Schwere NCD aufgrund einer Wahrscheinlichen Alzheimer-Erkrankung[b]

Beachte: Codiere zuerst **G30.9** Alzheimer-Erkrankung.

F02.81 Mit Verhaltensstörung

F02.80 Ohne Verhaltensstörung

_._ Schwere NCD aufgrund einer Möglichen Alzheimer-Erkrankung[b]

Beachte: Codiere zuerst **G30.9** Alzheimer-Erkrankung.

F02.81 Mit Verhaltensstörung

F02.80 Ohne Verhaltensstörung

G31.84 Leichte NCD aufgrund einer Alzheimer-Erkrankung[a]

Schwere oder Leichte Frontotemporale NCD

_._	Schwere NCD aufgrund einer Wahrscheinlichen Frontotemporalen Lobärdegeneration[b]
	Beachte: Codiere zuerst **G31.09** Frontotemporale Erkrankung.
F02.81	Mit Verhaltensstörung
F02.80	Ohne Verhaltensstörung
_._	Schwere NCD aufgrund einer Möglichen Frontotemporalen Lobärdegeneration[b]
	Beachte: Codiere zuerst **G31.09** Frontotemporale Erkrankung.
F02.81	Mit Verhaltensstörung
F02.80	Ohne Verhaltensstörung
G31.84	Leichte NCD aufgrund einer Frontotemporalen Lobärdegeneration[a]

Schwere oder Leichte NCD aufgrund einer Lewy-Körper-Demenz

_._	Schwere NCD aufgrund einer Wahrscheinlichen Lewy-Körper-Demenz[b]
	Beachte: Codiere zuerst **G31.83** Lewy-Körper-Demenz.
F02.81	Mit Verhaltensstörung
F02.80	Ohne Verhaltensstörung
_._	Schwere NCD aufgrund einer Möglichen Lewy-Körper-Demenz[b]
	Beachte: Codiere zuerst **G31.83** Lewy-Körper-Demenz.
F02.81	Mit Verhaltensstörung
F02.80	Ohne Verhaltensstörung
G31.84	Leichte NCD aufgrund einer Lewy-Körper-Demenz[a]

Schwere oder Leichte Vaskuläre NCD

_._	Schwere NCD, wahrscheinlich aufgrund einer Vaskulären Erkrankung[b]
	Beachte: Es erfolgt keine zusätzliche medizinische Codierung für die vaskuläre Erkrankung.
F01.51	Mit Verhaltensstörung
F01.50	Ohne Verhaltensstörung
_._	Schwere NCD, möglicherweise aufgrund einer Vaskulären Erkrankung[b]
	Beachte: Es erfolgt keine zusätzliche medizinische Codierung für die vaskuläre Erkrankung.
F01.51	Mit Verhaltensstörung
F01.50	Ohne Verhaltensstörung
G31.84	Leichte Vaskuläre NCD[a]

Schwere oder Leichte NCD aufgrund eines Schädel-Hirn-Traumas

_._ Schwere NCD aufgrund eines Schädel-Hirn-Traumas[b]

Beachte: Codiere zuerst **S06.2X9S** diffuses Hirntrauma mit Bewusstseinsverlust von unbekannter Dauer, Folgeschäden.

F02.81 Mit Verhaltensstörung

F02.80 Ohne Verhaltensstörung

G31.84 Leichte NCD aufgrund eines Schädel-Hirn-Traumas[a]

Substanz-/Medikamenteninduzierte Schwere oder Leichte NCD[a]

Beachte: Es erfolgt keine zusätzliche medizinische Codierung. Für substanzspezifische Codierung und ICD-10-CM-Codierung siehe Kriterien und die dazugehörigen Codierungs- und Aufzeichnungskonventionen.
Bestimme, ob: Andauernd

Schwere oder Leichte NCD aufgrund einer HIV-Infektion

_._ Schwere NCD aufgrund einer HIV-Infektion[b]

Beachte: Codiere zuerst **B20** HIV-Infektion.

F02.81 Mit Verhaltensstörung

F02.80 Ohne Verhaltensstörung

G31.84 Leichte NCD aufgrund einer HIV-Infektion[a]

Schwere oder Leichte NCD aufgrund einer Prionen-Erkrankung

_._ Schwere NCD aufgrund einer Prionen-Erkrankung[b]

Beachte: Codiere zuerst **A81.9** Prionen-Erkrankung.

F02.81 Mit Verhaltensstörung

F02.80 Ohne Verhaltensstörung

G31.84 Leichte NCD aufgrund einer Prionen-Erkrankung[a]

Schwere oder Leichte NCD aufgrund einer Parkinson-Erkrankung

_._ Schwere NCD, wahrscheinlich aufgrund einer Parkinson-Erkrankung[b]

Beachte: Codiere zuerst **G20** Parkinson-Erkrankung.

F02.81 Mit Verhaltensstörung

F02.80 Ohne Verhaltensstörung

_._ Schwere NCD, möglicherweise aufgrund einer Parkinson-Erkrankung[b]

Beachte: Codiere zuerst **G20** Parkinson-Erkrankung.

F02.81 Mit Verhaltensstörung

F02.80 Ohne Verhaltensstörung

G31.84 Leichte NCD aufgrund einer Parkinson-Erkrankung[a]

Schwere oder Leichte NCD aufgrund einer Huntington-Erkrankung

_._ Schwere NCD aufgrund einer Huntington-Erkrankung[b]

Beachte: Codiere zuerst **G10** Huntington-Erkrankung.

F02.81 Mit Verhaltensstörung

F02.80 Ohne Verhaltensstörung

G31.84 Leichte NCD aufgrund einer Huntington-Erkrankung[a]

Schwere oder Leichte NCD aufgrund eines Anderen Medizinischen Krankheitsfaktors

_._ Schwere NCD aufgrund eines Anderen Medizinischen Krankheitsfaktors[b]

Beachte: Codiere zuerst den anderen medizinischen Krankheitsfaktor.

F02.81 Mit Verhaltensstörung

F02.80 Ohne Verhaltensstörung

G31.84 Leichte NCD aufgrund eines Anderen Medizinischen Krankheitsfaktors[a]

Schwere oder Leichte NCD aufgrund Multipler Ätiologien

_._ Schwere NCD aufgrund Multipler Ätiologien[b]

Beachte: Codiere zuerst alle ätiologischen medizinischen Krankheitsfaktoren (außer vaskuläre Erkrankung).

F02.81 Mit Verhaltensstörung

F02.80 Ohne Verhaltensstörung

G31.84 Leichte NCD aufgrund Multipler Ätiologien[a]

Nicht Näher Bezeichnete NCD

R41.9 Nicht Näher Bezeichnete NCD[a]

Persönlichkeitsstörungen

Cluster-A-Persönlichkeitsstörungen

F60.0 Paranoide Persönlichkeitsstörung

F60.1 Schizoide Persönlichkeitsstörung

F21 Schizotype Persönlichkeitsstörung

Cluster-B-Persönlichkeitsstörungen

F60.2 Antisoziale Persönlichkeitsstörung

F60.3 Borderline-Persönlichkeitsstörung

F60.4 Histrionische Persönlichkeitsstörung

F60.81 Narzisstische Persönlichkeitsstörung

Cluster-C-Persönlichkeitsstörungen

F60.6 Vermeidend-Selbstunsichere Persönlichkeitsstörung

F60.7 Dependente Persönlichkeitsstörung

F60.5 Zwanghafte Persönlichkeitsstörung

Andere Persönlichkeitsstörungen

F07.0 Persönlichkeitsveränderung aufgrund eines Anderen Medizinischen Krankheitsfaktors

Bestimme, ob: Labiler Typ, Enthemmter Typ, Aggressiver Typ, Apathischer Typ, Paranoider Typ, Anderer Typ, Gemischter Typ, Nicht Näher Bezeichneter Typ

F60.89 Andere Näher Bezeichnete Persönlichkeitsstörung

F60.9 Nicht Näher Bezeichnete Persönlichkeitsstörung

Paraphile Störungen

Die folgenden Zusatzcodierungen können bei den paraphilen Störungen verwendet werden:

[a] *Bestimme, ob:* in Geschützter Umgebung, Vollremittiert

F65.3 Voyeuristische Störung[a]

F65.2 Exhibitionistische Störung[a]

Bestimme, ob: Sexuell erregt durch das Entblößen der Genitalien gegenüber präpubertären Kindern, Sexuell erregt durch das Entblößen der Genitalien gegenüber körperlich reifen Personen, Sexuell erregt durch das Entblößen der Genitalien gegenüber präpubertären Kindern und körperlich reifen Personen

F65.81 Frotteuristische Störung[a]

F65.51 Sexuell Masochistische Störung[a]

Bestimme, ob: mit Asphyxiophilie

F65.52 Sexuell Sadistische Störung[a]

F65.4 Pädophile Störung

Bestimme, ob: Ausschließlicher Typ, Nicht Ausschließlicher Typ

Bestimme, ob: Sexuell orientiert auf Jungen, Sexuell orientiert auf Mädchen, Sexuell orientiert auf Jungen und Mädchen

Bestimme, ob: Beschränkt auf Inzest

F65.0 Fetischistische Störung[a]

Bestimme: Körperteil(e), Unbelebte Objekte, Anderes

F65.1 Transvestitische Störung[a]

Bestimme, ob: mit Fetischismus, mit Autogynophilie

F65.89 Andere Näher Bezeichnete Paraphile Störung

F65.9 Nicht Näher Bezeichnete Paraphile Störung

Andere psychische Störungen

F06.8 Andere Näher Bezeichnete Psychische Störung aufgrund eines Anderen Medizinischen Krankheitsfaktors

F09 Nicht Näher Bezeichnete Psychische Störung aufgrund eines Anderen Medizinischen Krankheitsfaktors

F99 Andere Näher Bezeichnete Psychische Störung

F99 Nicht Näher Bezeichnete Psychische Störung

Medikamenteninduzierte Bewegungsstörungen und andere unerwünschte Medikamentenwirkungen

G21.11 Neuroleptikainduziertes Parkinson-Syndrom

G21.19 Anderes Medikamenteninduziertes Parkinson-Syndrom

G21.0 Malignes Neuroleptisches Syndrom

G24.02 Medikamenteninduzierte Akute Dystonie

G25.71 Medikamenteninduzierte Akute Akathisie

G24.01 Tardive Dyskinesie

G24.09 Tardive Dystonie

G25.71 Tardive Akathisie

G25.1 Medikamenteninduzierter Haltetremor

G25.79 Andere Medikamenteninduzierte Bewegungsstörung

_._ Absetz-Syndrom bei Antidepressiva

T43.205A Erstes Auftreten

T43.205D Wiederholtes Auftreten

T43.205S Folgeschäden

_._ Andere Ungünstige Wirkungen einer Medikation

T50.905A Erstes Auftreten

T50.905D Wiederholtes Auftreten

T50.905S Folgeschäden

Andere klinisch relevante Probleme

Zwischenmenschliche Probleme

Probleme im Zusammenhang mit der familiären Erziehung

Z62.820 Problem in der Eltern-Kind-Beziehung

Z62.891 Problem in Geschwisterbeziehungen

Z62.29 Unterbringung außerhalb des Elternhauses (institutioneller Aufenthalt und institutionelle Erziehung)

Z62.898 Kindliche Beeinträchtigung aufgrund von Beziehungsproblemen der Eltern

Andere Probleme mit Bezug auf den engeren Familienkreis

Z63.0 Probleme in der Beziehung zum (Ehe-)Partner

Z63.5 Familienzerrüttung durch Trennung oder Scheidung

Z63.8 Emotionales Überengagement („Expressed Emotion") innerhalb der Familie

Z63.4 Trauerreaktion

Missbrauch, Misshandlung und Vernachlässigung

Probleme im Zusammenhang mit Missbrauch, Misshandlung und Vernachlässigung eines Kindes

Körperliche Misshandlung eines Kindes

Körperliche Misshandlung eines Kindes, Gesichert

T74.12XA Erstkontakt

T74.12XD Folgekontakt

Körperliche Misshandlung eines Kindes, Verdacht auf

T76.12XA Erstkontakt

T76.12XD Folgekontakt

Andere Umstände im Zusammenhang mit körperlicher Misshandlung eines Kindes

Z69.010 Inanspruchnahme von Gesundheitsdiensten durch ein Kind, das Opfer von körperlicher Misshandlung durch ein Elternteil geworden ist

Z69.020 Inanspruchnahme von Gesundheitsdiensten durch ein Kind, das Opfer von körperlicher Misshandlung durch eine andere Person (kein Elternteil) geworden ist

Z62.810 Persönliche Vorgeschichte von körperlicher Misshandlung in der Kindheit

Z69.011 Inanspruchnahme von Gesundheitsdiensten durch einen Täter (Elternteil), der körperliche Kindesmisshandlung ausgeübt hat

Z69.021 Inanspruchnahme von Gesundheitsdiensten durch einen Täter (kein Elternteil), der körperliche Kindesmisshandlung ausgeübt hat

Sexueller Missbrauch eines Kindes

Sexueller Missbrauch eines Kindes, Gesichert

T74.22XA Erstkontakt

T74.22XD Folgekontakt

Sexueller Missbrauch eines Kindes, Verdacht auf

T76.22XA Erstkontakt

T76.22XD Folgekontakt

Andere Umstände im Zusammenhang mit sexuellem Missbrauch eines Kindes

Z69.010 Inanspruchnahme von Gesundheitsdiensten durch ein Kind, das Opfer von sexuellem Missbrauch durch ein Elternteil geworden ist

Z69.020 Inanspruchnahme von Gesundheitsdiensten durch ein Kind, das Opfer von sexuellem Missbrauch durch eine andere Person (kein Elternteil) geworden ist

Z62.810 Persönliche Vorgeschichte von sexuellem Missbrauch in der Kindheit

Z69.011 Inanspruchnahme von Gesundheitsdiensten durch einen Täter (Elternteil), der sexuellen Kindesmissbrauch ausgeübt hat

Z69.021 Inanspruchnahme von Gesundheitsdiensten durch einen Täter (kein Elternteil), der sexuellen Kindesmissbrauch ausgeübt hat

Vernachlässigung eines Kindes

Vernachlässigung eines Kindes, Gesichert

T74.02XA Erstkontakt

T74.02XD Folgekontakt

Vernachlässigung eines Kindes, Verdacht auf

T76.02XA Erstkontakt

T76.02XD Folgekontakt

Andere Umstände im Zusammenhang mit Vernachlässigung eines Kindes

Z69.010 Inanspruchnahme von Gesundheitsdiensten durch ein Kind, das Opfer von Vernachlässigung durch ein Elternteil geworden ist

Z69.020 Inanspruchnahme von Gesundheitsdiensten durch ein Kind, das Opfer von Vernachlässigung durch eine andere Person (kein Elternteil) geworden ist

Z62.812 Persönliche Vorgeschichte von Vernachlässigung in der Kindheit

Z69.011 Inanspruchnahme von Gesundheitsdiensten durch einen Täter (Elternteil), der Kindesvernachlässigung ausgeübt hat

Z69.021 Inanspruchnahme von Gesundheitsdiensten durch einen Täter (kein Elternteil), der Kindesvernachlässigung ausgeübt hat

Psychische Misshandlung eines Kindes

Psychische Misshandlung eines Kindes, Gesichert

T74.32XA Erstkontakt

T74.32XD Folgekontakt

Psychische Misshandlung eines Kindes, Verdacht auf

T76.32XA Erstkontakt

T76.32XD Folgekontakt

Andere Umstände im Zusammenhang mit psychischer Misshandlung eines Kindes

Z69.010 Inanspruchnahme von Gesundheitsdiensten durch ein Kind, das Opfer von psychischer Misshandlung durch ein Elternteil geworden ist

Z69.020 Inanspruchnahme von Gesundheitsdiensten durch ein Kind, das Opfer von psychischer Misshandlung durch eine andere Person (kein Elternteil) geworden ist

Z62.811 Persönliche Vorgeschichte von psychischer Misshandlung in der Kindheit

Z69.011 Inanspruchnahme von Gesundheitsdiensten durch einen Täter (Elternteil), der psychische Kindesmisshandlung ausgeübt hat

Z69.021 Inanspruchnahme von Gesundheitsdiensten durch einen Täter (kein Elternteil), der psychische Kindesmisshandlung ausgeübt hat

Probleme im Zusammenhang mit Missbrauch, Misshandlung und Vernachlässigung Erwachsener

Körperliche Gewalt durch den Ehe- oder Lebenspartner

Körperliche Gewalt durch den Ehe- oder Lebenspartner, Gesichert

T74.11XA Erstkontakt

T74.11XD Folgekontakt

Körperliche Gewalt durch den Ehe- oder Lebenspartner, Verdacht auf

T76.11XA Erstkontakt

T76.11XD Folgekontakt

Andere Umstände im Zusammenhang mit körperlicher Gewalt durch den Ehe- oder Lebenspartner

Z69.11 Inanspruchnahme von Gesundheitsdiensten durch eine Person, die Opfer von körperlicher Gewalt durch den Ehe- oder Lebenspartner geworden ist

Z91.410 Persönliche Vorgeschichte von körperlicher Gewalt durch den Ehe- oder Lebenspartner

Z69.12 Inanspruchnahme von Gesundheitsdiensten durch einen Täter, der körperliche Gewalt gegenüber dem Ehe- oder Lebenspartner ausgeübt hat

Sexuelle Gewalt durch den Ehe- oder Lebenspartner

Sexuelle Gewalt durch den Ehe- oder Lebenspartner, Gesichert

T74.21XA Erstkontakt

T74.21XD Folgekontakt

Sexuelle Gewalt durch den Ehe- oder Lebenspartner, Verdacht auf

T76.21XA Erstkontakt

T76.21XD Folgekontakt

Andere Umstände im Zusammenhang mit sexueller Gewalt durch den Ehe- oder Lebenspartner

Z69.81 Inanspruchnahme von Gesundheitsdiensten durch eine Person, die Opfer von sexueller Gewalt durch den Ehe- oder Lebenspartner geworden ist

Z91.410 Persönliche Vorgeschichte von sexueller Gewalt durch den Ehe- oder Lebenspartner

Z69.12 Inanspruchnahme von Gesundheitsdiensten durch einen Täter, der sexuelle Gewalt gegenüber dem Ehe- oder Lebenspartner ausgeübt hat

Vernachlässigung durch den Ehe- oder Lebenspartner

Vernachlässigung durch den Ehe- oder Lebenspartner, Gesichert

T74.01XA Erstkontakt

T74.01XD Folgekontakt

Vernachlässigung durch den Ehe- oder Lebenspartner, Verdacht auf

T76.01XA Erstkontakt

T76.01XD Folgekontakt

Andere Umstände im Zusammenhang mit Vernachlässigung durch den Ehe- oder Lebenspartner

Z69.11 Inanspruchnahme von Gesundheitsdiensten durch eine Person, die Opfer von Vernachlässigung durch den Ehe- oder Lebenspartner geworden ist

Z91.412 Persönliche Vorgeschichte von Vernachlässigung durch den Ehe- oder Lebenspartner

Z69.12 Inanspruchnahme von Gesundheitsdiensten durch einen Täter, der Vernachlässigung gegenüber dem Ehe- oder Lebenspartner ausgeübt hat

Psychische Misshandlung durch den Ehe- oder Lebenspartner

Psychische Misshandlung durch den Ehe- oder Lebenspartner, Gesichert

T74.31XA Erstkontakt

T74.31XD Folgekontakt

Psychische Misshandlung durch den Ehe- oder Lebenspartner, Verdacht auf

T76.31XA Erstkontakt

T76.31XD Folgekontakt

Andere Umstände im Zusammenhang mit psychischer Misshandlung durch den Ehe- oder Lebenspartner

Z69.11 Inanspruchnahme von Gesundheitsdiensten durch eine Person, die Opfer von psychischer Misshandlung durch den Ehe- oder Lebenspartner geworden ist

Z91.411 Persönliche Vorgeschichte von psychischer Misshandlung durch den Ehe- oder Lebenspartner

Z69.12 Inanspruchnahme von Gesundheitsdiensten durch einen Täter, der psychische Misshandlung gegenüber dem Ehe- oder Lebenspartner ausgeübt hat

Misshandlung eines Erwachsenen durch eine Person, die nicht der Ehe- oder Lebenspartner ist

Körperliche Misshandlung durch eine Person, die nicht der Ehe- oder Lebenspartner ist, Gesichert

T74.11XA Erstkontakt

T74.11XD Folgekontakt

Körperliche Misshandlung durch eine Person, die nicht der Ehe- oder Lebenspartner ist, Verdacht auf

T76.11XA Erstkontakt

T76.11XD Folgekontakt

Sexuelle Misshandlung durch eine Person, die nicht der Ehe- oder Lebenspartner ist, Gesichert

T74.21XA Erstkontakt

T74.21XD Folgekontakt

Sexuelle Misshandlung durch eine Person, die nicht der Ehe- oder Lebenspartner ist, Verdacht auf

T76.21XA Erstkontakt

T76.21XD Folgekontakt

Psychische Misshandlung durch eine Person, die nicht der Ehe- oder Lebenspartner ist, Gesichert

T74.31XA Erstkontakt

T74.31XD Folgekontakt

Psychische Misshandlung durch eine Person, die nicht der Ehe- oder Lebenspartner ist, Verdacht auf

T76.31XA Erstkontakt

T76.31XD Folgekontakt

Andere Umstände im Zusammenhang mit einer Misshandlung eines Erwachsenen durch eine Person, die nicht der Ehe- oder Lebenspartner ist

Z69.81 Inanspruchnahme von Gesundheitsdiensten durch einen Erwachsenen, der Opfer von Misshandlung durch eine andere Person (nicht der Ehe- oder Lebenspartner) geworden ist

Z69.82 Inanspruchnahme von Gesundheitsdiensten durch einen Täter, der Misshandlung gegenüber einem anderen Erwachsenen (nicht der Ehe- oder Lebenspartner) ausgeübt hat

Probleme im Zusammenhang mit Ausbildung und Beruf

Schwierigkeiten in der Ausbildung

Z55.9 Probleme in Schule oder Ausbildung

Berufsprobleme

Z56.82 Problem im Zusammenhang mit einem aktuellen Militäreinsatz

Z56.9 Andere Probleme im Zusammenhang mit der Berufstätigkeit

Probleme im Zusammenhang mit Wohnbedingungen oder wirtschaftlichen Verhältnissen

Probleme im Zusammenhang mit Wohnbedingungen

Z59.0 Obdachlosigkeit

Z59.1 Inadäquate Unterkunft

Z59.2 Unstimmigkeit mit Nachbarn, Mietern oder Vermieter

Z59.3 Problem mit Bezug auf das Leben in einer Wohneinrichtung

Probleme im Zusammenhang mit wirtschaftlichen Verhältnissen

Z59.4 Mangel an adäquater Nahrung oder Trinkwasser

Z59.5 Äußerste Armut

Z59.6 Niedriges Einkommen

Z59.7 Ungenügende soziale Sicherung oder Fürsorgeunterstützung

Z59.9 Nicht näher bezeichnetes Problem mit Bezug auf die Wohnbedingungen oder die wirtschaftlichen Verhältnisse

Andere Probleme im Zusammenhang mit der sozialen Umgebung

Z60.0 Problem im Zusammenhang mit einer Lebensphase

Z60.2 Problem im Zusammenhang mit dem Alleinleben

Z60.3 Kulturelles Anpassungsproblem

Z60.4 Soziale Ausgrenzung oder Ablehnung

Z60.5 Zielscheibe (wahrgenommener) feindlicher Diskriminierung oder Verfolgung

Z60.9 Nicht näher bezeichnetes Problem im Zusammenhang mit der sozialen Umgebung

Probleme im Zusammenhang mit Verbrechen oder Konflikte mit dem Gesetz

Z65.4 Opfer von Verbrechen

Z65.0 Verurteilung in Zivil- oder Strafverfahren, ohne Freiheitsstrafe

Z65.1 Inhaftierung oder anderer Freiheitsentzug

Z65.2 Probleme im Zusammenhang mit der Entlassung aus dem Gefängnis

Z65.3 Probleme im Zusammenhang mit anderen rechtlichen Angelegenheiten

Anderweitige Inanspruchnahme des Gesundheitswesens zur psychischen und medizinischen Beratung

Z70.9 Sexualberatung

Z71.9 Andere Beratung oder Konsultation

Probleme im Zusammenhang mit anderen psychosozialen, persönlichen und umgebungsbedingten Umständen

Z65.8 Religiöses oder spirituelles Problem

Z64.0 Probleme im Zusammenhang mit einer ungewollten Schwangerschaft

Z64.1 Probleme im Zusammenhang mit Multiparität

Z64.4 Zerwürfnis mit Beratungspersonen, inklusive Bewährungshelfer, Fallmanager oder Sozialarbeiter

Z65.4 Opfer von Terrorismus oder Folter

Z65.5 Betroffensein von Katastrophen, Krieg oder anderen Feindseligkeiten

Z65.8 Anderes Problem im Zusammenhang mit psychosozialen Umständen

Z65.9 Nicht näher bezeichnetes Problem im Zusammenhang mit nicht näher bezeichneten psychosozialen Umständen

Andere Faktoren in der persönlichen Vorgeschichte

Z91.49 Psychisches Trauma in der persönlichen Vorgeschichte, nicht andernorts klassifiziert

Z91.5 Selbstschädigung in der persönlichen Vorgeschichte

Z91.82 Militäreinsatz in der persönlichen Vorgeschichte

Z91.89 Andere persönliche Risikofaktoren

Z72.9 Problem mit Bezug auf die Lebensführung

Z72.811 Antisoziales Verhalten im Erwachsenenalter

Z72.810 Antisoziales Verhalten in der Kindheit oder Adoleszenz

Probleme im Zusammenhang mit dem Zugang zu medizinischer und anderer Gesundheitsversorgung

Z75.3 Nichtverfügbarkeit oder Nichtzugänglichkeit von Gesundheitseinrichtungen

Z75.4 Nichtverfügbarkeit oder Nichtzugänglichkeit sonstiger Hilfsangebote

Nichtbefolgen von Behandlungsanweisungen

Z91.19 Nichtbefolgen von Behandlungsanweisungen

E66.9 Übergewicht oder Adipositas

Z76.5 Simulation

Z91.83 Umherirren in Verbindung mit einer psychischen Störung

R41.83 Grenzbereich der intellektuellen Leistungsfähigkeit

Mitwirkende bei der deutschen Ausgabe

Dr. Antonia Barke
Philipps-Universität Marburg
Fachbereich Psychologie
Arbeitsgruppe Klinische Psychologie und Psychotherapie
Gutenbergstraße 18
35032 Marburg
E-Mail: antonia.barke@staff.uni-marburg.de

Prof. Dr. Hanna Christiansen
Philipps-Universität Marburg
Fachbereich Psychologie
Arbeitsgruppe Kinder- und Jugendpsychologie
Gutenbergstraße 18
35032 Marburg
E-Mail: christih@staff.uni-marburg.de

Dipl.-Psych. Jan Christopher Cwik
Ruhr-Universität Bochum
Fakultät für Psychologie
Arbeitseinheit Klinische Psychologie und Psychotherapie
Bochumer Fenster 3/06
Massenbergstraße 9–13
44787 Bochum
E-Mail: jan.cwik@rub.de

M. Sc. Psychologie
Anna de Matos Marques
Universität Hamburg
Institut für Psychologie
Arbeitsbereich Klinische Psychologie und Psychotherapie
Von-Melle-Park 5
20146 Hamburg
E-Mail: anna.marques@studium.uni-hamburg.de

Dr. Bettina K. Doering
Philipps-Universität Marburg
Fachbereich Psychologie
Arbeitsgruppe Klinische Psychologie und Psychotherapie
Gutenbergstraße 18
35032 Marburg
E-Mail: doeringi@staff.uni-marburg.de

Prof. Dr. Cornelia Exner
Universität Leipzig
Institut für Psychologie
Arbeitsgruppe Klinische Psychologie und Psychotherapie
Neumarkt 9–19
04109 Leipzig
E-Mail: exnerc@uni-leipzig.de

Dr. Dorothee Gescher
Universitätsklinikum Heidelberg
Klinik für Allgemeine Psychiatrie
Zentrum für Psychosoziale Medizin
Voßstraße 4
69115 Heidelberg
E-Mail: dorothee.gescher@med.uni-heidelberg.de

Prof. Dr. Sabine C. Herpertz
Universitätsklinikum Heidelberg
Klinik für Allgemeine Psychiatrie
Zentrum für Psychosoziale Medizin
Voßstraße 2
69115 Heidelberg
E-Mail: sabine.herpertz@uni-heidelberg.de

Dr. Haang Jeung
Universitätsklinikum Heidelberg
Klinik für Allgemeine Psychiatrie
Zentrum für Psychosoziale Medizin
Voßstraße 4
69115 Heidelberg
E-Mail: haang.jeung@med.uni-heidelberg.de

Dr. Maria Kleinstäuber
Philipps-Universität Marburg
Fachbereich Psychologie
Arbeitsgruppe Klinische Psychologie und Psychotherapie
Gutenbergstraße 18
35032 Marburg
E-Mail: maria.kleinstaeuber@uni-marburg.de

apl. Prof. Dr. Christine Kühner
Zentralinstitut für Seelische Gesundheit
Abteilung Psychiatrie und Psychotherapie
AG Verlaufs- und Interventionsforschung
Postfach 12 21 20
68072 Mannheim
E-Mail: Christine.Kuehner@zi-mannheim.de

Prof. Dr. Tania Lincoln
Universität Hamburg
Institut für Psychologie
Arbeitsbereich Klinische Psychologie und Psychotherapie
Von-Melle-Park 5
20146 Hamburg
E-Mail: tania.lincoln@uni-hamburg.de

Prof. Dr. Johannes Lindenmeyer
salus klinik Lindow
Straße nach Gühlen 10
16835 Lindow
E-Mail: lindenmeyer@salus-lindow.de

Dr. Falk Mancke
Universitätsklinikum Heidelberg
Klinik für Allgemeine Psychiatrie
Zentrum für Psychosoziale Medizin
Voßstraße 4
69115 Heidelberg
E-Mail: falk.mancke@med.uni-heidelberg.de

Prof. Dr. Jürgen Margraf
Ruhr-Universität Bochum
Fakultät für Psychologie
Arbeitseinheit Klinische Psychologie und Psychotherapie
Bochumer Fenster 3/01
Massenbergstraße 9–13
44787 Bochum
E-Mail: juergen.margraf@ruhr-uni-bochum.de

Prof. Dr. Stephanie Mehl
Universitätsklinikum Gießen und Marburg GmbH
Standort Marburg
Rudolf-Bultmann-Straße 8
35039 Marburg
E-Mail: Stephanie.Mehl@med.uni-marburg.de

Prof. Dr. Winfried Rief
Philipps-Universität Marburg
Fachbereich Psychologie
Arbeitsgruppe Klinische Psychologie und Psychotherapie
Gutenbergstraße 18
35032 Marburg
E-Mail: rief@staff.uni-marburg.de

B. Sc. Psychologie Selina Türk
Philipps-Universität Marburg
Fachbereich Psychologie
Arbeitsgruppe Kinder- und Jugendpsychologie
Gutenbergstraße 18
35032 Marburg

Dr. Julia Velten
Ruhr-Universität Bochum
Fakultät für Psychologie
Arbeitseinheit Klinische Psychologie und Psychotherapie
Bochumer Fenster 3/20
Massenbergstraße 9–13
44787 Bochum
E-Mail: julia.velten@rub.de

Dr. André Wannemüller
Ruhr-Universität Bochum
Fakultät für Psychologie
Arbeitseinheit Klinische Psychologie und Psychotherapie
Bochumer Fenster 3/04
Massenbergstraße 9–13
44787 Bochum
E-Mail: andre.wannemueller@rub.de

Dr. Cornelia Weise
Philipps-Universität Marburg
Fachbereich Psychologie
Arbeitsgruppe Klinische Psychologie und Psychotherapie
Gutenbergstraße 18
35032 Marburg
E-Mail: weise@uni-marburg.de

M. Sc. Psychologie Annett Welz
Zentralinstitut für Seelische Gesundheit
Abteilung Psychiatrie und Psychotherapie
AG Verlaufs- und Interventionsforschung
Postfach 12 21 20
68072 Mannheim
E-Mail: Annett.Welz@zi-mannheim.de

cand.-Psych. Stefan Weyring
Philipps-Universität Marburg
Fachbereich Psychologie
Arbeitsgruppe Klinische Psychologie und Psychotherapie
Gutenbergstraße 18
35032 Marburg

Dr. Marcella L. Woud
Ruhr-Universität Bochum
Fakultät für Psychologie
Arbeitseinheit Klinische Psychologie und Psychotherapie
Bochumer Fenster 3/50
Massenbergstraße 9–13
44787 Bochum
E-Mail: marcella.woud@ruhr-uni-bochum.de

Register der Entscheidungsbäume

Ablenkbarkeit (2.4) S. 45
Aggressives Verhalten (2.23) S. 149
Angst (2.13) S. 97
Appetitveränderungen oder ungewöhnliches Essverhalten (2.18) S. 122
Ätiologische medizinische Krankheitsfaktoren (2.29) S. 189

Depressive Stimmung (2.10) S. 79

Essverhalten, ungewöhnliches, oder Appetitveränderungen (2.18) S. 122
Exzessiver Substanzkonsum (2.26) S. 166

Gedächtnisdefizite (2.27) S. 172
Gehobene oder expansive Stimmung (2.8) S. 68

Halluzinationen (2.6) S. 57
Hypersomnie (2.20) S. 134

Impulsivität oder Probleme der Impulskontrolle (2.24) S. 155
Insomnie (2.19) S. 129

Katatone Symptome (2.7) S. 64
Kognitive Beeinträchtigungen (2.28) S. 177

Medizinische Krankheitsfaktoren, ätiologische (2.29) S. 189

Panikattacken (2.14) S. 103
Psychomotorische Verlangsamung (2.12) S. 93

Reizbare Stimmung (2.9) S. 73

Schulleistung, schwache (2.1) S. 29
Schwache Schulleistung (2.1) S. 29
Selbstverletzungen (2.25) S. 161
Sexuelle Funktionsstörungen bei einem Mann (2.22) S. 145
Sexuelle Funktionsstörungen bei einer Frau (2.21) S. 139
Somatische Beschwerden oder Ängste in Bezug auf Krankheiten oder das äußere Erscheinungsbild (2.17) S. 177
Sprachstörungen (2.3) S. 39
Substanzkonsum, exzessiver (2.26) S. 166
Suizidgedanken oder suizidales Verhalten (2.11) S. 87

Trauma oder an der Ätiologie beteiligte psychosoziale Belastungsfaktoren (2.16) S. 113

Verhaltensprobleme bei einem Kind oder Jugendlichen (2.2) S. 33
Vermeidungsverhalten (2.15) S. 107

Wahn (2.5) S. 49

Register der differenzialdiagnostischen Tabellen

Agoraphobie (3.5.6) S. 260
Akute Belastungsstörung (3.7.1) S. 277
Anorexia Nervosa (3.10.2) S. 302
Anpassungsstörung (3.7.2) S. 280
Antisoziale Persönlichkeitsstörung (3.17.4) S. 339
Aufmerksamkeitsdefizit-/Hyperaktivitätsstörung (3.1.4) S. 211
Autismus-Spektrum-Störung (3.1.3) S. 209

Binge-Eating-Störung (3.10.4) S. 307
Bipolar-I-Störung (3.3.1) S. 229
Bipolar-II-Störung (3.3.2) S. 233
Borderline-Persönlichkeitsstörung (3.17.5) S. 341
Bulimia Nervosa (3.10.3) S. 305

Delir (3.16.1) S. 329
Dependente Persönlichkeitsstörung (3.17.9) S. 345
Depersonalisations-/Derealisationsstörung (3.8.2) S. 284
Dermatillomanie (Pathologisches Hautzupfen/-quetschen) (3.6.5) S. 276
Disruptive Affektregulationsstörung (3.4.4) S. 245
Dissoziative Amnesie (3.8.1) S. 282
Dysthymie (Persistierende Depressive Störung) (3.4.2) S. 241

Funktionelle Neurologische Symptome, Störung mit (Konversionsstörung) (3.9.3) S. 293

Generalisierte Angststörung (3.5.7) S. 262
Geschlechtsdysphorie (3.13.1) S. 316
Glücksspielen, Störung durch (3.15.2) S. 328

Haareausreißen, Pathologisches (Trichotillomanie) (3.6.4) S. 274
Hautzupfen/-quetschen, Pathologisches (Dermatillomanie) (3.6.5) S. 276
Histrionische Persönlichkeitsstörung (3.17.6) S. 342
Horten, Pathologisches (3.6.3) S. 272
Hypersomnie (3.11.2) S. 311

Insomnie (3.11.1) S. 308
Intellektuelle Beeinträchtigung (Intellektuelle Entwicklungsstörung) (3.1.1) S. 205
Intermittierende Explosible Störung (3.14.2) S. 321

Kommunikationsstörungen (3.1.2) S. 207
Konversionsstörung (Störung mit Funktionellen Neurologischen Symptomen) (3.9.3) S. 293
Körperdysmorphe Störung (3.6.2) S. 269
Krankheitsangststörung (3.9.2) S. 290
Kurze Psychotische Störung (3.2.4) S. 226

Major Depression (3.4.1) S. 237

Narzisstische Persönlichkeitsstörung (3.17.7) S. 343
Neurokognitive Störung (NCD), Schwere oder Leichte (3.16.2) S. 331
Nicht Näher Bezeichnete Katatonie (3.2.5) S. 227

Oppositionelles Trotzverhalten, Störung mit (3.14.1) S. 318

Panikstörung (3.5.5) S. 258
Paranoide Persönlichkeitsstörung (3.17.1) S. 334
Paraphile Störungen (3.18.1) S. 349
Persistierende Depressive Störung (Dysthymie) (3.4.2) S. 241

Persönlichkeitsveränderung aufgrund eines Anderen Medizinischen Krankheitsfaktors (3.17.11) S. 347
Posttraumatische Belastungsstörung (3.7.1) S. 277
Prämenstruelle Dysphorische Störung (3.4.3) S. 243
Psychologische Faktoren, die eine Körperliche Krankheit Beeinflussen (3.9.4) S. 295

Schizoaffektive Störung (3.2.2) S. 223
Schizoide Persönlichkeitsstörung (3.17.2) S. 336
Schizophrenie oder Schizophreniforme Störung (3.2.1) S. 220
Schizotype Persönlichkeitsstörung (3.17.3) S. 337
Schwere oder Leichte Neurokognitive Störung (NCD) (3.16.2) S. 331
Selektiver Mutismus (3.5.2) S. 251
Sexuelle Funktionsstörungen (3.12.1) S. 314
Somatische Belastungsstörung (3.9.1) S. 287
Soziale Angststörung (Soziale Phobie) (3.5.4) S. 254
Sozialverhalten, Störung des (3.14.3) S. 324
Spezifische Lernstörung (3.1.5) S. 215
Spezifische Phobie (3.5.3) S. 252
Substanzkonsumstörungen (3.15.1) S. 326

Tic-Störungen (3.1.6) S. 218
Trennungsangst, Störung mit (3.5.1) S. 248
Trichotillomanie (Pathologisches Haareausreißen) (3.6.4) S. 274

Vermeidend-Selbstunsichere Persönlichkeitsstörung (3.17.8) S. 344
Vermeidung oder Einschränkung der Nahrungsaufnahme, Störung mit (3.10.1) S. 299
Vorgetäuschte Störung (3.9.5) S. 297

Wahnhafte Störung (3.2.3) S. 224

Zwanghafte Persönlichkeitsstörung (3.17.10) S. 346
Zwangsstörung (3.6.1) S. 265
Zyklothyme Störung (3.3.3) S. 236